医路求实

——冯晓敬心血管疾病临证精华

主编　冯晓敬　董文秀　朱晓霞　王昱琪

科学技术文献出版社
SCIENTIFIC AND TECHNICAL DOCUMENTATION PRESS
·北京·

图书在版编目（CIP）数据

医路求实：冯晓敬心血管疾病临证精华 / 冯晓敬等主编. -- 北京：科学技术文献出版社，2024. 9.
ISBN 978-7-5235-1614-0

Ⅰ. R54

中国国家版本馆 CIP 数据核字第 20243PD823 号

医路求实——冯晓敬心血管疾病临证精华

策划编辑：张雪峰　　责任编辑：郭　蓉　　责任校对：彭　玉　　责任出版：张志平

出 版 者　科学技术文献出版社
地　　址　北京市复兴路15号　邮编 100038
编 务 部　(010) 58882938，58882087（传真）
发 行 部　(010) 58882868，58882870（传真）
邮 购 部　(010) 58882873
官方网址　www.stdp.com.cn
发 行 者　科学技术文献出版社发行　全国各地新华书店经销
印 刷 者　北京虎彩文化传播有限公司
版　　次　2024 年 9 月第 1 版　2024 年 9 月第 1 次印刷
开　　本　710×1000　1/16
字　　数　555千
印　　张　33.5　彩插 2 面
书　　号　ISBN 978-7-5235-1614-0
定　　价　108.00元

编委会

主　编　冯晓敬　董文秀　朱晓霞　王昱琪

副主编　姚建明　华　慷　侯雪梅　陈思娟　牛英硕
王曰林　高子辰　刘　燕　唐　颖　贾睿君
李媛媛　秦　英　刘　颖

编　委　（按姓氏笔画排序）

于兆欣　马文欣　王楠楠　冯靖壹　朱泓杰
刘　宁　刘　佳　刘云芝　牟园园　李　娟
李金慧　张　齐　罗斌玉　孟庆玺　战晓慧
徐攀高　郭　玉　陶梦莹　盛凤芹　窦新宇

冯晓敬简介

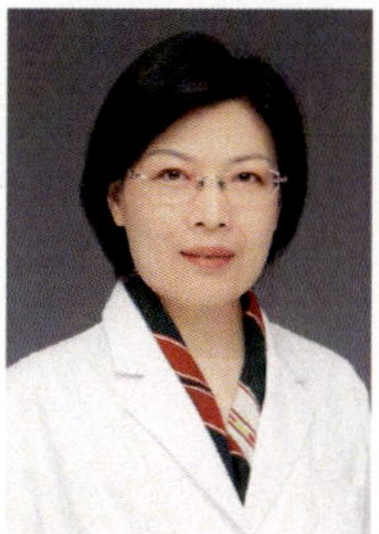

济南市中医医院心血管病科副主任，主任中医师、副教授，山东中医药大学硕士研究生导师，山东省名中医药专家，济南市名中医，济南市“薪火传承231工程”指导老师，济南市中医医院优秀中医药人才。山东省中医药重点专科（心血管科）学术带头人、专科负责人，山东省名老中医药专家传承工作室负责人，齐鲁中医药优势专科集群心血管1群成员单位负责人，济南市中西医结合心血管疾病临床医学研究中心所在科室负责人。兼任中华中医药学会心血管病分会委员，中国中医药信息学会心脏康养分会常务理事，山东中医药学会心脏康复专业委员会副主任委员，山东中医药学会心律失常专业委员会副主任委员，山东中医药学会心脏病专业委员会常务委员，山东中医药学会内科专业委员会常务委员，山东中医药学会活血化瘀专业委员会委员，山东省医师协会中医医师分会心病专业委员会副主任委员，山东中西医结合学会心血管病专业委员会委员，济南中医药学会常务理事，济南中医药学会心病专业委员会主任委员，济南中医药学会中西医结合心血管病专业委员会副主任委员兼秘书。济南市改善医疗服务行动工作突出个人，济南“市级最美医生”，济南市“优秀科技工作者”。多次被评为山东中医药大学优秀带教老师。

在30多年的临床工作中，对于冠心病、心绞痛、心肌梗死、高血压、高脂血症、心力衰竭、心律失常、心脏神经症、心肌炎等心血管常见病、多发病和疑难病、危急重症形成了独特的诊疗技术，善于运用中医辨证理论体系治疗本专业多种疑难病或危急重症。

在核心期刊发表学术论文30余篇，撰写学术著作7部，主持、参与省市中医药管理局课题10余项，多次获得山东省科学技术进步奖、山东中医药科学技术奖、济南市科学技术进步奖。作为硕士研究生导师和中医师承老师，共培养学生20余人。

前　　言

中医药学源远流长，在中华民族几千年生产、生活实践，以及与疾病做斗争的过程中逐步发展并形成独特的理论体系，为中华民族繁衍昌盛做出了巨大贡献。近年来中医药学因其在疾病预防、治疗、康复等方面的独特优势成为人们战胜疾病的有力法宝，受到更多人的青睐。

冯晓敬教授从事中医临床、教学、科研工作30余载，是山东省名中医药专家、济南市名中医、济南市“薪火传承231工程”指导老师。实践出真知，冯晓敬教授在内科疾病，尤其是心血管疾病诊治方面积累了丰富的临床经验并形成了独特的学术思想，值得广大医者学习和借鉴。笔者们有幸师从冯晓敬教授，不仅得到冯晓敬教授在学术上的指导，也体会到其治学严谨、待人真诚的理念。冯晓敬教授深刻诠释了“仁心仁术、精诚精勤”的精神内涵。

本书主要总结了冯晓敬教授的学术思想和临床经验，希望能为临床诊治疾病提供参考、给学者带来启迪。本书书名中的“医路求实”是指求医之路漫长而艰辛，知识浩瀚而深奥，每位学医者都应严谨治学、探求医学之真理，坚守初心、理论与临床结合，真正成长为一名会看病的医师。

由于笔者们水平及时间有限，可能对冯晓敬教授的思想理解不够深刻、全面，本书尚有一些疏漏或不足之处，恳请广大读者批评和指正。

编　者

目　录

第一篇　理论探讨

第一章　冠心病……3

第一节　中医对冠心病的认识……3
第二节　现代医学对冠心病的认识……19
第三节　心绞痛……24
第四节　急性心肌梗死……30

第二章　心律失常……41

第一节　中医对心律失常的认识……41
第二节　现代医学对心律失常的认识……54

第三章　心力衰竭……65

第一节　中医对心力衰竭的认识……65
第二节　现代医学对心力衰竭的认识……75

第四章　高血压……91

第一节　中医对高血压的认识……91
第二节　现代医学对高血压的认识……104

第五章　高脂血症……116

第一节　中医对高脂血症的认识……116

第二节　现代医学对高脂血症的认识…………………………………… 127

第二篇　学术思想及临证医案

第六章　冯晓敬教授治疗冠心病的学术思想及临证医案……………… 141
第七章　冯晓敬教授治疗女性围绝经期稳定型心绞痛的学术思想及临证医案…………………………………………… 148
第八章　冯晓敬教授治疗心律失常的学术思想及临证医案…………… 152
第九章　冯晓敬教授治疗慢性心力衰竭的学术思想及临证医案……… 165
第十章　冯晓敬教授治疗高血压的学术思想及临证医案……………… 174
第十一章　冯晓敬教授治疗高脂血症的学术思想及临证医案………… 187
第十二章　冯晓敬教授治疗肥厚型心肌病的学术思想及临证医案…… 193
第十三章　冯晓敬教授治疗杂病的学术思想及临证医案……………… 197
第一节　甲亢伴发甲状腺毒性心脏病………………………………… 197
第二节　逐瘀安神法治疗顽固性失眠………………………………… 200
第三节　从心辨治耳鸣………………………………………………… 204
第四节　气逆如“奔豚”，论治看“伤寒”…………………………… 209
第五节　补气养阴化瘀法防治阿霉素心脏毒性……………………… 211

第三篇　临证纵横

第十四章　血塞通软胶囊治疗老年不稳定型心绞痛 32 例 ……………… 221
第十五章　灯盏细辛注射液治疗老年不稳定型心绞痛疗效观察……… 224
第十六章　疏肝健脾通脉法治疗肝郁痰浊瘀阻型高脂血症 35 例 ……… 226
第十七章　脂必泰治疗痰瘀互结型高脂血症临床疗效观察…………… 229
第十八章　温阳益气活血法治疗缓慢型心律失常 46 例临床观察 ……… 234
第十九章　通脉养心丸治疗心房颤动临床观察………………………… 239

第二十章　黄芪注射液治疗气虚血滞型中风后遗症半身不遂 78 例疗效观察 …… 244

第二十一章　自制药枕治疗颈椎病 64 例小结 …… 247

第二十二章　保心康预防阿霉素为主化疗方案导致心脏毒性 60 例临床研究 …… 249

第四篇　临床研究

第二十三章　益气豁痰化瘀汤治疗气虚痰瘀型老年稳定型心绞痛的临床研究…… 255

第二十四章　生柴汤治疗稳定型心绞痛（肝郁气滞证）32 例临床观察 …… 279

第二十五章　生柴调更汤治疗女性围绝经期稳定型心绞痛的临床观察…… 305

第二十六章　桃红半蒌汤治疗痰瘀互结型老年心房颤动的临床研究…… 335

第二十七章　桂蒌定心汤治疗快速型心房颤动的临床研究…… 364

第二十八章　基于中医传承辅助平台的中医治疗心房颤动用药规律分析…… 388

第二十九章　注射用益气复脉（冻干）治疗心房颤动气阴两虚证的临床观察…… 399

第三十章　调肝定悸颗粒治疗肝郁化火型室性期前收缩的临床观察…… 404

第三十一章　归脾汤加味治疗冠心病室性期前收缩心脾两虚证的临床研究…… 409

第三十二章　基于中医传承辅助平台的中药自拟方治疗室性期前收缩的用药规律分析…… 433

第三十三章　芪丹保心颗粒治疗气虚痰瘀型老年慢性心力衰竭的临床研究…… 443

第三十四章　补肾定眩汤治疗老年单纯收缩期高血压的临床观察…… 463

第三十五章　参苓降脂片对高脂血症模型大鼠血脂及 **SOD**、**MDA** 的影响 …… 484
第三十六章　中医食疗干预痰湿体质高血压的临床疗效观察 …… 488
第三十七章　健脾祛湿颗粒辅助治疗痰湿质原发性高血压 **40** 例临床观察 …… 494
第三十八章　保心康对阿霉素心脏毒性减毒作用的临床研究 …… 500
参考文献 …… 521

第一篇

理论探讨

第一章

第一章　冠心病

第一节　中医对冠心病的认识

一、冠心病的中医病名

“冠心病”即冠状动脉粥样硬化性心脏病的简称，中医理论中虽然没有冠心病的病名，但早在《黄帝内经》（简称《内经》）中就有对其临床表现的描述。《灵枢·五邪》曰：“邪在心，则病心痛。”《素问·脏气法时论》曰：“心病者，胸中痛，胁支满……两臂内痛。”《素问·缪刺论》又有“卒心痛”“厥心痛”之称。《灵枢·厥病》把心痛严重，并迅速造成死亡者，称为“真心痛”，谓：“真心痛，手足青至节，心痛甚，旦发夕死，夕发旦死。”《素问·厥论》中的“手心主少阴厥逆，心痛引喉，身热，死不可治”也是对冠心病心肌梗死（简称“心梗”）症状的描述。至汉代张仲景在其论著《金匮要略》中设立专篇详细论述“胸痹”，并阐幽发微，对其病因病机及辨证论治进行详细讨论。隋代巢元方《诸病源候论》中有“心痹候”与“胸痹候”两篇，“心痹”主要是指心中满闷而痛，而“胸痹”除有心闷、痞急痛外尚有胸满、胸前皮痛、喉涩、咳唾、噎塞等症，“寒气客于五脏六腑，因虚而发，上冲胸间，则胸痹。胸痹之候，胸中如满……心里强痞急痛……胸满短气，咳唾引痛，烦闷自汗出，或彻引背膂”。明代王肯堂《证治准绳》云：“心下满而痛为胸痹。”综上所述，中医对冠心病病名的认识可见于“心痛”“卒心痛”“厥心痛”“真心痛”“心痹”“胸痹”等相关内容。目前沿用最多的是“胸痹”“胸痹心痛”，临床表现以膻中或胸部憋闷、疼痛为主，它所表现的症状可因病情轻重不同而各异，轻者可仅有短暂轻微的胸部沉闷感或隐痛，或伴有气短、心悸，重者可见胸闷如窒，疼痛如绞，多伴有气短、心悸和呼吸不畅，更甚者可出现膻中及左胸部的压榨样疼痛，并放射至左肩臂或上肢内侧，伴有面色苍白、惊恐不安、冷汗自出等症。

二、冠心病的中医病因病机

古代医家对胸痹病因病机的认识可以追溯到秦汉时期，经过较长时间的历史沿革和发展臻于完善，认为本病的病位在心，病因与寒邪内侵、饮食不当、情志失调、年老体虚等有关，病机为本虚标实。

（一）病因

1. 外邪侵袭

外邪主要是指风、寒、暑、湿、燥、火六淫致病因素。春夏秋冬，寒热交替，常人能自行调节适应，若气候反常或长期生活于寒冷、潮湿、燥热的环境之中，则易致六淫侵袭而发病，其中寒邪侵袭尤为常见。阴寒盘踞清阳之府，影响心脉通达，以致血脉瘀滞而形成胸痹心痛。《素问·举痛论》曰："经脉流行不止，环周不休，寒气入经而稽迟，泣而不行，客于脉外则血少，客于脉中则气不通，故卒然而痛。"《素问·举痛论》曰："寒气客于背俞之脉则脉涩，脉涩则血虚，血虚则痛，其俞注于心，故相引而痛。"但外邪内侵只是本病发病的诱因，而机体阳气不足才是患者发病的关键，《灵枢·百病始生》谓："夫百病之始生也，皆生于风雨寒暑，清湿喜怒……风雨寒热不得虚，邪不能独伤人"，说明外邪对机体的影响，以及外因通过内因而发生作用的道理。胸阳不足，阴寒之邪乘虚侵袭，寒凝气滞，痹阻胸阳，而成胸痹心痛，正如《素问·调经论》所说："寒气积于胸中而不泻，不泻则温气去，寒独留则血凝泣，凝则脉不通。"《医门法律·中寒门》也说："胸痹心痛，然总因阳虚，故阴得乘之。"故患者易于气候突变，特别是遇冷，则卒然发生心痛。至于酷暑炎热，犯于心君，耗伤心气，亦可致血脉运行失畅而心痛。

2. 饮食不当

饮食不当是疾病发生的一个主要原因或条件。饮食是人体赖以维持生命活动的物质源泉，故有人以水谷为本之说。《医宗必读·不能食》说："夫脾为五脏之母，土为万物之根，安谷则昌，绝谷则亡。"脾胃是吸收和运化饮食营养的主要器官，脾主运化，主统血，胃主受纳腐熟水谷，脾升胃降，燥湿相济，共同完成饮食物的消化、吸收与输布，为气血生化之源、后天之本。《素问·经脉别论》说："食气入胃，浊气归心，淫精于脉。"《素问·平人气象论》曰："胃之大络名曰虚里，贯膈络肺，出于左乳下，其动应衣，脉宗气也。”心尖搏动在左乳下，曰胃之大络，又曰宗气，所以心与脾胃的关系密切。如过饥过饱，嗜食辛辣，饮酒，进生冷瓜果，以及进食腐败浊秽之物，都会直接损伤脾胃，导致脾虚失运，中气不升，湿自内生，阻遏气机，胸阳不宣，出现胸痹心痛。《圣济总录》曰：“虚劳之人，气弱胃虚，饮食所伤，冷气乘之，邪正相干，则腹痛不已，上干心络，故令心腹俱痛也。”《素问·生气通天论》曰：“味过于咸……心气抑。味过于甘，心气喘满。”嗜食肥甘厚味，可助湿生痰，导致脾运失司，痰浊中阻，气机受阻，痹阻胸阳，导致胸痹心痛。《严氏济生方》曰：“夫心痛之病……皆因外感六淫，内阻七情，或饮啖生冷果食之类。”《儒门事亲》亦认为“夫膏粱之人，起居闲逸，奉养过度，酒食所伤，以致中脘留饮胀闷痞膈酢心”。痰浊留恋日久，致浊阴不化，脂液浸淫脉道，血行不利，则可成痰瘀交阻之证，日久形成胸痹心痛顽症。痰浊为患，一可上干阳位，阻遏胸阳；二可阻遏脉道，致气血失和，脉络阻滞，而发为本病。

3. 情志失调

中医学认为情志失调为引起冠心病心绞痛的主要内因之一。《灵枢·口问》曰“故悲哀愁忧则心动，心动则五脏六腑皆摇”“忧思则心系急，心系急则气道约，约则不利”。《素问·举痛论》曰：“余知百病生于气也。怒则气上，喜则气缓，悲则气消，恐则气下……惊则气乱，思则气结。”气机升降失常，气机郁滞，血运不畅，则导致胸痹心痛。《太平圣惠方》曰：“夫思虑烦多则损心，心虚故邪乘之。”在五脏中，心为君主之官，为神明所舍和所出之脏，所以情志首先和心神有密切联系，在情志活动的全过程中起决定作用的是心神。《黄帝内经素问注证发微》说：“心者，君主之官，乃五脏六腑之大主也，至虚至灵，具众理而应万事，神明从此出焉。”《素问·阴阳应象大论》说：“心在志为喜，肝在志为怒，脾在志为思，肺在志为忧，肾在志为恐”，说明情志发于心，应于五脏，使脏腑气血阴阳不和，百病由生。

心主血脉，肝主疏泄。肝心互为母子，以气血为用，肝脉之分支络于肺，吻合于心脉，肝气疏泄，气机调畅，心受其气，心主运血，肝受血而藏之，使血脉得以充盈畅达。正如《血证论》所说“以肝属木，木气冲和条达，不致遏郁，则血脉得畅。”若情志不畅，怒伤于肝，使肝气郁结，气滞血瘀，则为肝心痛，肝为起病之源，心为传病之所。喜发于心则气运血和，有助于心气推动血脉运行，气机调和，营卫通利，肺气敷布，升降和谐，全身脏腑功能正常。大喜过度则耗气，多因平素奢望厚欲一旦实现、积久苦难委屈一朝获释，或猝逢快事及喜庆团圆等，致一时喜之过激，不能抑制。初起喜笑不休，心怡神荡，夜卧不宁，继则损伤心气心阳，血运不行，导致脏腑气机不利，升降运行受阻，气血不得条达，血行瘀滞，使心脉受阻发为胸痹心痛。《诸病源候论》曰："思虑烦多则损心，心虚故邪乘之，邪积而不去，则时害饮食……蕴蕴而痛，是谓之心痹。"《灵枢·经脉》曰："是主肝所生病者，胸满……气有余便是火。"气郁不解易从火化，故肝郁化热化火之证并不鲜见，郁热郁火内扰，最易扰动心神，而烦乱不宁，热灼津液而成痰，痰阻脉络，胸阳不展，亦可发为胸痹心痛。若忧思伤脾，使脾失健运，不能运化水湿，聚湿成痰，痰阻气滞，妨碍血行，从而发生胸痹心痛。《史载之方》中所说："其气结涩凝滞，不能宣畅，是以痰涎因而聚积……明其病证，在心前痛，轻则连年累月……重则倾人性命，速如反掌。""心主神明"与"心主血脉"的生理功能有着密切的联系，这是因为血流是神志活动的物质基础，心的气血充盛，心神得养，神志活动才能正常，若心有病变，主神志的功能就失常。如平素心虚胆怯之人，由于突然惊恐，如耳闻巨响、目睹异物，或遇险临危，可使心神不能自主而出现气机逆乱，最终导致气血失调引发胸痹心痛。

4. 年迈体虚

根据冠心病发生的年龄和临床表现，其发病率随着年龄的增长而逐渐升高，常在40岁以后明显升高。女性在更年期以后发病率显著增加。这说明冠心病的发生与年老体虚有密切的关系。而人衰老取决于人体肾气的盛衰。《素问·上古天真论》中说"女子……七七，任脉虚，太冲脉衰少，天癸竭""丈夫……五八，肾气衰，发堕齿槁"，可见肾气虚衰的年龄与冠心病的发病年龄是一致的，说明本病的发生与肾虚有必然的内在关系。

肾为先天之本，肾阴和肾阳为人体各脏腑阴阳的根本，《医贯》曰"五脏之真，惟肾为根"。《景岳全书》曰："五脏之阴气，非此不能滋，五脏之阳气，非此不能发，而脾胃以中州之土，非火不能生。"肾的阴阳平衡是维持体内气血阴阳恒定的重要因素。心为火脏，肾为水脏，肾之支脉，上络于心。肾阴上济于心，则阳得阴而化，心气温润，血液得行，心阳下交于肾，则阴得阳以生，肾之精转输脏腑，濡养周身。肾阴不足则不能滋养五脏之阴，可引起心阴内耗，心阴亏虚，心失所养，发为胸痹心痛，肝失涵养，导致肝阳上亢，肝气郁滞而气滞血瘀。人身之气由先天之精气及后天水谷精微之气所化生，《素问·五脏生成》说："心之合脉也，其荣色也，其主肾也。"肾阳不足，心阳得不到正常的激发和推动，可致心阳不振，心血瘀阻，肾阳虚甚，又可发生阳脱；肾阳虚，脾失于温养，脾阳亦虚，脾虚失运，运化津液无权，则水液内停，聚湿成痰，痰浊阻络，胸阳不展，或脾阳不足，脾不能运化水谷之精微，不能化生气血，心气不足，宗气匮乏，血运无力，心失所养。以上都可导致胸痹心痛。肺主气，朝百脉，参与宗气的生成，心血在脉中流行不止，依赖宗气贯心行血和肺气的宣发、敷布，若肺的功能虚弱或肺气失宣，都可造成血运不畅，心脉不通，也可发为胸痹心痛。

5. 劳倦内伤

劳心伤神，正气亏虚而发病。李梴《医学入门》论："盖心劳曲运神机，则血脉虚而面无色，惊悸梦遗盗汗，极则心痛咽肿。"积劳伤阳，心肾阳微，鼓动无力，胸阳失展，阴寒内侵，血行涩滞，也可发胸痹。劳倦伤脾，脾虚转输失能，气血生化乏源，无以濡养心脉，心脉拘急而痛。《景岳全书·劳倦内伤》论："凡饥饱劳倦，皆能伤人……脾主四肢。而劳倦过度，则脾气伤矣……凡犯此者，岂惟贫贱者为然，而富贵者尤多有之，盖有势不容已，则未免劳心竭力，而邪得乘虚而入者，皆内伤不足之证也。"劳倦所伤者，不限于物质匮乏者，富贵者殚精竭虑，易为所伤，于当代人群更有指导意义。

（二）病机

冠心病的发生主要与寒邪内侵、饮食不当、情志失调、年迈体虚、劳倦内伤等因素有关，然必先有脏腑虚损，阴阳失调，气血不足，继则痰饮、水饮、瘀血等邪乘之，或致经脉失荣，或致经脉阻滞，使血流不畅，脉道瘀滞，而发生胸痹心痛。病机有虚实两方面，本虚包括气虚、气阴两虚及阳气虚衰等，标实乃血瘀、痰浊、气滞、寒凝，且可相兼为病。在本病的形成和发展过程中，大多数患者因实致虚，亦有因虚致实者。主要病机为心脉痹阻，病位在心，但多与肺、脾、肝、肾关系密切。

1. 辨气血

气和血都是构成人体生命活动的基本物质，气与血在本病的发病过程中起着极其重要的作用。气以升降出入的方式维系人体的生命活动。《素问·六微旨大论》曰："出入废则神机化灭，升降息则气立孤危。故非出入，无以生长壮老已；非升降，无以生长化收藏。是以升降出入，无器不有。"血作为气的物质基础，不但可以载气，还有濡润、滋养的作用，血液循行正常是机体健康的标志。阴平阳秘，气血平和，则身安无病；阴阳失调，气血不和，则疾病由生。气滞血瘀、气虚血瘀是胸痹心痛的基本病理变化。若气滞行血不畅，则血行滞缓，而致血瘀；若气虚无力推动，则血行缓慢，造成血瘀。气行则血行，气滞则血瘀，气虚也可导致血瘀，血瘀则不能载气运行至全身，亦可导致气虚，二者互为因果。《难经本义》曰："气中有血，血中有气。气与血不可须臾相离，乃阴阳互根，自然之理也。"

"血不自行，随气而行"，由于情志内伤等多种病因的影响，气机出入不畅，"气为血帅"，气行则血行，气滞则血瘀，而猝发胸痹心痛，临床上可见胸部刺痛、绞痛、闷痛，舌质紫暗或有瘀斑、瘀点。清代沈金鳌《杂病源流犀烛》曰："七情之由作心痛……除喜之气能散外，余皆足令心气郁结而为痛也"，指出七情内伤致心气郁结，气机郁滞，血行不畅，心脉痹阻而引发"心痛"。气郁日久则化生热，煎灼津液成痰浊，进一步阻滞气机。同样，"血为气之母"，气存血中，血瘀进一步加重气滞，气血相互影响，造成气滞血瘀。朱丹溪云："气血冲和，万病不生，一有怫郁，诸病生焉"，强调气机通畅，血脉调和。明代汪机《医学原理》说："心痛未有不由气滞而致者，古方皆用行气散气之剂，治而愈之。"认为气滞者当以行气散气。清代王清任《医林改错》认为"立血府逐瘀汤，治胸中血府血瘀症"，治疗胸痛、胸不任物、胸任重物、心跳心烦等病证。方用桃仁、红花、川芎、赤芍活血祛瘀，配合当归、生地黄养血活血，使瘀血祛而又不伤血；柴胡、枳壳疏肝理气，使气行则血行；牛膝破瘀通经，引瘀血下行；桔梗载药上行，使药力发挥于血府；甘草缓急，通百脉而调和诸药。有学者认为血府逐瘀汤为桃红四物汤合四逆散之变通方，该方使瘀血去、气滞行，通治气滞血瘀。

若气虚无力推动血行，血行不畅，心脉瘀阻，或气虚无以生血，气血不足，脉络阻塞，亦可致胸痹心痛。血瘀是气虚的结果也是原因，二者互为因果。盖血与气一阴一阳，互相依存，互相维系，气虚则推动乏力，可导致血行缓慢甚至瘀滞不行，血瘀之证随之发生。治疗时应审时度势，谨守病机，治病求本，补气以扶正；辨证施治，知常达变，通补兼顾，寓补气于化瘀之中，使治疗臻于完善。针对气虚血瘀者，立法源于《内经》，《素问·阴阳应象大论》中记载："定其血气，各守其乡，血实宜决之，气虚宜掣引之。"后经历代医家不断丰富与发展，广泛用于临床。汉代张仲景在《金匮要略》

中对于干血劳之疾，采用缓中补虚的大黄䗪虫丸，具有益气化瘀之意，使瘀去新生，则血虚得复。唐代孙思邈在《备急千金要方》《千金翼方》中以芍药黄芪汤治疗产后心腹痛等疾病亦是益气化瘀法的具体表现，方中常用益气药有人参、黄芪、党参、白术，活血药有当归、芍药、川芎、红花、桃仁等。至清代，王清任在《医林改错》中对气虚可以导致血瘀尤为重视，并阐明了其发病原理："元气既虚，必不能达于血管，血管无气，必停留而瘀。"在治疗法则上指出如果"专用补气者，气愈补而血愈瘀"，必须补气与活血并用，才能使"周身之气通而不滞，血活而不瘀，气通血活，何患疾病不除"，并制定了一整套补气活血的治疗原则及其方剂，其中补阳还五汤一直沿用至今，用于冠心病等气虚血瘀者也可奏效，可谓益气化瘀法的代表方。至此，益气化瘀法臻于完善。

2. 辨脏腑

构成人体的各个脏腑，在气血津液周转全身的情况下，以经络为联系通路，共同构成了人体这个协调统一的有机整体。五脏通过五行生克制化的关系，相互之间有着密切的联系和影响。心为"五脏六腑之大主"，更与其他脏腑有着紧密的关联，尤其是脾、肝、肾。

（1）心与脾：《灵枢·经脉》言"脾足太阴之脉……其支者，复从胃，别上膈，注心中""脾之大络，名曰大包，出渊腋下三寸，布胸胁"。心居上焦，脾居中焦，虽然心脾从形体上互不相连，但以支脉、大络及经筋紧密关联，手少阴心经与足太阴脾经经气互通，相互影响。五行关系中，心属火，脾属土，火能生土，母子相生，为病皆可相互传变。

心主一身之血脉，心血供养于脾，以维持其正常的运化机能；脾主运化而为气血生化之源，脾运健旺，血液化生源足，可保证心血充盛。脾胃居心下，脾阳赖于心阳温煦，方能运化水谷，胃阳得心阳温煦，则能腐熟水谷，而脾胃纳运正常，则气血生化有道，心之气血也得濡养，则心阳愈壮。如果脾虚运化失司，气血化源不足或脾虚统血无权，均可导致血虚，心失所养，不荣则痛，发为胸痹心痛。

脾主运化水湿，能把人体所摄入的饮食水谷经过吸收转化为精微物质以滋养、濡润全身。脾虚痰饮不化，痰饮之邪循心脾互通之经脉上凌于心，心阳受水湿、痰饮之阴邪困扰，心阳不能温煦推动，或痰浊水饮痹阻心脉，皆可发为胸痹心痛。

（2）心与肝：肝与心在经络上密切相关，足厥阴肝经与手少阴心经在咽喉及目系相交，手少阴心经、手厥阴心包经又和足厥阴肝经于胸中相遇交汇，因此，心、肝两脏通过互通之经络相互联属、互相影响。肝藏血充足，疏泄有度，则心行血功能可正常进行。

心主行血，血液在脉道中循行，虽然依赖心气的推动，但离不开肝的疏泄，即肝的疏泄功能直接影响气机调畅，维持气血运行，心与肝两者相互配合，才能共同维持血液的正常运行。故《血证论》曰“木气冲和条达，不致遏郁，则血脉得畅”，可见肝气的舒畅条达能使血脉畅通无阻，只有肝木之疏泄功能正常，气机顺畅，血液在脉道中才能通畅循行。肝疏泄失常，无论是肝的疏泄不及还是疏泄太过，均会影响肝气的条达，导致气机不畅，则气、血、津液的转运和输布受阻形成肝气郁结证，气机郁结，血行不畅、津液不化，可形成诸如瘀血、痰浊、湿热等病理产物，各种病邪交织，有形的实邪痹阻心脉，心气行血不利，心脉痹阻，便会发生胸痹心痛。

（3）心与肾：心肾同为少阴经所属，足少阴肾经的经脉循行路线显示其有一分支从肺入心注胸中，手少阴心经从心系向上循行入肺，故心肾二经在胸中交汇联络，通过肺的呼吸吐纳二脏得以交流互通。

心主血，肾藏精，精和血都由水谷精微所化生，同时精血又可以相互化生。《诸病源候论》云：“肾藏精，精者血之所成也。”同时，促成血液生成和运行的原动力为肾中精气。若肾精充盛，血液得肾精补养得以化生旺盛，气血充盈则各个脏腑得精血濡润滋养，可以发挥正常生理功能；相反，肾精亏虚，则阴血化生乏源，气血亏少，脏腑失于精血之滋养，脏腑功能下降或紊乱，疾病乃生。

肾水在下生精益髓，上济于心，以肾阴资助心阴，使心火不亢盛于上；心火在上推动心的生理功能，下降于肾，与肾水交济，温煦肾阴，使肾水不寒于下，同时，肾水之中寓有真阳，真阳上升而使心中之火得以化生；心火之中寓有真阴，真阴下降而使肾水不致乏源。故《慎斋遗书》有“盖因水中有真阳，故水亦随阳而升至于心……盖因火中有真阴，故火亦随阴而降至于肾”的记载，可见心肾相互制约，互相为用。心肾相交，则阴阳、水火、升降处于动态平衡中，才可维持人体的正常生命活动。心为君火，肾藏相火。《素问·天元纪大论》曰：“君火以明，相火以位。”君火如若天之太阳，温照人体；相火位居肾中，为君火发挥作用的根基。君相二火，相资互用，各安其位，上下交济。心阳充盛，则相火安；相火秘藏，则心阳充足。如果心与肾之间的水火、阴阳动态平衡失调，则表现为水不济火的阴虚火旺，或肾阳虚与心阳虚互为因果的心肾阳虚证。

3. 辨病邪

（1）瘀血：血循行于脉道，血行失度，停聚于局部而为瘀血，瘀血一经形成，又继发成为某些疾病的致病因素而存在于体内。故瘀血又是一种继发性的致病因素。

《黄帝内经》中已经产生了活血化瘀法的萌芽，如《素问·至真要大论》载："疏其血气，令其调达，而致和平。"《肘后备急方》记载应用桃仁治疗卒心痛。宋代起，活血化瘀法广泛应用于胸痹心痛的治疗，如《太平圣惠方》治疗胸痹、心痛的方剂应用牛膝、赤芍、川芎、当归、莪术等。明清时期，活血化瘀法得以系统发展。李东垣《医学发明》曰"通则不痛，痛则不通"，气机郁滞则血行瘀滞，脏腑经络阻滞，使气血运行不畅而痛；王清任《医林改错》创立血府逐瘀汤、补阳还五汤等，如"元气既虚，必不能达于血管，血管无气，必停留而瘀"，气虚无力行血，则血行缓慢，停留而瘀。《临证指南医案》收录胸痹之血络痹痛案，"久入血络，胸痹引痛"。

气为血之帅，血为气之母，气行则血行，气虚则血瘀。心主血脉，心气推动和调控血液在脉道中运行，流注全身。心气虚则无力推动血液运行，血停不前而为瘀，致使血行不畅，心脉痹阻作痛。气机郁滞亦不能推动血液运行，血液凝滞而为瘀，致使血行不畅，心脉痹阻，不通则痛。

（2）痰湿：人体津液代谢障碍形成的病理产物。人体水液代谢的全过程需要五脏六腑生理功能的协同配合，以肺、脾、肾三脏的功能活动为主。肾司开合，为主水之脏。脾主运化水液，为水液代谢之枢纽。肺主行水，为水之上源。肝主疏泄，调畅气机，气行则水行。心主血脉，行血而利水运。饮水入胃，中焦之水经脾气的运化、肝气的疏泄，散精于上焦；心肺同居上焦，上焦之水为清水，清中之清者经肺气宣发，心脉通利而散布全身。

"脾为生痰之源"，无论何脏先受损，日久均可伤及脾阳，脾失健运，水湿代谢不能正常运化，都会引起痰湿的形成。脾喜燥恶湿，如若施治不及时，则痰湿又成病因，继而进一步困阻脾阳，使脾运更弱，痰湿水饮积聚不化。张景岳曾指出："夫人之多痰，皆由中虚使然，果使脾强胃健，如少壮者流，则水谷随食随化，皆成血气，焉得留而为痰?"肾主水，人体的水液代谢过程离不开肾的气化蒸腾作用，水液只有通过肾阳的蒸腾气化才能使得清气上升于肺，布散于全身，使浊气下降至膀胱，生成尿液，排出体外。若肾阳虚衰，蒸腾气化作用衰弱，水液不化，水湿代谢失常，可湿聚成痰；又因命门火衰，不能温暖脾土，则脾气虚，运化失职，更使水湿停聚，生痰生湿；或者肾阴亏虚，阴虚内热，虚火煎灼津液，炼液为痰。肝主疏泄以调畅气机，协调人体中气机升降出入的平衡。若肝气郁结，失于条达，可使水液停滞，凝聚成痰湿；或者肝郁化火，火盛灼津为痰；或者肝气横逆克土，使脾土运化水湿失职，造成痰湿凝聚为患。

从脾失健运、肾气亏虚、肝失疏泄失于气化开合，到气血失调、气机逆乱和阳气虚衰失于温煦，都会影响人体“水液”的正常代谢，从而在体内异常堆积，湿聚而成痰浊之邪，所以古人有“液有余便是痰”之说。痰浊重浊黏滞，阻滞血脉，进而阻碍气血的运行，痹阻心阳，甚则与瘀血纠结为患，使瘀血难以消散。正如尤在泾在《金匮要略心典》中所说：“阳痹之处，必有痰浊阻其间耳。”

三、辨证论治

（一）辨证要点

1. 辨标本虚实

冠心病总属本虚标实之证，首先辨别虚实，分清标本。标实应区别气滞、痰浊、血瘀、寒凝的不同。本虚又应区别阴阳气血亏虚的不同。标实者：闷重而痛轻，兼见胸胁胀满，善太息，憋气，苔薄白，脉弦，多属气滞；胸部窒闷而痛，伴唾吐痰涎，苔腻，脉弦滑或弦数，多属痰浊；胸痛如绞，遇寒则发，或得冷加剧，伴畏寒肢冷，舌淡苔白，脉细，为寒凝心脉所致；刺痛，固定不移，痛有定处，夜间多发，舌紫暗或有瘀斑，脉结代或涩，为心脉瘀滞所致。本虚者：心胸隐痛而闷，因劳累而发，伴心慌，气短、乏力，舌淡胖嫩，边有齿痕，脉沉细或结代，多属心气不足；若绞痛兼见胸闷气短，四肢厥冷，神倦自汗，脉沉细，则为心阳不振；隐痛时作时止，缠绵不休，动则多发，伴口干，舌红而少苔，脉沉细而数，则属气阴两虚表现。

2. 辨病情轻重

疼痛持续时间短暂，瞬息即逝者多轻；持续时间长，反复发作者多重；若持续数小时甚至数日不休者，常为重症或危候。一般疼痛发作次数与病情轻重程度成正比，即偶发者轻，频发者重。但亦有发作次数不多而病情较重的情况，必须结合临床表现，具体分析判断。疼痛遇劳发作，休息或服药后能缓解者为顺症；服药后难以缓解者常为危候。

3. 辨疼痛部位

疼痛部位局限于胸胁，多为气滞或血瘀；放射至肩背、咽喉、脘腹，甚至上肢、手指者，为痹阻较著；胸痛彻背、背痛彻心者，多为寒凝心脉或阳气暴脱，病情危重。

（二）治疗原则

针对本病本虚标实，虚实夹杂，发作期以标实为主，缓解期以本虚为主的病机特点。其治疗应先治其标，后治其本，先从祛邪入手，然后再予扶正，必要时可根据虚实标本的主次，兼顾同治。标实当泻，针对气滞、血瘀、寒凝、痰浊而理气、活血、温通、化痰，尤重活血通脉之法；本虚宜补，权衡心之气血阴阳之不足，有无兼见肺、肝、脾、肾脏之亏虚，调补阴阳气血，纠正脏腑之偏衰，尤应重视补益心气之不足。补虚与祛邪的目的都在于使心脉气血流通，通则不痛，故活血通脉法在不同的证型中可视病情随证配合。

（三）证治分类

1. 心血瘀阻

症状：心胸疼痛剧烈，如刺如绞，痛有定处，入夜尤甚，甚则心痛彻背，背痛彻心，或痛引肩背，伴有胸闷，日久不愈，可因暴怒、劳累而加重，舌质暗红，或紫暗，有瘀斑，舌下瘀筋，苔薄，脉弦涩或结、代。

证机分析：气行则血行，各种原因导致气机失畅，则气滞血瘀，心脉痹阻，故见胸前刺痛，固定不移，舌质紫暗、有瘀斑，脉涩均为心血瘀阻之象。

治法：活血化瘀，通脉止痛。

代表方：血府逐瘀汤加减。本方祛瘀通脉，行气止痛，用于胸中瘀阻，血行不畅，心胸疼痛，痛有定处，胸闷心悸之胸痹。由桃红四物汤合四逆散加牛膝、桔梗组成。以桃仁、红花、川芎、赤芍、牛膝活血祛瘀而通血脉；柴胡、桔梗、枳壳、甘草调气疏肝；当归、生地黄补血调肝，活血而不耗血，理气而不伤阴。

加减：寒（外感寒邪或阳虚生内寒）则收引、气滞血瘀、气虚血行滞涩等都可引起血瘀，故本型在临床最常见，并在以血瘀为主症的同时出现相应的兼症。兼寒者，可加细辛、桂枝、肉桂等温通散寒之品；兼气滞者，可加沉香、檀香等辛香理气止痛之品；兼气虚者，加黄芪、党参、白术等补中益气之品。若瘀血痹阻重证，表现为胸痛剧烈，可加乳香、没药、郁金、延胡索、降香、丹参等加强活血理气止痛的作用。

活血化瘀法是胸痹心痛常用的治法，可选用三七、川芎、丹参、当归、红花、苏木、赤芍、泽兰、牛膝、桃仁、鸡血藤、益母草、水蛭、王不留行、牡丹皮、山楂等活血化瘀药物，但必须在辨证的基础上配伍使用，才能获得良效。另外，使用活血化瘀法时要注意种类、剂量，并注意有无出血倾向或征象，一旦发现，立即停用，并给予相应处理。

2. 气滞心胸

症状：心胸满闷不适，隐痛阵发，痛无定处，时欲太息，遇情志不遂时容易诱发或加重，或兼有脘腹胀闷，得嗳气或矢气则舒，苔薄或薄腻，脉细弦。

证机分析：暴怒或忧愁思虑，致气机失畅，影响一身之气的运行，故见痛无定处，时欲太息，脘腹胀闷，得嗳气或矢气则舒，脉弦均为气滞之证。

治法：疏肝理气，活血通络。

代表方：柴胡疏肝散加减。本方疏肝理气，适用于肝气抑郁、气滞上焦、胸阳失展、血脉失和之胸胁疼痛等症。本方由四逆散（枳实改枳壳）加香附、川芎、陈皮组成，四逆散能疏肝理气，其中柴胡与枳壳相配可升降气机，白芍与甘草同用可缓急舒脉止痛，加香附、陈皮以增强理气解郁之功，香附又为气中血药，川芎为血中气药，故可活血且能调畅气机。

加减：若兼有脘胀、嗳气、纳少等脾虚气滞的表现，可用逍遥散疏肝行气，健脾和血。若气郁日久化热，心烦易怒，口干，便秘，舌红苔黄，脉数，用丹栀逍遥散疏肝清热。如胸闷心痛明显，为气滞血瘀之象，可合用失笑散，以增强活血行瘀、散结止痛之作用。气滞心胸之胸痹心痛，可根据病情需要，选用木香、沉香、降香、檀香、延胡索、厚朴、枳实等芳香理气及破气之品，但不宜久用，以免耗散正气。如气滞兼见阴虚者可选用佛手、香橼等理气而不伤阴之品。

3. 寒凝心脉

症状：猝然心痛如绞，或心痛彻背，背痛彻心，或感寒痛甚，形寒肢冷，甚则手足不温，心悸气短，冷汗自出，面色苍白，苔薄白，脉沉紧或沉细。多因气候骤冷或感寒而发病或加重。

证机分析：诸阳受气于胸而转于背俞，寒客背俞，气机阻滞，胸阳不运，故胸痛彻背，感寒尤甚，寒邪伤及阳气，故见面色苍白，形寒肢冷，苔薄白，脉弦、紧为阴寒凝结之征象。

治法：辛温散寒，宣通心阳。

代表方：枳实薤白桂枝汤合当归四逆汤加减。两方皆能辛温散寒，助阳通脉。枳实薤白桂枝汤以瓜蒌、薤白通阳开痹，枳实、厚朴理气通脉，桂枝辛温散寒，全方重在通阳理气，用于胸痹阴寒证，见心中痞满、胸闷气短者。当归四逆汤以桂枝、细辛温散寒邪，通阳止痛；当归、芍药养血活血；芍药、甘草缓急止痛；通草通利血脉；大枣健脾益气，全方以温经散寒为主，用于血虚寒厥证，见胸痛如绞、手足不温、冷汗自出、脉沉细者。两方合用共奏辛温散寒、活血通痹之效。疼痛较著者，可加延胡索、郁金活血理气定痛。

加减：阴寒极盛之胸痹重证，可见疼痛剧烈，难以缓解，心痛彻背，背痛彻心，伴有身寒肢冷，气短喘息，脉沉紧或沉微者，可予乌头赤石脂丸以温阳逐寒止痛；若痛剧而四肢不温，冷汗自出，可舌下含化苏合香丸或冠心苏合香丸，芳香化浊，理气温通开窍，发作时可迅速止痛。

阳虚之人，虚寒内生，阳虚卫外不固易感寒邪，而寒邪又可进一步耗伤阳气，故寒凝心脉时临床常伴阳虚之象，宜配合温补阳气之剂，以温阳散寒，不可一味应用辛温之品散寒祛邪，以免耗伤阳气。

4. 痰浊闭阻

症状：胸闷重而心痛轻，痰多气短，形体肥胖，肢体沉重，遇阴雨天而易发作或加重，伴有倦怠乏力，口黏，咳吐痰涎，恶心纳呆，便溏，舌胖大或有齿痕，苔白腻或白滑，脉滑。

证机分析：过食肥甘，损伤脾胃，致水湿运化功能失调，聚湿生痰，痰浊留踞心胸，痹阻胸阳，气机不畅，故胸闷，胁背、肩胛间痛，短气，喘促，痰浊中阻，清阳不能达于四肢，故肢体沉重，形体肥胖，苔厚腻，脉弦滑，均为痰浊之证。

治法：通阳泄浊，豁痰宣痹。

代表方：瓜蒌薤白半夏汤加减。本方通阳行气，豁痰宽胸，用于痰阻气滞，胸阳痹阻者。瓜蒌涤痰散结，理气宽胸；薤白通阳散结，行气止痛；半夏理气化痰；白酒辛温通散，以增行气通阳之力。

加减：偏气滞者加枳实、陈皮行气；偏阳虚者加桂枝、干姜、细辛温阳散寒；痰浊壅盛者加石菖蒲、天南星化浊开窍。若痰浊郁而化热可见痰黄，质黏稠，大便干，小便黄，舌苔黄腻或黄厚，脉滑数，宜黄连温胆汤加减，可加竹沥、天竺黄、桃仁。若痰热与瘀血互结为患，常配伍郁金、川芎理气活血，化瘀通脉。若痰浊闭塞心脉，猝然剧痛，可用苏合香丸芳香温通止痛。

由于脾为生痰之源，痰随气而升降，气顺则痰消，对痰浊痹阻型冠心病，临证处方时应适当配合健脾化湿、理气行滞之品，常用药物有茯苓、薏苡仁、苍术、白术、陈皮、厚朴、枳壳、佛手、木香等。

5. 心肾阴虚

症状：心胸憋闷或疼痛时作，或灼痛，或隐痛，心悸怔忡，虚烦不寐，腰膝酸软，头晕耳鸣，五心烦热，潮热盗汗，口燥咽干，大便干结，舌红少津，苔薄或剥落，脉细数或结代。

证机分析：年过半百，阴气不足，或过劳伤阴，暗耗阴血，心肾阴亏，水不济火，虚热内灼，故见心烦失眠、头晕耳鸣；血不养心，心脉失于濡养，故见胸闷心痛、舌红少津、脉细数，均为阴虚之证。

治法：滋阴清热，养心安神。

代表方：天王补心丹加减。本方养心安神，治疗心肾两虚、阴虚血少者。天冬、麦冬、生地黄、玄参滋阴清热；人参、五味子补气养阴，宁心安神；丹参、当归养血活血，使诸药补而不滞；柏子仁、酸枣仁补心血，养心神；茯苓、远志交通心肾；朱砂重镇安神；桔梗载药上行，直达病所，共奏滋阴清热、养血安神之效。

加减：若阴虚导致阴阳气血失和，心悸怔忡，脉结代，用炙甘草汤，方中重用生地黄，配以阿胶、麦冬、麻仁滋阴补血，以养心阴；人参、大枣补气益胃，资脉之本源；桂枝、生姜以行心阳。诸药同用，使阴血得充，阴阳调和，心脉通畅。若头晕目眩、腰膝酸软、遗精盗汗症状明显，用左归饮加减以滋阴补肾、填精益髓。若阴不敛阳，虚火内扰心神，心烦不寐，舌尖红少津，可用酸枣仁汤清热除烦、养血安神，或黄连阿胶汤滋阴清火、宁心安神。如心肾真阴欲竭，不但要用大剂补阴之品如太子参、西洋参、鲜生地黄、山茱萸等急救真阴，还应配伍乌梅肉、五味子、甘草等酸甘化阴之品。若出现阴虚阳亢，风阳上扰，可加珍珠母、磁石、琥珀、石决明、生龙骨、生牡蛎等重镇潜阳之品。

阴虚则热，临证处方应注重应用滋阴清热之品以降虚火，如麦冬、生地黄、玄参、知母、黄柏等；善补阴者必于阳中求阴，故补阴药中可少佐鹿角胶、菟丝子等以育阴涵阳。

6. 心肾阳虚

症状：胸闷或心痛，心悸怔忡，气短自汗，喜温恶寒，四肢不温，面色㿠白，舌淡胖大或边有齿痕，苔白腻，脉沉细迟。

证机分析：年老体衰，或久病损伤，阳气虚衰，胸阳不振，气血瘀滞，心脉痹阻，心失濡养，故见胸闷胸痛，心悸怔忡；喜温恶寒，四肢不温，面色㿠白，舌淡胖大或边有齿痕，苔白腻，脉沉迟，均为阳虚之证。

治法：补肾温阳，振奋心阳。

代表方：参附汤合桂枝甘草汤加减。前方大补元气，温补心阳；后方温振心阳。人参、附子大补元气，温补真阳；桂枝、甘草温阳化气，振奋心阳。两方共奏补肾温阳、温振心阳之功。

加减：若阳虚寒凝心脉，心痛较剧，可酌加乌头、赤石脂、细辛、鹿角片、川椒、高良姜等。若阳虚水停，出现四肢肿胀可加茯苓、白术、生姜、干姜、黄芪、防己等。若阳虚兼气滞血瘀，可选用沉香、降香、檀香、乳香、没药等辛温理气活血药物。若肾阳虚明显，症见腰膝冷痛、神倦肢寒、小便清长，可合肾气丸治疗，加肉桂、干姜、鹿角胶、菟丝子等温阳。若心肾阳虚导致水饮凌心射肺，出现水肿、喘促、心悸，用苓桂术甘汤温阳化气行水，可加附子、干姜补肾阳而祛寒邪，生姜温散水气。若心肾阳虚厥逆，用四逆汤加减以回阳救逆，可加人参大补元气。

善补阳者，必于阴中求阳，阳得阴助，则生化无穷，肾阳虚明显者可在方中加熟地黄、山茱萸、枸杞、山药等滋阴益肾。

7. 气阴两虚

症状：心胸疼痛阵作，或隐痛，或灼痛，胸闷气短，心中动悸，动则加重，倦怠乏力，神疲懒言，面色少华，易出汗，口干多饮，舌质淡红或红，舌体瘦小或胖大、边有齿痕，苔薄白或剥落，脉细缓或细数。

证机分析：人四十，而阴气自半，心气不足，阴血亏虚，血行瘀滞，心脉痹阻，心失所养，故见疼痛阵作，或隐痛，或灼痛，心动悸；易出汗，口干多饮，舌质红，舌体瘦小，脉细缓或细数均为气阴不足之象。

治法：益气养阴，活血通脉。

代表方：生脉散合人参养荣汤加减。两方皆能补益心气。生脉散用人参大补元气，生津止渴；麦冬甘寒养阴，清热生津；五味子敛阴生津；一补一润一敛，共奏益气养阴之功，重在补心气、敛心阴，适用于心气不足、心阴亏耗者。人参养荣汤用人参、黄芪、茯苓、白术、甘草补中益气；熟地黄、白芍、当归养血活血；远志、五味子宁心安神；肉桂温补气血；陈皮理气健脾，使全方补而不滞，共奏益气养血、补心安神之功，适用于气血亏虚、心神不宁者。两方合用益气养血，活血通脉。

加减：若胸闷灼痛，口干咽干，潮热盗汗，心烦失眠，舌红少津，脉细数，为阴虚偏盛，可加太子参、生地黄、天冬、玄参、百合、石斛、炒枣仁、柏子仁等滋阴清热、养心安神之品。若胸闷隐痛，倦怠乏力，动则汗出，面色无华，舌淡红，胖大有齿痕，脉细缓，为气虚偏盛，可加党参、黄芪、大枣、炙甘草等补益心气，少佐肉桂，补少火而生气。兼气滞血瘀者，可加川芎、郁金、檀香、沉香、香附以行气活血；兼有痰浊者，可加瓜蒌、半夏、陈皮、远志、石菖蒲、胆南星等化痰开窍；兼见心脾两虚者，可加白术、茯苓、茯神、远志、龙眼肉、炙甘草、大枣等补益心脾。

四、冠心病的中医外治法

（一）单纯针刺治疗

《灵枢》《针灸甲乙经》等古籍中提到的针刺治疗冠心病的方法绝大多数为单纯针刺治疗，如《灵枢·杂病》言："心痛引腰脊，欲呕，取足少阴……心痛，但短气不足以息，刺手太阴。"晋代《针灸甲乙经》对针刺治疗冠心病有了更明确的指导和创新，如"胸满痛，璇玑主之""胸胁支满，痛引胸中，华盖主之"等，多选取任脉上的具体腧穴，更详细地阐述了单纯针刺治疗冠心病的方法。在传统药物治疗基础上可加用针刺治疗冠心病，可选取的穴位有膻中、内关、巨阙、神门、大陵、足三里，每日1次，留针30分钟，其间每10分钟行针1次，一般采取平补平泻手法，7天为1个疗程，治疗持续2周。

（二）温针灸治疗

《医学入门》："凡病药之不及，针之不到，必须灸之。"温针灸是在单纯针刺的基础上增加艾灸，不仅可以借助艾绒点燃产生正常的红外辐射，还可通过与艾绒接触的针柄，传导至针体，再直接作用于深刺组织。相较于传统艾灸和单纯针刺，温针灸将两者相结合，将温热带来的能量传入内部，并带动局部循环，起到温煦供养的作用。温针灸治疗冠心病可取内关、膻中、肝俞、心俞、脾俞、厥阴俞等穴位，持续留针 30 分钟，10 天为 1 个疗程。

（三）敷贴疗法

敷贴疗法属于中医外治法，是将一定的药物贴在某些特定的穴位上，通过药物与穴位的共同作用达到治疗疾病的目的。冠心病患者可选用具有行气活血作用的药物，如降香、檀香、川芎、元胡、丹参、郁金、木香、当归、红花等。根据不同的证型可辨证加减，如气虚者酌加补气药，如党参、黄芪、红景天等；气滞明显者加理气药，如枳壳、厚朴、桔梗等；痰浊明显者加化痰药，如竹茹、胆南星、半夏等；阴虚明显者加养阴药，如太子参、麦冬、五味子等。通用的穴位：内关穴、膻中穴、心俞穴，气虚者可配伍气海、神阙、足三里；痰湿明显可配伍丰隆、足三里；阴虚明显可配伍三阴交、涌泉、太溪；瘀血明显可配伍膈俞、血海。

第二节　现代医学对冠心病的认识

一、冠心病的定义

冠状动脉粥样硬化性心脏病是指冠状动脉粥样硬化使管腔狭窄或阻塞，导致心肌缺血、缺氧而引起的心脏病，它和冠状动脉功能性改变即冠状动脉痉挛一起，统称为冠状动脉性心脏病（coronary heart disease，CHD），简称冠心病，亦称缺血性心脏病（ischemic heart disease，IHD）。导致心肌缺血和缺氧的病因除冠状动脉粥样硬化外，还包括炎症（风湿性、梅毒性、川崎病和血管闭塞性脉管炎等）、栓塞、痉挛、结缔组织疾病、创伤和先天性畸形等，由于冠状动脉粥样硬化是其最主要的病因（占 95%~99%），因此临床上常用冠心病一词来代替冠状动脉粥样硬化性心脏病。

二、冠心病的流行病学

冠心病是严重威胁人类健康的疾病，在西方发达国家，其年死亡数可占到总死亡数的 1/3 左右，占心脏病死亡数的 50%~75%。尽管得益于对危险因素的强力干预措施和有效的二级预防，自 1968 年后冠心病死亡率开始下降，但据 WHO 统计，冠心病目前仍是世界上最常见的死亡原因，超过所有肿瘤的总和，列死因的首位。本病多发生于 40 岁以上人群，男性多于女性，且以脑力劳动者居多，女性常在绝经期后表现出症状。本病的发病率有很大的地域差异，于 20 世纪 90 年代结束的 WHO 监测 47 国心脑血管疾病的 MONICA 研究显示，35～64 岁年龄段的冠状动脉事件发病率，芬兰男性最高为 915/10 万，我国男性处于倒数第二，为 76/10 万，日本男性列末位。在我国，本病不如欧美多见，但其发病率和死亡率近 30 年来正迅速升高，也存在北方省市高于南方省市的地域差异。1984—1988 年，我国城市冠心病实际死亡率增长 13.5%，达 41.88/10 万，农村增长 22.8%，达 19.17/10 万，而到 1996 年城市冠心病死亡率增至 64.25/10 万，8 年内又增长 53.8%，农村则增至 26.92/10 万，增长 40.4%。而 1998—2008 年，中国男性冠心病发病率增加 26%，女性增加 19%。1990—2019 年全球缺血性心脏病（冠心病）负担报告显示，2019 年，全球估计有 914 万人因冠心病死亡，全球估计有 1.97 亿人患冠心病。全球范围内，在过去 30 年，冠心病的年龄标准化患病率下降了 4.6%，绝对死亡人数下降了 31%，伤残调整寿命年（disability adjusted life year，DALY）下降了 28.6%。高收入国家的冠心病死亡率显著下降，而中低收入国家的冠心病死亡率居高不下。2019 年，中国（187 万）、印度（159 万）和俄罗斯（56 万）的冠心病死亡人数最多。同期述评则指出，包括我国、东南亚、印度等国家、地区的年龄校正的冠心病死亡率正在滚雪球般地增加。之前全球疾病负担的一项研究提示，1990—2017 年，全球增加的冠心病死亡病例中，我国约占 38.2%。2017 年，我国冠心病死亡人数较 1990 年增加了 111.7 万，增幅达 184.1%。在全球范围内，收缩压高、低密度脂蛋白胆固醇（low density lipoprotein-cholesterol，LDL-C）升高、吸烟、高血糖和肥胖/超重是冠心病 DALY 的前五大原因。该研究还表明，年轻人中冠心病危险因素一直呈现恶化趋势。本研究分析了冠心病负担与社会人口指数（衡量发展的人均收入、教育和生育率的综合指数）的相关性。总体调查结果表明，社会和经济决定因素仍然是冠心病的根本驱动因素。

三、病因和发病机制

（一）病因

冠心病的病因是冠状动脉粥样硬化，其原因尚未完全明了，一般认为是多因素作用于不同环节累积的后果，而这些因素亦称为危险因素。

主要的危险因素：①血脂异常；②高血压；③吸烟；④糖尿病或糖耐量异常；⑤年龄、性别。

其他危险因素：①少动，长期精神紧张；②多吃，特别是西方的饮食方式；③肥胖；④遗传；⑤急躁，争强好胜，不善于劳逸结合的A型性格者；⑥胰岛素抵抗增强；⑦血中同型半胱氨酸增高；⑧血中纤维蛋白原及一些凝血因子增高；⑨病毒、衣原体感染等。

（二）发病机制

对动脉粥样硬化的发病机制，曾有多种学说从不同角度来阐述。

1. 炎症学说

炎症学说是基于损伤反应理论，即“炎症反应可能是冠心病发病的重要机制之一”。如果各种冠心病危险因素持续存在，它们将对内皮细胞造成损害，引起炎症反应，然后产生各种炎症因子促进冠心病的发生。随着冠心病病程的发展，逐渐导致脂纹、斑块和粥样斑块，最终导致冠状动脉闭塞。炎症学说认为在冠心病的发病过程中普遍存在着炎症反应，炎症反应可以导致粥样斑块的进展。

2. 血液流变学说

血液流变学理论认为，冠心病的发展与血液黏度的增加有关，因为高血液黏度会增加心脏微循环的阻力，从而导致供应相应血液的心肌缺血缺氧。研究表明冠心病患者心肌微循环紊乱较为严重，其血液黏度较高，则其相应血流量较小。有冠心病和高脂血症的患者，由于血脂黏附在冠状动脉的内膜上，造成血管内皮损伤，冠状动脉血液流变学就会异常，血液黏度就会增加，心肌供血供氧量就会减少。如果患者的危险因素持续存在，上述过程将继续相互作用，形成恶性循环，使缺血性心肌病更加严重。

3. 内皮损伤学说

血管内皮细胞可以分泌许多细胞因子，这些细胞因子作用于其受体能够调节心血管系统的生理功能。高血糖状态、高血压、吸烟等众多的危险因素都能够损伤血管内皮。血管内皮受损时，血管内皮细胞分泌的细胞因子数量和种类开始发生变化。其中包括分泌较多的黏附分子，这些增多的黏附分子通过其受体与配体结合，可以促进冠心病的发展。血液中过量的脂质成分可以破坏血管内皮细胞，促进冠心病的进展。沉积的脂质可以增加血管内皮的通透性，加重血管内皮的损伤。

血液中的白细胞和单核细胞可以转变成巨噬细胞。这些巨噬细胞吞噬了低密度脂蛋白后，变成了泡沫细胞。巨噬细胞和泡沫细胞加上细胞凋亡释放的物质共同组成了脂质核心。T 细胞激活，胶原纤维增生覆盖在脂质核心的表面被称为纤维帽。脂质核心和纤维帽是冠心病重要的病理基础。

4. 血栓形成学说

血栓形成的理论认为冠心病与血管内血栓形成有关，其中大部分是由不稳定的斑块破裂出血引起的。血管内皮的损伤使血管内皮下的成分能够与血液中的成分接触。血液中的胶原纤维通过相应的受体结合在血小板的表面，这种结合使得血小板能够附着在破损的血管壁上，血管发生收缩反应。血小板通过上述一系列反应发生聚合，形成了血栓。这些血栓导致了冠心病的发生。

5. 平滑肌克隆学说

血管平滑肌细胞是一种多能干细胞，在冠心病的病理机制中，血管平滑肌细胞可以发生一系列改变，从而加重冠心病。相关学说认为，血管平滑肌细胞在受到刺激以后发生增殖、迁移，并分泌一些纤维结缔组织，结缔组织能将脂质成分包裹起来，从而使冠心病病变加重。

冠状动脉分左、右两支，分别起源于左、右冠状动脉窦，其中左冠状窦发出的左主干又分成左前降支和左回旋支两个主要分支。动脉粥样硬化可累及这 4 支主要冠状动脉中的任何一支或多支，其中以左前降支受累最为多见，病变也最重，然后依次为右冠状动脉、左回旋支和左主干。病变累及冠状动脉的近端多于远端，主支多于分支，易分布在分叉的开口处，且常偏于管壁的一侧。

在正常情况下，通过神经和体液的调节，心肌的需氧和冠状动脉的供氧两者保持着动态平衡。由于静息状态下，心肌从冠状动脉血液内摄取氧的比例已达到最大，因此当心肌需氧量增加时，只能通过增加冠状动脉的血流量来增加供氧量。当冠状动脉管腔狭窄达 50%~75%，安静时尚能代偿，而运动、心动过速、情绪激动等造成心肌需氧量增加时，可导致短暂的心肌供氧和需氧间的不平衡，称为“需氧增加性心肌缺血”，这是引起大多数慢性稳定型心绞痛发病的机制。另一些情况下，由于粥样硬化斑块的破裂或出血、表面溃疡或糜烂，继而引发血小板聚集、不同程度的血栓形成和远端血管栓塞，或发生痉挛等导致管腔狭窄程度急剧加重（不完全或完全性阻塞），可使心肌氧供明显减少，代谢产物的清除也发生障碍，虽心肌需氧量未增加，但心肌严重缺氧，称之为“供氧减少性心肌缺血”，这是引起大多数心肌梗死和不稳定型心绞痛发生的原因。但在许多情况下，心肌缺血是需氧量增加和供氧量减少两者共同作用的结果。心肌因缺氧致高能磷酸化合物产生和储备降低，细胞功能随之发生改变。短暂的反复缺血发作可使心肌对随后发生的缺血产生保护作用以减少心肌坏死范围或延缓心肌细胞死亡，称为“心肌预适应”。而短暂的重度缺血后，虽然心肌的血流灌注和供氧量已恢复，但仍存在心肌功能异常伴收缩力的恢复延缓，称为“心肌顿抑”。而心肌长期慢性缺血状态下，心肌功能下调以减少能量消耗，以维持心肌细胞的存活，避免心肌坏死的发生；当供血恢复后，心肌功能可完全恢复正常（尽管可能有延迟），此现象称为“心肌冬眠”，属心肌的自身保护机制。持续而严重的心肌缺血则可导致不可逆的细胞损伤和心肌坏死。

四、临床类型

根据冠状动脉病变的部位、供血范围、血管阻塞程度及心肌供血不足的发展速度，本病可有不同的临床特点。1979 年 WHO 发表了“缺血性心脏病”的命名和诊断标准，将本病分为 5 型。①隐匿型冠心病或无症状型冠心病：患者有心肌缺血的客观证据，但无相关症状，也称无症状性心肌缺血；②心绞痛：一过性心肌供血不足所致，有发作性胸骨后疼痛，发作时无心肌坏死；③心肌梗死：严重而持续的心肌缺血导致心肌坏死；属危重的冠心病临床类型；④缺血性心肌病：表现为心脏增大、心力衰竭和心律失常，为长期心肌缺血导致心肌纤维化引起；⑤猝死：为缺血心肌局部发生电生理紊乱，引起严重的室性心律失常所致。近年来，从提高诊治效果和降低死亡率出发，根据心肌缺血的发生机制、发展速度和预后的不同，临床上将冠心病的临床类型分为慢性稳定型心绞痛和急性冠状动脉综合征两大类。

（一）稳定型心绞痛

稳定型心绞痛是慢性心肌缺血综合征中最常见的临床类型，主要发病机制为需氧增加性心肌缺血。隐匿型冠心病和缺血性心肌病也包括在内。

（二）急性冠脉综合征

广义的急性冠脉综合征（acute coronary syndrome，ACS）包括不稳定型心绞痛（unstable angina，UA）、急性心肌梗死（acute myocardial infarction，AMI）和冠心病性猝死，但后者的诊断常为推测性或事后诊断，故临床上所称 ACS 主要指前两者。根据发病早期心电图的 ST 段变化，ACS 可分为非 ST 段抬高型 ACS 和 ST 段抬高型 ACS 两大类。前者包括 UA、非 ST 段抬高型心肌梗死（non-ST-segment elevation myocardial infarction，NSTEMI），两者的鉴别取决于急性期是否能检测到心肌损伤标志物的升高；后者主要是 ST 段抬高型心肌梗死（ST-segment elevation myocardial infarction，STEMI）。

第三节　心绞痛

一、定义

心绞痛是冠状动脉供血不足，心肌急剧的暂时缺血与缺氧所引起的以发作性胸痛或胸部不适为主要表现的临床综合征。劳累、情绪激动、饱食、受寒、阴雨天气、急性循环衰竭等为常见诱因。

二、临床表现

（一）典型心绞痛

（1）诱因：常在劳累、情绪激动（发怒、焦急、过度兴奋）、受寒、饱食、吸烟时发生，贫血、心动过速或休克亦可诱发。

（2）部位：在胸骨体上段或中段之后，亦可能波及大部分心前区，可放射至左肩、左上肢前内侧，达无名指或小指，或至咽、颈及下颌部。

（3）性质：常为压迫、憋闷、紧缩感，偶可伴有濒死感。

（4）持续时间：历时短暂，一般 3 ~ 5 分钟，很少超过 15 分钟。

（5）缓解方式：去除诱因和（或）舌下含服硝酸甘油可迅速缓解。

（二）不典型心绞痛

不典型心绞痛是指典型心绞痛的5个特点中某些表现不典型，如疼痛可位于胸骨下段、左心前区或上腹部，放射至颈、下颌、左肩胛部或右前胸，疼痛可很快消失或仅有左前胸不适、烧灼感或发闷感，常见于老年患者或者糖尿病患者。

三、体征

发作时常伴有心率增快、血压升高、皮肤湿冷、出汗等。有时可出现第四心音或第三心音奔马律，暂时性心尖部收缩期杂音，第二心音分裂及交替脉。

四、检查

（一）心电图

约有半数心绞痛患者在未发作时的心电图正常，部分患者可有ST段下移和（或）T波倒置，各种期前收缩、房室或束支传导阻滞等心律失常。极少数可有陈旧性心肌梗死的表现。运动负荷试验、动态心电图或心绞痛发作时心电图记录，大部分可有特征性的缺血图形，即在以R波为主的导联中ST段呈水平型下移和（或）T波倒置；变异型心绞痛发作时则相关导联ST段呈弓背向上抬高，发作过后数分钟内逐渐恢复。心电图是诊断心肌缺血最常用的无创性检查，静息时心电图在正常范围内的患者可考虑进行动态心电图记录和（或）心脏负荷试验。

（二）X线

X线可无异常发现，部分患者可见心影增大、主动脉增宽、肺充血等改变。

（三）放射性核素

常用的放射性核素有^{201}Tl或^{99m}Tc-MIBI，可使正常心肌显影而缺血区不显影。因心肌摄取^{201}Tl的量与心肌血流成正比，故缺血或坏死的心肌表现为放射性稀疏或缺损区。3 小时后再分布，如为心肌缺血引起，稀疏或缺损则消失，如为心肌梗死，则缺损区持续存在。用^{201}Tl 负荷试验，可检出静息时心肌无缺血的患者。用^{99m}Tc 标记红细胞行心室血池显影有助于了解室壁运动、心室射血分数等。

（四）选择性冠状动脉造影

通过向冠状动脉内注入造影剂，可显示出左、右冠状动脉及其分支内的阻塞性病变。虽为有创性检查，但同时也是反映冠状动脉粥样硬化性病变的最有价值的检测手段。

（五）血管内超声显像

血管内超声显像是将微型超声探头通过心导管送入冠状动脉，能同时了解冠状动脉管腔狭窄情况和管壁的病变情况。

（六）血管镜

血管镜可直接观察冠状动脉腔，尤其适用于血栓性病变。

五、诊断

据典型的发作特点和体征，含服硝酸甘油后缓解，结合年龄和存在冠心病易患因素，除外其他原因所致的心绞痛，一般即可确立诊断。发作时心电图检查可见以 R 波为主的导联中，ST 段压低，T 波平坦或倒置（变异型心绞痛者则有导联 ST 段抬高），发作过后数分钟内逐渐恢复。心电图无改变的患者可考虑做负荷试验。

发作不典型者，诊断要依靠观察硝酸甘油的疗效和发作时心电图的改变；如仍不能确诊，可多次复查心电图、心电图负荷试验或 24 小时动态心电图连续监测，心电图出现阳性变化或负荷试验诱致心绞痛发作时亦可确诊。

诊断有困难者可做放射性核素检查或考虑行选择性冠状动脉造影。考虑施行外科手术治疗者则必须行选择性冠状动脉造影。冠状动脉内超声检查可显示管壁的病变，对诊断可能更有帮助。

六、鉴别诊断

（一）急性心肌梗死

该病疼痛部位与心绞痛相仿，但性质更剧烈，持续时间可达数小时，常伴有休克、心律失常及心力衰竭，并有发热，含服硝酸甘油多不能使之缓解。心电图中面向梗死部位的导联 ST 段抬高，并有异常 Q 波。白细胞计数及肌酸激酶、谷草转氨酶、乳酸脱氢酶、肌红蛋白、肌凝蛋白轻链等升高，红细胞沉降率增快。

（二）肋间神经痛

该病疼痛常累及 1 ~ 2 个肋间，但并不一定局限在前胸，为刺痛或灼痛，多为持续性而非发作性，咳嗽、用力呼吸和身体转动可使疼痛加剧，沿神经行径处有压痛，手臂上举活动时局部有牵拉疼痛，故与心绞痛不同。

（三）X 综合征

该病为小冠状动脉舒缩功能障碍所致，以反复发作劳累性心绞痛为主要表现，疼痛亦可在休息时发生。发作时或负荷后心电图可示心肌缺血、核素心肌灌注可示缺损、超声心动图可示节段性室壁运动异常。但该病多见于女性，冠心病的易患因素不明显，疼痛症状不甚典型，冠状动脉造影阴性，左心室无肥厚表现，麦角新碱试验阴性，治疗反应不稳定而预后良好，则与冠心病心绞痛不同。

（四）其他疾病引起的心绞痛

其他疾病引起的心绞痛包括严重的主动脉瓣狭窄或关闭不全、风湿热或其他原因引起的冠状动脉炎、梅毒性主动脉炎引起冠状动脉口狭窄或闭塞、肥厚型心肌病、先天性冠状动脉畸形等，要根据其他临床表现来进行鉴别。

此外，不典型的心绞痛还需与食管病变、膈疝、溃疡病、肠道疾病、颈椎病等所引起的胸、腹疼痛相鉴别。

七、治疗

（一）发作时的治疗

1. 休息

发作时立刻休息，患者一般在停止活动后症状即可缓解。

2. 药物治疗

主要使用硝酸酯类药物。这类药物除扩张冠状动脉，降低阻力，增加血流量外，还通过扩张周围血管，减少静脉回心血量，降低心室容量、心腔内压、心排血量和血压，减少心脏前后负荷和心肌的需氧量，从而缓解心绞痛。不良反应为头昏、头胀痛、头部跳动感、面红、心悸等，偶有血压下降。禁忌证为青光眼、低血压、颅内压增高等。

（1）硝酸甘油片：0.3 ~0.6 mg，舌下含服，1 ~2 分钟开始起作用，约半小时后作用消失。也可选用二硝酸异山梨醇酯：舌下含服，2 ~5 分钟见效；必要时可重复使用。对约 92% 的患者有效。长时间反复应用可产生耐药性，停用 10 小时以上可恢复疗效。

（2）硝酸异山梨酯：5 ~10 mg，舌下含化。2 ~3 分钟起效，作用维持 2 ~3 小时。另外还可选用亚硝酸异戊酯（0.2 mL/1 支），用手绢包裹压碎后，吸入其挥发气体。优点是作用快，但不良反应较大且有乙醚味，故很少采用。应用上述药物的同时，可考虑用镇静药。经以上治疗疼痛不能缓解或本次发作较平时重且持续时间长者，应考虑到是否有急性心肌梗死的可能，及时到医院检查治疗。

（二）缓解期的治疗

宜尽量避免各种诱因。调节饮食，特别是进食不应过饱；禁绝烟酒。调整日常生活与工作量，减轻精神负担；保持适当的体力活动，但以不发生疼痛症状为度；一般不需卧床休息。

缓解期药物治疗的 3 项基本原则：选择性地扩张病变的冠状动脉；降低血压；改善动脉粥样硬化。初次发作（初发型）或发作频繁、加重（恶化型），或卧位型、变异型、中间综合征、梗死后心绞痛等，疑为心肌梗死前奏的患者，应休息一段时间，使用作用持久的抗心绞痛药物，以防心绞痛发作，可单独选用、交替应用或联合应用下列作用持久的药物。

（1）硝酸酯制剂：①硝酸异山梨酯；②硝酸戊四醇酯；③长效硝酸甘油制剂：服用长效片剂使硝酸甘油持续而缓慢地释放。用2%硝酸甘油软膏或膜片制剂涂或贴在胸前皮肤上，作用可维持12～24小时。

（2）β受体阻滞剂：具有阻断拟交感胺类药物对心率和心收缩力受体的刺激作用，可减慢心率、降低血压、降低心肌收缩力和耗氧量，从而缓解心绞痛的发作。此外，还可降低运动时血流动力的反应，使在同一运动量水平上心肌耗氧量减少；使不缺血的心肌区小动脉（阻力血管）缩小，从而使更多的血液通过极度扩张的侧支循环（输送血管）流入缺血区。可作为起始治疗药物，根据症状和心率调整剂量。不良反应有心室射血时间延长和心脏容积增加，这时可能使心肌缺血加重或引起心力衰竭，但其使心肌耗氧量减少的作用远超过其不良反应。常用制剂：①普萘洛尔，逐渐增加剂量；②氧烯洛尔；③阿普洛尔；④吲哚洛尔；⑤索他洛尔；⑥美托洛尔；⑦阿替洛尔；⑧醋丁洛尔；⑨纳多洛尔。β受体阻滞剂可与硝酸酯合用，但要注意：①β受体阻滞剂与硝酸酯有协同作用，因而剂量应偏小，开始剂量尤其要注意减小，以免引起体位性低血压等不良反应；②停用β受体阻滞剂时应逐步减量，突然停用有诱发心肌梗死的可能；③心功能不全，支气管哮喘及心动过缓者不宜用。

（3）钙通道阻滞剂（calcium channel blockers，CCB）：本类药物抑制钙离子进入细胞内，也抑制心肌细胞兴奋-收缩耦联中钙离子的利用。因而可抑制心肌收缩，减少心肌耗氧；扩张冠状动脉，解除冠状动脉痉挛，改善心内膜下心肌的血供；扩张周围血管，降低动脉血压，减轻心脏负荷；还降低血液黏度，抗血小板聚集，改善心肌的微循环。常用制剂：①维拉帕米，不良反应有头晕、恶心、呕吐、便秘、心动过缓、PR间期延长、血压下降等；②硝苯地平，不良反应有头痛、头晕、乏力、血压下降、心率增快等；③地尔硫䓬，不良反应有头痛、头晕、失眠等。④新制剂有尼卡地平、尼索地平、氨氯地平、非洛地平、苄普地尔等。钙通道阻断剂治疗变异型心绞痛的疗效最好。本类药可与硝酸酯同服，其中硝苯地平尚可与β受体阻滞剂同服，但维拉帕米和地尔硫䓬与β受体阻滞剂合用时则有过度抑制心脏的危险。停用本类药时也宜逐渐减量然后停服，以免发生冠状动脉痉挛。

第四节　急性心肌梗死

一、定义

急性心肌梗死是指在冠状动脉病变的基础上，冠状动脉供血急剧减少或中断，使相应部分心肌因严重持久缺血而发生局部心肌急性坏死。临床上多有剧烈而持久的胸骨后疼痛，休息及硝酸酯类药物不能完全缓解，伴有血清心肌酶活性增高及进行性心电图变化，可并发心律失常、休克或心力衰竭，常可危及生命。近年来我国急性心肌梗死发病率有明显增高的趋势。

二、发病机制

由于冠状动脉粥样硬化，管腔内血栓形成、粥样斑块破溃、粥样斑块内或其下发生出血、血管持久痉挛，致使冠状动脉一支或多支血管发生严重狭窄或闭塞。当血供急剧减少或中断，而侧支循环尚未充分建立，心肌严重而持久地缺血（>20 分钟），即可发生急性心肌梗死。重体力活动、情绪过分激动、饱餐、进食过量高脂饮食、血压急剧升高（心肌需氧量猛增）、休克、脱水、出血、外科手术或严重心律失常（冠状动脉灌流量锐减）等常是急性心肌梗死发生的诱因。其他如炎症、先天性动脉畸形、痉挛、栓塞等均可引起急性心肌梗死。

三、病理

（一）冠状动脉病变

冠状动脉有弥漫广泛的粥样硬化病变，至少 1 支，也可多支受累，使管腔狭窄，多数横切面积减少 75% 以上。管腔完全闭塞者半数以上有血栓形成。个别因冠状动脉痉挛所致的急性心肌梗死可无严重粥样硬化病变。心肌梗死部位与闭塞的冠状动脉供血区一致，依次如下。

（1）左冠状动脉前降支闭塞：导致左心室前壁、心尖部、下侧壁、前间隔和二尖瓣前乳头肌梗死。

（2）右冠状动脉闭塞：导致左心室膈面（右冠状动脉占优势时）、后间隔和右心室梗死，并可累及窦房结和房室结。

（3）左冠状动脉回旋支闭塞：导致左心室高侧壁、膈面（左冠状动脉占优势时）和左心房梗死，可累及房室结。

（4）左冠状动脉主干闭塞：导致左心室广泛梗死。

（5）右心室和左、右心房梗死较少见。

（二）心肌病变

急性期时，心肌因缺氧致凝固性坏死，坏死组织周围出现炎症反应。病变常从心室壁的内膜和中层开始，再发展到外层心肌。坏死组织 1～2 周后开始吸收，并逐渐纤维化；5～8 周后形成瘢痕而愈合，称为陈旧性心肌梗死。在心腔内压力的作用下，坏死的心室壁可产生心脏破裂（心室游离壁破裂、心室间隔穿孔或乳头肌断裂）或逐渐形成室壁瘤。

如坏死未及心室壁厚度的1/2，过去称为心内膜下心肌梗死，因心电图中无 Q 波又称无 Q 波心肌梗死，现归类为非 ST 段抬高型心肌梗死；如坏死达心室壁全层或大部分，称为透壁性心肌梗死，因心电图中有 Q 波，又称有 Q 波心肌梗死，属于 ST 段抬高型心肌梗死，亦即典型的急性心肌梗死。

四、临床表现

（一）先兆

50% 以上患者有先兆症状，其中最常见的是原有的稳定型心绞痛变为不稳定型或既往无心绞痛，突然出现心绞痛，且发作频繁，性质较剧，持续较久，硝酸甘油疗效差，诱发因素不明显等。若能及时诊断并住院治疗可使部分患者避免发生急性心肌梗死。

（二）症状

（1）疼痛：最早出现和最突出的症状，部位、性质与心绞痛相似，程度更剧烈，持续时间更长，可达数小时或数天，多无诱因，休息和含服硝酸甘油多不能缓解。患者常有烦躁不安、出汗、恐惧、濒死感，少数无疼痛，一开始即表现为休克或急性心力衰竭。部分患者疼痛性质和部位不典型，疼痛可位于上腹部，易被误诊为急腹症。

（2）心律失常：多发生于起病 1～2 天，在 24 小时内最多见。以室性心律失常最多见，若室性期前收缩（简称“室早”）频发、多源、成对出现或呈短阵室性心动过速，或落在前一个心搏的易损期时，常为心室颤动（简称“室颤”）先兆。急性心肌梗死早期发生室颤是重要的死因，如伴有房室和束支传导阻滞，表明情况严重。

（3）低血压和休克：疼痛时常有血压下降，若疼痛缓解后而收缩压仍低于80 mmHg，有烦躁不安、面色苍白、皮肤湿冷、大汗淋漓、脉细而快、尿量减少、神志迟钝，甚至昏厥者，则为心源性休克，是广泛心肌坏死、心排血量急剧下降所致，可有神经反射致周围血管扩张，或血容量不足等因素参与。

（4）心力衰竭：主要是急性左心衰竭，可在最初几天内发生，为梗死后心脏舒缩功能显著减弱或室壁运动不协调所致，随后可发生右心衰竭。部分右心室心肌梗死开始即可出现右心衰竭。急性心肌梗死引起的心力衰竭又称为泵衰竭，心源性休克是泵衰竭的严重阶段，如肺水肿和心源性休克同时出现则情况特别严重。

（5）胃肠道症状：疼痛剧烈时，常伴有恶心、呕吐、上腹胀痛和肠胀气，与迷走神经受坏死心肌刺激和心排血量降低、组织灌注不足等有关。

（6）其他症状：多数患者在发病后24～48小时出现发热，由坏死物质吸收引起，程度与梗死范围呈正相关，体温一般在38 ℃左右，持续约1周。还可有出汗、头晕、乏力等。

（三）体征

（1）心脏体征：心脏浊音界可轻至中度增大；心率可增快或减慢；心尖区第一心音减弱；可出现第四心音及第三心音奔马律；10%～20%的患者第2～3天出现心包摩擦音，为反应性纤维蛋白性心包炎所致；心尖区可出现粗糙的收缩期杂音或伴有收缩中晚期喀喇音，为二尖瓣乳头肌功能失调或断裂所致；常有各种心律失常。

（2）血压：早期可增高，以后几乎均降低。

（3）其他：有与心律失常、休克或心力衰竭有关的其他体征。

五、实验室及其他检查

（一）心电图

1. 特征性改变

（1）ST段抬高型心肌梗死：①宽而深的Q波（病理性Q波）或QS

波，反映心肌坏死；②ST 段抬高呈弓背向上型，反映心肌损伤；③T 波倒置，往往宽而深，两支对称，反映心肌缺血。在背向心肌梗死区的导联则出现相反的改变，即 R 波增高、ST 段压低和 T 波直立并增高。

（2）非 ST 段抬高型心肌梗死：①无病理性 Q 波；②有普遍性 ST 段压低≥0.1 mV，但 aVR 导联（有时还有 V_1 导联）ST 段抬高或有对称性 T 波倒置；③仅有 T 波倒置的心肌梗死。

2. 动态性改变

（1）ST 段抬高型心肌梗死：①起病数小时内，可无异常或出现高耸的 T 波。②数小时后，ST 段明显抬高，呈弓背向上，与 T 波融合成单相曲线；数小时至 2 天内出现病理性 Q 波，为急性期改变，大多数永久存在。③ST 段抬高持续数天至 2 周左右，逐渐回到基线水平，T 波则变为平坦或倒置，为亚急性期改变。④数周至数月后，T 波呈“V”形倒置，病理性 Q 波持续存在，为慢性期改变。T 波倒置可永久存在，也可在数月或数年内逐渐恢复。

（2）非 ST 段抬高型心肌梗死：先表现 ST 段普遍压低（除 aVR，有时 V_1 导联外），继而 T 波倒置，但始终不出现 Q 波。此种改变常持续数日或数周后恢复。

（二）实验室检查

（1）血常规、红细胞沉降率与 C 反应蛋白：起病 24～48 小时后白细胞可增至（10～20）$\times 10^9$/L，中性粒细胞增多，嗜酸性粒细胞减少或消失；红细胞沉降率增快；C 反应蛋白升高。以上指标变化均可持续 1～3 周。

（2）心肌坏死标志物测定：①肌红蛋白在急性心肌梗死后出现最早，但特异性不强。②血清肌钙蛋白 I（cardiac troponin I，cTnI）或肌钙蛋白 T（cTnT）是诊断心肌梗死最特异和敏感的标志物，可反映微小梗死。③过去运用多年的血清心肌酶测定的临床重要性明显下降，因特异性及敏感性均不如上述心肌坏死标志物，但仍有参考价值。特别是肌酸激酶同工酶（CK-MB）增高的程度能较准确地反映梗死的范围，其高峰出现时间是否提前有助于判断溶栓治疗的成败。

（三）超声心动图

超声心动图有助于了解心室壁的运动和左心室功能，诊断室壁瘤和乳头肌功能失调等。

（四）放射性核素

急性期静脉注射^{99m}Tc－焦磷酸盐，慢性期静脉注射^{201}Tl，均可显示心肌梗死的部位和范围。

六、诊断及鉴别诊断

（一）诊断

根据典型的临床表现，典型的心电图改变及血清肌钙蛋白和心肌酶的改变，一般可确诊。对于老年患者，突发严重心律失常、休克、心力衰竭而原因未明，或突然发生较重而持久的胸闷或胸痛，均应考虑本病，并先按急性心肌梗死处理，同时进行心电图、血清肌钙蛋白和心肌酶等的动态观察以明确诊断。对非 ST 段抬高型心肌梗死，实验室检查的诊断价值更大。

（二）鉴别诊断

（1）心绞痛：心绞痛的胸痛部位、性质与心肌梗死比较相似，但是疼痛程度比较轻、持续时间比较短，一般不超过 15 分钟，休息或者舌下含化硝酸甘油能够快速缓解。发作的时候血压没有明显下降，很少发生休克，也没有明显的心力衰竭症状。化验检查没有心肌坏死标志物的明显升高。冠状动脉造影可以看到血管狭窄，但没有完全堵塞。

（2）急性心包炎：急性心包炎可以有比较剧烈而持久的心前区疼痛，但是疼痛与发热同时出现，并且呼吸或者咳嗽的时候疼痛加重。发病早期就可以出现心包摩擦音。心电图可以出现广泛导联的 ST 段弓背向下型抬高，T 波倒置，没有病理性 Q 波出现。

（3）急性肺动脉栓塞：急性肺动脉栓塞起病突然，有胸痛、气急、发绀、咯血或休克等表现，如无咯血症状有时极似急性心肌梗死。但前者的发热与白细胞增高多在 24 小时内出现；心脏体征方面可发现肺动脉瓣区第 2 心音亢进；肺动脉栓塞心电图改变较急性心肌梗死快速而短暂，其心电图呈急性电轴右偏，右室扩大及 $S_{I}Q_{III}T_{III}$，Ⅰ导联 S 波加深，Ⅲ导联 Q 波显著、T 波倒置，但Ⅱ导联不出现 Q 波，有明显顺钟向转位；血清乳酸脱氢酶总值可增加，但其同工酶（LDH1）和 CK-MB 不升高。放射性核素肺灌注扫描有助于确诊。

（4）主动脉夹层：主动脉夹层表现为剧烈的撕裂样疼痛，疼痛一开始就达到高峰，常放射到背部、肋骨、腹部、腰部和下肢，左右两侧手臂的血压明显不同，一般相差 20 mmHg 以上。化验检查心肌坏死标志物没有升高，心脏彩超可以帮助诊断。

（5）急腹症：急性胰腺炎、消化道溃疡穿孔、急性胆囊炎、胆道结石等均可以出现上腹部疼痛，可伴有休克。详细询问病史、仔细的体格检查，以及心电图检查、心肌坏死标志物的测定，可以帮助诊断。

七、并发症

（1）乳头肌功能不全或断裂：正常情况下由于二尖瓣乳头肌和肌索的牵拉作用，二尖瓣瓣叶能够维持在正常的功能位。发生心肌梗死后，冠状动脉供血不足导致二尖瓣缺血、坏死，造成二尖瓣乳头肌脱垂并关闭不全。主要特点：心尖部可闻及收缩中、晚期喀喇音和吹风样收缩期杂音。腱索/乳头肌断裂时可闻及短促、高调的鸟鸣样音，称为“海鸥鸣”。

（2）心脏破裂：少见，心肌梗死后第 5～10 天是高峰，多为心室游离壁破裂，偶为室间隔破裂。在胸骨左缘第 3～4 肋间出现响亮的收缩期杂音，常伴有震颤，可引起心力衰竭和休克，患者在数日内死亡。心脏破裂也可为亚急性，患者能存活数月。

（3）室壁膨胀瘤：或称室壁瘤，主要见于前壁、心尖部心肌梗死患者，发生率为 5%～20%，体格检查可见左侧心界扩大，心脏搏动范围较广，可有收缩期杂音。瘤内发生附壁血栓时，心音减弱。心电图 ST 段持续抬高。X 线、超声心动图等可见局部心缘突出，搏动减弱或有反常搏动。

（4）心肌梗死后综合征：是指在心肌梗死后的数周至数月内继发心包炎、胸膜炎或肺炎等非特异性炎症。其发病机制不明，可能与自身免疫反应、对坏死物质过敏有关，主要表现为发热、胸膜性胸痛、白细胞计数升高、红细胞沉降率增快等症状。

（5）心律失常：可见有各种类型的心律失常，多发生在发病早期，以室性多见，如室性心动过速、心室颤动，可导致心搏骤停、猝死。缓慢型心律失常如心动过缓、房室传导阻滞，多发生于下壁心肌梗死的患者，多数可恢复，少部分需要放置永久性起搏器。

（6）室间隔穿孔：听诊在胸骨左缘下段闻及粗糙的收缩期吹风样杂音。

（7）心源性休克：指由于大面积心肌梗死后，心脏泵功能衰竭导致的外周组织血液灌注不足且补液治疗无效的休克。

八、治疗

及早发现，及早住院，并加强住院前的急救处理。治疗原则是尽快恢复心肌血供，做到在患者到达医院30分钟内开始溶栓或90分钟内开始介入治疗，挽救濒死心肌，缩小心肌缺血范围，防止梗死扩大，保护和维持心脏功能，及时处理心律失常、心力衰竭和各种并发症，防止猝死，不但使患者安全度过急性期，且保持尽可能多有功能的心肌以利于患者康复。

（一）监护和一般治疗

（1）休息与护理：急性期12小时完全卧床休息，并保持环境安静，解除焦虑；若无并发症和低血压，此后可逐步增加活动。病重或有并发症者，卧床时间宜适当延长。饮食应以必需的热量和营养、易消化、低钠、低脂肪、流质或半流质为宜，病情稳定后逐渐改为软食；少量多餐，严禁饱餐。保持大便通畅。

（2）吸氧与监护：可予鼻导管持续吸氧或面罩吸氧。应密切监测心电图、心率、心律、血压和心功能的变化等，必要时进行血流动力学监测，为适时进行治疗、避免猝死提供客观资料。

（3）阿司匹林：如无禁忌证，嚼服阿司匹林150～300 mg，以后每天1次口服，3天后改为75～150 mg，每天1次。

（二）解除疼痛

哌替啶50～100 mg肌内注射，或吗啡5～10 mg皮下注射；疼痛较轻者可选可待因或罂粟碱；亦可选硝酸甘油或硝酸异山梨酯舌下含服或静脉滴注。

（三）再灌注心肌

起病3～6小时（不超过12小时）进行，可使闭塞的冠状动脉再通，心肌得到再灌注，迅速解除疼痛并挽救濒临坏死的心肌，缩小梗死范围，改善预后。

1. 溶栓疗法

（1）药物静脉溶栓：在无禁忌证时，明确诊断后应立即（接诊后30分钟内）溶栓治疗，无条件做介入治疗或转送患者可能错过最佳溶栓时机。应检查血小板、出凝血时间等。以纤维蛋白溶酶原激活剂激活血栓中纤维蛋白溶酶原，使其转变为纤维蛋白溶酶而溶解冠状动脉内的血栓。常用药物如下。①尿激酶：30～60分钟内静脉滴注150万～200万U。②链激酶或重组链激酶：60分钟内静脉滴注150万U。注意链激酶可引起过敏。③重组组织型纤溶酶原激活剂（rt-PA）：100 mg，在90分钟内静脉滴注。先静脉注射15 mg，继而30分钟内静脉滴注50 mg，其后60分钟内再静脉滴注35 mg。用rt-PA前先用肝素5000 U静脉滴注，用药后续以肝素700～1000 U/h持续静脉滴注48小时，以后改为皮下注射7500 U，每12小时1次，连用3～5天。除用rt-PA必须应用肝素外，采用其他溶栓药物后也应复查凝血时间，待其恢复到正常值的1.5～2倍时，用肝素500～1000 U/h静脉滴注，以后根据凝血时间调整剂量，使其保持在正常值的1.5～2倍，5天后停用。

（2）冠状动脉再通的判断

1）直接指标：冠状动脉造影发现再通。

2）间接指标：①心电图抬高的ST段于2小时内回降>50%；②胸痛2小时内基本消失；③2小时内出现再灌注性心律失常；④CK-MB峰值提前出现（14小时内）。

（3）溶栓的适应证和禁忌证

1）适应证：①心前区疼痛持续30分钟以上，硝酸甘油不能缓解；②心电图至少2个以上相邻导联ST段抬高，肢导联>0.1 mV，胸导联>0.2 mV，或病史提示AMI伴左束支传导阻滞，起病时间<12小时，患者年龄<75岁；③ST段显著抬高的心肌梗死患者，年龄>75岁，可慎重考虑；④发病时间已达12～24小时，仍有进行性胸痛者。

2）禁忌证：①近期（2～4周）有活动性内脏出血、外科大手术、活体组织检查、头部外伤、心肺复苏等病史；②高血压控制不满意，仍在180/110 mmHg以上或有慢性严重高血压病史；③高度怀疑主动脉夹层；④既往有出血性脑卒中或1年内有缺血性脑卒中；⑤颅内肿瘤，糖尿病并发视网膜病变；⑥严重肝、肾疾病或其他恶性疾病；⑦各种血液病、出血性疾病或出血性倾向者，或目前正在使用治疗剂量的抗凝药。

2. 经皮冠状动脉介入治疗

经皮冠状动脉腔内成形术（percutaneous transluminal coronary angioplasty，PTCA）或兼作支架置入术已被公认为最安全有效的恢复心肌再灌注的治疗手段，其效果优于溶栓治疗，有条件者应尽早（住院 90 分钟内）施行。

（四）再灌注损伤

再灌注损伤为急性心肌梗死后冠状动脉再通所致，常表现为再灌注性心律失常，如出现各种快速、缓慢型心律失常，多为一过性，很少有严重的心律失常，但须随时做好抢救准备。

（五）纠正心律失常

必须及时治疗，以免转变为严重心律失常，甚至猝死：①室性期前收缩或室性心动过速：利多卡因 50～100 mg 静脉注射，无效可重复给药，直至消失或 1 小时内总量已达 300 mg，有效后继以 1～3 mg/min 静脉滴注维持。但对预防性治疗有争议。如室性心律失常反复发作可用胺碘酮治疗。②室颤采用非同步直流电复律；室性心动过速药物疗效不满意时也可用同步直流电复律。③缓慢型心律失常：常用阿托品 0.5～1 mg 肌内注射或静脉注射。④二度、三度房室传导阻滞伴有血流动力学障碍：宜用人工心脏起搏器做临时起搏治疗，待传导阻滞消失后撤除。⑤室上性快速型心律失常：应用 β 受体阻滞剂、洋地黄制剂、维拉帕米、胺碘酮等药物无效时可考虑同步直流电复律治疗。

（六）休克的处理

休克病因除心源性外，尚有血容量不足或周围血管舒缩功能障碍等因素，应分别处理。

（1）补充血容量：估计有血容量不足，或中心静脉压和肺小动脉楔压（pulmonary capillary wedge pressure，PCWP）低者，用低分子右旋糖酐或 5%～10% 葡萄糖静脉滴注，输液后如中心静脉压上升 >18 cmH_2O，PCWP > 15 mmHg，则应停止。右心室梗死时，中心静脉压的升高不一定是补充血容量的禁忌。

（2）升压药：补充血容量后血压仍不升，而 PCWP 和心排血量正常时，提示周围血管张力不足，可选用多巴胺、间羟胺、去甲肾上腺素、多巴酚丁胺等静脉滴注。

（3）血管扩张剂：经上述处理血压仍不升，而 PCWP 增高，心排血量低或周围血管显著收缩以致四肢厥冷并有发绀时，用硝普钠 15 μg/min 开始静脉滴注，每 5 分钟逐渐增量至 PCWP 降至 15～18 mmHg；或用硝酸甘油静脉滴注。

（4）其他：纠正酸中毒、避免脑缺血、保护肾功能，必要时使用洋地黄制剂，或使用主动脉内球囊反搏术进行辅助循环。

（七）治疗心力衰竭

主要是治疗急性左心衰竭，以吗啡和利尿剂为主，也可用血管扩张剂或多巴酚丁胺或尽早使用血管紧张素转化酶抑制剂（angiotensin converting enzyme inhibitor，ACEI）等治疗。心肌缺血时，洋地黄药物易中毒，引起室性心律失常，宜慎用，尤其急性心肌梗死后 24 小时内更应避免使用。右心室梗死者慎用利尿剂。

（八）其他处理

（1）β 受体阻滞剂：如美托洛尔等对前壁心肌梗死伴有交感神经功能亢进者，早期应用可防止梗死范围的扩大，改善急、慢性期的预后，但应注意对心肌收缩功能的抑制。β 受体阻滞剂有禁忌者可考虑应用地尔硫䓬，因其有类似 β 受体阻滞剂的效果。

（2）ACEI：早期应用有助于改善恢复期心肌的重构，降低心力衰竭的发生率和死亡率。应从小剂量开始，逐渐增加至目标剂量。对于不能耐受 ACEI 者，可选用氯沙坦或缬沙坦等。

（3）极化液疗法：氯化钾 1.5 g、胰岛素 10 U 加入 10% 葡萄糖液 500 mL 中，静脉滴注，每天 1 次，7～14 天为 1 个疗程。可促进心肌摄取和代谢葡萄糖，使钾离子进入细胞内，恢复细胞膜的极化状态，有利于心脏的正常收缩，减少心律失常，使心电图中抬高的 ST 段回落。

（4）抗凝疗法：目前多用在溶栓疗法之后，单独应用较少。对梗死范围较广、复发性梗死，或有梗死先兆而又有高凝状态者可考虑应用。注意禁忌证。目前常用的抗凝剂有普通肝素和低分子肝素。之后继续用阿司匹林或氯吡格雷。

（九）并发症的处理

并发栓塞时，用溶解血栓和（或）抗凝疗法；室壁瘤如影响心功能或引起严重的心律失常，心脏破裂和乳头肌功能严重失调均可考虑手术治疗；心肌梗死后综合征可用糖皮质激素或阿司匹林、吲哚美辛等药物治疗。

（十）非ST段抬高型心肌梗死的处理

此类心肌梗死患者住院期间病死率较低，但再梗死率、心绞痛再发生率和远期病死率则较高，其治疗措施与ST段抬高型心肌梗死基本相同，但不宜应用溶栓疗法，对于症状较重、并发症严重者则以介入治疗为首选。

九、预后

预后与梗死范围的大小、侧支循环建立的情况及治疗是否及时有关。急性期住院病死率一般为30%左右，采用监护治疗后约为15%，溶栓治疗后约为8%，及时做介入治疗后则降至4%。死亡多发生于第1周内，尤其数小时内，并发严重的心律失常、休克或心力衰竭者，病死率尤高。非ST段抬高型心肌梗死即使短期预后较佳，长期预后亦较差，常发生再梗死或猝死。

十、预防

主要是预防动脉粥样硬化和冠心病，冠心病患者长期口服阿司匹林，或噻氯匹定、氯吡格雷，对抗血小板的积聚和黏附，有预防心肌梗死或再梗死的作用。但更要重视综合性的预防措施，包括控制血脂、血糖、血压及戒烟等，并可适度地进行运动。

第二章　心律失常

第一节　中医对心律失常的认识

一、心律失常的中医病名

心律失常临床上常表现为自觉惊慌不安，心中悸动不宁，不能自主，或自觉心中跳动，呈阵发性或持续不止，心烦易激动，伴有气短，乏力，胸闷，甚或胸痛，喘促，肢冷汗出，晕厥。中医根据心律失常的临床表现将其归为“心悸”“怔忡”“惊悸”“缓脉证”“迟脉证”等范畴，关于其病名和症状的描述历代医家不断继承和发展，相关内容散见于历代文献中。《内经》中虽未正式提出“惊悸”病名，但已经有了类似的记载，如《素问·平人气象论》谓：“胃之大络，名曰虚里，贯鬲络肺，出于左乳下，其动应衣，脉宗气也。盛喘数绝者，则病在中，结而横，有积矣，绝不至曰死，乳之下，其动应衣，宗气泄也。”《素问·至真要大论》中对“心憺憺大动”的叙述和现代心律失常的临床表现一致。另外，《内经》中还有大量的脉象描述，如《素问·三部九候论》曰：“参伍不调者病。”《素问·平人气象论》指出：“人一呼脉一动，一吸脉一动，曰少气……人一呼脉四动以上，曰死……乍疏乍数，曰死。”这种节律快慢不齐的脉搏必然伴随着心悸、怔忡等表现。由此可见《内经》时期，先贤已经对心悸有了一定认识，只是没有明确心悸病名。至汉代医圣张仲景在《金匮要略》及《伤寒论》中正式提出“心悸”之名，“伤寒，脉结代，心动悸，炙甘草汤主之”，并提出炙甘草汤为治疗心悸的主方，一直沿用至今，结代脉为心悸的特征脉，并首次从脉象上对惊和悸进行了明确的区分，“寸口脉动而弱，动即为惊，弱则为悸”。隋代《诸病源候论》是我国第一部论述各种疾病病因、病机和证候的专著，书中明确以惊悸命名心悸病证，主要将其作为一个证候来论述，言惊悸者有风惊悸、虚劳惊悸、五脏惊悸、金疮惊悸、妇人风邪惊悸和产后心虚惊悸6种，十分强调风邪致病的作用。唐代孙思邈在《备急千金要方》中首次使用“忡悸”“忪悸”“心忪”作为心悸病证名。“治产后忽苦，心中忡悸，或志意不定，恍恍惚惚，言语错谬。”“治心脏风虚，四肢惊掣，心忪惊悸，或狂叫妄走，如见鬼神，状如癫痫。”宋代医家严用和在《济生方》中首次明确提出“怔忡”的病名，认为“夫怔忡者，此心血不足也。盖心主于血，血乃心之主，心乃形之君，血富则心君自安矣。多因汲汲富贵，戚戚贫贱，久思所爱，触事不意，真血虚耗，心主失辅，渐成怔忡，怔忡不已，变生诸证……皆心病之候。”至此惊悸、怔忡病名得以正式确立。

二、心律失常的中医病因病机

中医学在不同时期对心悸病因病机的描述有很多，最早的记载可见于《黄帝内经》，认识到心悸的发生与宗气外泄、心脉不通、突受惊恐、感受外邪等有关。自先秦至明清，经过较长时间的历史沿革和发展臻于完善，认为心悸的发生多与体虚劳倦、饮食劳倦、七情所伤、感受外邪及药食不当等有关，以致气血阴阳亏损，心神失养，心主不安，或痰、饮、火、瘀阻滞心脉，扰乱心神。

（一）病因

1. 体虚劳倦

《素问·平人气象论》云：“乳之下，其动应衣，宗气泄也。”除描述了心悸的症状外，也说明了宗气泄是心悸发生的原因。禀赋不足，素体虚弱，或久病伤正，耗损心之气阴，或劳倦太过伤脾，生化之源不足，气血阴阳亏乏，脏腑功能失调，致心神失养，发为心悸。如《丹溪心法·惊悸怔忡》所言：“人之所主者心，心之所养者血，心血一虚，神气不守，此惊悸之所肇端也。”

2. 七情所伤

大恐伤肾、大怒伤肝、忧思伤脾均可导致心悸的发生。大恐伤肾，恐则精却，阴虚于下，火逆于上，动撼心神可发为惊悸。大怒伤肝，肝木横逆，则脏腑失调，气机逆乱冲心，或气机失调，变生郁火、痰浊、瘀血等邪，皆可扰乱心神而发为心悸。长期忧思不解，心气郁结，阴血暗耗，不能养心而心悸；或化火生痰，痰火扰心，心神失宁而心悸。此外，平素心虚胆怯，突遇惊恐，忤犯心神，心神动摇，不能自主而心悸。如《素问·举痛论》说：

“惊则心无所倚，神无所归，虑无所定，故气乱矣。”《严氏济生方·惊悸论治》指出：“惊悸者，心虚胆怯之所致也。”

3. 感受外邪

风、寒、湿三气杂至，合而为痹。痹证日久，复感外邪，内舍于心，痹阻心脉，心血运行受阻，发为心悸。严用和在《济生方·惊悸论治》中曰：“风虚冷湿闭塞诸经，令人怔忡。”巢元方认为心气不足，外感风邪可导致惊悸的发生，如《诸病源候论》中指出：“风惊悸者，由体虚，心气不足，心之腑为风邪所乘，或恐惧忧迫，令心气虚，亦受于风邪，风邪搏于心，则惊不自安，惊不已，则悸动不定。”除了风、寒、湿三种邪气之外，火、热之邪侵袭人体并上扰心神往往也会导致心火亢盛而发为心悸，临床出现面赤、心胸烦闷、心悸不宁、夜寐不安或多梦等一系列症状，故而外感邪气同样可以导致心悸的发生。温病、疫毒均可灼伤营阴，心失养，或邪毒内扰心神，如春温、风温、暑温、白喉等。

4. 药食不当

嗜食醇酒厚味、煎炸炙煿，蕴热化火生痰，痰火上扰心神则为悸。正如清代吴澄《不居集·怔忡惊悸健忘善怒善恐不眠》所谓：“心者，身之主，神之舍也。心血不足，多为痰火扰动。”《丹溪心法·惊悸怔忡》提出“怔忡者血虚，怔忡无时，血少者多，有思虑便动，属虚，时作时止，痰因火动”，也指出痰火扰动是心悸的诱因。或因药物过量或毒性较剧，耗伤心气，损伤心阴，引起心悸。如中药附子、乌头、雄黄、蟾酥、麻黄等，西药锑剂、洋地黄、奎尼丁、阿托品、肾上腺素等，或补液过快、过多等。

（二）病机

“心者，君主之官，神明出焉”，说明心主神明的生理功能。心悸的病因虽有上述诸端，然病机不外乎虚实两端。虚为气血阴阳亏虚，心失所养，而致心悸。《类证治裁》指出：“心脾气血本虚，而致怔忡惊恐。”故心之气血亏虚是心悸的重要病机之一。或因心阳虚衰不振，阴寒凝滞心脉，血脉瘀滞不通，心神失养，或因肾阴不足，不能上制心火，水火失济以致心失濡养，虚火上扰心神而心悸。实者多为痰火扰心，水饮上凌或心血瘀阻，气血运行不畅所致。脾失健运，痰湿内生，扰动心神；或因脾虚不能健运和传输津液而水停心下，水饮凌心引发心悸。肝失疏泄，气滞血瘀，而致心脉瘀阻，邪扰心神，发为心悸。虚实之间可以相互夹杂或转化。实证日久，病邪伤正，可分别兼见气、血、阴、阳之亏损，而虚证也可因虚致实，兼见实证表现。临床上阴虚者常兼火盛或痰热；阳虚者易夹水饮、痰湿；气血不足者，易兼气血瘀滞。

其病位在心，而与肝、脾、肾、肺四脏密切相关。脾为气血生化之源，脾的生理功能减退，气血化源不足，心之气血不足，则心失滋养，导致心神失养；或肾阴不足，不能上制心火，水火失济，心肾不交；或肾阳亏虚，心阳失于温煦，阴寒凝滞心脉；或肝失疏泄，气滞血瘀或气郁化火致心气失畅；或热毒犯肺，肺失宣肃，内舍于心，血运失常；或肺气亏虚，不能助心以治节，心脉运行不畅，均可发生心悸。

心悸初起以心气虚为常见，可表现为心气不足、心血不足、心脾两虚、心虚胆怯、气阴两虚等证。病久阳虚者则表现为心阳不振、脾肾阳虚，甚或水饮凌心之证；阴虚血亏者多表现为肝肾阴虚、心肾不交等证。若阴损及阳，或阳损及阴，可出现阴阳俱损之候。若病情恶化，心阳暴脱，可出现厥脱等危候。

心悸预后转归主要取决于本虚标实的程度、邪实轻重、脏损多少、治疗当否及脉象变化情况。如患者气血阴阳虚损程度较轻，未见瘀血、痰饮之标证，病损脏腑单一，呈偶发、短暂、阵发，治疗及时得当，脉象变化不显著者，病证多能痊愈；反之，脉象过数、过迟、频繁结代或乍疏乍数，反复发作或长时间持续发作者，治疗颇为棘手，预后较差，甚至出现喘促、水肿、胸痹心痛、厥证、脱证等变证、坏病，若不及时抢救治疗，预后极差，甚至猝死。

三、辨证论治

（一）辨证要点

1. 辨虚实

心悸的病理性质有虚实两方面，辨证首先应分清虚实。虚者系指脏腑气血阴阳亏虚，实者多指痰饮、瘀血、火邪上扰。本病多表现为虚实相兼，应分清虚实之偏重。

2. 辨气血阴阳之亏虚

本病以虚为主，主要表现为气血阴阳的亏虚。除心悸的主症外，气虚者，兼见气短、乏力、自汗、每遇劳累则病情加重、舌淡红、苔薄白、脉弱；血虚者，兼见面色㿠白、疲乏倦怠、头晕失眠、舌淡苔白、脉细；阴虚者，兼见口干口渴、五心烦热、大便秘结、舌红少苔、脉细数；阳虚者，兼见畏寒肢冷、胸闷胸痛、舌淡苔薄白、脉迟。临床有的患者表现为气血两虚、气阴两虚、阴阳两虚或气血阴阳俱虚，其临床表现较为复杂，病情亦较为严重。

3. 辨惊悸、怔忡之不同

惊悸、怔忡虽同属心悸，但两者在临床表现、病因、病机和轻重程度等方面均有区别。惊悸常由外因引起，如情绪激动、惊恐、恼怒或劳累均可发病，时发时止，不发时如常人，病来虽速，但全身情况较好，病情较轻；怔忡则每因内因而引起，并无外惊，终日自觉心中惕惕，稍劳尤甚，病来虽渐，但全身情况较差，病情较重。但两者亦有密切的联系，惊悸日久不愈可发展为怔忡，而怔忡患者又易受外惊所扰，使惊悸加重。

4. 辨常证与重证

常证：自觉心中悸动，惊惕不安，甚至不能自主，或一过性、阵发性，或持续时间较长，或一日数次发作，或数日一次发作。兼见胸闷，气短，神疲乏力，头晕喘促，甚至不能平卧，以至出现晕厥。脉象或数或迟，或乍疏乍数，并兼见结、代、促、涩脉。

重证：如心阳不振，则出现心痛胸闷，气短，眩晕欲吐，脉或迟或数，或乍疏乍数；如心肾虚，水饮凌心，则出现浮肿尿少，形寒肢冷，坐卧不安，动则气喘，脉疾数；如水饮凌心射肺，则出现突发心悸，喘促不得卧，咳吐泡沫痰，或为粉红色痰涎，或夜间阵发咳嗽，尿少浮肿，脉细数；如心阳欲脱，则出现面色苍白，大汗淋漓，四肢厥冷，喘促欲脱，神志淡漠；如阴阳离绝，则出现脉象散乱，极疾或极迟，面色苍白，口唇发绀，突发意识丧失，肢体抽搐。

（二）辨证分型

1. 心虚胆怯证

症状：心悸不宁，善惊易恐，坐卧不安，少寐多梦，恶闻声响，舌苔薄白，脉象动数或结代。

证机分析：本证乃气血亏损，心虚胆怯，心神失养，神摇不安所致。心虚则神摇不安，胆怯则善惊易恐；惊则气乱，心神不能自主，故坐卧不安；心虚不能藏神，则心中惕惕、少寐多梦、恶闻声响；脉象动数或结代为心神不安、气血逆乱之象。

治法：镇惊定志，养心安神。

代表方：安神定志丸加减。本方益气养心，镇惊安神。人参补益气血，茯苓健脾养心，与茯神配伍增强养心安神之效，龙齿镇惊安神，远志、石菖蒲交通心肾。

加减：气短乏力，头晕目眩，动则为甚，静则悸缓，为心气虚损明显，重用人参，加黄芪以强益气之功；兼见心阳不振，加肉桂、炮附子以温通心阳；兼心血不足，加阿胶、制何首乌、龙眼肉以滋养心血；兼心气郁结，心悸烦闷，精神抑郁，加柴胡、郁金、合欢皮以疏肝解郁；气虚夹湿，加泽泻、白术健脾祛湿；气虚夹瘀，加丹参、川芎、红花、郁金活血化瘀。

2. 心血不足证

症状：心悸气短，头晕目眩，面色无华，倦怠无力，少寐多梦，纳呆食少，舌质淡红，舌苔薄白，脉沉细或结代。

证机分析：本证因心血亏耗，心失所养，心神不宁而致。心主血脉，其华在面，心血亏虚，故面色无华；心血不足，不能养心，故心悸；血虚不能上荣于脑，脑失所养而头晕；心血虚不能藏神，故少寐多梦；“血为气之母”，血亏气虚，故倦怠无力；舌为心之苗，心血不足，故舌质淡红；心主血脉，心血亏虚，血脉不能充盈，故脉沉细或结代。

治法：补血养心，益气安神。

代表方：归脾汤加减。本方有益气补血、健脾养心的作用，重在益气，意在生血。黄芪、人参、白术、炙甘草益气健脾，以资气血生化之源；熟地黄、当归、龙眼肉补养心血；茯神、远志、酸枣仁宁心安神；木香理气醒脾，使补而不滞。

加减：五心烦热，自汗盗汗，胸闷心烦，舌淡红少津，苔少或无，脉细数或结代，为气阴两虚，治以益气养血，滋阴安神，用炙甘草汤加减以益气滋阴，补血复脉。兼阳虚而汗出肢冷，加附子、黄芪、煅龙骨、煅牡蛎；兼阴虚，重用麦冬、熟地黄、阿胶，加沙参、玉竹、石斛；纳呆腹胀，加陈皮、谷芽、麦芽、神曲、山楂、鸡内金、枳壳健脾助运；失眠多梦，加合欢皮、夜交藤、五味子、柏子仁、莲子心等养心安神。若热病后期损及心阴而心悸，以生脉散加减，有益气养阴补心之功。

3. 阴虚火旺证

症状：心悸易惊，心烦失眠，五心烦热，口干，盗汗，思虑劳心则症状加重，伴耳鸣腰酸，头晕目眩，急躁易怒，舌红少津，苔少或无，脉象细数。

证机分析：肝肾阴亏，水不济火，以致心火内动，扰动心神，心神不安，故心悸失眠、五心烦热；虚火耗津而口干口渴；阴虚内热迫津外泄则盗汗；阴亏于下，故见腰膝酸软；阳亢于上，则见头晕耳鸣；舌质红少苔、脉细数为肝肾阴虚之征。

治法：滋阴清火，养心安神。

代表方：天王补心丹合朱砂安神丸加减。前方滋阴养血、补心安神，适用于阴虚血少、心悸不安、虚烦神疲、手足心热之证；后方清心降火、重镇安神，适用于阴血不足、虚火亢盛、惊悸怔忡、心神烦乱、失眠多梦等证。生地黄、玄参、麦冬、天冬滋阴清热；当归、丹参补血养心；人参、炙甘草补益心气；黄连清热泻火；朱砂、茯苓、远志、酸枣仁、柏子仁安养心神；五味子收敛耗散之心气；桔梗引药上行，以通心气。

加减：肾阴亏虚、虚火妄动、遗精腰酸者，加龟板、熟地黄、知母、黄柏，或加服知柏地黄丸；阴虚而火热不明显者，可单用天王补心丹；阴虚兼有瘀热者，加赤芍、牡丹皮、桃仁、红花、郁金等清热凉血、活血化瘀。

4. 心阳不振证

症状：心悸不安，胸闷气短，动则尤甚，面色苍白，形寒肢冷，舌淡苔白，脉象虚弱或沉细无力。

证机分析：本证为心阳虚衰，无以温养心神。久病体虚，损伤心阳，心失温养，故心悸不安；胸中阳气不足，阴寒之邪侵犯阳位，或阳虚血滞，故见胸闷气短或胸痛；心阳虚衰，血运迟缓，故面色苍白；肢体失于温煦，故形寒肢冷；舌淡苔白，脉象虚弱，均为心阳不足、鼓动无力、阳虚内寒之象。

治法：温补心阳，安神定悸。

代表方：桂枝甘草龙骨牡蛎汤合参附汤加减。前方温补心阳、安神定悸，适用于心悸不安、自汗盗汗等症；后方益心气，温心阳，适用于胸闷气短、形寒肢冷等症。桂枝、附子温振心阳；人参、黄芪益气助阳；麦冬、枸杞滋阴，取“阳得阴助而生化无穷”之意；炙甘草益气养心；龙骨、牡蛎重镇安神定悸。

加减：形寒肢冷者，重用人参、黄芪、附子、肉桂温阳散寒；大汗出者重用人参、黄芪、龙骨、牡蛎、山茱萸益气敛汗，或用独参汤煎服；兼见水饮内停者，加葶苈子、五加皮、车前子、泽泻等利水化饮；夹瘀血者，加丹参、赤芍、川芎、桃仁、红花；兼见阴伤者，加麦冬、枸杞子、玉竹、五味子；心阳不振，以致心动过缓者，酌加炙麻黄、补骨脂，重用桂枝以温通心阳。

5. 水饮凌心证

心悸眩晕，胸闷痞满，渴不欲饮，小便短少，或下肢浮肿，形寒肢冷，伴恶心，欲吐，流涎，舌淡胖，苔白滑，脉象弦滑或沉细而滑。

证机分析：本证乃脾肾阳虚，水饮内停，上凌于心，扰乱心神而成。水为阴邪，赖阳气化之，今阳虚不能化水，水饮内停，上凌于心，故见心悸；阳气亏虚，不能温养四肢肌肤，故形寒肢冷；水饮内阻，清阳不升，则见眩晕；水饮内停，气机不利，故胸闷痞满；水液内停，气化不利，故渴不欲饮，小便短少，或下肢浮肿；饮邪上逆，则恶心吐涎；舌胖，苔白滑，脉弦滑或促，均为水饮内停、阳气亏虚之象。

治法：振奋心阳，化气行水，宁心安神。

代表方：苓桂术甘汤加减。本方通阳利水，适用于痰饮为患、胸胁支满、心悸目眩等症。泽泻、猪苓、车前子、茯苓淡渗利水；桂枝、炙甘草通阳化气；人参、白术、黄芪健脾益气助阳；远志、茯神、酸枣仁宁心安神。

加减：兼见恶心呕吐，加半夏、陈皮、生姜以和胃降逆；兼见肺气不宣、肺有水湿者，咳喘，胸闷，加杏仁、前胡、桔梗以宣肺，葶苈子、五加皮、防己以泻肺利水；兼见瘀血者，加当归、川芎、刘寄奴、泽兰、益母草；因心功能不全而致浮肿、尿少、阵发性夜间咳喘或端坐呼吸者，当重用温阳利水之品，可以真武汤加减。

6. 瘀阻心脉证

症状：心悸不安，胸闷不舒，心痛时作，痛如针刺，脘腹胀满，嗳气，唇甲青紫，舌质紫暗或有瘀斑，脉涩或结或代。

证机分析：本证由气滞血瘀，心脉瘀阻，心阳被遏，心失所养而致。心主血脉，肝主疏泄，心血的正常运行需依赖肝的疏泄功能，肝气郁滞，气滞则血瘀。心血瘀阻，心失所养，故心悸不安；肝气犯胃，故见脘腹胀满、嗳气；肝气不舒则急躁易怒，胸闷胁胀；心血瘀阻，则心痛时作；舌质紫暗或有瘀斑，脉涩或结代，为气滞血瘀之象。

治法：活血化瘀，理气通络。

代表方：桃仁红花煎合桂枝甘草龙骨牡蛎汤。前方养血活血、理气通脉止痛，适用于心悸伴阵发性心痛；后方温通心阳、镇心安神，适用于胸闷不舒、少寐多梦等证。桃仁、红花、丹参、赤芍、川芎活血化瘀；延胡索、香附、青皮理气通脉止痛；生地黄、当归养血活血；桂枝、甘草以通心阳；龙骨、牡蛎以镇心神。

加减：气滞血瘀，加用柴胡、枳壳；兼气虚加黄芪、党参、黄精；兼血虚加何首乌、枸杞子、熟地黄；兼阴虚加麦冬、玉竹、女贞子；兼阳虚加附子、肉桂、淫羊藿；络脉痹阻、胸部窒闷，加沉香、檀香、降香；夹痰浊，胸满闷痛，苔浊腻，加瓜蒌、薤白、半夏、广陈皮；胸痛甚，加乳香、没药、五灵脂、蒲黄、三七粉等祛瘀止痛。

7. 痰火扰心证

症状：心悸时发时止，受惊易作，胸闷烦躁，腹胀，失眠多梦，口干苦，恶心，痰多，大便秘结，小便短赤，舌红，苔黄腻，脉弦滑。

证机分析：痰浊内阻，郁而化火，火邪扰心，故心悸烦躁；痰浊阻滞，上焦之气机不得宣畅，故胸闷；中焦气机不畅则腹胀；痰浊中阻，胃失和降，故恶心痰多；心火亢盛则口苦不寐；舌红，苔黄腻，脉滑数或结代，为痰火扰心之候。

治法：清热化痰，宁心安神。

代表方：黄连温胆汤加减。本方清心降火，化痰安中，用于痰热扰心而见心悸时作、胸闷烦躁、尿赤便结、失眠多梦等症状者。黄连、山栀苦寒泻火，清心除烦；竹茹、半夏、胆南星、全瓜蒌、陈皮清化痰热，和胃降逆；生姜、枳实下气行痰；远志、石菖蒲、酸枣仁、生龙骨、生牡蛎宁心安神。

加减：痰热互结、大便秘结者，加生大黄；心悸重者，加珍珠母、石决明、磁石重镇安神；火郁伤阴，加麦冬、玉竹、天冬、生地黄养阴清热；兼见脾虚者加党参、白术、谷麦芽、砂仁益气醒脾。

（三）现代医家对心悸的认识和分型论治

近年来，随着中医药的发展，中西医结合治疗在临床上取得显著的效果，中医治疗心悸逐渐分为快速型心律失常和缓慢型心律失常，体现了辨病与辨证结合的特点，认为快速型心律失常和缓慢型心律失常的病因病机的侧重点是不同的，因此治法、方药也各不相同。

1. 快速型心律失常

快速型心律失常常见心烦、口苦、舌红、脉数或促等热象，认为“热”

是一个重要的发病环节，有虚热和实热之不同，虚热是气阴两虚所致，实热则由“痰”“瘀”“毒”等实邪郁而日久化热。

此外，快速型心律失常的证型与其原发病有密切的关系。如因冠心病引起者侧重于心脉瘀阻，可选用三七、丹参、当归等具有活血通脉作用的中药；因肺心病引起者侧重于痰扰心脉，可选用桑白皮、地龙、石菖蒲等具有清肺涤痰作用的中药；因急性心肌炎、甲状腺功能亢进引起者侧重于阴虚火旺或气阴两虚，可选用黄连、苦参、虎杖、板蓝根等清热解毒中药；因自主神经功能紊乱引起者，侧重于肝气郁结或心神不宁，可选用柴胡、郁金、牡丹皮、青葙子、川楝子等具有疏肝清热作用的中药。现代医家王振涛认为心脉瘀阻是快速型心律失常的主要证型之一，在辨证基础上加用活血化瘀药可明显提高疗效。同时，临床上常见瘀热互结证，清热凉血解毒也是治疗快速型心律失常的重要原则。

快速型心律失常可参考以下几个证型进行辨证论治。①气阴亏虚型：症见心悸气短，动则加重，五心烦热，失眠多梦，目眩，倦怠乏力，声息低微，口干舌燥，舌红，苔少或无苔，脉细数无力或结代。治疗以益气养阴、宁心定悸为法，可用生脉散加减，配伍收敛固涩、镇静安神之品，如龙骨、牡蛎、龟甲等。若兼胸阳痹阻，可加瓜蒌薤白类方以宣痹通阳。②肝经郁热型：症见心悸，心烦，五心烦热，口干口苦，头晕目眩，急躁易怒，或两胁胀痛，舌红，苔白或黄，脉象弦、数。治疗以疏肝解郁、清心安神为主，可以丹栀逍遥散加减，血瘀重者加清热凉血化瘀之品，如郁金、丹参、赤芍。心悸重者，加珍珠母、石决明、磁石以重镇安神。③痰热内扰型：症见心悸，受惊易作，胸闷烦躁，失眠多梦，口干苦，或咳痰色黄，大便秘结，小便短赤，舌红，苔黄腻，脉弦滑。治疗以清热化痰、宁心安神为主，以黄连温胆汤加减。兼见脾虚者，加党参、炒白术、炒山药以补气健脾。④热毒内扰型：症见心悸，胸闷，胸痛，或伴有发热、咽痛、咳嗽，咳黄痰，舌红，苔黄，脉浮数或促。治疗以清热解毒、宁心安神为主，可以银翘散加减。兼见血瘀者，加牡丹皮、赤芍、玄参等清热凉血解毒。

2. 缓慢型心律失常

缓慢型心律失常除有心慌、胸闷、气短、眩晕、乏力等一系列的症状外，常伴有脉搏缓慢，表现为缓脉、迟脉、结脉、代脉。《伤寒论集注》中载：“结代之脉……皆气血两虚，而经隧不通、阴阳不交之故。”指出经隧不通、阴阳不交为病变之本质。“结脉因血凝”，需着重行气活血；“代脉因元气衰”，则重在补益元气。缓慢型心律失常以气血不足、痰浊、瘀血阻塞脉道为发病机制，属本虚标实之证，以心肾阳气亏虚为本，痰浊、瘀血为标。虚证其脉沉细，或大而无力，舌质胖大或淡紫，苔白，面白唇绀，心慌、心痛、胸闷，气短似喘，自汗怕冷，神疲懒言，此乃元气虚馁、心阳不振、阳微不运之征。实证其脉迟而细弦，舌苔白腻，胸闷气急，或有胸痛彻背、面晦、神疲等，多为痰饮上犯、心阳痹阻，兼夹瘀血者，舌质暗红或有瘀斑。

引起缓慢型心律失常的原因有很多，应坚持辨病与辨证结合，正确处理缓急。借助现代医学检查明确疾病诊断，进行危险分层，对急重症要采取中西医结合治疗，如心脏起搏器置入、针对基础病治疗。中医药辨证治疗根据虚实、标本、主次，邪实偏盛，采用益气升清、益气温中、温阳化饮、温经散寒、温通心阳、温补心肾、活血化瘀、清热化湿等法。同时正确处理温阳与补气的关系。以阳虚为主者，应在温阳的基础上兼以补气；以气虚为主者，可在补气的基础上兼以温阳。因“阳为气之渐，气为阳之基”，要兼顾二者的关系，相使用药。

缓慢型心律失常的治疗可分为以下几个证型。①心气亏虚型：症见心悸气短，胸闷，面色无华，神疲肢倦，眠差多梦，舌质淡，苔薄白，脉沉迟或结代。治以补血养心、益气安神，常用归脾汤加减。气虚重者，重用人参；兼心血不足，加阿胶、制何首乌、龙眼肉；心悸重者，可加炒枣仁、远志、柏子仁养心安神。②心肾阳虚型：症见心悸不安，胸闷气短，面色苍白，形寒肢冷，腰膝酸软；舌淡苔白，脉象虚弱、沉迟无力或结、代。治以温补心肾，宁心定悸，常用麻黄附子细辛汤加减。形寒肢冷重者，加用黄芪、桂枝等；兼见水饮内停者，加葶苈子、五加皮、车前子、泽泻等；兼见瘀血者，加川芎、桃仁、红花、赤芍。③阴阳两虚型：症见心悸不宁，遇劳累或失眠则心悸加剧，或五心烦热，口干咽燥，神疲，耳轮干枯，面色黧黑；或腰膝酸软无力，畏寒肢凉，四肢欠温，阳痿，下肢浮肿；舌质淡，苔白而干，脉沉迟无力。治以益气温阳，滋阴养血，宁心安神，常用炙甘草汤加减。肾阳虚重者，合右归饮加减；肾阴虚重者，合左归饮加减；阳虚夹湿，加泽泻，重用白术、茯苓。以上证型往往在虚证中有夹痰、夹瘀等，应灵活加减，如有痰浊内阻，可加瓜蒌薤白半夏汤加减以行气化痰；若阳损及阴，可合生脉散加减；若心脉瘀阻明显，可加桃仁、红花；兼有气滞，可加郁金、元胡。

四、心律失常的中医外治法

中医治疗心律失常，除辨证采用中药口服外，还可配合针刺、艾灸、皮内针、耳针、穴位按摩、推拿、食疗等，尤其是针刺、耳针对心律失常急症有立竿见影的效果。

（一）针刺

针刺治疗心悸不仅能控制症状，而且对疾病本身也有调整和治疗作用。但在器质性心脏病出现心衰倾向时，则应及时采用综合治疗措施，以免延误病情。患者在治疗的同时，应注重调畅情志，避免忧思、恼怒、惊恐等刺激。

治则：养心安神、宁心定悸，针灸并用，补法（阴虚火旺者只针不灸，平补平泻）。

处方：以心经、心包经腧穴和相应俞、募穴为主，如神门、内关、通里、心俞、厥阴俞、膻中等。

加减：心阳不振加关元、足三里振奋心阳；心虚胆怯加百会、胆俞补心壮胆；心脾两虚加脾俞、足三里补益心脾；阴虚火旺加劳宫、太溪滋阴降火；心血瘀阻加曲泽、膈俞活血化瘀；水气凌心加水分、阴陵泉行水降逆、宁心定悸。痰火心悸者治法为清火化痰，加手三阴经及足阳明胃经腧穴，针灸处方选择灵道、郄门、肺俞、尺泽、丰隆等。

操作：所有腧穴常规针刺；背部穴位应当注意针刺的角度、方向和深度。急性发作可用泻法，留针 30 分钟至 1 小时，以症状消失或缓解为度。

（二）艾灸

1. 气血不足

取穴：心俞、脾俞、膈俞、膻中、气海、关元、间使、内关、足三里等。失眠加神门；善惊加大陵；虚烦多梦加三阴交、太溪等。

艾炷灸或艾条温和灸：每次选 2～5 穴，各灸 15～20 分钟，每日 1 次，10 次为 1 个疗程。

2. 心阴亏虚

取穴：心俞、巨阙、阴郄、郄门、神门、三阴交、太溪等。多梦加太冲；面赤加劳宫等。

艾炷灸：每次选 3～4 穴，各灸 3 壮，用补法，每日 1 次，10 次为 1 个疗程，疗程间休息 3 日。

艾条温和灸：每次选 3～5 穴，各灸 10～15 分钟，7 次为 1 个疗程，疗程间休息 3 日。

3. 脾肾阳虚

取穴：脾俞、肾俞、命门、关元、内关、足三里等。

艾炷灸或艾条温和灸：每次选 2～5 穴，各灸 15～20 分钟，每日 1 次，10 次为 1 个疗程。

4. 痰浊痹阻

取穴：肺俞、脾俞、内关、足三里、丰隆、太白等。痰火扰心者加尺泽等。

艾炷灸或艾条温和灸：每次选 2～5 穴，各灸 15～20 分钟，每日 1 次，10 次为 1 个疗程。

5. 血脉瘀阻

取穴：心俞、膈俞、气海、曲泽、少海、血海。

艾炷灸或艾条温和灸：每次选 2～5 穴，各灸 15～20 分钟，每日 1 次，10 次为 1 个疗程。

水气凌心引起心悸不安者，可在心俞、关元、间使、足三里、阴陵泉施温针灸，每穴 10～20 分钟，每日 2 次，10 次为 1 个疗程。

（三）皮内针

皮内针疗法与传统针刺相比具有一定的优势，可以给穴位持续刺激，减少反复针刺的麻烦，患者还可以自己按摩以加强对穴位的刺激。常用穴位有双侧内关、神门、郄门等，一般留置 2～3 天，每日按揉 3 次。心慌发作时可随时按揉。

（四）耳针

取心、交感、神门、皮质下、小肠。毫针轻刺激，留针中行针 2～3 次，每日 1 次。

（五）穴位按摩

取穴：印堂、风池、百会、眉弓、心俞、肺俞、膈俞、膻中、中府、云门、内关、神门以及头面部穴位。采用推法、揉法、按法。心胆虚怯者延长按揉神门的时间，加按巨阙。心血不足者加揉中脘、血海、足三里，推脾俞、胃俞。阴虚火旺者加推肾俞，揉太冲、行间。心阳不振者按摩小腹，加推关元、气海、中极。心血瘀阻者按揉大包、京门、膈俞、三阴交，以透热为度。

第二节 现代医学对心律失常的认识

正常的心脏冲动起源于窦房结，发放 60～100 次/分节律规整的冲动，经过心脏传导系统到达心室肌使其除极，维持心脏的生理活动。因各种原因导致心脏的冲动起源异常，传导时间及兴奋顺序异常，表现为心脏的节律与频率异常，称为心律失常。心律失常可为生理性，见于青少年或交感神经兴奋时；亦可为病理性，多为器质性心脏病及全身性疾病的并发症，如冠状动脉粥样硬化性心脏病、心肌病、风湿性心脏病、各种先天性心脏病，以及高血压、糖尿病、脑血管疾病、药物中毒、电解质紊乱等。其预后与心律失常的病因、诱因、演变趋势、是否导致严重血流动力障碍有关，可突然发作而致猝死，亦可持续累及心脏而致其衰竭。因此，正确评价心律失常的危险性并及时治疗十分重要。

一、心脏正常起搏－传导系统

心脏的起搏－传导系统，包括窦房结、结间束、房室结、房室束、左右束支及浦肯野纤维等。心脏搏动的电冲动在窦房结形成后，依次沿着结间束→房室结→左、右束支→浦肯野纤维传导。心脏起搏传导系统受交感神经与迷走神经支配。迷走神经兴奋性增加，抑制窦房结的自律性与传导性，并延长窦房结与其周围组织的不应期，减慢房室结传导；交感神经兴奋性增加，产生与其相反的生理作用。

二、心律失常发生机制

（一）心脏冲动形成异常

1. 窦性冲动异常

正常人在安静状态下，窦房结有规律地发出 60～100 次/分的冲动，产生正常窦性心律。当窦房结自律性异常增高、减低或不规则时，即可分别产生窦性心动过速、窦性心动过缓及窦性心律不齐等心律失常。

2. 异位冲动异常

具有自律性的心肌细胞或病态的工作心肌细胞（心房肌和心室肌）在病理状态下，具有异常自律性，且自律性绝对或相对地超过了窦房结时，会发出异位冲动，取而代之地控制心脏的活动，产生期前收缩、异位性心动过速或逸搏、逸搏心律等心律失常。

3. 触发性冲动异常

触发活动是由一次正常的动作电位所触发的后除极，并触发一次新的动作电位而产生持续性快速型心律失常。

（二）心脏冲动传导异常

正常心脏冲动自窦房结发出后，按照一定顺序和速度传导，如传导顺序和速度发生异常，则产生相应的心律失常。

1. 折返激动

当冲动从某处循一条径路传出后，又从另一条径路返回原处，使该处再次发生激动的现象，称为折返激动，是快速型心律失常的重要发生机制。形成折返的条件是，心脏两个或多个部位的传导性与不应期各不相同，相互连接形成一个闭合环，即折返环。其中一条通道发生单向传导阻滞；另一通道传导缓慢，使原先发生阻滞的通道有足够时间恢复兴奋性，使原先阻滞的通道再次激动，从而完成一次折返激动。冲动在环内反复循环，产生持续性快速型心律失常。

2. 传导阻滞

当激动抵达部位的心肌细胞仍处于绝对不应期或有效不应期，此时不能兴奋或不能发生可扩播性兴奋，即发生完全性传导阻滞；如若抵达部位心肌细胞处于相对不应期，此时速度变慢，即发生传导延缓和不完全性传导阻滞。传导阻滞发生于病理性延长的不应期时，称为病理性传导阻滞；发生于生理性不应期时，称为生理性传导阻滞或干扰现象。

三、心律失常的分类

（一）根据发生机制分类

1. 冲动形成异常

（1）窦性心律失常：①窦性心动过速；②窦性心动过缓；③窦性心律不齐；④窦性停搏；⑤病态窦房结综合征。

（2）异位心律：①主动异位心律：期前收缩（房性、交界性、室性）；心动过速（室上性、室性），扑动与颤动（心房扑动、心室扑动、心房颤动、心室颤动）；②被动异位心律：逸搏及逸搏心律（房性、交界性、室性）。

2. 冲动传导异常

（1）干扰性房室脱节（生理性）。

（2）传导阻滞：①窦房传导阻滞；②房内及房间阻滞；③房室传导阻滞；④室内阻滞。

（3）房室间传导途径异常：预激综合征。

3. 自律性与传导性并存的心律失常

①并行心律；②异位节律伴传出阻滞；③混合性心律失常。

4. 起搏器心律失常

①起搏异常；②感知功能异常；③起搏器诱发的心律失常。

（二）根据心律失常发生时的心率变化分类

1. 快速型心律失常

心律失常发作时的心率快于非发作时，包括期前收缩、心动过速、扑动与颤动等。

2. 缓慢型心律失常

心律失常发作时的心率慢于非发作时，包括窦性心动过缓、窦性停搏、病态窦房结综合征、传导阻滞等。

（三）根据预后的分类

1. 良性心律失常

心律失常的发生不引起明显的血流动力学异常，患者可无自觉症状或仅有轻微的不适，如大多数期前收缩、室上性心动过速、一度房室传导阻滞等。

2. 潜在恶性心律失常

心律失常本身不引起严重的血流动力学异常，但可以引发更加严重的心律失常而危及患者生命，如室性期前收缩 R-on-T、多源性室性期前收缩、二度房室传导阻滞等。

3. 恶性心律失常

心律失常一旦发生立即引发显著的血流动力学异常，导致严重的心室低排，发作时患者可发生昏厥、Adams-Stokes 综合征甚至心脏骤停，如心室颤动、部分室性心动过速、高度房室传导阻滞等。

四、心律失常的诊断

心律失常多数为发作性，诊断应重视病史的采集，结合体格检查及适宜的辅助检查综合做出，如诊断困难应及时进行有针对性的特殊检查以尽早明确诊断。

1. 病史

病史采集是发现和诊断心律失常的重要方法，应重点询问发病的时间、地点、环境，发病的诱因及可能缓解的因素，发病时最突出的自觉感受，以及最早出现的症状，有无黑蒙、昏厥、大汗、乏力等症状，详细询问当前用药情况及与心律失常有关的既往史。

2. 体格检查

应着重判断心律失常的性质及心律失常对血流动力状态的影响。听诊心音及颈动脉窦按摩有助于做出心律失常的初步诊断。发作间歇期体检应着重了解有无高血压、冠心病、心脏瓣膜病、心肌病、心肌炎等器质性心脏病。

3. 辅助检查

（1）心电图：是诊断心律失常最重要的无创伤性检查，但普通心电图检查因检查时间短暂，对发作性心律失常的诊断有一定的局限性。发作时的心电图记录是确诊心律失常的重要依据。

（2）动态心电图：通过连续心电图记录可能记录到全部时间内（多为 24 小时）心律失常的发作、自主神经系统对自发心律失常的影响、自觉症状与心律失常的关系，并可评估治疗效果。动态心电图有助于了解患者发生心悸、晕厥等重要症状是否与心律失常有关，并可以协助分析心律失常的发生原因，跟踪评价药物治疗的效果。

（3）运动试验：通过增加心脏做功诱发可疑的心律失常，以协助诊断；可在心律失常发作间隔时诱发心律失常，因而有助于间歇发作性心律失常的诊断。但正常人进行运动试验亦可发生室性期前收缩。运动试验对心律失常的诊断不如动态心电图敏感。

（4）有创性电生理检查：用程序控制的电刺激方法判断窦房结和房室传导功能，显示房室活动间关系，确定心律失常性质及其起源部位。有创性电生理检查已被公认为大多数快速型心律失常诊断的金标准，适用于心电图不能确定其临床意义的任何心律失常。食管心电图有助于鉴别室上性心动过速伴室内差传与室性心动过速，评价窦房结功能等。心腔内电生理检查用于确定心律失常的类型、了解心律失常的起源部位及发生机制。

五、病情评估

（一）血流动力学状态

心律失常急性期诊疗，应以血流动力学状态决定处理原则。血流动力学不稳定时，如不及时处理，会继续恶化，甚至危及生命。血流动力学状态不稳定的异位快速型心律失常，多于心律失常发作时出现头晕、黑蒙，甚至昏厥，应尽早采用电复律终止，对于严重的缓慢型心律失常要尽快采用临时起搏治疗。血流动力学相对稳定者，可根据心电图的特点、结合病史及体检进行诊断及鉴别诊断，选择相应的治疗措施。

（二）基础疾病和诱因

基础疾病和心功能状态与心律失常的发生发展密切相关，伴有严重心力衰竭、急性心肌梗死所致的恶性心律失常，随着心功能的好转或血运重建，心律失常也随之得到控制。某些诱因也可直接导致心律失常，如低血钾、酸碱平衡紊乱、甲状腺功能亢进等，纠正诱因后，心律失常多可得到控制。

（三）预后

心律失常的预后与其病因、诱因、演变趋势和是否导致严重血流动力障碍有关。发生于无器质性心脏病基础上的心律失常包括期前收缩、室上性心动过速和心房颤动（简称“房颤”），大多预后良好；但低血钾、QT 间期延长综合征患者如发生室性期前收缩，易演变为多形性室性心动过速或心室颤动，预后不佳。

六、心律失常的治疗进展

心律失常的治疗包括病因治疗、药物治疗与非药物治疗。病因治疗是关键性治疗措施；药物治疗以终止发作和预防复发为主；非药物治疗近年来发展较快，对于部分心律失常可以达到根治的目的。

（一）药物治疗

应用抗心律失常药物治疗心律失常。广义的抗心律失常药物包括抗快速型心律失常药物和抗缓慢型心律失常药物。心律失常治疗的目的为消除心律失常的相关症状，降低近期和远期死亡的风险。

1. 药物治疗原则

①明确心律失常的发生机制、类型、严重程度；②明确有无原发性心脏病，以及心脏病的严重程度和并发症；③依据心律失常的发生机制选择适宜的抗心律失常药物；④先应用一种药物，效果不佳时考虑联合用药；⑤抗心律失常药物由小剂量开始，病情需要时逐渐增加剂量；⑥紧急情况下采用静脉给药，一般情况下口服给药；⑦联合用药时选择作用机制不同的药物，并相应减少剂量；⑧治疗过程中监测心率、心电图（尤其是 QT 间期）、血电解质（血钾）、心功能情况等。

2. 抗心律失常药物分类

（1）抗快速型心律失常药物：目前临床常用改良的 Vaughan Williams 分类法，根据药物的主要作用通道和电生理特点，将其分为 4 大类：Ⅰ类，钠通道阻滞药；Ⅱ类，β 受体阻滞剂；Ⅲ类，延长动作电位时程药（钾通道阻滞剂）；Ⅳ类，钙通道阻滞剂。

（2）抗缓慢型心律失常药物：随着人工心脏起搏器在临床上的广泛应用，目前抗缓慢型心律失常药物常用于轻、中度缓慢型心律失常患者，或用于一过性缓慢型心律失常患者，主要可分为以下 3 类：①β 受体兴奋剂，如异丙肾上腺素、麻黄碱等。②M 胆碱能受体阻断剂，如阿托品、颠茄类药物。③非特异性兴奋剂、传导促进剂，如糖皮质激素、氨茶碱、甲状腺素及某些中药等。

（二）非药物治疗

非药物治疗以微创电生理治疗为主。

（1）导管射频消融术：用于室上性快速心律失常、预激综合征、室性心动过速等心律失常的治疗。

（2）人工心脏起搏器及埋藏式自动心脏复律除颤器置入术：用于缓慢型心律失常如高度与三度房室传导阻滞、病态窦房结综合征等的治疗，弥补了药物治疗的局限及不足。

七、心律失常分型治疗

（一）期前收缩

期前收缩的治疗应参考有无器质性心脏病，是否影响心排血量及发展为严重心律失常的可能性而决定治疗原则。

1. 房性期前收缩

无器质性心脏病的房性期前收缩患者一般无须治疗，症状显著者可使用 β 受体阻滞剂等。伴有器质性心脏病者应针对原发病进行治疗。对于可诱发室上性心动过速或心房颤动的患者可选用 β 受体阻滞剂、普罗帕酮、胺碘酮或维拉帕米等药物治疗。

2. 房室交界区性期前收缩

房室交界区性期前收缩主要针对病因治疗和去除诱因，一般无须应用抗心律失常药物。

3. 室性期前收缩

（1）无器质性心脏病的室性期前收缩：无症状者可不予治疗；有明显自觉症状且影响正常生活者，可予适当处理。

对紧张焦虑的患者进行心理疏导，避免诱发因素，如饮酒、吸烟、过度疲劳等，保证作息规律及睡眠。精神紧张、焦虑明显的患者，可适当应用镇静剂如地西泮。

症状明显者可予药物治疗，选用 β 受体阻滞剂如美托洛尔口服，每次 25～50 mg，每日 2 次；或比索洛尔，每次 5 mg，每日 1 次；亦可应用普罗帕酮，每次 150 mg，每 6～8 小时 1 次，有效后减量至每次 100 mg，每日 3 次，最小维持量每次 50 mg，每日 3 次；美西律每次 200 mg，每 6～8 小时

1 次，有效后减至每次 150 mg，每 6 ~ 8 小时 1 次，后逐渐减至维持量每次 100 mg，每 8 小时 1 次，逐渐停用。

（2）伴有慢性器质性心脏病的室性期前收缩：应加强病因治疗和去除诱因，纠正酸碱平衡和离子紊乱，注意补钾、补镁等。症状明显者，目前多主张应用胺碘酮，可有效控制室性期前收缩。非药物治疗导管射频消融术可用于室性期前收缩的治疗，适应证：①室性期前收缩引起的临床症状不能耐受，反复发作，抗心律失常药无效或不能耐受；②不接受药物治疗者；③可能导致心功能不全的频发室性期前收缩。

（3）急性心肌缺血并发的室性期前收缩：主要见于急性心肌梗死发病最初的 24 小时，在无禁忌证的前提下应早期应用 β 受体阻滞剂以减少发生心室颤动的危险，目前不主张预防性应用其他抗心律失常药物。药物控制可应用利多卡因等。

（二）阵发性心动过速

阵发性心动过速是一种阵发性、快速而规则的异位心律，以突然发作和突然中止为特点，每分钟心率在 160 ~ 220 次。根据异位起搏点的部位，阵发性心动过速可分为房性、交界性和室性。房性心动过速与交界性心动过速有时难以区别，常统称为室上性心动过速。

1. 房性心动过速

房性心动过速根据发生机制可分为自律性房性心动过速、折返性房性心动过速与紊乱性房性心动过速。无论是哪一型的房性心动过速，都应该积极寻找病因和原发病，针对病因和原发病进行治疗。

因洋地黄中毒所致者，立即停用洋地黄。如出现低钾并且有尿，要进行口服或静脉补钾，同时进行心电图监测，以避免出现高血钾。如果已经有高血钾或不能应用氯化钾者，可以选用利多卡因、β 受体阻滞剂。非洋地黄中毒引起的除针对病因治疗外，可使用洋地黄、β 受体阻滞剂、维拉帕米等减慢心室率，缓解症状。如果未能转复窦性心律，可以加用普罗帕酮或胺碘酮，同时补充钾盐与镁盐。

药物治疗无效，可以考虑射频消融治疗。但是紊乱性房性心动过速不宜应用电复律和导管消融。

2. 交界性心动过速

急性发作期根据患者有无器质性心脏病、既往的发作情况、治疗经过等做出相应处理。部分患者仅需休息、镇静或采用兴奋迷走神经的方法就能终止发作；但大多数患者需要药物治疗、食管心房调搏，甚至直流电复律等；洋地黄制剂、钙拮抗剂、β受体阻滞剂和腺苷等可通过抑制慢径路的前向传导而终止心动过速，Ⅰa、Ⅰc类抗心律失常药物则通过抑制快径路的逆向传导而终止心动过速。

频发者可选用钙拮抗剂（维拉帕米）、β受体阻滞剂（美托洛尔或比索洛尔）、Ⅰc类抗心律失常药物（普罗帕酮）、洋地黄制剂等作为预防用药。发作频繁且药物治疗效果不佳或不能耐受药物不良反应的患者，可选择射频导管消融治疗达到根治的目的。

3. 室性心动过速

室性心动过速（简称室速）是临床上较为严重的快速型心律失常，多数为阵发性。治疗应遵循立即终止发作、去除诱发因素、积极治疗原发病、预防复发的原则。

（1）终止发作：器质性心脏病患者的非持续性室速应该认真评估预后并积极寻找可能存在的诱发因素。治疗器质性心脏病和纠正如心力衰竭、电解质紊乱、洋地黄中毒等诱因。对于上述治疗措施效果不佳且室速发作频繁、症状明显者，可以按持续性室速应用抗心律失常药，以预防或减少室速发作。器质性心脏病患者的持续性室速容易引起心源性猝死，大多数预后不良。除治疗基础心脏病、寻找可能存在的诱发因素外，必须及时终止室速，可应用的药物为胺碘酮、普鲁卡因胺、索他洛尔等，心功能不全患者首选胺碘酮。

洋地黄类药物中毒引起的室速应立即停用洋地黄类药物、避免直流电复律，给予苯妥英钠静脉注射；无高钾血症的患者应给予钾盐治疗；镁离子可对抗洋地黄类药物中毒引起的快速型心律失常，可静脉注射镁剂。

对于持续性室速，无论是单形性或多形性，伴有血流动力学障碍者应立即同步电复律。心率在200次/分以下，血流动力学稳定的单形性室速可以置右心室临时起搏电极进行抗心动过速起搏。

（2）预防复发：除针对病因治疗外，还包括药物治疗、射频导管消融及外科手术等。可预防性应用胺碘酮、利多卡因、β受体阻滞剂、普罗帕酮、美西律等。器质性心脏病伴血流动力学障碍的顽固性室速患者，宜安装埋藏式自动心脏复律除颤器，可显著降低器质性心脏病持续性室速患者的总死亡率和心律失常猝死率。

4. 心房扑动

（1）直流电复律：如果心房扑动（简称“房扑”）患者有严重的血流动力学障碍或心力衰竭，应立即给予同步直流电复律，但少数患者在恢复窦性心律即刻有发生血栓栓塞的可能。

（2）食管或心腔内心房快速起搏：食管调搏或右心房导管快速心房起搏在大多数患者中可有效终止房扑，恢复窦性心律或转变为伴有较慢心室率的心房颤动，改善临床症状。

（3）药物治疗：可选用胺碘酮、洋地黄类、钙拮抗剂或β受体阻滞剂减慢房扑时的心室率，若心房扑动持续存在，可试用Ⅰa、Ⅰc类抗心律失常药物以恢复窦性心律和预防复发。

（4）射频消融：导管射频消融阻断三尖瓣环和下腔静脉之间的峡部，造成双向阻滞，对于治疗典型房扑十分有效。

5. 心房颤动

（1）基本原则：积极寻找与纠正诱因和病因；终止房颤，恢复窦律；控制心室率；预防房颤复发；预防血栓栓塞并发症。在对病因、诱因治疗的基础上，根据患者个体情况选择控制心室率和（或）复律治疗，必要时给予抗凝治疗。如无紧急复律的指征，可先控制心室率，去除病因，然后再酌情进行复律。对持续数周且有临床症状的房颤患者，首先应抗凝和控制心室率，再进行恢复窦性心律的治疗。

（2）药物治疗：①药物复律。对病情稳定的房颤患者优先选择药物复律。有器质性心脏病、心功能不全者，首选胺碘酮。无器质性心脏病者，首选普罗帕酮或氟卡尼。②控制心室率。控制房颤时的心室率可减轻症状和改善血流动力学，也可预防心动过速性心肌病。所有房颤患者都需要适当控制心室率。心室率控制目标为静息心室率为60～80次/分，中等程度运动时心室率为90～115次/分。常用药物：β受体阻滞剂、非二氢吡啶类钙拮抗剂、胺碘酮、洋地黄类药物。③预防栓塞事件。除非为孤立性房颤或存在禁忌，所有房颤患者均应进行抗凝治疗，应根据患者的危险分层来确定抗凝策略。

（3）非药物治疗：同步电复律可控制房颤急性发作，首次剂量大多为每次给予50～100 J双相波，或200 J单相波。房颤急性发作在排除病态窦房结综合征、慢快综合征后，可考虑电复律治疗。预激综合征并发房颤伴明显血流动力学异常者，电复律可作为首选。房颤伴有高度房室传导阻滞、房颤前有病态窦房结综合征、有外周动脉栓塞史或怀疑心房内血栓未接受足够的抗凝治疗、心胸比例 >0.55，左心房内径 >50 mm、房颤病程超过 5 年者应禁用电复律。在经过合理药物治疗（包括节律控制和心室率控制）后，仍有明显症状的房颤患者，建议行导管消融。

6. 心室扑动和心室颤动

心室扑动（简称室扑）和心室颤动（简称室颤）是恶性心律失常，因心室发生快速紊乱的扑动或颤动使心脏的泵血功能完全丧失，如不及时消除，很快会导致心脏停搏，造成死亡。心室扑动与颤动是心脏性猝死的原因之一。一旦发生室扑或室颤，需要立即给予心肺复苏及电复律治疗。

7. 房室传导阻滞

房室传导阻滞多见于器质性疾病，常见原因有电解质紊乱、药物作用、各种心肌炎性病变、急性心肌缺血或心肌坏死性病变、传导系统或心肌退行性改变。偶可见于正常人，与迷走神经张力有关。因此房室传导阻滞的治疗首先是寻找病因，针对原发病治疗，如及时控制各种感染性疾病，纠正电解质紊乱，治疗洋地黄中毒、心肌炎、心肌病等原发病。其次，应用提高心室率和促进传导的药物以改善血流动力学异常，常用的药物有阿托品、异丙肾上腺素、氨茶碱等。当快速型心律失常发作时，应慎用洋地黄、胺碘酮。当心室率低于40 次/分、QRS 波群宽大畸形，甚至出现心搏暂停、生命体征不稳或阿托品治疗效果不佳时应考虑采用心脏起搏。传导阻滞导致血流动力学不稳定，引起有症状的心动过缓且病因不可逆者应给予永久性起搏治疗。

第三章　心力衰竭

第一节　中医对心力衰竭的认识

一、心力衰竭的中医病名

心力衰竭（简称心衰）在中医学科领域，一直没有一个规范的病名统领该病。“十二五”规划教材《中医内科学》首次在心系疾病中增加心衰。心衰一词最早见于西晋王叔和所著的《脉经·脾胃病》，曰“心衰则伏，肝微则沉，故令脉伏而沉”，至宋代《圣济总录·心脏门》云“心衰则健忘，心热则多汗”，其所提心衰只是对心气衰微的脉象和症状做了部分的描述，与今之心衰病本质相异。现代心衰相关的症状描述早在《内经》中已有散在记载，《灵枢·胀论》云“心胀者，烦心短气，卧不安”，《素问·痹论》云“脉痹不已，复感于邪，内舍于心”，“心痹者，脉不通，烦则心下鼓，暴上气而喘”。可见，《内经》虽未提及心衰病名，但“心胀”“心痹”当归属于现代心力衰竭范畴。东汉张仲景在此基础上进一步提出“心水”病名，《金匮要略·水气病脉证并治》指出“心水者，其人身重而少气，不得卧，烦而躁，其人阴肿”，又《金匮要略·痰饮咳嗽病脉证并治》云“水在心，心下坚筑，短气，恶水不欲饮……水停心下，甚者则悸，微者短气”，与现代医学心力衰竭症状更加契合，受到后世诸多医家的推崇，如《中藏经》云“心有水气，则身肿不得卧，烦躁……”金代刘完素《河间六书》云“其肿，有短气，不得卧，为心水”，故“心水”被作为一个特定的疾病病名而沿用。所以，根据临床特征本病可参考中医的“心胀”“心痹”“心水”“水肿”等范畴。随着对该病证候、病机认识的逐步加深，国医大师任继学教授在《悬壶漫录》中首次提到“心衰”，并对其病因病机、症状、治疗、预后等做了系统的论述，最终，心衰病名在 1997 年由国家技术监督局发布的国家标准《中医临床诊疗术语》中被确定。

二、心力衰竭的中医病因病机

（一）病因

心衰的发生，多因久患心痹、真心痛或先天心脏疾病，日久不复，引起心气内虚，而因复感外邪、情志刺激或劳倦过度更伤心体，心之阳气亏虚，血行无力，瘀滞在心，血脉不通，内而气血郁阻，迫使血津外泄，抑制水津回流。

1. 久病耗伤

心衰乃久患心系疾病渐积而成，疾病反复迁延必损及心之体用，或血脉瘀阻，心体失荣；或外邪留伏，中伤心体；或劳倦内伤，心气耗散，诸内外因均可致心之体用俱损，气阳亏虚，进而加重心血瘀阻、脏腑失养、水液内聚之证。

2. 感受外邪

心气内虚，复感六淫、疫毒之邪，乘虚内犯于心，如清代叶天士《温热论》云：“温邪上受，首先犯肺，逆传心包。”《素问·痹论》云：“风寒湿三气杂至，合而为痹。”痹证日久，可内舍于心。心衰常因外感诱发或加重，心气虚无以驱邪外出，日久则心体受损，心气愈虚不复，加之外邪首犯肺卫，肺主治节失司，则进一步加重心血瘀阻，而致脏腑失养，水津外泄。

3. 七情所伤

情志失调，七情内伤，致脏腑气机紊乱，血行受扰。暴怒伤肝，疏泄失职，心血为之逆乱；忧思气结伤脾，血行滞缓，化源不足，不能上资心阳，则心气内虚。七情皆通过其所应之脏影响心之气血运行，致心脉痹阻，心体失养，水饮内生。

4. 劳倦内伤

劳力过度伤脾或房劳伤肾，气血生化乏源，心体失养，而致心气内虚。劳倦内伤是心衰加重的关键诱因，《素问·举痛论》云：“劳则喘息汗出，外内皆越，故气耗矣。”已虚之体，骤然气耗，则虚者愈虚，运血无力，血脉瘀滞，水津外泄。

（二）病机

1. 从本虚标实探讨

纵观古人对心衰的认识及临床观察，本虚为阳虚、气虚、阴虚，标实为血瘀、痰饮、水停。气为血之帅，气行则血行，血液的正常运行有赖于心气的推动和固摄，心气充盛，可推动血液循脉道正常运行，若心气不足，鼓动无力，必致血行不畅而成瘀血，故临床可见心悸、心胸憋闷疼痛、面色晦暗、唇甲青紫、舌有瘀点瘀斑、胁下痞块、颈静脉怒张等症。无论所处位置或功能，心肺关系十分密切，二者同居于胸中，一主血脉，一主全身之气，二者在生理上相互联系，在病理上相互影响，既可心病及肺，亦可肺病及心，心气亏虚，血运不畅，百脉不能朝会于肺，肺脉瘀滞，其宣降功能失司，而见咳嗽或咯血、气短、不能平卧等症。心主行血而脾主统血，两者的关系表现在血液运行方面的协调，心气亏虚，瘀血在脾，而出现腹胀、纳呆、呕恶、乏力等症状。气虚而致气化功能障碍，使阴液生成减少，或素体阴虚以及利尿剂的使用均可导致阴虚证，临床见盗汗、口燥咽干、五心烦热等阴虚症状。因动则耗气，故上述症状动则尤甚，休息后可缓解。气虚日久累及心阳，或素体阳虚，阳虚则寒，寒则凝，致血液运行不畅，阳气亏虚，失于其温煦作用，则可见心悸、面色苍白、四肢不温、畏寒怕冷等阳虚之证，随着病情的发展，至心衰的终末期以阳虚为突出表现，最终表现为阳气厥脱之危象。

2. 从中医气化理论探讨

（1）心衰首责“水肿”：体液潴留（肺淤血、体循环淤血及外周水肿）是心衰的主要临床表现，也是心衰患者住院的主要原因。水肿是体液潴留最主要的临床征象，是心衰的重要临床表现，最能体现其病理特点，故心衰首责“水肿”。《景岳全书》云：“凡水肿等证，乃肺脾肾三脏相干之病，盖水为至阴，故其本在肾；水化于气，故其标在肺；水唯畏土，故其制在脾。今肺虚则气不化精而化水，脾虚则土不制水而反克，肾虚则水无所主而妄行。”是故水肿之为病，当责之脾肺肾三脏气化不利，致三焦水液布散失常，而尤以肾阳不足为主因。诚如《血证论》云：“诸水又皆肾之所主，肾气化，则上下内外之水俱化。”肾脏在水液气化中居主导地位，因元阴元阳育于其中，倘若肾脏闭藏无力，致使真阳外泄，则全身阳气温煦推动功能受损，气行不畅，以致水液停聚，发为水肿。同时，水肿的产生与脾密切相关，《素问·气交变大论》中载："岁水不及，湿乃大行，长气反用……民病腹满，身重……甚则胕肿"，即言肾水闭藏真阳之力不足，则湿邪内盛，发为水肿。《素问·至真要大论》亦言："诸湿肿满，皆属于脾。"王冰注："湿为水，水盛则肿，水下形肉已消。"肺位于上焦，为水之上源，通过宣发和肃降功能在水液的输布、运行、排泄过程中起到了重要作用。《素问·经脉别论》中论："饮入于胃，游溢精气，上输于脾，脾气散精，上归于肺，通调水道，下输膀胱，水精四布，五经并行，合于四时，五脏阴阳，揆度以为常也。"《灵枢·决气》中言："上焦开发，宣五谷味，熏肤、充身、泽毛，若雾露之溉，是谓气。"肺通调水道，如雾露之溉，散布于五脏六腑，肺气不足则水气布散失度，发为水肿。故肺、脾、肾阳气亏虚，气不行水是水肿产生的基本机制，而真阳亏虚是其根源。《景岳全书》有言"水唯畏土，故其制在脾"，若阳虚水泛，则水盛侮土，脾无所制，致脾虚湿壅，饮邪内生。

（2）心衰当明辨"寒、热"：《黄帝内经太素》中言"左者为肾，右者为命门，命门者，小心也"，谓右肾命门为小心，乃心包络之脏，《仙经》所言："心为君火，肾为相火。是言右肾属火，而不属水也。是以右肾火气虚，则为病寒也。"《难经·三十六难》言："肾两者，非皆肾也，其左者为肾，右者为命门。命门者，诸神精之所舍，原气之所系也，男子以藏精，女子以系胞，故知肾有一也。"故肾为水火之宅，主水亦主火。左肾为水，譬如冬之坚冰，将阳气闭藏于其下；右肾命门为火，譬如冬之地下，天气虽冷，但地下之水热气氤氲。此即言肾水中有真阳之气，配坎卦居于下，潜藏无形之火，其气上升而济心火，形成龙虎交媾之象，化生万物。左肾即言人体闭藏真阳的能力；右肾即言人体真阳，真阳为一身元阳，是人体诸阳之源。《素问·生气通天论》载："阳气者，若天与日，失其所，则折寿而不彰，故天运当以日光明，是故阳因而上，卫外者也。"即言当固守真阳，令其光明温煦以养精神、充脏腑，使邪不可干。倘若左肾闭藏不及，则令右肾真阳外泄。一方面真阳外泄，人体元阳不足，失其温煦、推动之能，而表现为寒，即所谓"阳虚则寒"；另一方面，外泄之真阳化为邪热，而出现热邪为患之症，故心衰患者临床常表现为寒热并见、上热下寒之象。

（3）心衰还应重"瘀"："瘀"之产生或因寒，或因热，或因有形之邪阻滞。王清任言："元气既虚，必不能达于血管，血管无气，必停留而瘀。"赵献可又言："血亦水也，故经中之水与血，一得寒气皆凝滞不行。"肾脏乃人体先天之本，寓元阴元阳，左肾闭藏无力以致右肾命门火衰，即为肾阳虚，肾阳虚则无力鼓动血脉运行，日久成瘀；肾阳虚则寒，血遇寒则凝，亦可成瘀，此二者皆因寒。若肾脏闭藏不利，令真阳外泄，外泄之阳化为邪热，煎灼阴血，“燥万物者，莫熯乎火”（《易经》），故热盛耗血则血涸为瘀；《素问玄机原病式》又言：“心养于血，故热甚则火有余而妄行。”邪热迫血离脉，外溢之恶血转又闭阻脉道亦可致瘀，此因热。《素问·至真要大论》曰：“诸病水液，澄澈清冷，皆属于寒。”水饮之类澄澈水液病皆由于寒。如前文所言，肾阳虚则寒，阳虚无力温煦、推动，而致水停为饮，聚而为痰。痰饮已成，复阻脉道而致瘀，此因有形之邪阻滞。

另需指出，水痰瘀即成，久而又可互结蕴热，这也是除真阳外泄为邪热以外，心衰之热证产生的又一大机制。诚如刘完素在《素问玄机原病式》中所言：“夫治水肿腹胀，以辛苦寒药为君，而大利其大小便也。……故诸水肿者，湿热之相兼也。”至此寒、瘀、水三者病理因素俱成，而又可兼杂热与痰饮。

3. 从“玄府－气液－络脉”探讨

（1）玄府开阖不利是心衰发生的直接原因：《素问·经脉别论》云“饮入于胃，游溢精气，上输于脾，脾气散精，上归于肺，通调水道，下输膀胱，水精四布，五经并行”，详细论述了水液的代谢过程。玄府在不同组织中，构成不同功能的玄府结构并发挥各自的功能，如肺玄府、心玄府等。从宏观角度来看，津液输布依赖于心、肺、脾、肾；从微观角度来说，津液输布失常与各脏腑玄府密切相关。如心玄府疲惫，则为饮、为瘀，可出现心悸气短、怔忡烦躁等症状；肺玄府开阖不利，则可出现喘憋胸闷、呼吸困难，甚则出现胸腔积液、难以平卧等饮停于胸肺的症状；脾胃玄府开阖不利，可出现腹胀纳呆、恶心呕吐等症；肾玄府闭塞，则可出现小便不利、下肢水肿，甚则周身浮肿等症状。故各脏腑玄府开阖不利，可从不同环节影响水液代谢，使气液环流障碍，出现不同的症状表现，而进一步影响心脏功能，故“玄府开阖不利”是心衰的直接原因。

（2）气液宣通失常是心衰发病的中心环节：“玄府－气液－络脉”中的“气”有气机升降出入之意，“液”不仅指正常津液，也包括湿、痰、饮及瘀等气血津液不归正化，因而形成的邪毒。无论是气的病变还是诸多脏腑的病变，均可影响到津液的代谢平衡，形成内生水、湿、痰、饮等津液环流障碍、水液停滞积聚的病理变化。各种病理因素导致心气心阳亏虚，不能鼓动气血的运行，络气不通，郁而为滞，瘀水内生，使得津液不循脉络运行渗出脉外，而发为水肿；或气虚导致水液津气不固而外泄，则可积为水饮、血瘀。故在心衰的发生发展过程中，“气虚”贯穿病程的始终。玄府开阖依赖于气机的调控，若气虚则无以司玄府开阖，亦能影响气机升降出入。另外，瘀血与水饮亦相互影响，水停津滞，郁闭玄府，脉道不利，瘀血由生。因此气虚与血瘀、水饮三者互为因果，相互为患，共同形成恶性循环，呈现由轻到重不断加剧的病理进程，且病情愈重，气虚程度愈重，痰饮水瘀程度则愈深，范围则愈广，故“气液失常”是心衰发病的中心环节。

（3）“络脉虚滞”是心衰进展的根本原因：叶桂提出“久病入络”学说，认为病情迁延反复不愈，病位可由浅入深、由气及血，心衰时疾病的发展亦遵循从气到血、络邪传经的规律。任何病理因素作用于络脉系统均可导致“心络虚滞”的病理过程，“虚”为本、为因，“滞”为标、为果。心衰多见于中老年人，患者年迈体衰、肾精亏损，或饮食不节、脾胃受损，或久病损耗、失血亡津，均可导致气血虚弱，络脉失于充养，患者往往有全身乏力、气短等络虚不能濡养脏腑百骸的表现。患者气血虚少又可使痰浊、水饮、瘀血等邪气停滞络中，进一步损伤正气，进而形成恶性循环，加重病情。《临证指南医案》云：“至虚之处，便是留邪之地”，此处的“邪”泛指血瘀、痰浊、水饮等。瘀、痰、水等病理产物不断积聚于络脉中，损伤络脉亦有损于脏腑。随着现代医学的发展，人们发现炎性介质在心衰的进展过程中起到了重要的作用；也有学者认为坏死心肌细胞产生的炎症因子是痰浊、瘀血、水饮等毒邪痹阻心脉的微观体现。心脏是炎症介质的靶器官，发生心衰时，炎症分泌物渗入细小毛细血管网，血管内皮受损，毛细血管内代谢废物不能正常排泄，导致血脂斑块形成，进一步加重心衰的进程。中医学认为此病理过程为瘀积络内，导致痰瘀搏结，水湿泛溢，是心衰进展的根本原因。

三、心力衰竭的辨证分型

1. 通过病因病机辨证分型

根据心衰相关临床表现，多数学者认为本病属本虚标实，本虚以心气虚、心阳虚为主，标实以血瘀水停、痰湿内阻为主。近年来，不少医家亦根据自己临床经验对心衰病机进行补充，并根据患者的不同临床表现对心衰进行辨证分型。张鹏等对冠心病慢性心力衰竭证候及证候要素分布特点的多中心横断面研究发现，冠心病慢性心力衰竭经验辨证为：气虚血瘀证、气阴两虚证、痰瘀互阻证、水饮内停证、痰浊证、心血瘀阻证、血瘀水停证、阳虚水泛证、心阳虚证9型。肖群杰认为心衰发病的机制在于心，其表现主要在3个方面：心气亏虚、血脉瘀滞、水邪为患。邓铁涛将心衰病机概括为以心之阳气（或兼心阴）亏虚为本。陈可冀教授认为心衰中医病机可以用“虚”“瘀”“水”来总结。华新宇在总结临床经验的基础上，结合中医三焦理论，提出心衰的病机关键是心气（阳）亏虚，导致三焦失司，气水代谢失常。袁东超等对112例心衰病例进行回顾性分析，得出心衰为本虚标实之证，本虚尤以阳虚为主，标实尤以水阻为著。

2. 根据证素、证型分布规律进行辨证分型

“证素”即“证候要素”，是辨证的基本要素，是根据中医学理论而提炼出的具体诊断单元。“证素”是通过对“证候”（症状、体征等病理信息）的辨识，而确定的病位和病性，是构成“证名”的基本要素。目前，中医对心力衰竭证候规律的认识多源于个人经验判断和简单的病例总结，缺少大样本的群体研究资料，尚缺乏全面的认识。任建歌等通过对186例慢性心衰的中医四诊信息与病理因素的相关性研究将心衰分为6个证素（气虚、血瘀、阳虚、阴虚、水饮、痰浊），认为早期心衰多为气虚、血瘀、痰湿水饮，后期多兼见血虚、阴虚、阳虚。在证型分布规律方面则认为心衰Ⅲ级、Ⅳ级的常见证候是气虚血瘀水停，在疾病发展的不同时期还兼夹阳虚、阴虚、痰浊。林晓忠等通过对404例慢性心力衰竭患者中医证候分布规律研究，将心衰分为9个证素，并且认为本虚为气虚、阴虚、阳虚，标实有血瘀、痰浊、水饮。其中最多的两个病性证候要素是气虚和血瘀。王娟等通过对630例慢性心衰患者中医证候分布规律研究将心衰分为8个证素，认为气虚最多，其次是血瘀、水停，再次为阴虚、痰浊、阳虚、热证、气滞证，并认为心衰以三证（气虚、血瘀、水停）组合方式为最常见，其次是四证（气虚、血瘀、阳虚、水停）组合和两证（气虚、血瘀）组合，再次为五证（气虚、血瘀、水停，兼夹痰浊证、阳虚证）组合，而单证和六证组合的方式相对较少。刘娟等通过对315篇文献进行分析，将心衰分为32个证素，并且认为本虚首在心、肾，以阳虚为主，久而累及肺、其他脏，标实则见血瘀、水停。判定心衰证型以复合证为主，单一证型出现较少，体现了该病临床证型的复杂性。张鹏等通过对596例心衰患者证型的调查，发现气虚血瘀证、气阴两虚证远多于痰瘀互阻证、水饮内停证、痰浊证、心血瘀阻证、血瘀水停证、阳虚水泛证、心阳虚证等证候类型。邹旭等对 512 例心衰患者进行病例调查，结果显示最多的是气虚痰瘀证，其次为气阴两虚、痰瘀内阻证，心阳不振、痰瘀阻络证及阳虚水泛证，其他各证型较为分散。在证候虚实组合中，本虚标实证占 97.5% 。

综上，目前大部分临床研究多参照 2002 年修订的《中药新药临床研究指导原则》，将慢性心衰分为心肺气虚证、气阴两亏证、心肾阳虚证、气虚血瘀证、阳虚水泛证、痰饮阻肺证、阴竭阳脱证 7 种中医证型。

3. 按照心功能分级进行辨证分型

NYHA 心功能分级是评估心衰患者心功能严重程度的指标，随着 NYHA 级别的升高，心功能逐渐恶化。尹学凤等认为气虚血瘀证及痰饮阻肺证患者以心功能Ⅲ级为主，阳虚水泛证患者心功能分级多集中在Ⅳ级。段文慧等总结 160 例心衰病例得出，心功能Ⅱ级患者气阴两虚心血瘀阻证占优势，心功能Ⅲ级的患者气虚血瘀水停证占优势，而心功能Ⅳ级的患者心肾阳虚血瘀水停证占优势。徐重白等认为心功能分级Ⅰ级以心肺气虚证为主，心功能分级Ⅱ级以气阴两虚证为主，心功能分级Ⅲ级以气滞血瘀证为主，心功能分级Ⅳ级以痰饮阻肺证为主。张燕等根据不同的发病阶段，把慢性心衰分为早、中、晚 3 期，慢性心衰早期以气虚血瘀证多见，中期以气阴两虚兼血瘀证多见，晚期以阳虚水泛证多见。

慢性心衰在临床上具有病情迁延、反复发作等特点，故可将其分为急性期、缓解期。根据心衰患者临床症状的不同，亦可总结规律对证候进行辨证分型。梁蕴瑜等对 217 例慢性心衰患者进行调查研究总结出，慢性心衰急性发作期中医证候的病性要素以气虚、阳虚、痰浊、血瘀为主，病位要素与心、脾、肺、肾、肝相关，不同时期表现为不同病性要素与病位的结合。赵志强等认为慢性心衰急性加重期最基本的中医证候特点为气虚血瘀兼水饮或痰浊，病位以心肾为主，五脏皆可累及。蒋梅先教授认为慢性心衰属本虚标实之证，在临床上有稳定期和急性加重期之分。辨证首先要明确分期，在此基础上进一步辨清本虚标实孰轻孰重。稳定期以扶正固本为主，在辨证论治的基础上参以活血通络、宽胸利水之品；急性加重期宜及时祛除诱因，加强祛邪扶正，遵循“急则治标”的原则。

按照心功能分级进行辨证分型更加符合临床实际，可能更加容易操作，但心功能分级主要依靠临床医师的主观判断，缺乏客观指标的支持；按照发作的急缓进行辨证分型可指导短期内临床治疗，证候的演变相对迅速，需要密切观察，此二者各有利弊。

四、心力衰竭的治疗

1. 中药治疗

况福新等用真武汤加味治疗阳虚水泛型心衰，临床结果显示，相较于对照组，治疗组在中医证候积分、心功能、NT-proBNP 水平等方面均有显著的改善。曾莉等发现在西医常规治疗基础上，用葶苈大枣泻肺汤加减治疗心衰，可改善患者临床症状，降低 BNP 水平，增加左室射血分数，显著提高临床疗效。杨永娟自拟益气养心汤治疗气虚血瘀型慢性心衰，发现患者心功能得到明显改善，炎症程度及氧化应激反应水平显著下降，从而有利于心衰的纠正。李洁等对气虚血瘀型充血性心力衰竭患者进行随机临床试验，结果表明，补阳还五汤联合西药治疗可更好地改善患者临床症状，提高患者的每搏输出量、心排血量、左室射血分数。

2. 中成药治疗

近年来，中成药在临床上治疗心衰愈加广泛，许多研究都证实了中成药在治疗心衰上有明显疗效，芪苈强心胶囊的循证研究表明：该胶囊可降低心衰患者的 NT-proBNP 的水平，显著改善心衰患者的心功能和生活质量，降低终点事件的发生率，是被中国心衰指南推荐的第一个中成药。芪苈强心胶囊治疗心衰的多中心、随机对照研究是当前口服中成药中证据级别最高的，其结果显示，芪苈强心胶囊可提高心衰患者的生活质量及心功能分级，并在 6 分钟步行试验、左室射血分数、NT-proBNP 等指标上均有显著改善作用，可降低复合终点事件（包括死亡、心衰加重再住院等）发生率，目前该研究成果已获得中华医学会心血管病学分会的认可。陈振岭等对老年心衰合并窦性心动过缓患者采用厄贝沙坦联合心宝丸治疗并进行临床研究，对比分析两组的心功能、NT-proBNP、血清心型脂肪酸结合蛋白水平和心电监测 24 小时动态心电图变化，结果表明厄贝沙坦联合心宝丸可明显改善心功能，提升心率，改善症状。

3. 中药注射液治疗

《中国心力衰竭诊断和治疗指南 2014》客观地介绍了中药注射液应用于心衰治疗的研究进展，引用了已经获得的中药注射液治疗心衰的证据，为治疗心衰带来了新希望。严治涛等用不同剂量的参附注射液治疗心衰患者，以观察其临床疗效的差异，结果表明，参附注射液治疗心衰疗效确切，且大剂量组疗效明显优于小剂量组，运用大剂量参附注射液治疗心衰患者效果更佳。薛金奎等发现心脉隆注射液治疗气阳两虚、瘀血内阻证心衰患者可改善患者临床症状，增加6分钟步行距离，提高左室射血分数。谭健伟进行香丹注射液治疗心衰患者的疗效观察，结果提示香丹注射液可明显改善心衰患者的左室射血分数、每搏输出量、每分输出量，说明香丹注射液能够显著改善心衰患者的心功能，改善患者预后。

4. 中医外治法

（1）穴位贴敷疗法：赵立君等用强心贴治疗慢性心力衰竭（简称慢性心衰），结果发现强心贴可改善患者临床症状及左室射血分数，提高患者的生活质量。郭盈盈等在常规西药治疗基础上加用心脉通贴散行穴位贴敷，观察发现治疗组在心功能变化、血浆脑钠肽水平测定值变化及症状改善程度的有效率方面均高于对照组。田桂春等将符合慢性心衰（心肾阳虚证）的患者随机分为对照组和治疗组。治疗组在常规西药基础上加自制中药穴位贴敷，结果发现治疗组心功能水平的提高明显优于对照组，认为以中药穴位贴敷作为辅助治疗对于慢性心衰（心肾阳虚证）的患者疗效肯定且风险低。

（2）针灸疗法：潘婉等将慢性心衰患者随机分为对照组和治疗组，治疗组在西医治疗基础上，加以针灸辅助治疗，研究发现，针灸治疗慢性心衰在提高心功能方面比单用常规治疗效果好。赖春柏研究针刺对慢性心衰患者的影响，结果证明针刺疗法可以改善患者心功能水平、增强心肌功能。李子勇等采用针刺治疗慢性心衰患者，结果表明针刺能降低 NT-proBNP 的水平及 APACHE Ⅱ评分，并提高患者血流动力学稳定性。

（3）中药足浴疗法：刘力平等将慢性心衰患者随机分为对照组和观察组，对照组采用慢性心衰常规治疗和护理，观察组在对照组的基础上采用中药足浴治疗，结果发现观察组的心功能改善指标、6分钟步行试验、明尼苏达心衰生活质量评分等指标均显著优于对照组。王朝驹将慢性心衰患者随机分为治疗组和对照组，对照组予心衰常规治疗，治疗组在心衰常规治疗基础上加用中药外治法，使用足浴天香丹外洗，结果认为联合应用足浴天香丹可以改善慢性心衰患者的临床症状，提高患者的生活质量。

5. 内外合治

魏敏等用回阳活血强心饮联合针灸治疗慢性心衰，结果发现治疗组的心功能各项指标均有明显的改善。杨万勇用独参汤联合针灸治疗慢性心衰，结果说明联合治疗能加强疗效，起到优势互补作用，具有临床应用价值。王栋将慢性心衰患者按自愿原则分组，对照组采用西医常规治疗，治疗组在此基础上加益气温阳利水方合针刺治疗，结果显示治疗组的临床症状缓解程度明显高于对照组，血清 IL-17、TNF-α 等细胞炎性因子的下降水平也明显高于对照组，从而达到改善临床症状及心功能的目的。

第二节　现代医学对心力衰竭的认识

心力衰竭是各种心脏结构或功能性疾病导致心室充盈和（或）射血功能受损，心排血量不能满足机体组织代谢需要，以肺循环和（或）体循环瘀血，器官、组织血液灌注不足为临床表现的一组综合征，主要表现为呼吸困难、体力活动受限和体液潴留。心力衰竭按发生部位可分为左心衰竭、右心衰竭和全心衰竭，按发生速度可分为急性心力衰竭（简称急性心衰）和慢性心力衰竭（简称慢性心衰）。目前临床诊疗多按发生速度分类，下面分两部分来介绍。

一、慢性心力衰竭

（一）定义

慢性心衰是不同病因引起器质性心血管病的临床综合征，是临床常见的危重症。

（二）流行病学

慢性心衰是心血管疾病的终末期表现和最主要的死因，是 21 世纪心血管领域的两大挑战之一。据我国 2003 年的抽样调查，成人心衰患病率为 0.9%；发达国家心衰患病率为 1%~2%，每年发病率为 0.5%~1%。随着年龄的增加，心衰患病率迅速增加，70 岁以上人群患病率更上升至 10% 以上。心衰患者 4 年死亡率达 50%，严重心衰患者 1 年死亡率高达 50%，而年龄校正的心衰死亡率亦呈上升趋势。尽管心衰治疗有了很大进展，心衰患者的死亡数量仍在不断增加。

冠心病、高血压已成为慢性心衰的最主要病因，据 2005 年对我国 17 个地区的慢性心衰病因调查，冠心病占 57.1% 居首位，高血压占 30.4%。风湿性心脏病在病因构成中的比例虽已趋下降，但瓣膜性心脏病仍不可忽视。

同时，慢性肺心病和高原性心脏病在我国也具有一定的地域高发性。

（三）病因、诱因与病理生理

1. 基本病因

（1）心肌病变

1）原发性心肌损害：冠状动脉疾病导致的缺血性心肌损害（如心肌梗死、慢性心肌缺血）、炎症和免疫性心肌损害（如心肌炎、扩张型心肌病）、遗传性心肌病（如家族性扩张型心肌病、肥厚型心肌病、右室心肌病、心室肌致密化不全、线粒体心肌病）。

2）继发性心肌损害：代谢内分泌性疾病（如糖尿病、甲状腺疾病）、结缔组织病、心脏毒性药物和系统性浸润性疾病（如心肌淀粉样变性）等并发的心肌损害，酒精性心肌病和围产期心肌病也是常见病因。

3）心脏舒张受限：常见于心室舒张期顺应性减低（如冠心病心肌缺血、高血压心肌、肥厚型心肌病）、限制型心肌病和缩窄性心包炎。二尖瓣狭窄和三尖瓣狭窄限制心室充盈，导致心房衰竭。

（2）心脏负荷过度

1）压力负荷过度：又称后负荷过度，是心脏收缩时承受的阻力负荷增加。左心室压力负荷过度见于高血压、主动脉流出道受阻（主动脉瓣狭窄、主动脉缩窄）；右心室压力负荷过度见于肺动脉高压、肺动脉瓣狭窄、肺阻塞性疾病和肺栓塞等。

2）容量负荷过度：又称前负荷过度，是心脏舒张时承受的容量负荷过重。左心室容量负荷过度见于主动脉瓣、二尖瓣关闭不全，先天性心脏病右向左或左向右分流；右心室容量负荷过度见于房间隔缺损、肺动脉瓣或三尖瓣关闭不全等；双心室容量负荷过度见于严重贫血、甲状腺功能亢进、脚气性心脏病、动静脉瘘等。

2. 诱因

（1）感染：是常见诱因，以呼吸道感染占首位，感染后加重肺淤血，使心力衰竭诱发或加重。

（2）心律失常：快速心房颤动时心排血量降低，心动过速增加心肌耗氧，加重心肌缺血，诱发或加重心力衰竭。严重心动过缓降低心排血量，也可诱发心力衰竭。

（3）肺栓塞：心力衰竭患者长期卧床容易产生深部静脉血栓，发生肺栓塞，增加右心室负荷，加重右心衰竭。

（4）劳力过度：体力活动、情绪激动和气候突变、进食过度或摄盐过多均可以引发血流动力变化，诱发心力衰竭。

（5）妊娠和分娩：有基础心脏病或围产期心肌病患者，妊娠和分娩加重心脏负荷可以诱发心力衰竭。

（6）贫血与出血：慢性贫血患者表现为高排血量性心力衰竭。大量出血引发低心排血量和反射性心率加快，诱发心力衰竭。

（7）其他：输液过多过快可以引起急性肺水肿；电解质紊乱可以诱发和加重心力衰竭，常见于低血钠、低血钾、低血镁等。

3. 病理生理

当心肌收缩力减弱时，为了保证正常的心排血量，机体通过多种机制进行代偿以维持其泵功能。代偿能力有一定限度，长期维持时将出现失代偿，发生心力衰竭。

（1）Frank-Starling 机制：主要通过调节心脏前负荷维持正常心排血量。中度收缩性心力衰竭，通过 Frank-Starling 机制的调节，心肌舒张末期容量即前负荷增加，静息时心排血量和心室做功可以维持在正常水平。

（2）心室重构：原发性心肌损害和心脏负荷过重使心脏功能受损，导致心室肥厚或心室扩大等代偿性变化，即心室重构，它包括心脏的几何形态、心肌细胞及其间质成分、心肌细胞的表型发生一系列改变的病理及病理生理现象。心室重构是心力衰竭发生发展的基本机制，具有 3 个主要特征：①伴有胚胎基因再表达的病理性心肌细胞肥大；②心肌细胞死亡；③心肌细胞外基质过度纤维化或降解增加。心室重构初期是对血流动力学等因素改变的适应性机制，目的是维持心输出量；在持久病理性情况下，这种心脏结构的改变最终导致失代偿性心力衰竭。影响心室重构的主要因素：①心肌机械张力；②交感神经系统；③肾素－血管紧张素系统；④醛固酮；⑤基质金属蛋白酶系统；⑥细胞因子；⑦内皮源性激素；⑧氧化应激。

（3）神经－体液－细胞因子的病理生理机制

当心脏排血量不足，心腔内压力升高时，机体全面启动神经－体液－免疫机制进行代偿，三大系统之间发生相互作用，促使心肌重构渐进性进展。

1）神经介质

①交感神经兴奋性增强：心力衰竭早期，通过颈动脉和主动脉压力感受器和化学感受器的调控引起交感神经兴奋性增强，大量肾上腺素和去甲肾上

腺素释放入血，维持心输出量。心力衰竭患者血液中肾上腺素和去甲肾上腺素显著升高，但心肌组织中去甲肾上腺素含量显著减少。

②副交感神经功能障碍：心力衰竭时，副交感神经对窦房结自律性的控制显著减弱；在静息状态下，心力衰竭患者迷走神经张力降低，对动脉血压升高所致心率减慢的控制作用显著减弱。因此，心力衰竭时交感神经兴奋占主导，为应用 β_1 受体阻滞剂治疗心衰提供了理论依据。

2）体液因子

①肾素－血管紧张素－醛固酮系统失衡：因慢性心衰患者需严格限钠和利尿剂的使用，引起低血钠，低钠激活致密斑感受器，使肾素－血管紧张素－醛固酮系统异常激活出现失衡，引起水钠潴留、心肌重构，加重心肌损伤和心功能恶化，渐进性激活神经体液机制，形成恶性循环。

②精氨酸加压素：一种脑垂体激素，具有血管收缩作用和抑制利尿作用。心衰时心房牵张受体的敏感性下降，使精氨酸加压素的释放不能受到相应的抑制，导致血浆精氨酸加压素水平升高。心衰早期可有代偿作用，长期增加将使心力衰竭进一步恶化。

③利钠肽类：心力衰竭时循环中脑钠肽水平升高，其增高程度与心力衰竭的严重程度呈正相关，可作为评价心力衰竭的进程和预后的指标。

④内皮素：心力衰竭时，血浆内皮素水平升高，直接与肺动脉压升高相关。急性心肌梗死时，血浆内皮素水平与泵功能的 Killip 分级平行。

3）细胞因子：急性心肌损伤后，机体免疫系统被激活，通过产生大量细胞因子介导心室重构。慢性心衰患者循环中促炎细胞因子水平增高，这些细胞因子水平的改变与心衰发展相关。

4）心力衰竭时神经－体液－细胞因子的相互作用

①转化生长因子－β（transforming growth factor-β，TGF-β）与血管紧张素Ⅱ（angiotensin Ⅱ，AngⅡ）在心室重构中的作用：心脏受超压力负荷刺激，产生 AngⅡ，增加了 TGF-β_1 在心肌细胞的表达，一方面导致 c-Fos、c-Jun 等原癌基因表达，致心脏收缩蛋白胚胎型 β－肌球蛋白重链、心房肽表达；另一方面通过与膜受体结合，激活细胞生长信号传递的第二信使，诱导 RNA 和蛋白质合成，而致心肌肥厚。

②TNF-α 和 AngⅡ在心衰中的作用：TNF-α 和 AngⅡ可诱导氧化应激，引起心肌细胞肥大和凋亡。

③交感神经系统和细胞因子在心衰中的作用：慢性心衰过程中，交感神

经系统慢性激活，诱导心肌细胞因子表达。用 β 受体阻滞剂可以逆转交感神经引起的自然杀伤细胞、抑制性 T 细胞、细胞毒性细胞的变化等，改善左心室功能。

（四）诊断

依据如下。①心衰的症状：休息或活动时见呼吸困难、乏力、踝部水肿；②心衰体征：心动过速、呼吸急促、肺部啰音、颈静脉充盈、周围性水肿、肝大；③静息时心脏结构和功能的客观证据：心脏扩大、超声检查心功能异常、血浆脑钠肽升高，诊断慢性收缩性心衰并不困难。临床诊断应包括心脏病的病因、病理解剖、病理生理、心律及心功能分级等。

（1）心功能的评估

1）NYHA 心功能分级：Ⅰ级，日常活动无心力衰竭症状；Ⅱ级，日常活动出现心力衰竭症状（呼吸困难、乏力）；Ⅲ级，低于日常活动出现心力衰竭症状；Ⅳ级，在休息时出现心力衰竭症状。NYHA 心功能分级使用最广，与反映左室收缩功能的 LVEF 并非完全一致。

2）6 分钟步行试验：用于评定慢性心衰患者的运动耐力。要求患者在平直走廊里尽可能快地行走，测定 6 分钟步行距离，6 分钟步行距离 <150 m 为重度心衰，150～450 m 为中－重度心衰，>450 m 为轻度心衰。

3）液体潴留的判断：对决定利尿剂治疗十分重要。心衰患者自行测量记录体重，如果在 3 日内体重突然增加 2 kg 以上，应考虑隐性水肿。最可靠的容量超载体征是颈静脉怒张，肺部啰音只反映心力衰竭进展迅速而不能说明容量超载的程度。

（2）心力衰竭的临床分类：用于心力衰竭的评估和治疗。依据 LVEF，心力衰竭可分为：①收缩性心力衰竭，临床特点源于心排血量不足、收缩末期容积增大、射血分数降低和心脏扩大，即左室射血分数降低性心衰；②舒张性心力衰竭，因心室顺应性下降导致左室舒张末期压增高而发生心力衰竭，代表收缩功能的射血分数正常，临床描述为左室射血分数保留性心衰；收缩性心力衰竭和舒张性心力衰竭可以并存。

（3）舒张性心力衰竭的诊断

1）有典型心力衰竭的症状和体征。

2）LVEF 正常或轻度降低（$\geq 45\%$），左心室腔大小可以正常。

3）超声心动图有左室舒张功能异常的证据（左室松弛异常或舒张僵硬）。

4）超声心动图检查无瓣膜病，并可排除心包疾病、肥厚型心肌病及限制性（浸润性）心肌病等。

（五）治疗

1. 病因治疗

（1）病因治疗：冠心病通过经皮冠状动脉介入治疗或旁路手术改善心肌缺血，心脏瓣膜病行瓣膜置换手术，先天性心血管畸形行矫正手术，治疗心肌炎和心肌病，治疗高血压及其靶器官损害，控制糖尿病和血脂异常等。

（2）去除诱因：针对常见心衰诱因如感染、心律失常、脑梗死、贫血和电解质紊乱进行治疗。

2. 一般治疗

（1）监测体重：在3天内体重突然增加2 kg以上，要考虑患者有液体潴留，需要利尿或调整利尿剂的剂量。

（2）调整生活方式

1）限钠：轻度心衰患者钠摄入控制在2～3 g/d，中重度心衰患者＜2 g/d。应用强效利尿剂患者限钠不必过严，避免发生低钠血症。

2）限水：总液体摄入量以每日1.5～2.0 L为宜，重度心衰合并低钠血症（血钠＜130 mmol/L）应严格限制水摄入量。

3）营养和饮食：低脂饮食，戒烟限酒。严重心衰伴明显消瘦者应给予营养支持，包括给予人血白蛋白。

4）休息和适度运动：失代偿期需卧床休息，多做被动运动，预防深静脉血栓形成。稳定的慢性心衰患者可每日步行多次，每次5～10分钟，并酌情逐步延长步行时间。

（3）心理和精神治疗：心衰患者容易出现抑郁、焦虑、孤独等心理问题，影响患者预后。综合性情感干预包括心理疏导等可改善心功能，必要时酌情应用抗焦虑或抑郁药。

3. 药物治疗

（1）改善血流动力学的治疗

1）利尿剂的临床应用。①适应证：有液体潴留的心衰患者，均应早期给予利尿剂；无液体潴留的心衰患者，不需要应用利尿剂。②选择原则：轻中度心衰可选噻嗪类利尿剂；伴低钠血症心衰患者可选血管加压素拮抗剂托伐普坦，排水不利钠。③使用方法：通常从小剂量开始，逐渐增加剂量直至尿量增加，体重每日减轻0.5～1.0 kg，呋塞米的剂量与利尿效应呈线性关系。④纠正水、电解质紊乱：应用利尿剂有效者应同时补钾，尿量过多时不要限制饮食钠盐，特别注意纠正低钾、低镁和低钠血症。⑤间断使用：液体潴留纠正后可短期停用利尿剂，可以避免利尿剂抵抗和电解质紊乱。⑥启动心室重构治疗：心衰症状得到控制后，应开始应用 ACEI、β 受体阻滞剂和醛固酮拮抗剂。⑦利尿剂抵抗：当心衰进展恶化时需加大利尿剂用量，若最终增加剂量也无反应，即出现利尿剂抵抗。此时，可用以下方法克服：呋塞米静脉注射 40 mg，继以持续静脉滴注（10～40 mg/h）；2 种或 2 种以上利尿剂联合使用，短期应用小剂量多巴胺（100～250 μg/min）增加肾血流量。⑧不良反应：电解质丢失如低钾、低镁血症诱发心律失常，神经内分泌的激活，低血压和氮质血症是心衰恶化和外周有效灌注不足的反映。

2）洋地黄的应用。①适应证：有症状的慢性收缩性心衰患者，心衰伴快速心室率的房颤患者，不推荐应用于 NYHA 心功能 Ⅰ 级的患者。②禁忌证和慎用：禁用于窦房传导阻滞、二度或高度房室阻滞患者和急性心肌梗死患者，与抑制窦房结或房室结功能的药物合用时必须谨慎。③应用方法：地高辛0.125～0.25 mg/d 口服，控制房颤心室率可与β受体阻滞剂联合使用，不推荐增加地高辛剂量。④不良反应：主要见于大剂量应用，洋地黄中毒的临床表现包括心律失常、胃肠道症状、神经精神症状，常出现在地高辛浓度 >2.0ng/mL 时，也可见于地高辛水平较低时，特别是低血钾、低血镁、甲状腺功能低下者。

3）正性肌力药物的静脉应用。①药物种类：正性肌力药物有两类，一类是环腺苷酸依赖性正性肌力药；另一类是 β 肾上腺素受体激动剂（如多巴胺、多巴酚丁胺）和磷酸二酯酶抑制剂（如米力农）。②临床应用建议：慢性心衰进行性加重阶段、难治性终末期心衰患者、心脏手术后心肌抑制所致急性心衰患者，可以短期应用正性肌力药物，以缓解心衰危重状态。③应用方法：多巴酚丁胺 100～250 μg/min，多巴胺 250～500 μg/min，均静脉滴注，疗程 3～5 天。

4）血管扩张剂的应用。硝酸酯类常被合用以缓解心绞痛或呼吸困难的症状。ACEI 类药物具有良好的扩血管作用。

（2）延缓心室重构的治疗

1）ACEI 的应用：①适应证为所有慢性心衰患者，只要没有禁忌证或不能耐受，均应终身应用。②禁忌证和慎用：应用 ACEI 曾引起血管性水肿导致的喉头水肿、无尿性肾衰竭或妊娠妇女绝对禁用；以下情况慎用：双侧肾动脉狭窄，血肌酐显著升高［>265.2 μmol/L（3 mg/dL）］，高钾血症（>5.5 mmol/L），有症状性低血压（收缩压<90 mmHg），左室流出道梗阻的患者（如主动脉狭窄、梗阻性肥厚型心肌病）。③应用方法：尽早使用，从小剂量开始，逐渐增加至最大耐受量。④不良反应：ACEI 与 AngⅡ抑制有关的不良反应（如低血压、肾功能恶化、钾潴留），与缓激肽积聚有关的不良反应（如咳嗽和血管性水肿）。

2）β 受体阻滞剂的应用。①适应证：所有慢性心衰 NYHA Ⅱ、Ⅲ级病情稳定患者应尽早应用，终身使用，除非有禁忌证或不能耐受；NYHA Ⅳ级患者待病情稳定后在严密监护下使用。②禁忌证：支气管痉挛性疾病、心动过缓、二度及以上房室阻滞（除非已安装起搏器）均不能用；心衰患者有明显液体潴留时，应先利尿达到干体重后再开始应用。③应用方法：无液体潴留患者，可以从小剂量开始，每 2～4 周剂量加倍，逐渐达到目标剂量（使清晨静息心率在 55～60 次/分）。④不良反应：低血压、液体潴留、心衰恶化、心动过缓、房室传导阻滞。

3）醛固酮受体拮抗剂的应用。①适应证：适用于中、重度心衰，NYHA Ⅲ、Ⅳ级患者；急性心肌梗死后并发心衰，且 LVEF<40% 的患者亦可应用。②禁忌证和慎用：高钾血症和肾功能异常列为禁忌，有发生这两种状况潜在危险的应慎用。③应用方法：螺内酯起始剂量 10 mg/d，最大剂量 20 mg/d；依普利酮国外推荐起始剂量为 25 mg/d，逐渐加量至 50 mg/d。④不良反应：高钾血症、男性乳房增生（为可逆性，停药后消失）。

4）血管紧张素Ⅱ受体阻滞剂（angiotensin Ⅱ receptor blocker，ARB）的应用。目前，心力衰竭仍以 ACEI 为首选，不能耐受 ACEI 的患者应用 ARB，ARB 应用的注意事项与 ACEI 相同，小剂量起用，在患者耐受的基础上逐步将剂量增至推荐的最大剂量。

（3）抗凝和抗血小板治疗

1）抗血小板治疗：心衰伴有冠心病、糖尿病和脑卒中，有二级预防适应证的患者，必须应用阿司匹林 75～150 mg。

2）抗凝治疗：心衰伴房颤患者应长期应用华法林抗凝治疗，并调整剂量使国际标准化比值为 2～2.5；窦性心律患者不推荐常规抗凝治疗，有心腔附壁血栓患者应行抗凝治疗。

4. 非药物治疗

（1）心脏再同步化治疗：房室激动顺序异常表现为心电图中 PR 间期延长，使左室充盈减少；左右心室间不同步激动表现为左束支传导阻滞，使右室收缩早于左室，室内传导阻滞在心电图上表现为 QRS 时限延长（>120 ms）。心衰患者的左右心室及左心室内收缩不同步时，可致心室充盈减少、左室收缩力或压力的上升速度降低、时间延长，加重二尖瓣反流及室壁逆向运动，使心室排血效率下降。心脏再同步治疗可恢复正常的左右心室及心室内的同步激动，减轻二尖瓣反流，从而增加心输出量。

（2）心脏移植：心脏移植主要适用于无其他可选择治疗方法的重度心衰患者，其主要问题是移植排斥。近年研究结果显示，联合应用 3 种免疫抑制治疗，术后患者 5 年存活率可提高至 70%~80%。

二、急性心力衰竭

（一）定义

急性心衰是发生在原发性心脏病或非心脏病基础上的急性血流动力学异常，导致以急性肺水肿、心源性休克为主要表现的临床综合征。

（二）流行病学

近 10 年，美国人因急性心衰而至急诊就医者达 1000 万例次。急性心衰患者中 15%~20% 为首诊心衰，大部分则为原有的心衰加重。所有引起慢性心衰的疾病都可导致急性心衰。随着慢性心衰患者的数量逐渐增加，慢性心功能失代偿和急性心衰发作，也已成为心衰患者住院的主因，每年心衰的总发病率为 0.23%~0.27%。急性心衰预后很差，住院病死率为 3%，60 日病死率为 9.6%，3 年和 5 年病死率分别高达 30% 和 60%。急性心肌梗死所致的急性心衰病死率更高。急性肺水肿患者的院内病死率为 12%，1 年病死率达 30%。

我国对 42 家医院在 1980 年、1990 年、2000 年 3 个时段住院病历所做回顾性分析表明，因心衰住院的患者约占住院心血管病患者的 16.3%~17.9%，其中男性占 56.7%，年龄为 63~67 岁，60 岁以上者超过 60%；平均住院时间分别为 35.1 日、31.6 日和 21.8 日。心衰病种主要为冠心病、风湿性心瓣膜病和高血压。在这 20 年中，冠心病和高血压分别从 36.8% 和

8.0% 增至 45.6% 和 12.9%，而风湿性心脏病则从 34.4% 降至 18.6%；入院时患者的心功能都以Ⅲ级居多（42.5%~43.7%）。此种住院患者基本为慢性心衰急性加重的患者。

（三）病因诱因和病理生理

1. 病因诱因

心衰的常见病因包括心肌损伤（如心肌梗死、心肌炎、心肌病等）、心瓣膜病变［狭窄和（或）关闭不全］、容量或阻力负荷过重（如高血压、肺动脉高压等）、机械性梗阻（严重主动脉狭窄、左房黏液瘤、心包压塞等），其中新发急性左心衰竭最常见的病因包括由急性心肌缺血、机体严重感染和急性中毒等导致的急性心肌细胞损伤或坏死，以及急性心瓣膜功能不全和急性心包压塞；急性心衰大多是一个或多个诱因所致，如感染、严重心律失常、未控制的高血压、心衰患者不恰当地调整或停用药物（治疗依从性差）及静脉输入液体（尤其是含钠液体）过多过快等。

2. 病理生理

急性心衰通常由一定诱因引起急性血流动力学变化。

（1）心源性急性心衰见于以下几类。①急性弥漫性心肌损害：如急性心肌梗死（约占 15%）、急性心肌损害（急性重症心肌炎和产后心肌病），由于急性左心室心肌损害引发泵衰竭，心输出量减少，导致肺静脉压增高和肺淤血，引起急性肺水肿；由于急性心肌梗死的机械并发症，引起急性血流动力学变化，产生急性肺充血；急性大面积右心室心肌梗死后出现右室心输出量低，以颈静脉不怒张和低左室灌注压为特征的急性肺充血。②急性心脏后负荷过重：如突然动脉压显著升高或高血压危象、原有瓣膜狭窄（主动脉瓣、二尖瓣）或左室流出道梗阻者突然过度体力活动、急性心律失常并发急性心衰（快速性房颤或房扑、室性心动过速），由于后负荷过重导致心室舒张末期压力突然升高，导致肺静脉压显著增高，发生急性肺水肿，迅速降低后负荷可以缓解症状。③急性容量负荷过重：如新发心脏瓣膜反流（急性缺血性乳头肌功能不全、感染性心内膜炎伴发瓣膜腱索损害）、慢性心衰急性失代偿（约占 70%），由于前负荷过重导致心室舒张末期容积显著增加，肺静脉压显著升高，引起急性肺水肿。④心源性休克：严重的急性心力衰竭，由心衰导致的组织低灌注，通常表现为血压下降（收缩压 <90 mmHg，或平均动脉压下降 >30 mmHg）和少尿（尿量 <17 mL/h）。

（2）非心源性急性心衰：无心脏病患者由于高心排血量状态（甲亢危象、贫血、感染败血症）、急性肺静脉压显著升高（药物治疗缺乏依从性、容量负荷过重、大手术后、急性肾功能减退、吸毒、酗酒、哮喘、急性肺栓塞），引起急性肺水肿。

（四）诊断

根据急性心衰的典型症状和体征、NT-proBNP 升高，一般诊断并不困难。进一步检查明确病因诊断，有助于进行针对性治疗。临床常用的急性心衰严重程度分级有两种。

（1）Killip 分级：用于急性心肌梗死心功能损害的评价。Ⅰ级：无心衰；Ⅱ级：有心衰，肺部中下野湿性啰音（肺野下 1/2），可闻奔马律，X 线见肺淤血；Ⅲ级：严重的心衰，有肺水肿，满布湿啰音（超过肺野下 1/2）；Ⅳ级：心源性休克、低血压（收缩压≤90 mmHg），发绀、少尿，出汗。

（2）Forrester 分级：根据临床表现和血流动力学状态分级，主要用于急性心肌梗死患者，也可用于其他原因引起的急性心衰的评价。血流动力学根据肺毛细血管楔压（pulmonary capillary wedge pressure，PCWP）和心脏指数（cardiac index，CI）分级。Ⅰ级：PCWP≤18 mmHg，CI > 2.2 L/(min · m^2)，无肺淤血及周围灌注不良；Ⅱ级：PCWP > 18 mmHg，CI > 2.2 L/(min · m^2)，有肺淤血；Ⅲ级：PCWP < 18 mmHg，CI≤2.2 L/(min · m^2)，周围组织灌注不良；Ⅳ级：PCWP > 18 mmHg，CI≤2.2 L/(min · m^2)，有肺淤血和周围组织灌注不良。

（五）治疗

急性心衰的治疗目的是立即纠正血流动力学异常、去除诱发急性心衰的诱因、尽早针对引发急性心衰的病因治疗，最大限度地挽救生命，降低病死率。

1. 抢救措施

（1）体位：取坐位，双脚下垂，减少静脉回心血量，减轻心脏前负荷。

（2）吸氧：开始氧流量为 2～3 L/min，也可高流量给氧 6～8 L/min，需要时予以面罩加压给氧或正压呼吸。应用酒精吸氧（氧气流 50%～70% 酒精湿化瓶），或有机硅消泡剂，使泡沫表面张力降低而破裂，有利于肺泡通气的改善。吸氧后保持血氧饱和度在95%~98%。

（3）镇静：吗啡是治疗急性肺水肿极为有效的药物。吗啡通过抑制中枢交感神经，反射性降低外周静脉和小动脉张力，减轻心脏前负荷；降低呼吸中枢和咳嗽中枢兴奋性，减慢呼吸和镇咳，松弛支气管平滑肌，改善通气功能；中枢镇静作用能减轻或消除焦虑、紧张、恐惧等反应，用法：吗啡3~5 mg静脉注射，必要时每隔15分钟重复1次，共2~3次，或5~10 mg皮下注射。低血压或休克、慢性阻塞性肺疾病、支气管哮喘、神志障碍及伴有呼吸抑制的危重患者禁用吗啡。不良反应：常见恶心，如症状明显，可给予止吐剂。

（4）快速利尿：强效袢利尿剂可大量快速利尿，降低心脏容量负荷，缓解肺瘀血。呋塞米20~40 mg或托拉塞米10~20 mg，布美他尼0.5~1 mg静脉注射，根据反应调整剂量。适应证：急性心衰和失代偿心衰急性发作，伴有继发肺充血或体液潴留情况。不良反应：最常见的有低钾、低镁、低氯性碱中毒，可导致严重心律失常，过度利尿导致血容量不足引起低血压，产生肾毒性反应及加重肾衰竭。观察和记录每日出入量：对肺淤血水肿明显和体循环淤血水肿明显者应保持出入量负平衡，约500 mL/24 h，严重肺水肿者可负平衡1000~2000 mL/24 h，有时可达3000~5000 mL/24 h，患者症状方可缓解。

（5）扩张血管：大多数急性心衰患者血压正常，但存在低灌注状态，或有淤血体征且尿量减少。硝普钠和硝酸甘油在体内转化为一氧化氮，后者作用于动脉和静脉平滑肌，扩张外周静脉和小动脉，减轻心脏前后负荷，缓解肺淤血。①硝普钠：对于严重心衰患者和原有后负荷增加者（如高血压心衰或二尖瓣反流），推荐硝普钠从0.3 μg/(kg·min）静脉滴注逐渐加量至1 μg/(kg·min）再到5 μg/(kg·min)，静脉滴注过程中需要密切监测血压，长期应用可引起硫氰酸盐毒性，本药适宜短期使用。②硝酸甘油：静脉给予硝酸甘油20 μg/min，密切监测血压，静脉滴注的剂量应防止血压过度下降，保持平均动脉血压降低10 mmHg左右。如果收缩压降至90~100 mmHg，硝酸盐应减量。③重组人脑钠肽（recombinant human brain natriuretic peptide，rhBNP，奈西立肽)：rhBNP是基因重组高纯度冻干制剂，由32个氨基酸构成，与内源性脑钠肽具有相同的氨基酸排序和生物活性，它通过血管环磷酸鸟苷（cyclic guanosine monophosphate，cGMP）受体通路介导血管扩张，利钠利尿、降低肺毛细血管楔压和肺动脉压，能够适度抑制交感神经系统/醛固酮和内皮素等血管收缩神经激素，对于纠正急性心衰时血流动力学异常具有较好作用。用法：负荷量 1.5 μg/kg 静脉注射液，维持剂量 0.0075 μg/(kg · min) 静脉滴注 24 小时。rhBNP 最常见的不良反应为低血压。

（6）正性肌力药：临床上应用的正性肌力药主要包括儿茶酚胺类、磷酸二酯酶抑制剂、钙增敏剂和洋地黄类药。

1）儿茶酚胺类：常用多巴胺和多巴酚丁胺。多巴胺是剂量依赖性药物，小剂量［1 ~ 4 μg/(kg · min)］时主要兴奋多巴胺受体，有轻度正性肌力和肾血管扩张作用；5 ~ 10 μg/(kg · min) 时主要兴奋 β 受体，可增加心肌收缩力和心排血量，10 ~ 20 μg/(kg · min) 时 α 受体激动效应占主导地位，使外周血管阻力增加。多巴酚丁胺主要通过激动 β_1 受体发挥作用，具有很强的正性肌力效应，在增加心排血量的同时伴有左室充盈压的下降，且具有剂量依赖性，常用于严重收缩性心衰的治疗。但 FIRST 研究等提示，多巴酚丁胺可能增加急性心衰患者心脏不良事件（如心衰恶化、需要血管活性药、机械辅助装置、气管插管、心脏骤停复苏、心肌梗死）的发生率及随访 6 个月的病死率。多巴酚丁胺的剂量一般在 2 ~ 20 μg/(kg · min)，但药物反应的个体差异较大，老年患者对药物的反应明显下降。常见不良反应有心律失常、心动过速。用药 72 小时后可出现耐受。正在应用 β 受体阻滞剂的患者不宜应用多巴酚丁胺。

2）磷酸二酯酶抑制剂：磷酸二酯酶抑制剂选择性抑制心肌和平滑肌的磷酸二酯酶同工酶Ⅲ，减少 cAMP 的降解以提高细胞内 cAMP 的含量，发挥强心与直接扩血管作用，一般应用于利尿剂联合血管扩张剂无效且外周循环较差的急性心衰患者，可稳定血流动力学状态，改善临床症状及生活质量，其作用机制不受 β 受体阻滞剂影响。常用药物有米力农、奥普力农、依诺昔酮等。米力农增加患者心脏指数的作用不具有剂量依赖性，但其肺血管扩张作用随剂量的增加而增强，首剂 25 ~ 75 μg/kg 静脉注射（ > 10 min），继以 0.375 ~ 0.75 μg/(kg · min) 滴注，常见不良反应有低血压和心律失常。早期的研究提示，米力农、依诺昔酮可能增加急性失代偿射血分数降低的心力衰竭（heart failure with reduced ejection fraction，HFrEF）患者心脏不良事件和死亡风险。盐酸奥普力农在低剂量时，以肺血管扩张作用为主，随着剂量的增加，增加心排血量的作用更为突出并占主导地位，并且不明显增加心率和心肌耗氧量，特别适用于肺淤血伴心排血量降低的急性心衰患者，每日总量不超过0.6 mg/kg，即相当于0.4 μg/(kg·min) 连续静脉滴注24小时。肥厚型梗阻性心肌病患者、妊娠期女性禁用该类药物。

3）钙增敏剂（左西孟旦）：钙增敏剂与肌钙蛋白C（troponin C，Tnc）结合，增加Tnc与Ca^{2+}复合物的构象稳定性而不增加细胞内Ca^{2+}浓度，促进横桥与细肌丝的结合，增强心肌收缩力而不增加心肌耗氧量，并能改善心脏舒张功能，同时激活血管平滑肌的K^{+}通道，扩张组织血管。对于缺血性心肌病，尤其是急性冠脉综合征伴HFrEF患者，该方法有一定优势。几项研究结果显示，左西孟旦增加急性心衰患者的每搏输出量和左室射血分数，改善患者的临床症状，使BNP水平明显下降，安全性良好。两项Meta分析表明，左西孟旦能降低左心室功能不全患者的血肌酐浓度，使急性肾衰竭的风险下降，还可改善患者的肾小球滤过率和尿量；可产生血流动力学和心脏的获益，使总病死率降低。左西孟旦宜在低心排血量或组织低灌注时尽早使用，负荷量12 μg/kg静脉注射（>10 min），继以0.1～0.2 μg/(kg·min) 滴注，维持用药24小时。如血压偏低，可直接静脉滴注维持量24小时。使用过程中出现严重心律失常（如持续性室性心动过速）应停用。

4）洋地黄类药：唯一既有正性肌力作用又有负性传导作用的药物，对于HFrEF特别是伴房颤快速心室率（>110 bpm）的急性心衰患者多是首选。可选用去乙酰毛花苷（西地兰）0.2～0.4 mg缓慢静脉注射；必要时2～4小时后再给0.2～0.4 mg，24小时总量不超过1.0～1.2 mg。使用洋地黄之前，应描记心电图确定心率，了解是否有急性心肌梗死、心肌炎或高血钙、低血钾等，急性心肌梗死后24小时内应尽量避免用洋地黄药物；单纯性二尖瓣狭窄合并急性肺水肿时，如为窦性心律则不宜使用洋地黄制剂，因洋地黄能增加心肌收缩力，使右室排血量增加，加重肺水肿。待心率稳定后改为地高辛口服，较低剂量的地高辛可能为HFrEF的患者带来更好的预后。需注意对于有基础合并症，如慢性肾脏病、存在影响地高辛代谢的因素如合并其他用药及老年患者，宜定时测定血地高辛浓度。

（7）支气管解痉：地塞米松10 mg静脉推注可以解除支气管痉挛。可用氨茶碱0.25 g加入5%葡萄糖液40 mL中缓慢静脉推注以解痉，但急性心肌梗死时慎用氨茶碱。

（8）其他药物

1）血管紧张素受体脑啡肽酶抑制剂（angiotensin receptor neprilysin inhibitor，ARNI）：是新型抗心衰药物，在PIONEER-HF研究中，因新发心衰

或急性心衰住院的 HFrEF 患者在稳定后随机给予沙库巴曲缬沙坦或依那普利，在 4 周和 8 周时可观察到沙库巴曲缬沙坦组患者 NT-proBNP 下降幅度更大，心衰相关不良事件数更少。在开放标签的 TRANSITION 研究中，超过 1000 例因急性心衰的 HFrEF 患者被随机分配到早期院内用药组（血流动力学稳定 24 小时后）和出院后用药组（出院 14 日内），结果显示两组安全性相同。对于新发心衰或急性心衰住院的患者，可考虑起始便使用沙库巴曲/缬沙坦进行治疗，以减少发生不良事件的短期风险，并可简化管理流程（避免先使用 ACEI/ARB，再改用沙库巴曲缬沙坦）。

2）可溶性鸟苷酸环化酶（soluble guanylate cyclase，sGC）激活剂——维利西呱：一氧化氮（NO）-sGC-cGMP 信号通路是心血管系统中的重要通路，心力衰竭患者 NO-sGC-cGMP 通路明显受损，使 cGMP 含量明显降低，而 cGMP 含量降低可引起冠状动脉、体循环和肾脏微循环功能失调，从而影响心肌及血管功能。新型口服药物 sGC 激动剂——维利西呱通过恢复 NO-sGC-cGMP 信号通路，改善心肌功能，有望成为治疗心力衰竭的一个新靶点。有研究通过建立心肌细胞肥厚小鼠模型，表明维利西呱可明显降低小鼠的收缩压及舒张压，减轻心肌组织氧化应激水平，降低心肌肥厚、心肌间质纤维化及血管纤维化，还可减轻小鼠心脏病理性重塑。一项随机、双盲、安慰剂对照试验结果表明，在高危心力衰竭患者中，接受维利西呱治疗的患者死于心血管疾病或因心力衰竭住院的发生率低于接受安慰剂治疗的患者，但接受维利西呱治疗的患者比接受安慰剂治疗的患者更易出现症状性低血压和晕厥，且在最初的 16 周随访中，接受维利西呱治疗的患者的血红蛋白水平略低于接受安慰剂治疗的患者，但两组不良事件的总发生率相似。同时，在一项高危心力衰竭恶化和射血分数降低的心力衰竭患者的试验中，维利西呱可降低 NT-proBNP 水平。虽然研究表明此药物可用于心力衰竭的治疗，但仍需进一步明确其治疗效果。

（9）主动脉内球囊反搏治疗：是一种有效的改善心肌灌注且同时降低心肌耗氧量，增加搏出量的治疗手段，适用于心源性休克、血流动力学障碍的严重冠心病（急性心肌梗死合并机械并发症）、顽固性肺水肿。

（10）机械通气治疗：急性心衰时由于肺淤血/水肿，心功能损害组织灌注不良，患者会出现不同程度的低氧血症和组织缺氧，机械通气维持血氧饱和度在 95%～98%，可以有效防止外周脏器和多器官功能衰竭。①无创通气治疗：是一种无须气管插管、自主呼吸触发的机械通气治疗，包括两种方法：持续气道正压通气和双水平气道正压通气，可进一步减少呼吸做功和满足全身代谢需求。②气管插管机械通气治疗：有创性机械通气主要用于病情危重、伴随发生Ⅰ型或Ⅱ型呼吸衰竭者、对无创通气无反应的患者，以及继发于ST段抬高型急性冠状动脉综合征所致的肺水肿患者。

2. 针对病因治疗

（1）急性冠脉综合征并发急性心衰：冠状动脉造影证实为严重左主干及多支血管病变，尽早行急诊经皮冠状动脉介入治疗（percutaneous coronary intervention，PCI）或溶栓治疗，进行血运重建可以明显改善心衰。行急诊PCI或溶栓治疗，进行血运重建可以明显改善心衰。

（2）急性心肌梗死并发症并发急性心衰：急性心肌梗死后并发心室游离壁破裂、室间隔穿孔、重度二尖瓣关闭不全；瓣膜疾病如黏液性腱索断裂、心内膜炎、创伤等引起的急性二尖瓣关闭不全，主动脉瓣或二尖瓣的严重狭窄及联合瓣膜病的心功能急性失代偿期，需要尽快行外科手术。

（3）去除病因和诱因：应用静脉降压药控制高血压；治疗各种影响血流动力学的快速心律失常和缓慢心律失常；应用硝酸酯类药物改善肌缺血；应用抗生素控制感染；输注红细胞纠正严重贫血；围术期患者避免过快、过多输液等。

3. 急性心衰稳定后的处理

先前有心力衰竭的患者，处理方案与慢性心衰治疗方案相同。收缩性心力衰竭患者应用ACEI/ARB、β受体阻滞剂、醛固酮拮抗剂、利尿剂和地高辛治疗。射血分数降低的心力衰竭患者可用ACEI或ARB联合β受体阻滞剂治疗。高血压患者血压未控制时可以加用钙拮抗剂，不推荐使用正性肌力药物。

第四章　高血压

第一节　中医对高血压的认识

一、高血压的中医病名

在我国传统医学中并没有高血压这个病名，但中医诊断的眩晕、头痛、心悸、不寐等均属于高血压的范畴。早期的文献中就对高血压的病因、发病机理、症状和防治方法有记载，如《内经》记载“诸风掉眩，皆属于肝……肾虚则头重高摇，髓海不足，则脑转耳鸣”，《备急千金要方》指出“肝厥头痛，肝为厥逆，上亢头脑也”，《丹溪心法》云“无痰不作眩，无虚不作眩”，这些都说明了中医学对高血压早有认识。高血压轻者表现为闭目即止，重者如坐车舟之中，旋转不定，以致不能站立，严重者可伴有恶心、呕吐、出汗、跌倒，甚至引起心脑血管脆断，形成中风。根据高血压的临床主要症状、病程及转归，目前比较一致的看法认为其应属中医“头痛”“眩晕”“心悸”“中风”的范畴。

二、高血压的中医病因病机

（一）病因

1. 情志失调

中医学将情志归纳为七情，即喜、怒、忧、思、悲、恐、惊等七种情志变化。长期情志刺激，可使人体代谢功能紊乱，脏腑阴阳平衡失调。从高血压的发病来说，以肝、心、脾功能失调最多见。如思虑劳神过度，导致心脾两虚，出现神志异常和脾失健运的症状；恼怒伤肝，肝失疏泄，血随气逆而引起头痛、眩晕，甚则中风；肝郁日久化火，肝火可夹痰夹风上扰清窍，这些均可导致高血压的发生。

2. 饮食不节、劳逸过度

进食肥甘厚味，或过度饮酒，可损伤脾胃，引起脾胃气机升降失常，脾不运化，则聚湿生痰，蕴久化热，痰热上扰，痰浊犯于头则眩晕、昏冒；或嗜食咸味，可使血脉凝滞，耗伤肾阴，致肾阴亏虚，肝失所养，肝阳上亢，亦可导致眩晕；或饮食过饱，久之则损伤脾胃，脾失健运，湿浊内蕴，导致血压升高，表现为头痛、眩晕等症。

过逸，缺乏运动可使人体气血运行不畅，脾胃功能减弱，痰瘀湿浊内生，郁久化火，痰火上扰，可导致血压升高；劳动过度伤脾气，而聚湿生痰，上扰清窍，导致血压升高；劳神过度则暗耗阴血，房劳过度则耗伤肾阳，均可导致肝肾阴虚，肝阳上亢，引起血压升高。

3. 禀赋不足与体质因素

人体禀赋来源于先天，“肾为先天之本，肾气的强弱受之于父母”，所以高血压的发生与先天禀赋有关，这与现代医学高血压发病机制中的遗传因素相似。“肾气”又分肾阴、肾阳，禀赋偏于肾阴不足，则阴阳失衡，易产生阴虚阳亢的病理变化，出现心肾不交、肝阳上亢或肝风上扰等证；若禀赋偏于阳虚阴盛则脾肾无以温化，导致阴寒水湿停滞的病机变化，表现为痰湿中阻、阳气虚衰等证。

高血压的发病又与体质因素有关。人的体质有阴阳偏盛、偏衰的区别。阳虚体质的人，一般以脾肾阳虚为多见。机体阳气亏虚，脏腑功能减退，脾胃运化功能降低或失调，容易导致痰饮湿浊内生，痰湿蕴久不化，则易生热化火，阻于脉络，蒙蔽清窍而导致血压升高。阴虚体质的人，一般以肝肾阴虚为多见。机体阴液亏虚，精血津液等营养滋润物质不足，阴不制阳，肝阳偏亢，日久则化热生火而上扰清窍，引起血压升高。

4. 气血精亏损

（1）久病体虚和过度劳累：久病和过劳常可伤及人体正气，使阴阳偏衰、失调，脏腑功能低下；劳神过度，暗耗气血。

（2）年老体虚、房事不节、产后气血亏损：年老体虚和房事不节可使肾精亏损；产后气血损伤，可致精血亏虚。肝肾同源，肾精不养肝阴，则肝阴不足，阴不敛阳，肝阳偏亢，虚风内动。或阴虚及阳，阴阳失调，而发为本病。气血精亏致高血压，与现代医学的老年性高血压、某些继发性高血压的发生机制相符。

（二）病机

1. 脏腑失调

（1）以肝为核心：在现代社会，人们多承受着来自外界多方面的精神压力，故情志内伤对促进高血压的起病越发显著，《临证指南医案·肝风》：“肝为风木之脏，因有相火内寄，体阴用阳。其性刚，主动主升，全赖肾水以涵之，血液以濡之，肺金清肃下降之令以平之，中宫敦阜之土气以培之。则刚劲之质，得柔和之体，遂其条达畅茂之性，何病之有?”肝脏阴阳达到相对的平衡则人之无病，若肝失疏泄，调畅失职，致使全身脏腑不能正常发挥其生理功能，则阴阳失衡，气血逆乱，导致本病的发生。肝脏主要生理功能即调畅情志和全身气机，若肝阳偏亢，即可出现头晕、急躁易怒或情志抑郁等症状，向上扰动清窍则见昏蒙，发为眩晕。若肝气升动太过，可进一步出现肝风内动、肝火上炎等证。正如《内经》言“诸风掉眩，皆属于肝”，叶天士云“所患眩晕者……乃肝胆之风阳上冒耳”，医家多认为眩晕的发生必本于肝。王行宽教授认为高血压的治疗当以肝论治，凡治病之法，必本之于肝、求之于肝。历代医家多认为肝肾阴虚，气血不足是病之本，风、火、痰、瘀这些病理产物为病之标。眩晕的病机为肝阳痰火上逆扰动清窍，气血肾精亏虚，脑髓失养，脏腑阴阳平衡失调，肝、肾、心、脾四脏为主要涉病脏腑。肝胆疏泄不畅，内风夹外风，痰涎扰动清窍，诸邪夹杂缠绕，发为眩晕。故治疗时并不拘泥于治外风或平息内风，当同时兼顾，再辨眩晕发生涉及的主要脏腑和病理因素，以肝为主线，切中病机与病变部位，方药简易，疗效甚佳。

（2）以肾为本：肾的功能是藏精，主水液，主纳气；藏真阴而寓元阳，是脏腑阴阳之根本。高血压多以阴虚为本，肾阴虚可导致心肝脾肺的阴虚，心肝脾肺的阴虚延久不复，又可损及肾阴，故肾阴虚导致的诸脏腑阴阳失衡是高血压发生的根本因素。肝肾同源，肾阴虚于下，浮阳于上，阳主升、主动，若相火妄动，阴水虚衰不能制约肝火，两火并起，上扰清窍，就会发生阴虚阳亢标实之眩晕。肾精亏虚，虚阳上浮或水不涵木，肝阳上亢而引起的血压升高；或肾精不足日久，累及肾阳，出现阴阳两虚。常见的肾虚型高血压主要表现为头晕目眩、耳鸣、精神萎靡、少气乏力、腰膝酸软、失眠多梦、健忘、遗精、阳痿等。肾精亏虚、脑髓失充是高血压的中医理论依据。肾为先天之本，主藏精，生髓充脑，禀受父母之先天之精，“受五脏六腑之精而藏之”。“脑为髓之海”，髓海的充足与否，取决于肾精，肾虚则髓海不足而眩晕；年老肾精不足，化生骨髓不充，髓海失养，上下俱虚，则头痛、眩晕。《灵枢·海论》曰：“脑为髓之海……髓海有余，则轻劲多力……髓海不足，则脑转耳鸣，胫酸眩冒。”指出肾精不足在高血压眩晕中的重要性。

肾阳不足是高血压发病的内在原因，肾阳为诸阳之本，主温煦，对维持体温恒定起着重要作用，而脉道是气血运行的场所，气血遇温则运行通畅，得寒则血脉凝滞。若肾阳不足，虚寒内生，阳虚则不能温养血脉，气血不运，瘀血内滞，脉络失养，虚风内动引发脉络拘挛绌急而出现眩晕、头痛，血压升高。《临证指南医案》曰“络虚则痛”。《素问·举痛论》中指出“寒气客于脉外则脉寒……绌急则外引小络，故卒然而痛”，提出肾阳不足，温煦作用失常是其内在病理表现，而外侵寒邪是其诱发的外在因素。另外其可促进肺、脾、肝、三焦等脏腑的功能活动，是各脏腑功能活动的强大动力，在肾阳的蒸化及温煦作用下，肝疏泄水液，脾运化水湿，肺通调水道，膀胱司开合与三焦、决渎水道等脏腑功能的平衡协调，各司其职，才能共同维护体内正常的水液代谢。若肾有病变，失去温化蒸腾作用，主水功能异常，影响水液代谢，就会出现尿少、水肿、小便清长或尿量增多等病理表现。故肾阳虚是高血压发病的内在原因。

（3）以脾为要：中医理论认为，脾是后天之本，亦为气血生化之源。如机体的脾脏运化水谷功能正常，可以促进机体生精、津液和气血，且能够提供机体的养分，并可以将营养物质输送到各脏器，以保证脏腑功能活动的正常。反之脾虚，气血化生无源，脾不升清，则脑窍失于濡养，易发为眩晕。高血压前期患者的症状多为“眩晕”“食少”“神疲肢倦”等脾虚表现。脾在人体水液代谢中，有推动和调节的作用。如机体的脾运化水液功能维持正常，则机体的水液充足，可以得到水液滋养，并避免水液的潴留现象。反之，脾失健运，患者的水液会出现代谢失常，进而导致机体的水液滞留，引起痰、湿、饮等情况的发生。所以，痰湿阻滞，多是脾气虚弱、脾失健运、痰湿困脾所致。而机体出现的痰浊内蕴和气机阻滞，也会导致高血压前期的发生。研究认为，高血压前期的患者，其证候以胸闷、眩晕、呕吐和痰涎较为多见，说明导致高血压前期发生的主要病因为痰浊，与脾虚关系密切。在近几年体质研究及高血压前期流行病学研究中，同样证明了这一点，痰湿体质的人群患高血压、冠心病、中风的机会均高于非痰湿体质人群。

2. 邪实致病

（1）痰湿中阻：从痰论治眩晕，古代医籍已有论述。如《丹溪心法》载："此证属痰者多，盖无痰不作眩。"又如《医碥》曰："痰涎随风火上壅，浊阴干于清阳也，故头风眩晕者多痰涎。"经济的发展和生活水平的提高，带来了人们饮食习惯的改变。喜食肥甘厚腻、油炸炙烤、嗜好烟酒，滋生痰浊，且日久则脾失健运，加剧痰湿内生。中医体质学与高血压相关性研究表明，痰湿质为除瘀血质之外高血压发生的另一大危险因素。高血压证候临床流行病学观察表明，痰浊中阻证型比例较大，在现代人群中分布普遍。姚建斌研究发现，高血压中医证型构成分布比最大的为痰湿壅盛型，占46.67%。张志斌等收集320例原发性高血压患者，显示痰浊壅盛型所占比例最高，为37.88%。

（2）瘀血阻滞：现代医家逐步意识到瘀血在高血压致病中的突出地位。虞抟倡有"血瘀致眩"的观点；《仁斋直指方论》则曰"瘀滞不行，皆能眩晕"，《医宗金鉴》亦曰"瘀血停滞……神迷眩晕"，可见古人已认识到瘀血是高血压发病的一个重要因素。从现代医学角度讲，高血压的实质在于机体存在"血流供求不平衡"，是因动脉硬化、狭窄、管壁的粥样斑块形成，且全血黏度、血浆黏度、红细胞比容增高，血中脂质增加，致使心脏血液流变状态及微循环障碍等诸多因素引起，这符合"血瘀"的特点，在这些病变的基础上，病变的小动脉，尤其是心、脑、肾血管极易发生痉挛、半闭塞或闭塞，从而产生"瘀血"。所以，血瘀证存在于高血压的全程，是高血压重要的病理机制，在辨证论治基础上参以合理的活血化瘀治疗，与《素问·至真要大论》中"疏其血气，令其调达，而致和平"的观点相吻合，对于改善临床症状、逆转各项检查指标、减少靶器官损害、改善预后具有重要意义，为从根本上治疗高血压拓展了新的治疗思路；瘀血阻滞应该成为中医辨治高血压的基本病机。

（3）热毒炽盛：热毒致病导致高血压的病机也是近年来一些医家的代表性学术观点。火、热立论眩晕，古代医籍多有论述。唐代孙思邈《备急千金要方》首倡风、热、痰致眩的观点，认为"热"是眩晕的重要病机。金代刘完素主张眩晕应从"火"立论，元代朱震亨《丹溪心法·头眩》曰："头眩，痰挟气虚并火，治痰为主，挟补气药及降火药。无痰不作眩，痰因火动……"倡痰火致眩学说。陈修园则在风、痰、虚的基础上加上"火"字，从而把眩晕的病机概括为风、火、痰、虚四字，重视因火致眩的病机演变。《临证指南医案》认为眩晕有“夹痰、夹火、中虚、下虚”之别。近些年来，气候转暖、环境污染等导致人体内毒素堆积，郁久化火；嗜食肥甘厚味、油炸炙烤和久坐少动都易生痰湿郁火；烟酒更可酿生湿热之毒；快节奏、高压力的生活使个体极易气机郁结，情志过极，郁而化火。火热可终郁积成毒，或并瘀毒、痰毒，胶结壅滞，造成高血压错综复杂的证候。

（4）痰瘀阻络：研究表明痰湿和瘀血成为目前高血压发病的重要病机，而痰湿和瘀血又密不可分，痰湿可致血停运行，从而导致血流不畅而痰瘀互结。张山雷云：“痰涎积于经隧则络中之血必滞!”另外，血行不畅，阻碍气机，气机失于运化，则津聚痰凝。可见瘀血日久又可变生痰浊而痰瘀同病。《血证论》云：“血积既久，亦能化为痰水。”多项流行病学调查发现，痰瘀互结证发病率位居高血压证型的前列，故原发性高血压早、中、晚每一个阶段都可能存在痰瘀阻络的病机变化，痰瘀阻络是原发性高血压的证候演变规律之一。痰与瘀是贯穿高血压发生发展始终的致病因素。

三、辨证分型

中医临床的核心是辨证，大量的文献资料显示，高血压的中医辨证论治方法很不统一，下面对高血压中医辨证分型总结如下。

（一）阴阳辨证

邓旭光将高血压的病机归结为阴阳失调，痰瘀互结，认为高血压Ⅰ期一般以阴阳失调为主；Ⅱ期以痰瘀互结为重；发展至Ⅲ期，出现中风、冠心病、心衰和肾病、肾衰，则以痰瘀胶结、凝滞尤甚。张笑丽等认为肾阴不足，水不涵木，木失滋养，肝阳上亢，火越于上而发眩晕头痛为本病的重要病机。张晓天认为本病病机为阴阳失调，清浊升降失常，突出风、火、痰、瘀、虚五个方面。山西省中医药研究院将本病分为阳亢、阴虚阳亢、阴阳两虚和阳虚四型。

（二）虚实辨证

陈建红等认为原发性高血压的基本病机可分为虚实两个方面，实为肝失疏泄，虚为脾气亏虚、肾阴不足。职利琴也把高血压分为虚实两大类，阴虚、阳虚、气虚、肾虚为虚证病机，痰饮及血瘀为实证病机。徐树楠认为瘀血、内风、虚是高血压的主要病理因素。李雪苓认为肝肾阴虚是原发性高血压发生的基础，随着病情进展，“久病成瘀”“久病入络”而致血脉瘀滞，“血瘀”贯穿高血压始终。徐树楠认为高血压产生瘀血的主要原因是气滞致瘀、气虚致瘀、肝热致瘀、痰浊致瘀、阳亢致瘀、阳虚致瘀。有学者从社区筛选高血压患者320例，针对320例患者的临床数据调查显示，中医证候多以两种以上证候因素组合的形式存在，最常见的证候为肾阴不足，肝阳上亢，其中大多兼有血瘀。实证为肝阳上亢、肝火亢盛、肝风血瘀、气滞痰湿；虚证为阳虚、阴虚、气虚、血虚。

（三）脏腑辨证

黄晔等认为高血压的发生与脏腑功能失调有关，以肝为主，涉及脾肾，将本病归纳为本证（肝肾阴虚）和标证（肝阳上亢）两大类。徐贵成等认为本病的发生与肝肾关系密切，病位在肝，病本在肾，将高血压分为肝阳上亢、肝肾阴虚、肝风痰浊三种类型。有学者根据高血压的临床表现虽以眩晕、头痛为主，但常有失眠多梦、心悸不宁等心经症状，认为其病变脏腑主要在心，其次为肝、肾，将高血压Ⅰ期、Ⅱ期、Ⅲ期按中医辨证相应分为心火偏亢、心神不宁、心肾不交、气阴两伤和气血失调、心脉瘀阻等型。此外，有人认为高血压的发生，除肝、肾两脏外，还涉及脾的功能失调。

（四）复合辨证

由于高血压的病因病机较为复杂，简单地以脏腑、八纲或其他辨证来进行归类，难免挂一漏万，临床上综合多方面的情况进行分型的也不在少数。目前，在高血压的中医证候分型方面，较为公认的是《中药新药治疗高血压病的临床研究指导原则》中对高血压的分型标准，即将高血压中医证候类型分为肝火亢盛、阴虚阳亢、阴阳两虚、痰湿壅盛四型。此标准被多数临床研究采用，并以此为基础进行证候分布相关研究。张荣珍等对3578例高血压患者进行中医辨证分型，结果显示，肝火亢盛型占27%，阴虚阳亢型占22%，阴阳两虚型占15%，痰浊壅盛型占26%，未定型占10%，其中尤以肝火亢盛和痰浊壅盛两型居多。蔡光先等对1038例高血压患者常见中医证候类型进行临床流行病学调研发现，各证候中按构成比大于5%的有肝阳上亢、痰浊中阻、阴虚阳亢、肝肾阴虚、肝风上扰、瘀血阻络，低于5%的证候有肝火上炎、脾胃气虚、心脾两虚、阴阳两虚、肾阳虚弱、肝郁气滞、脾阳虚弱、血虚肝郁。肝阳上亢、阴虚阳亢、肝肾阴虚及肝风上扰是高血压的主要中医证候类型，痰浊中阻和瘀血阻络是与高血压体质类型及并发症密切相关的常见或相兼证候。傅仁杰将高血压中医辨证类型分为肝阳上亢、阴虚阳亢、痰浊中阻和气阴两虚等四型，认为临证时当以辨证为依据，从肝、脾、肾三脏着眼，治标重在肝，治本重在肾，调理脾脏应贯穿始终，兼以调和气血。

（五）六经辨证

李继贵认为高血压的发生与五脏六腑均有关系，他应用伤寒六经辨证立法诊治高血压，颇有见地。他认为在寒热虚实、脏腑上下纵横错杂之时若求之“六经”辨证可望法广方众，左右逢源。高血压患者多见头痛之证，或痛引眼目，或痛连颈项，或痛掣腰背，颇似太阳经证。高血压患者若因郁火上窜，多出现口苦烦躁、眩晕头痛等类似少阳病之证候。此外，高血压大多属上盛下虚、本虚标实之证，但在该病的发展过程中，由于阴阳消长的变化，亦会出现阳热亢盛而类似阳明实热证候，此时血压往往骤升而出现面红目赤、头目胀痛、口干烦躁、二便不利或吐血等症。高血压后期每损及少阴心肾。由于少阴一主火，一主水，故高血压一旦累及心肾，每有热化、寒化或水火不济、龙雷浮越等证候，这时应按少阴病论治。五脏之伤穷必及肾，上盛下虚治从少阴。厥阴为风木之脏，风为阳邪，最易化火。若风火相煽，则发病突然，变化迅速，多致癫痫、头痛、震颤、挛急证候，故高血压多与厥阴肝相关，阴风阳风咸起厥阴，平肝息风必别阴阳。

四、治疗

（一）中药疗法

高血压多以本虚标实、肝肾阴亏、风阳上扰、阴阳失调、气血失和为其病机。钟春峨采用加味天麻汤（方药组成：半夏 12 g，天麻 6 g，白术 12 g，茯苓 12 g，钩藤 6 g，杜仲 6 g，桑寄生 6 g，石决明 6 g，牛膝 6 g，女贞子 6 g，墨旱莲 6 g，竹茹 9 g，陈皮 9 g，甘草 6 g，砂仁 3 g，生姜 3 g，大枣 5 枚）治疗原发性高血压，经过 4 周服药治疗，有效率为 92.1%。钟春峨认为，方中天麻、钩藤燥湿化痰，平肝息风；石决明、牛膝有消痞散结、活血化瘀之功效；杜仲、桑寄生补益肝肾；女贞子、墨旱莲滋肾清热安神，健脾渗湿。诸药配伍，可标本兼顾，使全身血脉畅通，阴阳平衡，共奏平肝潜阳、滋养肝肾之效。王儒平等从病机入手，采用天麻钩藤饮合杞菊地黄汤口服，即滋阴潜阳、平肝息风法，使阴阳协调而达平和，起到明显的降压效果，有效率为96.36%。孟元等认为，中草药通过整体调节，避免了西药相对单一作用机制的弊端；在降压的同时，对于改善血压变异性具有独特优势；同时强调中药治疗高血压，需要缜密的组方、科学的制剂量化。降压作用机制和量效关系亦十分重要，针对不同类型的血压昼夜节律应调整处方，制定更合理的个体化方案，选用滋生青阳汤（药物组成：白芍25 g，生地黄15 g，熟地黄25 g，生石决明40 g，草决明15 g，天麻15 g，桑叶10 g，薄荷10 g，麦冬30 g，钩藤30 g，野菊花15 g，葛根15 g，柴胡6 g，当归15 g，怀牛膝15 g）加减治疗阴虚阳亢型高血压35例，收效满意。程善廷等采用降压效灵煎（药物组成：菊花、天麻、钩藤、黄芩等），每天1剂，分2次温服，4周为1个疗程，治疗顽固性高血压，取得了较好的疗效。李文华认为，临床上对于低危和中危高血压患者，可以试用中药制剂治疗；对于高危和极高危患者，采用中西药联合治疗更有优势。中医药治疗高血压不良反应小、降压效果好，疗效显著，值得推广。利用平肝潜阳方治疗肝阳上亢高龄高血压患者，采用天麻钩藤饮加减（药物组成：天麻、钩藤、石决明、黄芩、栀子、牛膝、杜仲、桑寄生、夜交藤、茯神、珍珠母），达到了理想效果，显效率为26.0%，有效率为95.0%。

中医学认为，高血压形成的主要原因有情志失调、饮食不节、久病过劳、先天禀赋不足等，主要病机有肝阳上亢、肝肾阴虚、痰湿中阻、瘀血阻络等。中医中药具有多靶点、多途径的综合作用优势。辨证论治是中医药治疗高血压的特点与优势，近年来，根据高血压的不同中医证型发展中药复方，从而使中药治疗高血压效果得到不断提高，将中医药治疗高血压的研究推向深入。

（二）非药物疗法

1. 针刺疗法

《灵枢·经脉》曰“经脉者，所以能决死生、处百病、调虚实，不可不通”，认为经络以通为要，针刺疗法能够通过疏通经络、平肝潜阳、化痰定眩等功效来控制血压。

（1）单用针刺：临床上主要选取体穴进行针刺治疗高血压，所选穴位多为足厥阴肝经、足少阳胆经和足阳明胃经的穴位，最常使用的穴位是太冲、风池、曲池、足三里。针刺疗法降压效果良好，尤以即刻降压疗效显著，还能有效控制血压清晨高峰，改善血压昼夜节律，对收缩压的降低疗效明显优于舒张压，降压平稳，不良反应少。谢美芳等针刺双侧风池、人迎、曲池、合谷、足三里、太冲治疗65例高血压危象患者，治疗后30分钟患者的收缩压、舒张压均较治疗前下降，差异有统计学意义（$P<0.05$），且治疗过程中未出现血压大幅度降低或低血压，提示针刺疗法具有良好的即刻降压效应，且降压作用平稳。康明明等针刺双侧人迎、太冲、曲池、合谷、足三里治疗40例高血压患者，并对患者针刺20分钟后的即刻血压、8：00血压、16：00血压及24小时动态血压监测进行分析，结果表明针刺治疗能够有效抑制患者的血压晨峰现象，降低即刻血压值及昼夜血压均值，减轻血压负荷及血压变异性，有效改善患者血压昼夜节律，且与舒张压相比，针刺疗法对收缩压的降低幅度更为显著。谢波等选取四关穴（双侧合谷、太冲）及曲池、行间交替针刺治疗高血压患者，并与卡托普利组对比，结果表明针刺治疗降压疗效确切，且较药物组能明显改善患者头晕、心悸等临床症状及中医证候总积分值，发生不良反应的例数少，差异具有统计学意义（$P<0.05$）。此外，针刺疗法可通过改善心脏功能、促进神经系统功能损害的恢复、保护肾脏功能及改善血管内皮功能等机制减轻高血压造成的靶器官损害，疗效确切。

（2）针药联合：较单用西药能明显改善高血压患者的临床症状，降压疗效更好，提高血压达标率，改善患者生活质量，减少不良反应的发生。

尤阳等采用针刺风池穴联合苯磺酸氨氯地平片与单独服用苯磺酸氨氯地平片对600例原发性高血压患者进行降压疗效观察，结果治疗后针药组的疗效有效率为91.04%，显著高于西药组的82.31%，针药组收缩压、舒张压显著降低优于西药组（均$P<0.01$）。付艳红采用穴位针刺联合口服厄贝沙坦治疗高血压，阴阳两虚型患者针刺肾俞、肝俞、关元、三阴交、足三里，肝火亢盛型患者针刺风池、太冲、足三里，结果治疗后针药组中医证候积分改善情况优于仅口服厄贝沙坦片的对照组（$P<0.05$）。

（3）特殊针刺疗法：研究表明，耳针、眼针、平衡针等特殊针法对高血压的治疗也有较好疗效。耳针治疗原发性高血压的系统评价表明，耳针治疗的主穴依次为神门、内分泌、心、降压沟、肝、肾，辨证配穴，耳针单独降收缩压的效应优于药物，耳针配合药物则可明显提高降压的总有效率，增强降低收缩压的效应。程岩岩等采用眼针针刺治疗93例难治性高血压患者，主穴选取脾区、胃区，辅穴为肝区、肾区，结果治疗后患者24小时血压监测收缩压和舒张压水平及其血压负荷、血压变异性都明显低于治疗前（$P<0.05$）。尚德师等采用平衡针刺“降压穴”（位于双侧内踝高点下4 cm左右，足内踝与足底垂直线中点）联合辨证穴位揿针治疗高血压患者，研究结果显示平衡针刺“降压穴”对患者血压具有显著的降低作用，其对舒张压的降低效果优于左旋氨氯地平片。

2. 灸法

灸法通过艾灸体表的经络腧穴，激发经络系统的感应和传导以温通经络，调气和血，协调阴阳，对血压具有双向调节作用。

（1）艾灸联合药物：Meta分析表明，艾灸能够辅助西药发挥降压作用，并可改善高血压的临床症状，但无法替代西药治疗。因此，临床上多将艾灸作为辅助降压药物治疗高血压的手段。王巍在常规药物治疗的基础上采用艾灸涌泉穴治疗52例高血压患者，结果治疗后患者的血压水平及症状积分均明显降低，且与西药组相比较，差异具有统计学意义（$P<0.05$）。郑丽维等采用常规治疗联合艾灸丰隆、足三里治疗痰湿壅盛型1级高血压，干预后患者的收缩压、血清总胆固醇（total cholesterol，TC）、甘油三酯（triglyceride，TG）水平及中医证候较对照组明显改善（均$P<0.05$），提示艾灸疗法能够降低收缩压，调节血脂情况，改善中医证候。

（2）因时选穴艾灸：正常人的血压呈现出双峰一谷的波动规律，峰值分别出现在卯辰时（8：00—10：00）和申酉时（16：00—18：00），在这两个时段温灸腧穴则可显著提高降压疗效。唐三辉等在常规治疗基础上分别在卯时（5：00—7：00）及酉时（17：00—19：00）温灸太溪、涌泉、三阴交治疗50例高血压患者，结果治疗后患者收缩压和舒张压均明显降低，且明显低于对照组（$P<0.05$）。席沙选择酉时艾灸涌泉穴治疗1级高血压患者，研究结果表明选择酉时对涌泉穴进行艾灸能够明显改善患者的中医临床症状，有效降低患者血压，较非酉时艾灸涌泉穴优势显著。

3. 穴位贴敷疗法

穴位贴敷疗法通过经络与中药有效成分的双向协同调节作用，激发经气，使药效通过经络直达脏腑，调整脏腑功能，降低患者的血压，改善眩晕、头痛等高血压症状，且能维持一定的远期疗效。

（1）穴位选择：高血压贴敷选穴以涌泉、神阙、曲池、太冲、内关、肾俞、三阴交等穴为主，其中最常用的是双侧的涌泉及神阙。涌泉是足少阴肾经之井穴，药敷涌泉能滋肾平肝，引风阳、气血下行，故能降压。神阙为任脉腧穴，能联络五脏六腑，沟通内外，药物敷脐可行气活血、调和阴阳，是防治高血压的常用穴位。

（2）药物选择：遵照中药四气五味、功效归经的属性，根据高血压的不同辨证分型，因型选方用药。阴虚阳亢型患者用药选菊花、钩藤、石决明等，取其平肝潜阳、息风定眩之功；痰湿壅盛型患者用药选半夏、白术、白芥子等，取其理气健脾、燥湿化痰之功；肝火亢盛型患者用药选决明子、夏枯草、菊花等，取其清肝降火之功。特别指出，吴茱萸其性热，味辛、苦，能引药入肝经，《本草纲目》记载“其性虽热，而能引热下行”，有辛开苦降、降阳升阴之功，是防治高血压最常用的中药。

4. 耳穴压豆疗法

《灵枢》曰“耳者，宗脉之所聚也”，《卫生宝鉴》指出“五脏六腑，十二经脉有络于耳”，中医学认为耳与五脏六腑关系密切，人体各脏腑组织在耳郭都有相对应的反应点，耳穴压豆疗法正是通过丸状物贴压局部的病变反应点，使之产生酸、麻、胀、痛等刺激反应，从而调整阴阳，防治疾病。

临床上将降压沟、神门、心、肝、肾、降压点、内分泌、皮质下等耳穴作为治疗高血压的主要穴位，耳穴疗法不仅能降低血压，还能安神定志，抗焦虑，减轻高血压伴发的焦虑、失眠症状。傅智丽采用西药联合耳穴压豆治疗高血压并发焦虑患者，耳穴贴压肝穴、神门、三焦、心穴、肾穴，结果治疗后中医组患者收缩压、舒张压及精神性焦虑评分、躯体性焦虑评分、汉密尔顿焦虑量表总分明显低于常规组（均 $P<0.05$）。杜晓军等采用耳穴压豆法治疗 150 例高血压伴失眠症患者，选择心、肝、肾、脾、胃点作为主穴，选择耳神门、皮质下、内分泌、交感点，以及耳背后失眠穴作为配穴，结果表明耳穴压豆治疗可以改善高血压伴失眠患者的睡眠质量，对中医辨证为心脾两虚型及心虚胆怯型的患者疗效更佳。

5. 药枕疗法

药枕疗法通过气味芳香走窜的中药经呼吸道吸收、皮肤渗透及持续作用于经络和穴位三个途径发挥激发经气、疏通经络、调和气血的作用，从而平衡阴阳，防治疾病。中药药枕不仅能够降压，还在改善高血压眩晕、头痛等症状方面较西药具有独特的优势。冯伟等采用西药联合中药药枕治疗高血压性眩晕患者，药枕方由补骨脂、桃仁、红花、决明子、莱菔子、柏子仁、冰片、乳香组成，结果显示治疗后研究组治疗眩晕的疗效有效率高于对照组

（$P<0.05$），认为中药药枕治疗高血压性眩晕的疗效确切。吴瑞华等采用常规西药联合清肝明目降压药枕治疗轻中度高血压患者，药枕方由菊花、夏枯草、木香、蔓荆子、蚕沙、川芎、红花、决明子、薄荷组成，该方以平肝祛风、活血化瘀之功效有效降低血压，改善患者眩晕、头痛等症状。

6. 其他疗法

（1）刮痧疗法：是用刮痧板反复刮擦体表肌肤至其表面出现瘀点、瘀斑，有透痧祛邪、调畅气血的作用，可改善治疗部位的微循环，扩张外周血管，使血管阻力下降，从而降低血压。张小芳等辨证刮痧治疗阴虚阳亢型老年高血压患者，主要刮拭足厥阴肝经和足少阴肾经的循行部位，肝经选行间、太冲重点刮拭，肾经选太溪、涌泉、大钟、然谷、复溜重点刮拭，施行补肾经、泻肝经刮痧法，结果刮痧治疗后较治疗前血压下降（$P<0.05$），治疗组症状评分改善情况明显优于对照组（$P<0.05$）。

（2）推拿疗法：通过推、拿、提、揉等手法刺激人体经络、穴位，具有促进周围血液循环、增强血管弹性、缓解小血管痉挛的作用，从而降低并维持血压水平。安明华等使用推拿联合常规降压治疗轻度高血压患者，推拿组按摩头部，另加按揉百会、四神聪、曲池等穴位；推背至背部发红；捏脊，刺激胆经，按揉足三里、三阴交、阳陵泉；推足底，按揉涌泉、太溪、太冲；并让患者自行按揉指甲根部及边缘，结果表明推拿联合常规药物治疗可以平稳降压，改善血管弹性。

（3）足浴疗法：可通过药物的透皮吸收改善动脉管壁的弹性，缓解小动脉痉挛，使外周血管阻力下降而降低血压，西药联合足浴辅助降压是目前常用的治疗方案，具有减少血压波动、平稳降压的优势。江其影等对40例肝阳上亢型高血压患者在西药降压治疗基础上加用邓铁涛浴足方（牛膝、钩藤、川芎、夏枯草、吴茱萸等），结果显示治疗后治疗组的中医证候疗效和血压疗效均优于西药对照组（$P<0.05$），且治疗组在降低24小时及夜间血压变异性方面优于对照组（$P<0.05$），提示邓铁涛浴足方联合西药可实现有效、平稳的降压。

第二节　现代医学对高血压的认识

一、定义与分类

高血压是以体循环动脉压升高为主要临床表现的心血管综合征，可分为原发性高血压和继发性高血压。原发性高血压是心脑血管疾病最重要的危险因素，常与其他心血管危险因素共存，可损伤重要脏器，如心、脑、肾的结构和功能，最终导致这些器官的功能衰竭。

高血压定义为非同日多次重复测量后，诊室收缩压≥140 mmHg 和（或）舒张压≥90 mmHg（该定义适用于所有成年人，即年龄≥18 岁者）。按血压水平将高血压分为 1 级、2 级、3 级。收缩压≥140 mmHg 和舒张压<90 mmHg 单列为单纯性收缩期高血压。患者既往有高血压史，目前正在用抗高血压药，血压虽然低于 140/90 mmHg，亦应该诊断为高血压。

继发性高血压是指由某些确定的疾病或病因引起的血压升高，约占所有高血压的 5%。尽管继发性高血压所占比例并不高，但绝对人数仍相当多，而且某些继发性高血压，如原发性醛固酮增多症、嗜铬细胞瘤、肾血管性高血压、肾素分泌瘤等，可通过手术得到根治或改善。因此，及早明确诊断能明显提高治愈率及阻止病情进展。临床上凡遇到以下情况时，要进行全面详尽的筛选检查：①中、重度血压升高的年轻患者；②症状、体征或实验室检查有怀疑线索，如肢体脉搏搏动不对称性减弱或缺失，腹部听到粗糙的血管杂音等；③药物联合治疗效果差，或者治疗过程中血压曾经控制良好但近期内又明显升高；④恶性高血压患者。

二、流行病学

高血压患病率和发病率在不同国家、地区或种族之间有差别，发达国家较发展中国家高。高血压患病率、发病率及血压水平随年龄增长而升高。高血压在老年人中较为常见，尤以单纯收缩期高血压为多。

我国分别在 1959 年、1979 年、1991 年、2002 年进行了 4 次较大规模的成人血压普查，高血压患病率分别为 5.11%、7.73%、13.58% 和 18.80%，总体呈明显上升趋势。依据 2002 年的调查，我国人群高血压知晓率、治疗率和控制率分别为 30.2%、24.7% 和 6.1%，依然很低。《中国心血管病健康与疾病报告 2019》报道，我国现患高血压人数 2.45 亿，2012—2015 年的中国高血压调查发现，中国≥18 岁居民血压正常高值检出率为 39.1%，加权率为 41.3%。相关研究显示，高血压患病率逐年增加，知晓率、治疗率和控制率有所提高。2017 年，中国有 254 万人死于高血压，其中 95.7% 死于心血管病。如果治疗所有高血压患者，每年将减少 80.3 万例心血管病事件。2013 年，中国卫生总费用为 31 869 亿元，其中高血压直接经济负担占 6.6%。2010—2016 年，我国高血压规范管理人数由 2010 年的 4215.9 万人增长至 2016 年的 9023 万人，高血压患者规范管理率达到 70.3%。肥胖是儿童青少年原发性高血压的第一位危险因素。根据中国健康与营养调查约 20 年内多次现况调查，监测地区学龄儿童高血压患病率从 1993 年的 10.0% 上升到 2011 年的 12.9%，年均增加 0.16%。

我国高血压患病率和流行存在地区、城乡和民族差别，随年龄增长而升高。北方高于南方，华北和东北属于高发区，沿海高于内地，城市高于农村，高原少数民族地区患病率较高。男、女性高血压总体患病率差别不大，青年期男性略高于女性，中年后女性稍高于男性。

高钠、低钾膳食是我国大多数高血压患者发病的主要危险因素。我国大部分地区人均每天盐摄入量在 12～15 g。在某研究中，反映膳食钠/钾量的 24 小时尿钠/钾比值，我国人群在 6 以上，而西方人群仅为 2～3。超重和肥胖将成为我国高血压患病率增长的又一重要危险因素。在高血压与心血管风险方面，我国人群监测数据显示，心脑血管死亡占总死亡人数的 40% 以上，其中高血压是首位危险因素，且高血压的致病风险高于欧美国家人群，尤其是同样程度的血压升高也更易导致脑卒中的发生。更多研究表明我国人群普遍缺乏叶酸，导致血浆同型半胱氨酸水平增高，与高血压发病呈正相关，尤其增加高血压引起脑卒中的风险。这既反映出中国心脑血管疾病的发病特点，也证明中国高血压患者补充叶酸减少脑卒中以及其他动脉粥样硬化性疾病具有重要价值，对于制定更有效地减少我国人群心血管风险的防治策略有重要意义。

三、病因及发病机制

高血压是一种由遗传多基因与多环境危险因素交互作用而形成的慢性疾病。根据病因可分为原发性高血压和继发性高血压。继发性高血压是指病因明确并可通过祛除病因而治愈或缓解的高血压，多见于中青年。原发性高血压又称高血压，无明显病因，以非特异性血压升高为主要表现的一类临床征象。近些年高血压的病因、发病机制也不断被发现，但至今仍没有定论。高血压主要与交感神经、肾素－血管紧张素－醛固酮系统、肾性水钠潴留、胰岛素抵抗有关，其余还包括内皮细胞受损、中枢调控、炎症反应及细胞免疫等机制。高血压病程较长，进展一般较缓慢，不同阶段始动、维持和加速机制不同，各种发病机制间也存在交互作用。因此，高血压是多因素、多环节、多阶段和个体差异性较大的疾病。

（一）病因

1. 遗传因素

高血压具有明显的家族聚集性。父母均有高血压，子女发病概率高达46%。约60%高血压患者有高血压家族史。高血压的遗传可能存在主要基因显性遗传和多基因关联遗传两种方式。在遗传表型上，不仅高血压发生率体现遗传性，而且血压水平、并发症发生以及其他有关因素如肥胖等也有遗传性。近年来有关高血压的基因研究报道很多，但尚无突破性进展。关于高血压的基因定位，在全世界进行的20多个高血压全基因组扫描研究中，共有30多个可能有关的染色体区段。

2. 环境因素

（1）饮食：不同地区人群血压水平和高血压患病率与钠盐平均摄入量显著正相关，但同一地区人群中个体间血压水平与摄盐量并不相关，摄盐过多导致血压升高主要见于对盐敏感人群。钾摄入量与血压呈负相关。高蛋白质摄入属于升压因素。饮食中饱和脂肪酸或饱和脂肪酸/多不饱和脂肪酸比值较高也属于升压因素。饮酒量与血压水平线性相关，尤其与收缩压相关性更强。

（2）精神应激：城市脑力劳动者高血压患病率超过体力劳动者，从事精神紧张度高的职业者发生高血压的可能性较大，长期生活在噪声环境中听力敏感性减退者患高血压也较多。此类高血压患者经休息后症状和血压可获得一定改善。

（3）吸烟：可使交感神经末梢释放的去甲肾上腺素增加而使血压升高，同时可以通过氧化应激损害一氧化氮介导的血管舒张功能，引起血压升高。

3. 其他因素

（1）体重：体重增加是血压升高的重要危险因素。肥胖的类型与高血压发生关系密切，腹型肥胖者容易发生高血压。

（2）药物：服避孕药女性血压升高发生率及程度与服药时间长短有关。口服避孕药引起的高血压一般为轻度，并且可逆转，在终止服药后3～6个月血压常恢复正常。其他如麻黄碱、肾上腺皮质激素、非甾体抗炎药、甘草等也可使血压升高。

（3）睡眠呼吸暂停低通气综合征（sleep apnea hypopnea syndrome，SAHS）：是指睡眠期间反复发作性呼吸暂停或通气不足的疾病，有中枢性和阻塞性之分。50%的SAHS患者有高血压，血压升高程度与SAHS病程和严重程度有关。

（二）病机

主要从外周调控与中枢调控两方面阐述高血压的发生机制。

1. 外周调控机制

外周调控机制对高血压发病机制进行的研究主要涉及肾素－血管紧张素－醛固酮系统功能障碍、巨噬细胞极化、非编码RNA等内容，这些都是参与高血压疾病发生与发展的重要因素。

（1）肾素－血管紧张素－醛固酮系统功能障碍：临床实践证明，血管紧张素Ⅱ是导致患者血压在短时间内出现波动的直接因素，且以升高为主。目前一致认为相当一部分高血压患者正是因为肾素－血管紧张素－醛固酮系统出现功能性的障碍，才会出现血压升高，要想控制这种功能性的障碍，必须将水钠代谢作为控制的关键点，只有体内水钠平衡点处于适当水平，有效循环血容量才不会相对性过多，这是临床上治疗控制高血压的一个重要着手点。整体来看，机体肝脏在AGT基因编码下生成血管紧张素原，又在肾素催化下，生成血管紧张素Ⅰ，再经过肺循环在血管紧张素转换酶转换作用下生成血管紧张素Ⅱ，继而作用于血管紧张素Ⅱ受体，使得机体小动脉平滑肌收缩，微循环阻力增加，血压上升，同时血管紧张素Ⅱ刺激肾上腺皮质球状带分泌醛固酮，促进肾的保钠保水排钾，才会出现升高血压的现象。另外血管紧张素Ⅱ收缩出球小动脉，引起肾小球毛细血管血压升高，使肾小球滤过率增加，促进近端小管的水钠重吸收。因此水钠潴留是导致高血压的直接因素，而血管紧张素Ⅱ起到了重要的推动作用。但是还要知道血管紧张素Ⅱ并不是血管活性物质的最终环节，其灭活主要有两种途径，一种是与受体结合后失活；另一种是在体内血管紧张素转换酶作用下进一步转化为血管紧张素

（Ⅰ～Ⅶ），这些代谢衍生物中，血管紧张素Ⅳ反而具有舒张血管、降低血压的作用。所以无论是血管紧张素Ⅱ生成过多还是代谢途径受阻，都会导致血压升高。除此之外，血管紧张素Ⅱ还可以激活其他受体，减少高血压患者对钠的吸收，控制血管阻力过大的问题。这也提示我们单纯的受体与激动剂之间的关系并非是一对一的，激动剂也并不会单一地与固定的受体进行结合和作用，我们看到的是机体经过复杂代谢的最终综合结果。在受体被多种激动剂作用的情况下，多个生成因子之间的平衡状态有可能被打破，此时所形成的收缩因子会给血管和内皮功能造成负性影响，致使血压短时间内快速升高。从以上情况分析，单纯针对血管紧张素Ⅱ进行血压干预，虽然能起到降压的作用，但是解决不了根本性问题，并且可能有导致激素调节失衡的潜在风险，这是值得思考与注意的。

（2）巨噬细胞极化：巨噬细胞作为人体免疫系统的重要组成部分，在机体免疫调节、抑制肿瘤生长、抗炎等方面发挥着十分重要的作用，在高血压患者身上表现也非常突出。巨噬细胞极化与肾素－血管紧张素－醛固酮系统功能障碍之间有一定的相似性。巨噬细胞的反应力十分灵敏，即便是机体器官出现微小的改变，也会直接影响到巨噬细胞系统的运行，根据巨噬细胞表型和功能，分为巨噬细胞 M1 型和巨噬细胞 M2 型，分别是巨噬细胞在不同的生理或病理条件下所做出的表现，当巨噬细胞向 M1 型极化时，能够分泌促炎细胞因子促进炎症反应的进行，加快炎症消除速度。爱丁堡大学的一项研究显示，巨噬细胞 M1 型某些亚型能够清除血液中内皮素激素分子。内皮素具有强烈收缩血管的作用，因此巨噬细胞系统可以通过调节血液中内皮素水平，达到调节血压的目的。还有就是在严重高血压疾病出现靶器官损害时，M1 型也会表现突出，考虑这一现象与前期 M1 型某些类型的巨噬细胞分泌相对不足后期代偿性增加，加上炎症反应加重等因素有关。而 M2 型巨噬细胞，主要是控制缓解炎症反应，避免机体炎症反应过度损伤自身组织，分泌的细胞因子主要用于修复损伤，是快速愈合切口的关键因素。高血压患者普遍存在血管内皮不同程度的损伤，如果能通过调控 M2 型巨噬细胞加快血管内皮修复速度，对于血压的控制维持将有重要的意义。需要注意的是巨噬细胞的分型与其自身的可塑性有密切的关系。巨噬细胞具备较强的可塑性，此种可塑性为极化可塑性的一种，其在多个方面都有所体现，如表型分化和功能分化。不同的表型功能也不同，转换条件及转换路径也有所差异。在高血压发生发展的过程中，巨噬细胞会因介导作用的不同表现出机体需要的极化类型，目前这种情况是外界因素不可控的，产生的作用往往也趋向于双向调节。

另外，因某些诱导作用巨噬细胞极化平衡失调，会出现某一分型不断扩增的情况，会通过刺激机体的方式不断释放炎症介质，炎症介质释放过量后，机体就会发生高血压的症状，如果此时得不到有效的控制或干预，高血压水平会进一步升高。如果将来能人为干预诱导其可塑性，控制其极化方向，对高血压的治疗将获益很大。总体来说，高血压疾病的发生是人体多个脏器组织内分泌失调共同作用的结果，在高血压早期，重要组织脏器的免疫环境已经发生了变化，随着高血压疾病的进展这种免疫反应会变得更加突出，目前还没有有效的干预方法。已经有学者证明，巨噬细胞的极化反应失衡与高血压的出现有着密切的关系。明确这一机制，将来也许能以此作为干预靶点，推出治疗高血压的新举措。

（3）非编码 RNA：非编码 RNA 的范围相当广泛，涵盖了诸多内容，最具代表性的就是核糖体 RNA、转运 RNA、微 RNA（micro RNA，miRNA）。非编码 RNA 的调控作用极为显著，但是其影响血压作用的发挥需要一定的前提，往往与肾素－血管紧张素－醛固酮系统联合在一起。需要注意的是，非编码 RNA 并非是一种类型，而是含有多个不同的亚型，不同亚型的非编码 RNA 联合在一起会提高患者的血压水平，增加患病风险。如今，临床上已经证实 miRNA 会直接参与到功能障碍当中，如细胞的分化和增殖、肿瘤的发生、炎症反应和免疫应答等，在心血管疾病中表现明显。miRNA 不仅能干预到肾素－血管紧张素－醛固酮系统，起到正负双向调节血管紧张素Ⅱ的升降压功能，还可以影响到血管重构以及血管内皮功能。在 miRNA 某些亚型（miR221/222）的影响之下，一氧化氮的合成会发生明显改变，释放也会有所减少，此时引发的功能性障碍主要导致血压水平的提高，其功能障碍水平与高血压的发生发展呈正相关。而 miR-34b 亚型恰恰具备较为独特的靶向作用，是影响细胞增殖的直接因素，但是其靶向作用的产生需要依赖酶介质，才能完成细胞周期的调节与控制。在这一影响条件下血管平滑肌会出现增粗增大，血管内皮也会增厚。医学上已经证明血管平滑肌的厚度会因为肥大增生而不断增厚，其收缩力和阻力也都会随其而发生改变，所以机体患高血压的风险越来越高，高血压发展会越来越重。多项调查显示，大多数高血压患者在 miRNA 的差异表达十分显著，在一定程度上可作为高血压发展阶段和预后的生物标志物，用来评估高血压患者的靶器官损伤情况。

2. 中枢调控机制

有学者证明，下丘脑神经元会导致机体血压升高，而机体的各离子通道出现功能性的障碍后会直接影响到下丘脑神经元的活动，交感神经异常或增加放电都会增加高血压的患病率。总体来看，下丘脑也是影响机体血压水平的重要内分泌器官，且对于高血压疾病来说影响贯穿整个病程。想要了解神经元功能，就得先了解相关的离子通道，因为神经元与离子通道之间的联系极为密切，尤其是中枢神经系统的离子通道状态，会跟神经元的兴奋性直接关联，这是神经元调节血压的核心环节。

（1）下丘脑神经元钠通道：从下丘脑神经元离子通道分析高血压可以发现，与高血压发生最为密切的就是电压门控钠通道。加压素的分泌来自下丘脑，而经实践证明，加压素对中枢神经系统造成的伤害极为显著，是引发高血压的重要因素之一。加压素释放的多少很大程度上由下丘脑视上核巨细胞神经元钠通道的变化来决定。在加压素抗利尿和升压作用影响下，交感神经的兴奋性也会增高，并且会伴随高血压疾病发生与发展的始终。因此说机体的血压水平会受到中枢神经系统变化的直接影响。另外还需要知道，神经元钠通道还会给视觉和嗅觉带来一定的影响，不同的亚型产生不同的调节作用，以感官方式影响血压的改变，即便是在血压生理性变化中，神经元钠通道同样起着重要的调节血压作用。在非电压门控钠通道当中还包含两种主要的钠通道，分别是上皮钠通道和酸敏感钠通道。前者是调节水盐代谢的重要环节，也是保护肾脏的关键，盐皮质激素和下丘脑神经元的兴奋性都会因为上皮钠通道的变化而发生变化，这也是调节血压的一种。

在高血压的分型中，盐敏感性高血压只是其中的一种，在上皮钠通道与盐皮质激素相互影响的情况下，盐敏感性高血压的发病概率会大幅提升，如果此时对上皮钠通道进行阻断，中枢神经系统受盐的影响也会出现明显变化，变化主要是受盐刺激反应度会越来越弱。此外，上皮钠通道会在运作过程中产生一定的化学信号，其与盐皮质激素受体结合后还会增加神经元的兴奋性，此时不仅会影响到机体的呼吸，还会影响到机体的血压水平。虽然这种情况下产生的影响为间接影响，可是同样不利于机体血压水平的控制。

（2）钾通道：除了钠通道外，钾通道也是影响血压的一个重要的通道，钾通道可按照钙激活型、内激活型、双孔/串联型、电压门控型进行分类。无论是在神经元兴奋性调节当中，还是在释放神经递质的过程中，钾通道都有不可替代的重要作用。一般情况下，会依据功能和结构对钾通道进行类型划分。钙激活型的钾通道按照药理学又可分为3种，分别是小电导、中电导和大电导，相对于小电导和中电导钙激活钾通道而言，大电导钙激活型钾通道对于血压的干预调节作用更为明显。大电导钙激活型钾通道广泛分布在机体血管平滑肌、骨骼肌和神经元上，在维持和调节平滑肌张力和神经元的兴奋性上作用明显。同时多方研究表明，大电导钙离子激活钾通道在原发性高血压患者动脉血管平滑肌细胞上的表达会增高，但是功能却减弱，考虑这一现象可能是一种应激性调节，其在限制血管收缩幅度中起着负反馈调节作用。总体来说，钙离子激活钾通道在高血压的发生发展中都扮演着重要的角色。其余三种钾通道的作用简单描述如下：内向整流型钾通道会直接影响整个神经元细胞，通常以兴奋性的形式表达出来，双孔/串联型钾通道的作用十分强大，不仅可以用于维护膜静息电位的稳定性，还可控制膜去极化的问题；双孔/串联型钾通道包含6个亚家族，至少有16个通道，其中作为主要通道的酸敏感钾通道能对肾上腺球状带细胞膜电位产生调节，减少或抑制醛固酮合成。电压门控型的钾通道具备敏感性较高的特征，如果有膜去极化问题的发生，会在第一时间开放钾通道，直至超级化后才会再次关闭，在此期间，细胞的膜电位也会有所改变，突出表现为始终处于静息状态之下。另外，有研究发现中枢神经元具备激活天冬氨酸受体的作用，此时所产生的A型钾通道电流会加快加压素的分泌速度，致使机体血压水平有所提升。

上述理论研究都表明高血压的发生与发展是受到神经元调节的，而离子通道的研究使得高血压的发病机制更加具体化，并且目前想要有效干预高血压从离子通道着手更容易些，相信将来会有更深入的高血压离子通道机制被发现，随之出现更多的药物来干预高血压。

四、诊断

高血压诊断主要根据诊室测量的血压值，采用经核准的汞柱式或电子血压计，测量安静休息坐位时上臂肱动脉部位血压，一般非同日测量3次血压值的收缩压均≥140 mmHg和（或）舒张压均≥90 mmHg可诊断为高血压。患者既往有高血压病史，正在使用降压药物，血压虽然正常，但也诊断为高血压。也可参考家庭自测血压收缩压≥135 mmHg和（或）舒张压≥85 mmHg和24小时动态血压收缩压平均值≥130 mmHg和（或）舒张压≥80 mmHg，白天收缩压平均值≥135 mmHg 和（或）舒张压平均值≥85 mmHg，夜间收缩压平均值≥120 mmHg 和（或）舒张压平均值≥70 mmHg 进一步评估血压。一般来说，左右上臂的血压相差＜2.66 kPa（20 mmHg）。如果左右上臂血压相差较大，要考虑一侧锁骨下动脉及远端有阻塞性病变。如疑似直立性低血压的患者还应测量平卧位血压和站立位血压。是否血压升高，不能仅凭 1 次或 2 次诊室血压测量值，需要经过一段时间的随访，进一步观察血压变化和总体水平。对于高血压患者准确诊断和长期管理，除诊室血压外，更要充分利用家庭自测血压和动态血压的方法，全面评估血压状态，从而能更有效地控制高血压。

根据 WHO 减少汞污染的倡议，于 2020 年全面废除汞柱式血压计的使用，电子血压计将是未来主要的血压测量工具。随着科学技术的发展，血压测量的准确性和便捷性将进一步提高，现在血压的远程监测和无创动脉血压的测量已初步应用于临床。

五、治疗

1. 生活方式的干预

在不同的高血压防治指南中，均把生活方式的干预放在重要位置。生活方式的干预应贯穿高血压患者的治疗始终。同时在多项研究中，均提出了生活方式的改善，包括低盐饮食、戒烟酒、控制体重、增强运动等，尤其是对于轻型高血压患者。除此之外，《2020 国际高血压实践指南》将“减轻压力并引入正念”作为更新，同时建议不要暴露在低温和环境污染之下，可以看出新的国际指南在提高精神情志和环境方面的改善作用，对各国高血压指南提出了更多的要求。

2. 临床常用的高血压药物

目前主要的高血压药物包括钙通道阻滞剂（CCB）、血管紧张素转化酶抑制剂（ACEI）、血管紧张素Ⅱ受体拮抗剂（ARB）、血管紧张素受体脑啡肽酶抑制剂（ARNI）、噻嗪类利尿剂和 β 受体阻滞剂共 6 类。

钙通道阻滞剂主要包括二氢吡啶类 CCB 和非二氢吡啶类 CCB，通过阻断血管平滑肌细胞上的钙离子通道来扩张血管从而起到降低血压的作用。ACEI 及 ARB 均作用于肾素 - 血管紧张素系统而发挥降压作用。ACEI 通过抑制血管紧张素转换酶，抑制血管紧张素Ⅰ向血管紧张素Ⅱ的转化，另外可抑制激肽酶的降解而起到降低血压的作用。ARB 通过阻断血管紧张素

Ⅱ与其受体的结合发挥降压作用。噻嗪类利尿剂主要包括氢氯噻嗪和吲达帕胺。噻嗪类利尿剂主要通过利尿、排钠、降低容量负荷而发挥降压的作用。β 受体阻滞剂通过抑制交感神经活性、减慢心率、抑制心肌收缩力而发挥降压的作用。

ARNI 早期用于心衰的治疗，除具有 ARB 的作用外，还具有脑啡肽酶抑制剂的作用，可升高利钠肽、缓激肽和其他内源性血管活性肽的水平而发挥降压作用。一项包括 38 例严重高血压（诊室收缩压 180 ~ 220 mmHg，舒张压 110 ~ 120 mmHg）患者的临床研究发现，使用沙库巴曲缬沙坦 200 mg qd，在第 1 周时患者收缩压降低 18. 7 mmHg，舒张压降低 10. 3 mmHg，随访至 4 周，在未联合其他药物的情况下，收缩压和舒张压分别下降 23. 1 mmHg、14. 0 mmHg。一项多中心双盲随机对照研究将沙库巴曲缬沙坦 200 mg、每日 1 次与奥美沙坦 20 mg、每日 1 次比较，在随访到 12 周时，沙库巴曲缬沙坦比奥美沙坦降低收缩压幅度多 3. 7 mmHg。在亚洲人群研究中，沙库巴曲缬沙坦 200 mg，每日 1 次降压的效果要强于奥美沙坦 20 mg，每日 1 次。另一项研究中，与奥美沙坦比较，第 12 周时沙库巴曲缬沙坦更显著地降低左室质量指数，随访到 52 周，左室质量指数进一步下降。在盐敏感性高血压患者中，沙库巴曲缬沙坦 400 mg，每日 1 次与缬沙坦 320 mg，每日 1 次比较，沙库巴曲缬沙坦在诊室血压及动态血压控制方面更有优势，而且可以显著降低 NT-proBNP 水平。在降低舒张压方面，沙库巴曲缬沙坦与缬沙坦比较（200 mg *vs.* 160 mg，400 mg *vs.* 320 mg），沙库巴曲缬沙坦降低舒张压更明显。

3. 开始药物治疗的时机

WHO 发布的《成人高血压药物治疗指南》建议对于收缩压≥140 mmHg 或舒张压≥90 mmHg 者即建议启动药物治疗（强烈推荐，中 - 高质量证据级别）；对于收缩压在 130 ~ 139 mmHg，同时存在心血管疾病者，建议启动药物治疗（强烈推荐，中至高质量证据级别）；对于收缩压在 130 ~ 139 mmHg，无心血管疾病，但心血管疾病风险高，伴有糖尿病或慢性肾脏病的患者建议启动药物治疗（有条件推荐，中 - 高质量证据）。

我国 2018 年高血压防治指南中提出在改善生活方式的基础上，如果血压仍超过 140/90 mmHg 或目标血压，建议给予药物治疗。根据危险分层，高危和很高危患者，建议及时启动药物治疗，而中危患者观察数周，改善生活方式后仍不达标，建议开始药物治疗。对于低危患者可行 1 ~ 3 个月的随访，改善生活方式，如血压仍不达标，可开始药物治疗。

2020年国际高血压学会发布的全球高血压实践指南建议对2级及2级以上高血压患者（血压≥160/100 mmHg）立即开始降压药物治疗。对于1级高血压患者，如果心血管疾病风险高，或已有心血管疾病、糖尿病、慢性肾脏病或靶器官损伤，建议立即开始降压药物治疗；而对于低中危1级高血压患者，如果没有上述合并症，可以待3～6个月的生活方式改善后，根据血压是否达标决定是否启动降压药物治疗。

4. 一线药物选择

我国2018年高血压防治指南推荐的5类药物均可作为起始及维持药物。WHO发布的《成人高血压药物治疗指南》中推荐噻嗪类利尿药、ACEI、ARB、长效二氢吡啶类钙通道阻滞剂中任意1种均可作为一线药物，而没有推荐β受体阻滞剂作为一线用药。对于β受体阻滞剂是否可以作为一线药物，各个指南不尽相同。美国指南提出在不合并心衰、冠心病的情况下，不推荐β受体阻滞剂作为一线药物。欧洲指南与我国指南均指出β受体阻滞剂可作为一线用药，主要依据是总体上5类药物作为起始治疗方案，主要的心血管事件发生率和死亡率相似。2020年国际高血压学会发布的高血压指南指出有使用β受体阻滞剂的适应证，如心力衰竭、心绞痛、心肌梗死、房颤、妊娠期或备孕的女性，在高血压治疗的任何阶段均可以考虑加用β受体阻滞剂。

5. 联合治疗方面

2018年中国高血压防治指南推荐对于血压≥160/100 mmHg或高于目标血压20/10 mmHg或高危及极高危的患者起始联合用药治疗。而对于血压<160/100 mmHg，或高于目标血压<20/10 mmHg或低中危患者推荐单药起始治疗。两种降压药物联合使用时，降压作用机制应该互补，同时可互相抵消或减轻不良反应。常见的联合用药方案ACEI/ARB＋噻嗪类利尿剂，ACEI/ARB可以减轻噻嗪类药物引起的低钾血症。二氢吡啶类CCB＋ACEI/ARB，两者降压具有协同作用，同时ACEI/ARB可减少CCB引起的踝部水肿。二氢吡啶类CCB＋噻嗪类利尿剂可降低高血压患者脑卒中发生风险。二氢吡啶类CCB＋β受体阻滞剂，CCB具有扩张血管和轻度增加心率的作用，恰好抵消β受体阻滞剂的缩血管及减慢心率的作用。两药联合可使不良反应减轻。WHO发布的《成人高血压药物治疗指南》建议，为了增加患者依从性，对于需要联合用药的患者，推荐单药复方制剂（有条件推荐，中等质

量证据）。

6. 血压控制目标

WHO 发布的成人高血压药物治疗指南提出降压目标 < 140/90 mmHg（强烈推荐，中等质量级别），对于高血压伴有心血管疾病的患者，推荐收缩压 < 130 mmHg（强烈推荐，中等质量证据）。对于心血管疾病风险高，伴有糖尿病或慢性肾脏病的患者建议收缩压 < 130 mmHg（有条件推荐，中等质量证据）。

第五章　高脂血症

第一节　中医对高脂血症的认识

一、高脂血症的中医病名

高脂血症在中医古籍中无正式命名，关于它的描述多归于“痰饮”“肥胖”“血瘀”“眩晕”等病证，对高脂血症的病理状态多以“膏”“脂”“浊”等概括。《灵枢·五癃津液别第三十六》曰：“五谷之津液，和合而为膏者，内渗入于骨空，补益脑髓，而下流于阴股。”《素问·通评虚实论》曰：“肥贵人，则膏粱之疾也。隔塞闭绝，上下不通，则暴忧之病也。”《素问·至真要大论》曰：“诸湿肿满，皆属于脾。”《医学心悟》：“凡人嗜食肥甘，或醇酒、奶酪，则湿从内受……湿生痰，痰生热，热生风，故卒然昏倒无知也。”从我国古籍记载可以看到膏脂是人体津液运化的重要物质成分，对脏腑机体有重要的濡润、滋养等生理功能，是人体精微不可缺少的组成部分。当膏脂异常，则气血津液运化失常，阴阳失调，脉道壅塞，疾病丛生。中医认为脉为奇恒之腑，湿、痰、瘀、脂浊等邪存于脉中，日久蓄积，蕴结成毒，伤及脏腑。这与现代高脂血症及动脉粥样硬化的研究结论极其吻合。

二、高脂血症的中医病因病机

（一）病因

1. 先天不足

先天肾气虚弱，不能温煦后天之脾，导致脾脏更虚，酿湿生痰；痰浊阻滞脉道，气血运行失常，脏腑功能失调，痰、湿、瘀、浊等邪阻塞脉道而发为此病。

2. 后天失养

(1) 饮食不节:《素问・痹论》说“饮食自倍，脾胃乃伤”，平素喜食肥甘厚腻，或暴饮暴食，饮食无度，肥甘伤脾，饱食伤胃，脾胃受损，导致运化失调，水液代谢的功能失常，久则生湿生浊。湿浊实邪阻滞脉道而发病。

(2) 七情所伤:《儒门事亲》说“夫愤郁而不得伸，则肝气乘脾，脾气不化，故为留饮”。五志过极，郁怒伤肝、思虑伤脾，肝主疏泄，为全身气机的枢纽，肝失疏泄，则全身气机运行不畅。“气为血之帅”，气滞则血瘀，若气机运行不畅，气血津液在人体内运行的功能失常，则湿邪阻滞，凝集为痰，胶结于血脉形成痰浊、瘀血等浊邪，从而产生高脂血症。

(3) 劳逸失常：久坐久卧，一身之气机停滞，脏腑代谢运化减慢，更易致肥油膏脂堆积，且《黄帝内经》曰：“久视伤血、久卧伤气、久坐伤肉”。中医认为“动则不衰”。好逸恶劳则使得气血运行不畅，脏腑功能失调，痰浊、瘀血等浊邪形成而发病。

(4) 年老体衰：年老脏腑功能减退，肾气衰减，肾阴阳不足，虚火内生，灼津成痰；肾阳虚衰，命门火衰，脾阳不温，内生痰饮，痰浊内阻，脉道不畅，血脂异常。

(二) 病机

1. 从本虚标实探讨

2017 年发布的《血脂异常中西医结合诊疗专家共识》指出高脂血症的病理基础总属本虚标实。本虚与肝、脾、肾三脏俱虚相关，标实主要是指痰、湿、浊、瘀。脾失健运，分清泌浊不及，不能化生水谷精微，反化为浊，而湿则为重浊有质之邪；湿邪阻滞，则气机逆乱升降失调，水精不能四布，浊阴弥漫，内生痰浊；痰浊阻滞脉道，气机不畅，形成气滞血瘀，湿、浊、痰、瘀相互搏结，滞留血脉，导致脉络壅塞不畅。肝藏血，主疏泄，调畅气机，调节情志，促进消化，通调水道，肝的疏泄功能正常，才能使气机调畅，协助脾胃气机升降，促进消化吸收，协助人体血液运行，通利三焦，通调水道，使之条畅而不致瘀滞。若肝失疏泄则气机不畅，气血失和，因病而郁，气机郁滞，影响脾胃气机的升降出入和胆汁的分泌与排泄，气血不畅，痰湿瘀滞内生，从而血脂异常，而痰湿瘀浊作为新的病理产物又加重气血不畅，脉络不通。肾为先天之本，元气之根，肾之阴阳为一身阴阳之根本。肾主气化，推动和调控着人体内的一切新陈代谢活动。肾气失常，则肺失宣降，脾失健运，肝失疏泄，心肾上下水火不济，从而影响水谷、津液的运化及血液的运行，产生痰湿瘀浊而发病。由于各种因素导致机体肝、脾、肾三脏亏虚，影响气血津液代谢失常，则生膏浊、痰湿、血瘀等“浊邪”，其浸淫脉络，随血循行内外上下，可滞留于心脉、脑脉、肝脉等全身各处，日久耗伤正气，败坏脏腑。

2. 从浊邪探讨

《灵枢·卫气失常》云：“人有脂、有膏、有肉。”《灵枢·五癃津液别》云：“五谷之津液，和合而为膏者，内渗入于骨空，补益脑髓，而下流于阴股。”张景岳评曰：“膏，脂膏也。”再有《素问·通评虚实论》曰：“肥贵人，则膏粱之疾也。”可知膏脂主要来源于人体所摄入的水谷精微，并与血液共同循行于体内，本应是为人体提供能量的物质，但因其化生为能量的过程异常，导致储存过剩，聚而化浊。《内经》中关于“膏脂”的论述可作为血脂升高的中医病理基础。明代医家孙一奎在《赤水玄珠》中写道：“若血浊气滞，则凝聚而为痰。”他认为痰的生成应当责之于“血浊”的产生，痰、浊往往相互兼夹为病。许多现代研究也证实了高脂血症与浊邪的相关性，如张大明总结不同医家对高脂血症的论述，将其称为“脂浊”，并认为过多的脂质来源于食物中过剩的厚浊部分，过多则难以被机体利用，积而化浊。这与现代医学所谓“血脂”在含义上有极为相似之处。现代临床及实验研究证实：脂蛋白和脂质异常升高与“痰浊”有密切联系。孙建芝等发现 TC、TG、LDL-C 在痰浊型患者体内的含量明显高于常人与其他证型的患者，可认为过高的血脂与痰浊存在某种密切的联系。

《血证论》云：“须知痰水之壅，由瘀血使然。”《格致余论·涩脉论》云：“老痰宿饮，胶固杂糅，脉道阻塞，不能自行。”痰浊内壅可直接造成血行失畅，瘀血是痰浊逐渐发展的必然产物。随着病情进展，气血受阻，血滞成瘀，日久痰、浊、瘀交结，形成瘀浊，这与“血脂升高－黏度升高－脂质、血栓黏附血管壁”的过程十分相似，因此可认为血脂升高而致使血液黏度增加且呈现高凝的血瘀状态是过高的血脂发展产生“瘀浊”的重要生化基础。俞亚琴等根据观察高脂血症患者血液流变学的变化情况来探析痰与瘀的相关性，结果显示痰湿证患者产生瘀血的概率明显较其他患者高，其血黏度和血凝度也明显较高。宋剑南等通过实验证明“痰”与“瘀”二者可以相互影响，代表痰浊的脂质与血浆血栓素 B2（thromboxane，TXB2）、血液黏度呈正相关。由此，可认为血脂异常升高先由膏脂堆积生痰化浊，进而血滞成瘀，痰浊、瘀血互结而发展为瘀浊。

痰、瘀、浊内蕴，可酿生浊毒。高脂血症浊毒阶段的病变主要表现为对脏腑脉络的损伤，这一病理变化类似于现代医学中的人体细胞、组织和器官形态结构的损伤改变，包括肥大、增生、萎缩、化生，以及炎症、变性、凋亡和坏死等改变，导致代谢失常、功能减退乃至衰竭。如痰浊影响肝之藏血、主疏泄的功能，亦可淤积于肝脏，最终蕴久成毒损伤肝脏，可呈现胁痛、积聚等病证。现代医学研究表明，脂肪肝的发生首先由脂质的沉积使肝细胞发生脂肪变性，然后由于脂质过氧化并伴随线粒体解偶联蛋白 -2 和 Fas 配体被诱导活化，最后导致脂肪变性的肝细胞发生炎症、坏死、纤维化。再如现代研究表明，血液中的脂质可通过通透性增加的血管壁，进入血管内膜下并发生氧化修饰，激活机体免疫反应，大量炎性细胞及因子分泌，内皮细胞凋亡，脂质沉积，血小板黏附、聚集，脉管壁增厚，弹性减弱，动脉硬化，最终可导致多脏器的循环障碍。上述过程与“痰浊内生—痰瘀互结—积于脉道、脏腑—生毒损伤脉络、脏腑”的过程极为相似。

高脂血症对人体的影响可遍及全身，常影响系统、器官的循环功能，其疾病本身及并发症往往病程长，缠绵难愈，这些病证特点均与“浊”邪的发展特性十分相仿。

3. 从玄府理论探讨

高脂血症为慢性发病，其病因多从饮食不节、嗜食肥甘厚味、七情内伤等角度来认识，其发病与肝、脾、肾及玄府开阖失司密切相关。玄府作为渗灌气血、布散津液的超微通道，贵乎开阖有度，而肝脾肾功能失常均会导致玄府开阖失司，气血津液的输布异常，产生“痰”“湿”“瘀”“热”等病理产物。正如《景岳全书·痰饮》曰：“痰涎本皆血气，若化失其正……而血气即成痰涎。”“湿热”“痰湿”“瘀血”等“浊邪”生成并瘀积体内，浸淫脉络，日久可耗伤肝脾肾的正气，进一步导致脏腑功能失衡，造成脂质代谢失调。因此，肝脾肾的功能失调，致玄府开阖失司是高脂血症的基本病机。

（1）肝失疏泄，玄府闭塞，气机失调：气为血之帅，血的正常运行，有赖于气的推动。肝为甲木，喜条达而恶抑郁，肝的疏泄功能在气机调畅过程中起关键作用。若肝失疏泄，肝之玄府闭塞，气的运动不畅受阻，升降出入失去协调平衡，血失于气的推动，血流不畅，瘀血内生，所谓“气结则血凝”，气血郁滞，日久体内滋生脂浊。

（2）脾失健运，玄府闭塞，气液不布：湿邪的生成无外乎内外湿二因。外湿责之于冒雨涉水或久卧湿地，抑或汗出沾衣等外感湿邪，侵袭体表，玄府开阖失司，湿邪趁机而入，导致“湿邪先困脾”；内湿责之于饥饱失常或饮食不节抑或过食生冷、肥甘厚腻之物，脾胃乃伤，而致“脾病必生湿”。同气相求，同声相应，内外湿相互搏结，日久聚湿成痰，痰湿困脾，脾之玄府不通。脾失健运，精微不化，易生痰浊，久则生膏脂。

湿为阴邪，壅遏阳气，阻滞气机。热为阳邪，“热甚则腠理闭密而郁结也”。外湿侵袭或脾病生湿，日久化热或外感湿热之邪，湿邪与热邪相结，如油入面，湿热蕴结，脾受其困，脾之玄府闭塞不通，失于健运，枢机不利，气血津液运行缓慢，浊沉血脉，日久聚为痰浊。

（3）肾失气化，玄府闭塞，气不化津：人年四十，肾气亏虚，肾之玄府失荣，开阖无力，闭塞不通，蒸腾气化功能降低，气不化津，津液不布，则清从浊化，膏脂滞留，引起高脂血症。肾阳为人体阳气根本，脾阳的运化有赖于肾中阳气的温煦和推动。脾中阳气可运化水谷津液，温煦升清。肾阳亏虚则中阳失于温煦，中土失运，即“釜底无火，难于熟物”。脾肾两虚，阳气推动温煦功能减弱，玄府开阖无力，闭塞不通，津液失于布散，生痰成瘀，日久痰瘀互结于脉。

（4）脾气亏虚，气失固摄，玄府过于通利：脾为后天之本，主升清及运化水湿与水谷精微。脾气亏虚，清阳不升，水湿及水谷精微失于运化，气血津液布散无力，聚成脂浊，流注经脉而致血脂升高。脾气亏虚，脾之玄府失荣，失于固摄，过于通利，气津外泄，进一步耗伤脾气。

（5）肝肾阴虚，热迫津液，玄府过于通利：肾为水脏，肝木需肾水滋养，水能涵木，肝阴充足，下藏于肾，肝肾阴液相互滋生。素体阴虚，或久病失调，或年老阴虚，抑或房事不节等均可引起肝肾阴虚，阴不制阳，热盛于内，热迫津液，玄府过于通利，盗汗于外，虚火灼炼津液，日久痰热、瘀浊内生，凝聚为脂。

三、辨证分型

1. 脏腑辨证

脏腑辨证是内科疾病最主要的辨证分型方法，高脂血症辨证中脾、肝、肾是主要的证位元素。

调肝降脂学说提出“社会生活方式变化－机体功能情志变化－肝失疏泄－高脂血症”这样一种发病模式，认为高脂血症发病与中医的肝脏关系最为密切，肝失疏泄为其核心病机。韩丹丹认为肾气虚致气化功能失司，痰浊内生，形成脂膏，主张从肾论治。周佳等认为因脾虚和肝脾失调所产生的痰湿之邪是高脂血症发病的物质基础；从脾论治是治疗高脂血症的基本大法。

高世东认为脾虚失运、肝失疏泄、肾气虚衰是高脂血症的核心病机，提出了益气健脾、温阳健脾、通腑泄浊、运脾化湿、清热利湿、燥湿化痰、祛痰活血、益气活血、疏肝健脾化瘀、滋补肾阴、补益肾阳等诸多治法。

高脂血症从中医脏腑辨证责之于脾失运化、肝失疏泄、肾失气化，而从病理产物而言责之于内湿、痰浊、瘀血。在临床实践中分型辨证较少单纯从脏腑辨证，多种辨证体系的灵活运用是中医治疗高脂血症的分型特点。

2. 气血津液辨证

王绵之先生认为脾虚气弱为病之本，痰瘀气滞为病之标，临床病机要把握虚、痰、瘀、滞 4 个字。痰作为高脂血症患者主要的病理产物，得到极大的重视。雷燕等研究发现痰浊内阻证、脾气虚证、肾阴虚证、血瘀证和痰瘀互阻证是血脂异常常见的中医证候，且不同证候与相应的理化指标具有相关性。

洪军等通过观察新疆高脂血症患者，将其证型分为秽浊痰阻、肝肾阴虚、气滞血瘀、脾胃虚弱 4 种。闻莉等通过对 175 篇文献中 6151 例高脂血症病例的统计分析得出，痰湿阻遏型（包括痰浊中阻型、痰湿内蕴型）有 1300 例（占全部病例的 21. 13%），气血瘀滞型（包括血瘀阻络型、气滞血瘀型）有 1307 例（占全部病例的 21. 25%），其他证型依次为脾肾阳虚型 885 例、痰瘀互结型 601 例、湿热壅滞型 517 例、肝肾阴虚型 489 例、气阴亏虚型 305 例、阴虚阳亢型 227 例、气虚夹瘀型 184 例、脾虚湿盛型 154 例等。如果将痰瘀、痰湿、湿热合并计算，则与中医痰浊相关的病例数占比超过 40%，突出津液不布在高脂血症当中的重要作用。

即便同样是以气血津液论治为主，因各家对兼夹证型认识不同，分型繁简不同。佟丽娟将高脂血症分为肾虚痰阻、痰瘀阻滞、气虚血瘀、阴虚血瘀四型。解琳莉等将原发性高脂血症患者分为脾肾两虚、脾气亏虚、痰湿壅盛、肝火亢盛、气虚血瘀、肝脾两虚六型。

1995 年版、2002 年版《中药新药临床研究指导原则》均将高脂血症分为脾肾阳虚、肝肾阴虚、阴虚阳亢、气滞络瘀、痰浊阻遏五型，不仅用到脏腑辨证、气血津液辨证，还用到阴阳辨证（八纲辨证）。其作为应用较为广泛的标准，被众多高脂血症的科研人员采纳，有一定的指导意义。

3. 按照客观研究指标辨证

高脂血症证型与客观指标的研究，主要集中在证型和血脂水平关系的研究、证型和C反应蛋白及肿瘤坏死因子-α等血液生化指标关系的研究上，还有一些基本生命值（如年龄和体重等）的研究。屠浩明发现高脂血症痰浊阻遏、气滞血瘀两型的甘油三酯水平显著高于其他各组，而脾肾阳虚的高密度脂蛋白胆固醇（high density lipoprotein-cholesterol，HDL-C）水平比其他各组均高。唐荣德等发现高脂血症患者血清中TC和TG均值在实证中属重度升高，在虚实夹杂证中属中度升高，在虚证中属轻度升高。陈江宁等发现高脂血症患者的过氧化脂质由高到低依次为脾肾阳虚、肝肾阴虚、气滞血瘀、阴虚阳亢、痰浊阻遏，超氧化物歧化酶由高到低依次是气滞血瘀、脾肾阳虚、痰浊阻遏、阴虚阳亢、肝肾阴虚。倪永骋等发现高脂血症实证组（痰浊阻遏型和气滞血瘀型）的血超敏C反应蛋白和肿瘤坏死因子-α及白介素-6水平显著高于虚证组（脾肾阳虚型和肝肾阴虚型），或许实证的炎症水平高于虚证。袁肇凯等发现高脂血症痰瘀辨证与HDL-C和LDL-C两项指标密切相关。而血瘀证与血清中TC及每搏射血量、射血分数均高度相关，提示血脂升高是“痰浊内阻”病理的物质基础，而高血脂并见心功能减低是其“由痰致瘀”的病理特征。袁肇凯等还发现高脂血症痰凝证与血糖、胰岛素分泌功能指数分别存在着相关关系，而血瘀证与血胰岛素、胰岛素敏感性指数等指标之间存在着相关关系。

四、治疗

1. 中药单体治疗

中药单体作用明确，易于与现代制药工艺相结合。近年来，人们对于中药单体活性成分的降脂作用研究日益重视。川芎中的β-谷甾醇早在1951年即被证实可降低血清TC。多项研究表明，丹参提取物丹参酮具有抗氧化作用，可抑制LDL-C的氧化从而达到良好的降脂作用。葛根异黄酮是葛根中的主要有效成分，葛根素就是其中一种主要成分，葛根素可增加脂质过氧化物清除能力，二者在心血管方面有积极的药理作用，降脂作用明显。三七总皂苷在高脂模型大鼠和鹌鹑实验中可有效降低血清TG和血清TC。胡凤霞等通过大鼠糖尿病模型实验发现三七多糖可降低大鼠血脂，改善胰岛素抵抗，减轻肝脏脂肪聚集现象。叶立娜发现五味子正丁醇及五味子乙酸乙酯均可以降低中国仓鼠卵细胞胆固醇水平以达到调脂作用，五味子正丁醇作用更明显。

2. 中药复方治疗

临床研究表明，中药治疗高脂血症效果显著。一方面，中药可促进体内多余脂质的代谢和排泄，增强泻下作用，利湿利胆，如山楂、何首乌、决明子、大黄；另一方面，中药作用于心血管系统，可以改善血液循环，有效预防和治疗高脂血症，如丹参、葛根、川芎、红花、荷叶等。史焕周认为脾虚湿盛是造成高脂血症的关键，故用实脾散加减治疗，投以附子、干姜各3 g，苍术、厚朴、木香、草果、大黄、川芎、降香各6 g，茯苓、虎杖、丹参各12 g，山楂15 g，治疗后检测结果显示，TG、TC、HDL-C、LDL-C 等指标均有明显改善，治疗有效率为93.3%，明显优于对照组（普伐他汀钠组，有效率为77.8%）。苗凌娜等认为脾为生痰之源，脾虚痰湿是高脂血症发病的主要原因，在治疗上，自拟降脂方：黄芪、生山楂各30 g，丹参20 g，泽泻、何首乌、薏苡仁各15 g，陈皮、半夏、莱菔子各12 g，大黄9 g，水蛭6 g，三七2 g，方中多味药经现代药理研究证明，具有良好的调节脂质代谢、降低血液黏稠度和降低血脂的作用，治疗效果显著。黄丽娟教授认为高脂血症的病机本为脾虚，标为痰浊、血瘀，主张治疗以健脾利湿化浊，其开发制剂——三黄消脂片，组方有虎杖、蒲黄、姜黄、茯苓、白术、生薏苡仁、石菖蒲、泽泻、萆薢、大黄、马齿苋等药物，临床证明其对治疗高脂血症有很好的疗效，且使用安全。王微教授认为高脂血症的病机乃虚实夹杂，“脾虚”为本，“痰湿内阻”为标，兼有血瘀，其主张运用益气健脾、化痰祛湿之法，常用木香、香附、藿香、茯苓、苍术、炒白术、山楂、黄精、红景天、玉米须、荷叶、白芍、炙甘草、龙胆草、黄连、菊花、丹参、川芎、当归等药物，效果显著。齐盛认为脾不运化，水湿停聚，酿痰凝瘀，积浊成脂，久结不化，结于血脉即成高脂血症，临床治疗采用自拟方运脾降浊汤，组方为山茱萸、党参、土炒白术、茯苓、炒扁豆、陈皮、炒山药各15 g，巴戟天10 g，何首乌、决明子、泽泻各20 g，生山楂、丹参、炒薏苡仁各30 g，砂仁6 g，其治疗有效率为92.5%，明显优于对照组（血脂康胶囊组，有效率74.0%），两组有效率比较，有统计学意义（$P<0.05$）。高建东教授认为脾虚湿盛是诱发高脂血症的主要因素，自拟温胆降脂汤，组方为半

夏、荷叶、绞股蓝、枳实、乌药、地龙、丹参各10 g，茯苓、白术、生山楂各20 g，陈皮15 g，泽泻12 g，用以益气健脾、燥湿化痰、活血化瘀，效果显著。江汉奇等认为脾虚痰瘀型高脂血症在临床上最为常见，自拟丹田参术汤予以治疗，组方为丹参、茯苓、泽泻各15 g，三七粉5 g，党参20 g，白术、酒大黄、山楂、红花、法半夏、陈皮、竹茹各10 g，治疗结果显示，与西药组（阿托伐他汀钙片组）相比，丹田参术汤组在改善脾虚痰瘀型高脂血症方面有更好的效果（$P<0.01$）。隋歌川等总结了国医大师路志正教授治疗高脂血症的临证经验，发现路老治疗高脂血症主张调理脾胃、祛湿化浊，以藿朴夏苓汤为基础方创制了"祛湿化浊运脾通心方"，组方有藿香、厚朴、炒杏仁、枳实、茵陈、郁金、炒白术等，治疗高脂血症疗效甚好。宋春侠等认为纳入有余，不化精微而为痰浊，痰浊为脾土过盛之物，是脾实所致，临床治疗常用繁木泻土汤，药物组成：法半夏、浙贝母、厚朴、苏子、神曲、柴胡、黄芩各10 g，瓜蒌、枳实、麦芽、茵陈各15 g，竹茹12 g。

3. 针刺

针刺可以调节脏腑经络气血运行，扶正祛邪，抑制机体炎症反应，改善内皮功能及氧化应激，具有安全、无不良反应、疗效显著且持久等特点。

张慧珍等采用针刺五脏背俞穴为主治疗高脂血症，以健脾通腑、化痰降浊，治疗上依兼夹证补虚行瘀祛痰，取得较好疗效。金恒等认为积极治疗高脂血症符合中医学"治未病"理念，通过观察针刺对血脂的影响及其治疗效果，发现相对单纯阿托伐他汀钙片内服，加用从脾论治的针灸取穴可减轻不适症状和体征，改善血脂指标，缓解血液高凝状态，但体质量未受到显著影响。黄迪迪等通过研究针灸治疗重度肥胖并发高脂血症患者的性别差异性疗效，发现针灸疗法能改善各型肥胖并发高脂血症患者的血脂，降低体重，且男性在降脂减重上优于女性，为临床施治策略的选择提供依据。陈霞等认为针刺减肥降脂，以辨证施治、依证依型配穴施针为关键，治疗主要联合电针疗法，相较于单独饮食运动疗法对单纯性肥胖并发高脂血症减肥降脂有更好的疗效，调节机体功能，促进阴阳平衡。张晖研究表明，针刺治疗肥胖合并高脂血症的改善效果随肥胖程度的增加而降低，值得进一步研究。

4. 灸法

灸法是指将施灸材料点燃，将药力与热力联合作用刺激人体经穴，达到温阳通络、补虚强身的作用，其中艾灸是临床及日常生活中最常见的灸疗方法。《灵枢·官能》云"针所不为，灸之所宜"，可见艾灸地位的重要性。

现代研究发现艾灸具有良好的降脂作用，且其疗效受灸法的种类（如直接灸、间接灸、热敏灸等）及艾灸作用的时间和温度等因素影响。

陈仲杰等发现相对于口服药物，辨证施用温和灸可降低谷丙转氨酶（ALT），使谷草转氨酶（AST）/ALT 更接近正常比例，肝功能趋于最优状态，预防其他疾病的发生。陈静采用隔药灸治疗高脂血症，结果显示肝肾功能无明显改变。丁丽应用降脂药饼（生黄芪、生山楂、丹参、槐花研末醋调制饼）灸天枢、丰隆、肝俞、脾俞治疗脾虚血瘀型高脂血症，通过艾灸的温通透达作用促药力入体，通行经络，调节机体，达到降脂的目的，同时指出适宜的灸温刺激是艾灸“调脂通脉”的关键因素。邵清华等将高脂血症患者双侧丰隆穴实施麦粒灸干预发现，治疗效果明确，并认为麦粒灸治疗高脂血症的起效关键是烧灼的疼痛感。李欢等在运动饮食及口服药物的基础上，加用以“阴阳互引”为原则，以“俞募配穴”为手段的隔姜灸进行治疗，可有效改善脾虚湿阻型肥胖并发高脂血症患者的肥胖程度和血脂异常，调节免疫微环境及糖脂代谢紊乱。黄志燕等治疗脾虚痰滞型高脂血症，应用子午流注按时循经取穴于辰时灸治足三里、丰隆，巳时灸治三阴交，结果表明，与除辰、巳时以外时间的相同穴位温和灸相比，临床疗效、LDL-C 指标差异不明显，其余血脂相关指标差异显著。夏春丽等在饮食控制基础上应用热敏灸治疗高脂血症，治疗 8 周后发现与口服药物相比 LDL-C 水平显著下降。

5. 耳穴疗法

耳穴疗法，指运用王不留行、磁珠磁疗、毫针、放血、埋针、脉冲等刺激方法对耳部的穴位进行相应的按摩、磁场作用、针刺、电流等治疗，以调节脏腑阴阳、防治身心疾病的治疗方法，目前临床多用耳穴压豆按摩。《丹溪心法》云：“盖十二经络，上络于耳。”耳部乃十二经脉汇集之地，通过对特定耳穴的刺激，可促进气血运行，疏通人体经脉，达到促进疾病康复的目的。

卜林凌等临床研究在自拟汤药的基础上加用耳穴治疗中老年腹型肥胖合并高脂血症，可减小腰围、降低血脂，疗效确切，宜于推广。朱斯洪运用耳穴贴压治疗 40 例高脂血症老年患者，结果提示耳穴按压能助推气血，化痰行瘀，加快降脂，减缓其他相关疾病的发生。庞婷婷等将 108 例肥胖并发高脂血症脾肾阳虚型患者随机分组，发现耳针埋压联合温针灸疗效较单纯温针灸更佳，然而加用耳针埋压，并未明显改善肥胖指标、脂质水平、脂肪－胰岛轴水平及自主神经功能。

6. 穴位贴敷

贴敷指将特定的中药或中药处方粉末调成糊状，贴于特殊穴位的皮肤进行一定时间的治疗，临床应用较普遍。

石秋霞等研究表明，醋调吴茱萸贴敷双侧涌泉穴可引火下行、调和阴阳、改善血脂水平，但对 LDL-C 水平无显著影响。吴玉泉等治疗老年糖尿病高脂血症患者，结果表明穴位贴敷可达到调脂药的相同疗效，同时避免药物的不良反应，但 LDL-C、载脂蛋白 A 指标变化不明显。林红霞等认为于天枢穴行纳米穴位敷贴并压、揉该穴，可疏调肠腑、行气通滞，联合耳穴贴压则可以化痰行瘀，从而加快血脂指标趋于正常。

7. 穴位埋线

穴位埋线是指利用特殊的针具，将外科手术所用的羊肠线置于皮下脂肪组织中，在其逐渐吸收的过程中持续对穴位产生刺激的疗法。一般埋线一次的治疗效果能持续 1 ~2 周，且操作过程时间短可减少针刺带给患者的皮肤疼痛刺激及心理刺激，提高患者的依从性。

张萍等采用穴位埋线治疗 39 例高脂血症合并肝功能异常的患者，结果发现与内服血脂康胶囊相比较，穴位埋线能有效减轻体重、降低血脂，改善肝功能，减少不良反应的发生。杨才德研究发现，以脾胃的俞募合穴配伍埋线治疗高脂血症，起到和脾胃、畅气机、治表里、调虚实的作用。钟振美等通过 35 例痰湿内阻型高脂血症的临床干预发现，在常规体针治疗的基础上加用基于三焦气化理论的穴位埋线，可有效改善患者血脂水平，降低并发症发生率，提高生活质量。李知行等在健康宣教的基础上采用靳三针中的“肥三针”“脂三针”以健脾化湿治疗 30 例痰浊阻遏型高脂血症患者，结果发现穴位埋线在调节糖脂代谢，减轻胰岛素抵抗方面效果更显著，同时指出发挥疗效的前提是建立在宣教基础上的良好依从性。陈宜恬等基于“脏腑别通”理论，运用穴位埋线治疗 35 例肥胖型高脂血症患者，与相同取穴的针刺相比，穴位埋线减脂减重疗效平稳，且复发率低。周薇等治疗胃肠腑热型单纯性肥胖并发高脂血症时发现，取穴相同的情况下，穴位埋线与电针相比减肥降脂临床疗效相当，但治疗耗时更少。

8. 按摩

按摩疗法是运用指、掌、腕、肘、肩的相互协调配合对人体体表特定部位进行点、按、揉、捏、推、拍、摩等手法，以调和气血、通贯上下，达到理疗目的的方法。《医宗金鉴》云："按摩法，按者，谓以手往下抑之也。摩者，谓徐徐揉摩之也……按其经络，以通郁闭之气；摩其壅聚，以散瘀结之肿，其患可愈。"

赵伟等认为"三一二经络锻炼法"，即按摩合谷、内关、足三里，联合腹式呼吸及两腿下蹲运动，对高脂血症有干预作用，收集 80 例原发性高血压患者及其中 30 名合并高脂血症患者，进行该法锻炼，结果表明其对高血压和高脂血症同时具有治疗作用，而且简单易学，经济实用，适合在全国范围内推广。刘婷等观察中医经络操在慢性心力衰竭合并高脂血症患者中的应用研究，具体为逆时针、顺时针按压百会、内关、风池，再按压耳背降压沟、耳尖、耳轮结节、三角窝等，治疗持续 3 个月，得出结论，中医经络操能改善患者的临床症状、血脂代谢及其生活和运动能力。翁燕榕选取老年痰浊瘀阻型高脂血症患者 90 例，进行改良式腹部按摩联合大黄敷脐（取穴天枢、中脘、大横、下腹部）、单纯腹部按摩（取穴天枢、中脘、大横、脾俞、胃俞、大肠俞、肝俞、肾俞）和单纯大黄敷脐（大黄与冰片 1∶1）治疗，疗程 8 周，说明改良式腹部按摩联合大黄敷脐疗法操作方法简单易行，患者依从性好，可作为老年人高脂血症的日常护理，起到辅助治疗的作用。

第二节　现代医学对高脂血症的认识

一、定义与分类

（一）定义

现代医学将高脂血症命名为血脂异常。血脂异常指血浆中脂质的量和质异常，通常指血浆中胆固醇和（或）甘油三酯升高，也包括高密度脂蛋白胆固醇降低。由于脂质不溶或微溶于水，在血浆中与蛋白质结合以脂蛋白的形式存在，因此，血脂异常实际上表现为脂蛋白异常血症。

（二）分类

1. 表型分类

目前仍沿用 1970 年 WHO 的分类法。根据各种脂蛋白升高的程度将脂蛋白异常血症分为 5 型（Ⅰ～Ⅴ），其中第Ⅱ型又分为 2 个亚型，共 6 型。

其中Ⅱa、Ⅱb和Ⅴ型较常见。分类不涉及病因，称为表型分类。

临床上可简单将血脂异常分为高胆固醇血症、高甘油三酯血症、混合型高脂血症和低高密度脂蛋白血症。

2. 基于是否继发于全身系统性疾病分类

基于是否继发于全身系统性疾病可将高脂血症分为原发性和继发性两大类。继发性血脂异常可由全身系统性疾病引起，也可由于应用某些药物引起。原发性血脂异常占血脂异常的绝大多数，因遗传基因缺陷，或与环境因素相互作用引起。原发性和继发性血脂异常可同时存在。

3. 基因分类

相当一部分血脂异常患者存在一个或多个遗传基因缺陷，由基因缺陷导致的血脂异常有明显的遗传倾向，多具有家族聚集性，称为家族性脂蛋白异常血症，如家族性混合型高脂血症、家族性高甘油三酯血症、家族性高胆固醇血症等。原因不明的称为散发性或多基因性脂蛋白异常血症。

二、流行病学

2019 年欧洲心脏病学会及欧洲动脉粥样硬化学会在血脂异常治疗指南中描述到血脂异常带来了巨大的医疗及财政压力，使心血管疾病的发生率和死亡率较前明显提高，对此需要加强风险因素管理措施。美国儿科学会和美国心脏协会经过研究发现儿童和青少年的血脂异常的发病率逐年增加，呈现明显的年轻化趋势，从而导致患动脉粥样硬化的风险在逐步上升；追究其血脂异常原因多为继发性原因，如肥胖、1 型糖尿病等。21 世纪的美国，大约 3100 万美国成年人的总胆固醇水平超过 6. 24 mmol/L，与那些血脂达标的成年人相比，他们的动脉粥样硬化性心血管疾病风险大约是达标者的 2 倍。我国的一项横断面研究也显示，血脂异常的患病率为 35. 8%；血脂异常者中有 14. 7% 的人了解自己的病情，极少数人血脂异常得到控制，合并高血压和糖尿病的控制率仅为 40. 0% 和 6. 6%。相关流行病学数据显示，近年来我国患高脂血症的总人数明显增加，但血脂异常却未被足够重视。还有研究表明，我国在未来十年仅根据人口增长变化，每年的心血管疾病事件将增加 2 倍。如果将血压和胆固醇的预测趋势等因素考虑在内，预计每年的心血管疾病事件将再增加 23%。这些估计意味着到 2030 年，心血管疾病事件每年增加约 2130 万起，最终与心血管疾病有关的死亡人数增加约 770 万，形势非常严峻。

众所周知，导致动脉粥样硬化发生的主要原因是动脉壁内 LDL-C 和含胆固醇的载脂蛋白的“留滞”。当动脉粥样硬化形成达到了一个临界点，在该临界点处可能会导致斑块破裂，并形成覆盖血栓，严重阻碍血流动力学稳定，从而导致不稳定型心绞痛、心肌梗死或死亡事件的发生。大量研究显示 LDL-C 水平越高，未来发生心血管事件的风险就越高。血脂异常的主要危险因素包括吸烟、肥胖、年龄（男性 >45 岁，女性 >55 岁）等，体现了生活方式干预的重要性。不难发现，心脏病、高血压、糖尿病与血脂异常往往在患病人群中同时存在，形成一种共病模式。众多研究调查显示，尽管目前血脂异常的危害巨大，患病人数众多，但不论是广大民众还是医疗工作者对血脂异常还未足够重视，各大临床指南也未被有效而广泛地推广应用。提高人群对血脂异常的认知是一项长期而艰巨的任务。

三、病因与发病机制

（一）病因

血脂异常病因分为先天性和获得性两大类，相应的血脂异常分别称为原发性血脂异常和继发性血脂异常。

1. 遗传因素

遗传因素指基因异常导致体内血脂代谢异常。单基因异常导致的原发性血脂异常罕见。家族性高胆固醇血症、家族性高乳糜微粒血症等分别是由低密度脂蛋白受体和脂蛋白酯酶基因遗传导致的原发性血脂异常。

2. 疾病与其他因素

一些疾病或服用某些药物也会导致血脂异常。

（1）不科学的饮食：大量进食精制的碳水化合物、高脂肪饮食、酗酒等，厌食和非常低的脂肪饮食也可以导致高胆固醇血症和高甘油三酯血症。

（2）药物：利尿剂、糖皮质激素、蛋白酶抑制剂、维 A 酸、西罗莫司、雷洛昔芬、他莫昔芬、环孢素、阻断剂等的使用。

（3）疾病：胆道梗阻、慢性肾衰竭、甲状腺功能减退、肾病综合征、肥胖、控制欠佳的糖尿病等。

（4）其他：妊娠等。

（二）发病机制

1. 基因多态性

近年来，通过研究疾病与遗传因素单核苷酸多态性之间的联系，发现血脂异常不仅受环境因素影响，而且是多因素疾病，与易感基因的单核苷酸多态性密切相关。基因多态性对于血脂水平有重要影响，主要体现在血清 TC、TG、LDL-C 水平的升高和 HDL-C 水平的降低。

2. 肠道菌群

肠道菌群是肠道微生物，其在人类营养代谢、生长发育、免疫力和疾病发生中起着非常重要的作用。研究人员发现，高脂饮食喂养可以使大鼠的体重显著增加，同时血浆 TC 和 LDL-C 水平也显著增加，并且发生了肠道菌群失调。李超等认为高脂饮食或血脂异常会导致肠道菌群失衡，进而加剧脂质代谢紊乱，形成恶性循环。

3. 内质网应激

内质网应激是因某种因素刺激引起的内质网内稳态失衡所导致未折叠蛋白、错误折叠蛋白堆积的一种亚细胞器的病理状态，其可以保护细胞，但持续的反应也可以引起细胞凋亡。李承勇等在对 42 只雄性大鼠进行高脂喂养 10 周后发现，其血清中的 TC 和 TG 水平显著增加，并且睾丸内凋亡的生殖细胞增加。因此，高脂血症在引起睾丸内质网应激反应的同时，还会导致生殖细胞凋亡。

4. 氧化应激

氧化应激是指机体在代谢过程中产生过多的自由基，导致细胞内外氧化还原平衡失调的状态。过多的血脂会导致自由基的产生，使自由基清除平衡被破坏，自由基清除能力降低，脂质过氧化产物和自由基的增加反过来又可以促进血脂增加。

5. 炎症因子

研究发现血脂异常的形成和发展可引起炎症反应并增强各种炎症因子的活性，炎症因子不仅可以直接反映血管炎症的状况，还可以促进动脉粥样硬化的发展。目前报道的与血脂异常发生和发展有关的炎性因子包括 TNF-α、超敏 C 反应蛋白、IL-6、IL-10 及单核细胞趋化蛋白。

四、诊断

（一）诊断

详细询问病史，包括个人饮食和生活习惯、有无引起继发性血脂异常的相关疾病、引起血脂异常的药物应用史及家族史。体格检查须全面、系统，并注意有无黄色瘤、角膜环和脂血症眼底改变等。血脂检查的重点对象包括：①已有冠心病、脑血管病或周围动脉粥样硬化病者；②有高血压、糖尿病、肥胖、过量饮酒及吸烟者；③有冠心病或动脉粥样硬化家族史者，尤其是直系亲属中有早发冠心病或其他动脉粥样硬化证据者；④有皮肤黄色瘤者；⑤有家族性高脂血症者。从预防的角度出发，建议20岁以上的成年人至少每5年测定一次血脂，40岁以上男性和绝经期后女性每年进行血脂检查；对于缺血性心血管疾病及其高危人群，则应每3～6个月测量1次。首次发现血脂异常时应在2～4周复查，若仍属异常，则可确立诊断。

（二）诊断标准

根据《中国成人血脂异常防治指南（2016年修订版）》诊断标准，在正常饮食及未服用影响血脂水平药物的情况下，需要满足血清TC、TG、LDL-C、非HDL-C异常情况中的1条或1条以上。①血脂边缘升高：TC为5.2～6.2 mmol/L，TG为1.7～2.3 mmol/L，LDL-C为3.4～4.1 mmol/L，非HDL-C为4.1～4.9 mmol/L；②高脂血症：TC≥6.2 mmol/L，TG≥2.3 mmol/L，LDL-C≥4.1 mmol/L，非HDL-C≥4.9 mmol/L。

（三）分类诊断

根据前述进行表型分类，并鉴别原发性血脂异常和继发性血脂异常。对原发性家族性脂蛋白异常血症可进行基因诊断。

五、治疗

（一）生活方式干预

血脂异常也与饮食结构和生活方式密切相关，良好的饮食结构和生活方式是血脂异常临床治疗的基本措施。肥胖是血脂异常代谢的重要因素，超重者血清 TC 和 TG 水平增加，且其血脂水平将随着体重减轻 5% ~ 10% 而降低 20%，所以肥胖者应积极控制自己的体重水平。饮酒会使血清甘油三酯含量增高，特别是男性患者，多数有大量饮酒史，所以更要严格地控制饮酒量。改善饮食结构，应尽量多吃蔬菜、水果和高纤维、高蛋白质的食物，尽量减少高胆固醇和高脂肪食物的摄入量，减少摄入碳水化合物和热量过高的食物，增加活动量，维持健康体重，有利于控制血脂。

（二）药物治疗

1. 常用调脂药物

（1）HMG-CoA 还原酶抑制剂（他汀类）：竞争性抑制胆固醇合成过程中的限速酶（HMG-CoA 还原酶）活性，从而阻断胆固醇的生成，上调细胞表面的 LDL 受体，加速血浆 LDL 的分解代谢。主要降低血清 TC 和 LDL-C，也在一定程度上降低 TG 和极低密度脂蛋白（very low density lipoprotein，VLDL），轻度升高 HDL-C 水平。适应证为高胆固醇血症和以胆固醇升高为主的混合型高脂血症。他汀类药物是目前临床上最重要、应用最广的调脂药物。主要制剂：洛伐他汀 10 ~ 80 mg，辛伐他汀 5 ~ 40 mg，普伐他汀 10 ~ 40 mg，氟伐他汀 10 ~ 40 mg，阿托伐他汀 10 ~ 80 mg，瑞舒伐他汀 10 ~ 20 mg。除阿托伐他汀和瑞舒伐他汀可在任何时间服药外，其余制剂均为每晚顿服。目前临床应用的他汀类药物不良反应较轻，少数患者出现腹痛、便秘、失眠、肌肉疼痛等症状，以及转氨酶升高、血清肌酸激酶升高等情况，极少数严重者出现横纹肌溶解而致急性肾衰竭。他汀类药物与其他调脂药（如贝特类、烟酸等）合用时可增加药物不良反应，联合应用时应小心；不宜与环孢素、雷公藤、环磷酰胺、大环内酯类抗生素及吡咯类抗真菌药（如酮康唑）等合用。儿童、孕妇、哺乳期女性和准备生育的女性不宜服用。

（2）苯氧芳酸类（贝特类）：激活过氧化物酶体增殖物激活受体 α，刺激脂蛋白脂肪酶（lipoprotein lipase，LPL）、ApoA Ⅰ 和 ApoA Ⅱ 基因表达，抑制 ApoC Ⅲ基因表达，增强 LPL 的脂解活性，促进 VLDL 和 TG 分解及胆固醇的逆向转运。主要降低血清 TG、VLDL-C，也可在一定程度上降低 TC 和 LDL-C，升高 HDL-C。适应证为高甘油三酯血症和以甘油三酯升高为主的混合型高脂血症。主要制剂：非诺贝特 0.1 g，每天 3 次，或微粒型 0.2 g，每天 1 次；苯扎贝特 0.2 g，每天 3 次，或缓释型 0.4 g，每晚 1 次。吉非罗齐和氯贝丁酯因不良反应大，临床上已很少应用。主要不良反应为胃肠道反应；少数患者出现一过性肝转氨酶和肌酸激酶升高，如明显异常应及时停药；可见皮疹、白细胞减少。贝特类能增强抗凝药物作用，两药合用时需调整抗凝药物剂量。禁用于肝肾功能不良者，以及儿童、妊娠期和哺乳期女性。

（3）烟酸类：烟酸属 B 族维生素，作用机制未明，可能与抑制脂肪组织脂解和减少肝脏中 VLDL 合成和分泌有关。能使血清 TG、VLDL-C 降低，TC、LDL-C 及脂蛋白（a）也降低，HDL-C 轻度升高。适应证为高甘油三酯血症和以甘油三酯升高为主的混合型高脂血症。主要制剂：烟酸 0.2 g，每天 3 次口服，渐增至每天 1 ~ 2 g。主要不良反应为面部潮红、瘙痒、高血糖、高尿酸及胃肠道症状，偶见肝功能损害，有可能使消化性溃疡恶化。禁用于慢性肝病和严重痛风，慎用于溃疡病、肝毒性和高尿酸血症，一般难以耐受，现多已不用。烟酸缓释片能显著改善药物耐受性及安全性，从低剂量开始，渐增至理想剂量，推荐剂量为 1 ~ 2 g，每晚 1 次用药。阿昔莫司 0.25 g，每天 1 ~ 3 次，餐后口服，不良反应较少。

（4）胆酸螯合剂（树脂类）：属碱性阴离子交换树脂，在肠道内与胆酸不可逆结合，阻碍胆酸的肠肝循环，促使胆酸随粪便排出，阻断其胆固醇的重吸收；上调肝细胞膜表面的 LDL 受体，加速由胆固醇合成胆酸，增加血中 LDL 清除，降低 TC 和 LDL-C。适应证为高胆固醇血症和以胆固醇升高为主的混合型高脂血症。主要制剂：考来烯胺，每天 4 ~ 16 g，考来替泊，每天 5 ~ 20 g，从小剂量开始，1 ~ 3 个月达最大耐受量。主要不良反应为恶心、呕吐、腹胀、腹痛、便秘。也可干扰其他药物的吸收，如叶酸、地高辛、贝特类、他汀类、抗生素、甲状腺素、脂溶性维生素等。

（5）肠道胆固醇吸收抑制剂：依折麦布口服后被迅速吸收，结合成依折麦布 - 葡萄糖醛酸，作用于小肠细胞刷状缘，抑制胆固醇和植物固醇吸收；促进肝脏 LDL 受体合成，加速 LDL 的清除，降低血清 LDL-C 水平。适应证为高胆固醇血症和以胆固醇升高为主的混合型高脂血症，单药或与他汀类药物联合治疗。常用剂量为 10 mg，每天 1 次。常见不良反应为胃肠道反应、头痛及肌肉疼痛，有可能引起转氨酶升高。

（6）普罗布考：通过渗入脂蛋白颗粒中影响脂蛋白代谢，而产生调脂作用。可降低 TC 和 LDL-C，而 HDL-C 也明显降低，但认为可改变后者的结构和代谢，使其逆向转运胆固醇的功能得到提高。适应证为高胆固醇血症，尤其是纯合子型家族性高胆固醇血症。常用剂量为 0.5 g，每天 2 次口服。常见不良反应为恶心。偶见心电图 QT 间期延长，此为最严重的不良反应。

（7）n-3 脂肪酸制剂：n-3（ω-3）长链多不饱和脂肪酸是海鱼油的主要成分，作用机制尚不清楚，可能与作用于过氧化物酶体增殖物激活受体并降低 Apo B 分泌有关。可降低 TG 和轻度升高 HDL-C，对 TC 和 LDL-C 无影响。适应证为高甘油三酯血症和以甘油三酯升高为主的混合型高脂血症。常用剂量为 0.5～1 g，每天 3 次口服。鱼油腥味所致恶心、腹部不适是常见的不良反应。有出血倾向者禁用。

（8）前蛋白转化酶枯草溶菌素 9（pro-protein convertase subtilisin/kexin type 9，PCSK9）抑制剂：在联合非他汀类药物降脂治疗中，PCSK9 抑制剂已成为最优的选择。HUYGENS 研究是一项随机、双盲、安慰剂对照的全球多中心临床试验，共纳入 161 例接受最大耐受剂量他汀类药物治疗的非 ST 段抬高型心肌梗死患者，按照 1∶1 的比例随机分为依洛尤单抗组（每月皮下注射依洛尤单抗 420 mg）和安慰剂组（每月皮下注射相匹配的安慰剂），采用光学相干层析成像评估冠状动脉粥样硬化斑块表型，研究时间为 50 周，结果证实在他汀类药物治疗基础上早期联合 PCSK9 抑制剂可稳定非 ST 段抬高型心肌梗死患者易损斑块、降低斑块破裂发生风险、强化降脂效果。ODYSSEY 纯合子家族性高胆固醇血症（homozygous familial hypercholesterolemia，HoFH）研究是一项随机、双盲、安慰剂平行对照的 3 期研究，主要评估 PCSK9 抑制剂阿利珠单抗对成年 HoFH 患者 LDL-C 的治疗效果及安全性，共纳入 69 例患者，按照 2∶1 的比例随机分为阿利珠单抗组和安慰剂组，结果显示，安慰剂组平均基线 LDL-C 为 259.6 mg/dL、阿利珠单抗组为 295.0 mg/dL，治疗第 12 周，与安慰剂组相比，阿利珠单抗组 LDL-C 较基线下降百分比的最小平均差值为 −35.6%（−26.9% 比 8.6%，$P<0.0001$），该研究使 PCSK9 抑制剂的适应证得到了扩展，在他汀类药物治疗基础上联合 PCSK9 抑制剂可有效降低 LDL-C 水平。

MAHMOOD 等对 PCSK9 抑制剂 ODYSSEY 3 期临床试验中的 10 项随机对照试验进行事后汇总分析，目的是确定 PCSK9 抑制剂对血浆 LDL-C 和脂蛋白（a）反应不一致的发生率，共纳入高心血管风险和（或）杂合子家族性高胆固醇血症患者 1709 例，结果显示，阿利洛单抗可通过改变 LDL 受体清除途径而降低血浆脂蛋白（a）水平，证实 PCSK9 抑制剂有利于降低残余心血管风险。

（9）新型生物靶向降脂药物

1）重组人血管生成素样蛋白 3（recombinant human angiopoietin-like protein 3，ANGPTL3）：ANGPTL3 单抗 Evinacumab 属于血管内皮生长素家族成员，由肝脏合成、分泌，是脂蛋白脂肪酶和内皮脂肪酶抑制剂，可抑制 VLDL 和 TG 的清除，直接激活脂肪细胞的脂肪分解。Evinacumab 是一种全人源靶向 ANGPTL3 的 IgG4 亚型单克隆抗体，可减少 ANGPTL3 含量，使 VLDL 合成减少，促进脂蛋白脂肪酶等活性增强，进而降低 LDL、TG 含量。AHMAD 等研究发现，Evinacumab 可以通过抑制 ANGPTL3 而降低 TG 和其他脂质水平。Evinacumab 相关临床试验：①HoFH 研究是一项双盲、安慰剂对照、3 期临床试验，纳入 65 例接受稳定降脂治疗的 HoFH 患者，以 2∶1 的比例随机分为 Evinacumab 组和安慰剂组，患者每 4 周静脉输注 Evinacumab 或安慰剂，治疗持续 24 周。主要研究结果：治疗 24 周时，Evinacumab 组患者 LDL-C 水平较基线下降 47.1%，而安慰剂组患者 LDL-C 水平较基线上升 1.9%，组间最小二乘平均差为 -49.0%（$P<0.001$），两组不良反应相似。②难治性高胆固醇血症患者的二期试验共纳入 272 例难治性高胆固醇血症患者，其被随机分配到 Evinacumab 组或安慰剂组，主要观察指标为治疗第 16 周 LDL-C 水平较基线的变化，结果表明使用 Evinacumab 治疗者 LDL-C 水平明显降低，最大剂量时 LDL-C 水平较基线降低 >50%。美国食品药品监督管理局首次批准 Evinacumab 作为降低 LDL-C 的辅助治疗，可用于成年人 HoFH、2 岁及 2 岁以上 HoFH 患儿。目前，评估 Evinacumab 在 HoFH 患儿和成年重度高三酰甘油血症患者中预防急性胰腺炎复发的有效性和安全性的研究正在进行。

2）Inclisiran：是一种小分子干扰 RNA，可抑制 PCSK9 合成。ORION-1 研究是一项随机、双盲、安慰剂对照的 2 期临床试验，旨在评估不同剂量 Inclisiran 的有效性、安全性和耐受性，该研究纳入 480 例经他汀类药物治疗后 LDL-C 仍高的患者，其被随机分配到单次给药组（第 1 天）或两次给药组（第 1 天和第 90 天），单次给药组患者又被随机分配到 Inclisiran 钠 200 mg 或 300 mg 或 500 mg 亚组及安慰剂亚组；两次给药组患者又被随机分配到 Inclisiran 钠 100 mg 或 200 mg 或 300 mg 亚组及安慰剂亚组。结果显示，注射后 1 年，单次给药组和两次给药组患者 LDL-C 水平平均下降 29.5%～38.7% 和 29.9%～46.4%（组间比较，$P<0.001$），且两次给药组中 Inclisiran 钠 300 mg 亚组的 LDL-C 平均降幅最高；单次给药组和两次给药组患者

不良事件发生率相似。Inclisiran 于 2021 年 7 月在中国完成首针注射，目前尚缺乏 Inclisiran 的心血管疾病获益临床证据，正在进行的 ORION-2、ORION-3、ORION-4、ORION-8、ORION-16、ORION-18 研究及 VICTORION-INITIATE 研究将进一步评估 Inclisiran 的有效性、耐药性、安全性，这将提供一种新的方法来降低 LDL-C。

3）免疫疗法降胆固醇：靶向 PCSK9 的疫苗由模拟蛋白 N 端抗原决定簇的多肽组成，可辅助刺激机体自身抗体针对 PCSK9 的免疫应答，以诱导机体产生 PCSK9 抗体的方式阻断 PCSK9 与 LDL 受体的作用，进而达到降低血浆胆固醇的作用，有效期长达 1 年。有动物实验结果显示，胆固醇疫苗组小鼠 TC 水平下降 53%，动脉粥样硬化相关血管损伤减少 64%，血管炎症标志物水平降低 21%~28%，提示胆固醇疫苗可通过调节胆固醇逆向转运、抑制炎症细胞浸润和细胞凋亡而延缓动脉粥样硬化进展，能明显降低小鼠 TC 和 LDL-C，明显缩小病变面积，促进斑块稳定。AFF012 研究主要评估两种疫苗（AT04A 和 AT06A）的安全性、免疫原性和降低 LDL-C 的活性，该研究是一项单盲、单中心、随机、安慰剂对照、平行的 I 期临床试验，共纳入 72 名健康受试者，结果显示，AT04A 和 AT06A 均安全，具有免疫原性，但仅 AT04A 能有效降低 LDL-C 活性。因此，胆固醇疫苗用于临床还需要更多的临床证据支持。

2. 调脂药物的选择

药物选择须依据患者血脂异常的分型、药物调脂作用机制及药物的其他作用特点等。

（1）高胆固醇血症：首选他汀类药物，如单用他汀类药物不能使血脂达到治疗目标值可加用依折麦布或胆酸螯合剂，强化降脂作用，但联合用药的临床证据仍然较少。

（2）高甘油三酯血症：首选贝特类药物，也可选用烟酸类药物和 n-3 脂肪酸制剂。对于重度高甘油三酯血症可联合应用贝特类药物和 n-3 脂肪酸制剂。

（3）混合型高脂血症：如以 TC 与 LDL-C 增高为主，首选他汀类药物；如以 TG 增高为主则选用贝特类药物，当血清 TG≥5.65 mmol/L（500 mg/dL），应首先降低 TG，以避免发生急性胰腺炎的危险；如 TC、LDL-C 与 TG 均显著升高或单药效果不佳，可考虑联合用药。他汀类药物与贝特类药物或烟酸类药物联合使用可明显改善血脂谱，但肌病和肝脏毒性的可能性增加，应予高度重视，尤其是吉非贝特，应避免与他汀类药物联合应用；其他贝特类药物特别是非诺贝特与他汀类药物联合应用发生肌病的可能性较少，但仍应注意监测肌酶，贝特类药物最好在清晨服用，而他汀类药物在夜间服用。他汀类药物单用无法控制 TG 时，与 n-3 脂肪酸制剂联用可进一步降低 TG 水平，安全性高、耐受性好。

（4）低 HDL-C 血症：可供选择的药物相对较少。烟酸为目前升高 HDL-C 水平较为有效的药物，升高 HDL-C 幅度为 15%～35%。他汀类药物和贝特类药物升高 HDL-C 幅度一般限于 5%～10%。

（三）其他治疗措施

1. 血浆净化治疗

有创治疗，价格昂贵，需每周重复，仅用于极个别对他汀类药物过敏或不能耐受的严重难治性高胆固醇血症患者。

2. 手术治疗

在少数情况下，对非常严重的高胆固醇血症，如纯合子家族性高胆固醇血症或对药物无法耐受的严重高胆固醇血症患者，可考虑手术治疗，包括部分回肠末段切除术、门腔静脉分流术和肝脏移植术等。

调脂治疗一般是长期的，甚至是终生的。不同个体对同一治疗措施或药物的疗效和不良反应差异很大。药物治疗过程中，应监测血脂水平以指导治疗，必须监测不良反应，定期检查肌酶、肝功能、肾功能和血常规等。

第二篇

学术思想及临证医案

第六章　冯晓敬教授治疗冠心病的学术思想及临证医案

冠心病是目前WHO公认的首位死亡原因，2023年数据显示，冠心病每年导致约1790万人死亡，占全球总死亡人数的16%。目前西医采用药物和血管重建等多种手段综合治疗本病，但仍存在阿司匹林、氯吡格雷抵抗，继发性硝酸甘油失效，介入手术后血栓形成、术后胸闷焦虑、合并高出血风险等临床难题。中医药在减轻临床症状、延缓疾病演变、改善预后方面具有独特优势。冯晓敬教授结合多年临床实践经验，采用中医中药辨证治疗冠心病，取得满意临床疗效。

一、学术思想

（一）学术思想之渊源

1. 本虚标实

古代医家对胸痹病因病机的认识可以追溯到秦汉时期，经过较长时间的历史沿革和发展逐渐完善，认为本病的病位在心，病因与外寒内侵、饮食失调、情志不舒、劳倦内伤、年老体虚等有关，病机为本虚标实。如《素问·举痛论》说："经脉流行不止，环周不休。寒气入经而稽迟，泣而不行。客于脉外则血少，客于脉中则气不通，故卒然而痛。"又说："心痹者，脉不通，烦则心下鼓，暴上气而喘。嗌干善噫，厥气上则恐。"《类证活人书》说："包络之痛，亦有失血之后，瘀血留滞，胸中隐隐痞痛……亦有痰涎停伏，窒碍不通而痛。更有本经血滞气郁，久从火化而虚……皆俗所谓心痛也。"《金匮要略》曰："阳微阴弦，即胸痹而痛。所以然者，责其极虚也。今阳虚，知在上焦，所以胸痹心痛者，以其阴弦故也。"总而言之，本虚以心的气血阴阳不足为核心，血瘀、痰湿、气滞、寒凝则是诱发因素。

2. 五脏相关

胸痹虽病位在心，但多与肺、脾、肝、肾关系密切。心肺同居上焦，心为君主，肺为相傅，且肺主气属卫藏魄，心主血属营藏神，一气一血，一营一卫，血脉相通。因此，心肺生理上相互作用，病理上亦相互影响。且五行生克关系中，心为火，肺为金。若肺金过旺，或是心阳不足，心火难克肺金反被其所侮，肺失宣肃，痰气交阻，滞于心脉，痹阻胸阳，发为本病。脾与心有经络相连，足太阴脾经，属脾络胃，“其支者，复从胃，别上膈，注心中”。脾病，气血生化乏源，不能上奉于心，心失荣养；或脾失健运，不能运化水谷精微上输养心，水湿内蕴，滋生痰浊，循经上逆胸中，痹阻脉络而致心痛。正如《素问·太阴阳明论》云：“今脾病不能为胃行其津液，四肢不得禀水谷气，气日以衰，脉道不利。”肝主藏血、疏泄，以血为体，以气为用，与人体气血息息相关。明代《薛氏医案·求脏篇》云“肝气通则心气和，肝气滞则心气乏”，强调肝气失调可致心病。肝的疏泄功能失常，气机失畅，气结则血脉运行不畅；若肝气郁结，日久化火，郁热伤阴，心失所养，脉道不充，血行艰涩；或肝气横逆犯脾，脾失健运，湿浊内生，痰火扰心，灼血为瘀，皆可致心痛。此外，肝主筋脉，肝气郁结，亦可致心脉挛急而发心痛。胸痹常发于中老年人，所谓“人年四十、阴气自半”“八八肾气衰”，随着年龄增长，体内各脏器都将面临衰老退化，肾脏的衰退对人体的影响最大。“人始生，先成精”，肾藏精，为先天之本，寓元阴元阳，张景岳曾谓“五脏之阴气，非此不能滋；五脏之阳气，非此不能发”，肾为先天之本、水火之宅，内藏元阴，心血靠肾精化生而补充；又内寄元阳，为一身阳气之根本，若肾阳亏虚，不能温煦五脏，心脾之阳气亦为之不足。心阳亏虚，血不得运；脾气失温，气血生化乏源，营亏血少，脉道不充，血行艰涩，均可发为心痛。

（二）学术特色

1. 气虚为发病之根本

《难经·八难》曰“气者，人之根本也”，中医认为气是由精化生的运行不息的极细微物质，是构成和维持人体生命活动的重要物质，气的运行推动和调控着人体内的新陈代谢，维系着人体的生命进程。人体之气来源于先天之气、水谷之气和自然界的清气，后两者又合称为宗气。《灵枢·五味》曰“故谷不入，半日则气衰，一日则气少矣”，脾为后天之本，宗气的生成、运化与脾胃关系密切。宗气者，一则行呼吸，调节肺气升降，使肺气调畅，津液输布正常，痰浊湿邪不生。一则贯心脉，行心气，助心行血，心气的盛衰与宗气密切相关，正如《灵枢·刺节真邪》所说“宗气不下，脉中之血，凝而留止”。若脾胃功能失常，宗气生成不足，心气亦虚，津血运行失调，致痰浊瘀血内生，阻于心脉，而成胸痹。由此，冯晓敬教授认为气虚在胸痹的发作过程中有极为重要的作用。病程日久，每可耗气伤阳，出现心阳不足，或耗伤心阴，出现气阴两虚。

2. 痰瘀为致病因素

痰为水液输布运化失调，停积于体内某一部位的产物，为津液的病变所致；瘀血为血液停积或离经之血所形成的病理产物，二者虽源流不同，但仍有必然的联系。痰瘀学说的提出最早见于《内经》，《灵枢·营卫生会》云：“此所受气者，泌糟粕，蒸津液，化其精微，上注于肺脉，乃化而为血。”又云：“津液和调，变化而赤为血。”体现了津血的相关性；《灵枢·百病始生》载：“凝血蕴里而不散，津液涩渗，着而不去，而积皆成矣。”探讨了痰浊与瘀血的密切关系。隋代巢元方《诸病源候论·痰饮病诸候》曰“诸痰者，此由血脉壅塞，饮水积聚而不消散，故成痰也”，朱丹溪《局方发挥》云“痰挟瘀血，遂成窠囊”，明代张景岳《景岳全书》说“津凝血败，皆化为痰”，说明痰滞则血凝，瘀滞加重痰阻，最终导致痰瘀交阻、心脉痹阻不通，发为胸痹。

3. 气虚与痰瘀相兼为病

冯晓敬教授在古代先贤的基础上，结合现代社会环境与饮食结构的改变，认为气虚与痰瘀常相兼为患。冠心病多发生于老年人，其本身具备积损正衰的特点，正气亏虚是本病发病的基础。心主血脉，心气充沛心脏才能正常有力地搏动，推动血液输布全身，发挥其濡养作用。老年人正气衰退，宗气不足，心气虚衰，气血运行不畅，易化生痰瘀。脾为后天之本、气血生化之源、气机升降的枢纽，只有脾气充足，才能使气血正常运行，老年人脾胃虚弱，运化失职，津血不归正化，停聚体内，则形成痰瘀。痰瘀互结，盘踞脉中，痹阻心胸，从而发为本病。此外，心绞痛常因过度劳累而诱发，过劳可耗气伤阴；且本病多迁延难愈，日久必定耗伤正气，形成恶性循环。“百病皆生于气”，气虚为发病的重要病理基础，痰、瘀为病理产物，三者是本病的共性，是贯穿疾病始终的主要因素。

4. 扶正祛邪为治疗大法

基于冠心病心气虚为本、痰瘀为标的基本病机，治疗应标本兼顾，既要扶正补气以实其本，又要涤痰逐瘀以祛实邪。朱丹溪曾云“痰挟瘀血，遂成窠囊”，本病痰瘀互结，使病情盘根错节，难以康复，但溯其根源，皆因气虚。因此，冯晓敬教授针对本病的病机特点，以益气养心、豁痰化瘀为法，化裁经方，自拟益气豁痰化瘀汤。重用补气药，使气行则血行，气盛则血流通畅；气行则津行，津行则痰无所化。配合祛瘀化痰之品，痰瘀同治，使痰化瘀除、瘀去痰解。同时重视疏利气机，行滞开郁，温化散结，调畅气血，以助化痰祛瘀。气行则痰瘀渐消，痰化则气机调畅，瘀祛则脉道通利，气血调畅，胸痹自除。

5. 扶正祛邪法的治疗特点

“正气存内，邪不可干，邪之所凑，其气必虚”，冯晓敬教授认为该病的治疗在求本前提下治标，扶正基础上祛邪，即溯本求源、扶正固本，才可提高疗效。虽胸闷疼痛为其主症，但如《素问·至真要大论》所云“必伏其所主，而先其所因”，可通过治本而达治标之目的，切勿胶柱鼓瑟、刻舟求剑。补气多用党参、黄芪、白术等，气行则痰瘀渐消；“故善治血者，不求之有形之血，而求之无形之气”，补血多用当归、川芎等养血行气类药物；滋阴常用生地黄、麦冬、五味子，滋而不腻；温阳多用平补之巴戟天、肉苁蓉。若痰与瘀交聚互结，不攻逐不足以缓解，当以祛邪之法，然祛邪必当固正，中病即止，切忌屡攻屡逐，否则必致正气愈虚而邪气愈实，治疗效果适得其反。祛痰之剂不宜峻猛，温胆汤、小陷胸汤之类即可，热痰加黄连、天竺黄，寒痰加半夏、生姜，消导加莱菔子、海藻，豁痰加石菖蒲、桔梗。祛瘀之品勿过攻伐，血府逐瘀汤、丹参饮、金铃子散之类便可，以免更伤正气。中药治疗贵在权变，宁少勿杂、宁精勿滥，配伍相宜，有法有制，不可乱用兵。既要参考中药药理，又不可堆砌药物形成处方，忽视中医辨证方法，应抓痰瘀的主要矛盾，治病求本，以达扶正祛邪目的。

二、临证医案

医案一：气虚痰阻血瘀证

患者，男，53岁，2018年4月5日初诊。主诉：反复胸闷不适3年余，加重10天。现病史：患者3年来无明显诱因时有胸闷不适，未系统诊治。10天前自觉胸闷加重，遂来就诊。刻下症：反复胸闷不适，动则为甚，伴乏力气短、肢体沉重，纳差，眠可，二便调，舌体胖、有齿痕、质瘀青，苔厚腻，脉滑。动态心电图：ST-T 改变。中医诊断：胸痹；气虚痰阻血瘀证。治以健脾益气，豁痰化瘀。处方：党参 24 g，白术、茯苓各 18 g，石菖蒲、郁金、红花、川芎各 15 g，北柴胡 12 g，瓜蒌 15 g，薤白、清半夏各 10 g，檀香 9 g，干姜 6 g，炙甘草 6 g。10 剂，水煎服，每日 1 剂。

2018 年 4 月 16 日二诊：患者胸闷、乏力、气短等症状减轻，舌脉同前。初诊方加佛手 15 g，继服 15 剂。

2018 年 5 月 1 日三诊：诸症皆瘥，舌质稍暗。上方继服 10 剂。患者药后症妥，复查动态心电图示 ST-T 无改变。

按语：严用和《严氏济生方》言："人之气道贵乎顺，顺则津液流通，决无痰饮之患，气道闭塞，水饮停膈而结成痰。"气虚津血运化失调，致痰瘀痹阻心脉，出现反复胸闷不适、乏力等症；脾虚无力运化水谷精微则纳差；瘀血内阻则舌质瘀青。初诊方中党参、白术、茯苓为君药，取四君子汤之义，党参补中益气，苓术相配，健脾渗湿之功著。石菖蒲、郁金行气豁痰、活血止痛，二药伍用，治痰瘀所致胸痹效佳，为冯晓敬教授常用药对；檀香、瓜蒌、薤白宽胸散结，涤痰通络；川芎、红花活血行气，共为臣药。佐以柴胡调畅气机，干姜温中护胃。炙甘草补脾益气，调和诸药。二诊时患者诸症减轻，加佛手助诸药理气之功，气行则痰瘀消。

医案二：心阳不振，痰瘀互结证

患者，男，72 岁，2018 年 1 月 6 日初诊。主诉：反复心前区疼痛 2 年余，加重 1 天。现病史：患者 2 年前无明显诱因出现心前区疼痛，诊断为"冠心病心绞痛"，未系统治疗。1 天前，患者夜间出现心前区疼痛加重，呈压榨性，发作时喘不得卧，伴冷汗，持续时间为 3 ~ 5 分钟，遂来就诊。刻下症：患者无心前区疼痛，胸闷气短，伴神疲乏力，四肢欠温，纳呆，眠欠安，二便调，舌暗红，苔薄白，脉沉细弦。心电图示 ST-T 改变。中医诊断：胸痹；心阳不振，痰瘀互结证。治以扶阳宣痹，祛痰化瘀。处方：瓜蒌 24 g，薤白、半夏各 12 g，黄芪 30 g，丹参 20 g，桂枝、巴戟天、淫羊藿各 18 g，延胡索、炒白术、红花、炙远志各 15 g，檀香 10 g，干姜 9 g，炙甘草 6 g。7 剂，水煎服，每日 1 剂。

2018 年 1 月 12 日二诊：心绞痛发作次数明显减少，四肢转温，胸闷气短等症较前改善，脉沉弦。初诊方减淫羊藿、巴戟天，加肉苁蓉、川芎各 10 g。服 14 剂，患者心痛未再发作。继服半个月，复查心电图结果大致正常。随访月余，未再复发。

按语：疼痛是胸痹的主要临床表现，但在施治过程中，切不可“头痛医头，脚痛医脚”，定要审证求因。该患者胸痛只是标证，究其根源为年近七旬，素体阳虚，逢冬月时节感受寒邪，心阳不振，寒凝心脉，痰瘀痹阻，则心痛如绞。胸闷气短、神疲乏力、四肢欠温等均为心阳虚的表现。治疗遵循“老衰久病，补益为先”之法则。方中瓜蒌、薤白、半夏共奏通阳宣痹、祛痰宽胸之效，为君药。患者病程较长，病久伤气，更加重血瘀的形成，丹参与黄芪共用，补气活血之效倍增；淫羊藿“能益精气，真阳不足者宜之”，与巴戟天合用补肾壮阳；炒白术补气健脾，桂枝通阳散结；共为臣药。佐以延胡索、檀香、红花活血通络、行气止痛；炙远志养心安神；干姜温中和胃。炙甘草补虚养心，调和诸药。二诊时患者诸证减轻，减淫羊藿、巴戟天，改为平补之肉苁蓉，补而不峻，温而不热，以防温补太过、虚火上炎；加川芎增活血行气之力。

医案三：气阴两虚，痰瘀交阻证

患者，女，66 岁，2018 年 9 月 4 日初诊。主诉：胸闷 1 年余，加重 8 天。现病史：患者 1 年前因胸闷于外院就诊，诊为“冠心病”，经治疗病情无明显改善。8 天前出现胸闷加重，伴心前区阵发性隐痛，遂来就诊。刻下症：心前区阵发性隐痛，心慌心烦，胸闷，神疲乏力，气短，自汗出，口干，气色欠佳，纳呆，眠差多梦，二便调，舌暗红少苔，脉细而数。心电图示 ST-T 改变。中医诊断：胸痹；气阴两虚，痰瘀交阻证。治以益气养阴，涤痰逐瘀。处方：黄芪 30 g，生地黄 20 g，麦冬、玉竹各 18 g，煅牡蛎、浮小麦各 30 g，白术 18 g，赤芍、延胡索各 15 g，五味子 6 g，炒酸枣仁 24 g，远志 12 g，炙甘草 6 g。7 剂，水煎服，每日 1 剂。

2018 年 9 月 11 日二诊：患者胸闷、心慌等症减轻，活动后偶感心前区痛，汗出止，仍眠差梦多，心烦，舌脉同前。初诊方去浮小麦、煅牡蛎，加首乌藤、生龙骨、生牡蛎各 30 g，服 10 剂。

2018 年 9 月 22 日三诊：诸症减轻，舌稍暗红，脉细，继服 14 剂。复查心电图结果大致正常。随访至今，心前区痛未再发作。

按语：人体脏腑经络发挥功能以气为先导，气虚则津血运化失调，痰瘀交阻，故见胸闷、胸痛、乏力、纳呆等症；汗为心之液，心气不足，无力固摄，故自汗出；阴虚则生内热，热灼津液，则口干口渴；患者年老，素体阴虚，阴不敛阳，虚阳上越，故见心烦、不寐之象；舌红少苔、脉细数均为阴虚之象。初诊方中益气养阴选用黄芪、麦冬、玉竹等药力平缓之品，以防滋补过腻而伤脾胃；活血祛瘀选用凉散之生地黄、赤芍，以免温燥助火伤阴，兼有强心之用；李东垣《用药法象》载五味子“补元气不足，收耗散之气”，说明它有良好的补气作用；白术健脾燥湿；浮小麦敛汗且不升阳助火，与煅牡蛎合用，止汗固表；炒酸枣仁、远志养心宁神；炙甘草益气养阴，调和诸药。二诊时患者虚汗止，去浮小麦、煅牡蛎，仍眠差梦多，加首乌藤、生龙骨、生牡蛎重镇安神、养血补阴。患者配合适量运动，清淡饮食，调畅情志，疾病未再复发。

第七章　冯晓敬教授治疗女性围绝经期稳定型心绞痛的学术思想及临证医案

围绝经期是指女性卵巢功能从逐渐衰退到完全消失的过渡时期，包括绝经期及其前后的一段时间。围绝经期女性由于天癸竭、肾气不足、阴阳失调、肾阴肾阳虚衰，心绞痛的发病率高于围绝经期前女性，甚至超过了男性。女性围绝经期稳定型心绞痛除有典型的心电图表现外，还有心慌、胸痛、胸闷、汗出、乏力、失眠多梦、情志过激等症状。单纯采用西药治疗女性围绝经期稳定型心绞痛的各种症状疗效有限，冯晓敬教授根据女性围绝经期的生理病理特点结合本病的病因病机及其多年的临床经验，采用益气养阴疏肝活血之法，自拟生柴活血汤为经验方治疗女性围绝经期稳定型心绞痛，取得了良好的临床疗效，可使患者生活质量显著提高。

一、学术思想

（一）女性围绝经期稳定型心绞痛的特点

据《中国心血管病报告 2017》统计，我国城乡居民总死因构成比首位的心血管病占比为 42.61%～45.01%，冠心病患者超过 1100 万人，且预计未来每年人数将以 20% 的幅度增长。女性稳定型心绞痛的发病率也呈年轻化趋势。美国一项流行病学研究结果显示，女性因心脏疾病死亡的数量已超过脑卒中及肿瘤，国内研究结果与之相似。绝经是女性独有的冠心病危险因素，绝经前女性受雌激素的保护，冠心病发病率低于男性，绝经后可达到与男性相近的水平。现代研究也表明围绝经期症状的产生与职业、社会压力，月经紊乱，居住环境及工作环境较差，夫妻关系不和睦、婚姻质量较差，受过精神创伤，伴侣患病或死亡，孕产次数较多等多种危险因素有关，脑力劳动者的发病率要比体力劳动者的发病率高。围绝经期是女性生理和心理变化比较剧烈的时期，更容易出现自主神经功能失调引发的抑郁、焦虑、心悸、胸痛胸闷、头痛头晕、疲乏、失眠多梦等症状。《素问·上古天真论》云：

"女子……七七，任脉虚，太冲脉衰少，天癸竭，地道不通，故形坏而无子也。"这都说明了绝经期前后是女性衰老的开始，是女性从壮年进入老年的标志，各项生理功能开始走下坡路。所以女性围绝经期的生理病理特点可归结为：脏腑虚损，肝肾亏虚；肝气郁结，心血瘀阻。

（二）女性围绝经期稳定型心绞痛的病因病机

《金匮要略》云："夫脉当取太过不及，阳微阴弦，即胸痹而痛，所以然者，责其极虚也。今阳虚知在上焦，所以胸痹、心痛者，以其阴弦故也。平人无寒热，短气不足以息者，实也。"诊脉当辨"太过不及"，疾病的发生离不开邪盛与正虚两方面。阳微即上焦阳气不足、胸阳不振，阴弦即下焦阴寒邪盛、痰饮内停，是为本虚标实之证。国医大师夏桂成认为，女性更年期综合征的发生以肾虚为主，尤以肾阴虚癸水过少为根本原因，心火偏旺、心神不宁为病发所在；而肾阳虚者临床少见，即使阳虚也有肾阴不足的一面，或阴虚及阳或上热下寒。

冯晓敬教授从当代女性本身的生理特点和社会生活环境出发，认为围绝经期女性稳定型心绞痛的病机属气阴两虚、肝郁气滞、瘀血阻络，包括虚、郁、瘀三个方面。虚即肝肾阴虚，气血亏虚，围绝经期女性由于工作及家庭的双重压力，容易出现劳累日久耗伤气血，而此时期又面临着"人到中年而阴气自半"，天癸将竭，冲任虚衰，精血不足，故会导致气阴两虚；郁即肝郁气滞，《灵枢·天年》云"五十岁，肝气始衰"，肝气衰，疏泄无力，因而作郁，条达无主则易生悲伤抑郁、善太息等症，加重了气血运行不畅；瘀即瘀血内结，闭阻经脉，"气不行则血不行"，围绝经期女性气虚无力推动血脉运行，血行失畅而致血脉瘀滞。由女性围绝经期本身的生理病理特点结合稳定型心绞痛的基本病因病机可知气阴两虚是导致女性围绝经期发病的根本原因，而肝郁血瘀则是发病关键。

（三）中医辨证治疗特色

1. 补中有通，标本兼顾

冯晓敬教授采用益气养阴、疏肝活血之法，自拟生柴活血汤为经验方治疗女性围绝经期稳定型心绞痛，疗效良好。其组成为党参、麦冬、柴胡、木香、女贞子、墨旱莲、五味子、赤芍、白芍、生龙骨、生牡蛎、桃仁、红花、炙甘草。

女性围绝经期稳定型心绞痛心气不足，阴血亏耗，肝郁血瘀，常见心胸隐痛时作时止，心悸气短，动则益甚，伴倦怠乏力、声低息微等，舌红稍暗，苔薄白，脉虚细缓或结代。本方以党参、麦冬为君，党参善于补养中气，气足能推动血液运行，而产生益气活血之效。中气虚弱，气血乏生化之源，血脉不充，心失所养，不荣则痛。中气旺盛，阳明之气升达上下，清气运转，则心痛自解。麦冬甘寒柔润，既能润肺养阴，又能补益心气，乃气阴双补之品，如《本草经集注》云麦冬“味甘，平、微寒，无毒。主治心腹结气，伤中，伤饱，胃络脉绝，羸瘦，短气”。方中五味子具有良好的补气作用，益肺气、补肾气的同时，还能养心气、益脾气，且生津止渴、养心安神作用亦佳。李东垣《用药法象》曾明确提出五味子能“补元气不足，收耗散之气”。同时药理研究证明，五味子具有强心、增加冠状动脉血流量、升高循环衰竭血压的作用。故以五味子补气生津安神，以女贞子滋肾养肝、明目乌发、益精血，以墨旱莲滋补肝肾之阴，共为臣药。佐以柴胡、木香疏肝理气，取《黄帝内经》“木郁达之”之意；赤白芍养血活血、敛阴调经，赤芍味苦、性微寒，清热凉血、滋阴降火、解毒散瘀，白芍味苦、酸，性微寒，归肝、脾经，能养血调经、柔肝敛阴、平抑肝阳，“白补赤泻，白收赤散”，二者合用，可使泻中有补，散中有收；以生龙骨、生牡蛎重镇安神，平肝潜阳补阴；桃仁、红花活血化瘀，通经活络。炙甘草益气复脉、调和诸药，兼为佐使。全方标本兼顾，抓住气阴两虚、肝郁血瘀的病机，补中有通，标本兼顾，共奏益气养阴、疏肝活血之功。

2. 加减化裁，灵活运用

若患者素体脾胃虚弱，可加半夏、干姜以温胃和中，且能防止药物过于寒凉伤中；气虚重者可加黄芪；气郁重者可加用檀香、青葙子以条达肝气；血瘀重者可加地龙、全蝎以破血逐瘀；自汗、盗汗重者可加浮小麦等以固表止汗；肝肾阴虚重者可加杜仲、枸杞子以补益肝肾、滋阴潜阳；阴虚及阳而致心阳亏虚者，可加桂枝以温通心阳；心肝血虚而失眠较重者，可加酸枣仁、首乌藤、远志以养血宁心安神；夹湿者可加车前子渗利水湿。此外，冯晓敬教授还指出，用药不可一味堆叠，需结合中医辨证思维正确使用。

二、临证医案

患者，女，52 岁，2020 年 10 月 15 日初诊。主诉：胸闷、胸痛反复发作 2 年，加重 7 天。现病史：患者 2 年前心电图提示心肌供血不足，在当地医院做冠状动脉增强 CT 后确诊为冠心病稳定型心绞痛，用中西药物治疗多时乏效。刻下症：胸闷，心前区阵发性隐痛，动则为甚，心慌心烦，气短，乏力、自汗，眠差多梦，后背胀痛，善叹息，口苦，纳可，二便正常，舌暗红少苔，脉细而弦数。脉证合参，辨证为胸痹，气阴两虚夹肝郁血瘀证。治以益气养阴，疏肝活血，方选生柴活血汤加减。处方：党参 24 g，麦冬 12 g，五味子 6 g，天冬 15 g，柴胡 15 g，木香 12 g，赤芍、白芍各 12 g，炒桃仁、红花各 12 g，丹参 15 g，茯苓 20 g，炒酸枣仁 15 g，远志 6 g，生牡蛎、生龙骨各 30 g，干姜 3 g，浮小麦 30 g。7 剂，每日 1 剂，水煎服。忌食辛辣油腻。

二诊：自汗止，胸闷、心慌等减轻，心前区痛发作 1 次，仍眠差梦多，心烦，舌脉同前。原方去浮小麦，加首乌藤 12 g，续进 10 剂。

三诊：睡眠好转，偶有自汗，后背胀痛，纳可，舌脉同前。原方加生黄芪 12 g，丹参增至 20 g，续进 10 剂。

四诊：停药 1 周后，患者来诊。诉上方服完心前区痛未发。2 天前因感冒而出现心前区疼痛 1 次。刻下胸闷痛，心悸，汗出，口干，失眠，纳呆，二便调，舌暗红，苔薄黄腻，脉弦细数。证属气阴两虚，夹瘀夹湿。治以益气养阴，活血化瘀，佐以祛湿。处方：党参 30 g，五味子 6 g，丹参 24 g，木香 12 g，茯苓 20 g，炒酸枣仁 15 g，远志 10 g，首乌藤 12 g，厚朴 9 g，砂仁 12 g，百合 12 g。

五诊：药尽 10 剂，眠安，心痛未发，纳佳。

药后诸症悉除，原方再取 15 剂，以巩固疗效。

按语：本案胸痹诸症皆为气阴两虚、肝郁血瘀所致。治以益气养阴，疏肝活血。如此则气足阴盈，肝气条达，脉通神安，诸症悉除。本案在用药上非常有特色：一是益气养阴选用党参、天冬、五味子、百合、麦冬、生黄芪等药力平缓之品，以防滋补过腻而伤脾胃；二是活血通脉选用凉散之赤芍、丹参、炒桃仁、红花，而不用温散之川芎等，以免温燥助火伤阴；三是疏肝解郁药在方中比例较大，如此可使患者的精神得以充分条畅，早日消除持续紧张状态，减轻病情；四是加减用药考虑周全，如初诊、二诊均有口苦，乃肝郁之兆，故投以柴胡，又如初诊自汗、乏力、气短为气虚之兆，本当选补气行滞的黄芪，然其能升阳助炎，故改用敛汗且不升阳助火的浮小麦；五是结合药理研究选药，如天冬一药除滋阴力缓不敛邪外，又有强心作用，故多用之。

第八章　冯晓敬教授治疗心律失常的学术思想及临证医案

心律失常的类型复杂，西医治疗心律失常主要采用抗心律失常药物及介入手术治疗，复发率高，不良反应多。中医药治疗心律失常可有效改善症状，冯晓敬教授采用中医辨证治疗心律失常临床疗效显著，尤其是对室性期前收缩、心房颤动、缓慢型心律失常的治疗具有独到之处。

一、学术思想

（一）中医辨治室性期前收缩的学术思想

1. 从肝论治，以调肝定悸为法

室性期前收缩是一种常见的心律失常，发病人群广、易反复发作。长期室性期前收缩可致心肌病、心功能下降，严重室性期前收缩会促发室速危及生命。历代医家对心悸病的治疗从气虚、血虚、痰火、阴虚、心火旺盛等方面入手，现代医家则认为心悸多为气血阴阳亏损、心神失养，或痰、饮、火、瘀阻滞心脉，扰乱心神所致。张介宾指出：“心为脏腑之大主，而总统魂魄，兼该意志，故忧动于心则肺应，思动于心则脾应，怒动于心则肝应，恐动于心则肾应，此所以五志唯心所使也。”情志分属五脏而归于心，情志过极首伤心神，次伤相应脏腑，脏腑又累及于心，心神不宁发为心悸。情志所伤，气郁为先，《丹溪心法》提出“气血冲和，万病不生，一有怫郁，诸病生焉，故人身诸病，多生于郁”。肝气郁结一方面致心气郁结；另一方面疏泄太过化生为火。刘完素认为“五志过极皆从火化”“气有余便是火”。肝火妄动，扰乱心神，母病及子，或心火亢盛，子病犯母，心累及于肝，使木火同病，心肝火旺，心神不宁，发为心悸，正如《类经》提出“情志之伤，虽五脏各有所属，然求其所由，则无不从心而发”。

冯晓敬教授在继承前人经验的基础上分析现代社会环境因素特点，认为室性期前收缩的发病多与情志有关，因此，采用清肝泻火、解郁宁心安神的

治疗原则治疗本病，自拟调肝定悸颗粒治疗本病。调肝定悸颗粒由丹栀逍遥散加减化裁，柴胡疏肝解郁、宣畅气血，使肝郁得以条达，牡丹皮以清血中之伏火，炒栀子善清肝火、泻火除烦共为君药；白芍酸寒收敛，收阳气而泄邪热，养血柔肝，泄肝之邪热；当归养血和血；柴胡、当归、芍药同用，补肝体而助肝用；檀香、延胡索行气活血止痛共为臣药；苦参、甘松养心定悸，酸枣仁、夜交藤宁心安神，少量薄荷疏散郁遏之气、透达肝经郁热共为佐药。全方合用，使肝气得疏、郁火得解、心神得安、肝心同治、气血调顺，共奏疏肝清热、宁心安神之功。

2. 心肝同治，以舒肝养心为法

当今社会人们的工作和生活压力增加、精神紧张，导致心律失常者在中青年人群中高发，以室性期前收缩、房性期前收缩多见。这部分患者往往没有明确的器质性心脏病，功能性期前收缩发病多与精神因素有关，称为功能性期前收缩。现代研究表明，功能性期前收缩的发生主要与自主神经功能失衡有关。临床所见功能性期前收缩患者多数长期处于精神紧张、恼怒、抑郁等状态，而情志不遂易致人体气机郁结，进而致脏腑气血阴阳失调。《薛氏医案》云：“肝气通则心气和，肝气滞则心气乏。”肝郁气滞可致心气郁结，气郁久则化火，“气有余便是火”，肝火扰动心神，母病及子，致使木火同病，发为心悸。明代徐春甫在《古今医统大全》中说：“治惊悸有从肝胆二经，肝出之谋虑，游魂散守，恶动而惊，重治于肝经……又或嗜欲繁冗，思想无穷，则心神耗散，而心君不宁，此其所以有从肝胆出治也”，正式提出了惊悸从肝经论治这一学术思想。肝火亢盛伤阴，或因长期熬夜、思虑过度，暗耗营阴，导致肝阴不足，阴血同源，母不生子，不能助心化生阴血，心脉空虚，“母能令子虚也”，而致心失濡养。“阴在内，阳之守也；阳在外，阴之使也”，心阴不足不能固守于内，心阳亦不能稳守于外而虚浮。“壮火食气”，或久病耗伤心气，又可致心失所养而发为心悸。《临证指南医案》中指出：“心血气虚，内风泛越。风阳内扰则心悸不寐，心悸荡漾……宜采用养血息风之法。”因此，功能性期前收缩病机可有虚实两面；实者为肝火扰心，心神不宁；虚者为气阴两虚，心失所养。而临床所见之功能性期前收缩患者，尤其是病程较长、症状明显的频发性功能性期前收缩患者，其病机往往为虚实夹杂，心肝同病。临床可见心悸、胸闷、头晕或头痛、失眠、烦躁焦虑、胸胁胀满、口苦口干、五心烦热、乏力气短、自汗盗汗等症状，舌质红或绛，舌苔薄或少，脉弦细或促、结、代等。

冯晓敬教授根据本病的基本病机并结合多年的临床经验，以舒肝养心定悸为治疗原则，化裁经方，自拟舒肝定心汤为经验方治疗功能性期前收缩。其组成为柴胡、青葙子、苦参、赤芍、白芍、麦冬、党参、五味子、生龙骨、生牡蛎、桂枝、炙甘草。本方以柴胡、青葙子为君，柴胡性善条达肝气，疏肝解郁，《药品化义》谓“柴胡，性轻清，主升散，味微苦，主疏肝”；青葙子入肝经，苦寒清降，功专清肝泻火，疗效显著，尤适用于肝火扰心之证，为冯晓敬教授之经验用药，二者合用共奏疏肝泻火之功。苦参味苦、性寒，归心、肝经，“专治心经之火，与黄连功用相近”，经现代药理研究证明其抗心律失常疗效显著；赤芍味苦、性微寒，清热凉血、滋阴降火、解毒散瘀，二者合用可加强清肝泻火之力。白芍味苦、酸，性微寒，归肝、脾经，能养血调经、柔肝敛阴、平抑肝阳，白芍与赤芍为常用药对，“白补赤泻，白收赤散”，二者合用，可使泻中有补，散中有收。麦冬、党参、五味子三药为生脉散之意，党参健脾益气，麦冬养心阴、清心热，五味子收敛心气、益气生津，与麦冬相伍酸甘化阴，三药合用，一补一润一敛，“气阴充于脉而使心脉得养，诸症自除”。生龙骨、生牡蛎、桂枝、炙甘草四药为《伤寒论》经典方桂枝甘草龙骨牡蛎汤，《伤寒贯珠集》载“桂枝、甘草，以复心阳之气；牡蛎、龙骨，以安烦乱之神”，在本方中生龙骨、生牡蛎重镇安神、平肝潜阳补阴，桂枝通阳复脉、平冲降逆，炙甘草益气复脉、调和诸药。

全方标本兼顾，心肝同治，抓住肝郁化火、气阴两虚的病机，共奏疏肝养心定悸之功。在临床使用中按照“急则治其标，缓则治其本”的原则，各有侧重，在治疗初期当以疏肝泻火为重，治疗后期实邪已祛，当以益气养阴为要。

肝气乘脾，木强而土弱，本病患者常兼脾胃虚弱的症状，可加半夏、干姜以温胃和中，且能防止药物过于寒凉伤中；气滞、气虚易致血行不畅，故本病又常兼血瘀，常用桃仁、红花药对以活血化瘀，血瘀重者可加地龙、全蝎以破血逐瘀；气虚重者可加黄芪、红景天；自汗、盗汗重者可加浮小麦、麻黄根以固表止汗；肝肾阴虚重者可加杜仲、枸杞子、龟甲以补益肝肾、滋阴潜阳；心肝血虚而失眠较重者，可加酸枣仁、柏子仁、远志以养血宁心安神。此外，冯晓敬教授还指出，对于现代中药药理研究抗心律失常作用明确的中药，如黄连、甘松、人参等，不可一味堆叠，需结合中医辨证思维正确使用。

3. 火扰心神是关键，以清火安神为大法

功能性期前收缩属中医学“心悸”范畴，多由情志内伤致病，脉象多促。《诊家正眼》曰：“促脉之故，得于脏气乖违者，十之六七；得于真元衰惫者，十之二三。或因气滞，或因血凝，或因痰停，或因食壅，或外因六气，或内因七情，皆能阻遏其运行之机。”促脉多主阳盛热结，火热扰动心神，心神不宁则血脉不调，故脉来急数而时见歇止。若其脉促为真元衰惫，脏气虚弱以致脉气不相顺接，患者大多病程较长、病情较重，多见于器质性期前收缩。《黄帝内经》曰：“诸病胕肿疼酸惊骇，皆属于火。”王肯堂《证治准绳》曰：“悸之为病，是心脏之气不得其正，动而为火邪者也。”体现了情志不遂生火邪而作悸。心主神明，肝主疏泄，在情志活动的调节中，心与肝发挥着重要的作用，思虑过度可耗伤心阴致虚火内生，肝郁气滞可化火扰心；又或饮食不节而生痰，郁久化火，遇情绪刺激上扰心神，可发为心悸，因此，本病又与肝、脾密切相关。综上，功能性期前收缩病位在心，与肝、脾密切相关，火扰心神为病机关键，虚火、肝火、痰火为主要病理产物。当以清火安神为治疗大法，结合具体病因病机辨证施治，分别治以滋阴清火、疏肝泻火、清热化痰，并配以重镇、宁心安神之品。

（1）心阴不足，虚火内生：《景岳全书》曰：“怔忡之病，心胸筑筑振动，惶惶惕惕，无时得宁者是也……此证惟阴虚劳损之人乃有之。”中青年人常思虑过度、长期熬夜，暗耗营阴，夜间阳入于阴则寐，当其时而不卧，阳不入阴，灼伤阴液，心血不足，心脉空虚而心神失养；阴不制阳，虚火内生，虚火扰心而发为心悸。表现为心悸易惊，口干，五心烦热，盗汗，失眠，舌红苔少，脉细数。治以滋阴清火、养血安神，常以天王补心丹加减。

（2）肝郁气滞，化火扰心：现代社会生活节奏快，长期精神紧张、恼怒或抑郁的患者增多，七情所伤，气郁为先，《丹溪心法》云：“气血冲和，万病不生，一有怫郁，诸病生焉，故人身诸病，多生于郁。”气郁久则化火，肝火扰动心神，母病及子，致使木火同病，发为心悸。表现为焦虑易怒，头晕头痛，失眠，胸胁胀满，口苦，舌质红或绛，脉弦。治以疏肝泻火、镇心安神，自拟舒肝定心汤加减。

（3）痰火扰心：饮食不节而伤及脾胃，脾失健运，聚湿生痰，或因素体禀赋不足，心胆气虚，平素善恐易惊，加之情志不遂，胆失疏泄，气郁生痰。《医宗必读》曰：“心胆怯者触而易惊，气郁生涎，涎与气搏，变生诸证。”说明痰浊郁久化热，伏于体内，每遇恼怒、惊恐、劳累而痰随火升、火随痰行，痰火上扰心神而发为心悸。表现为心悸时作时止，胸闷，口干口苦，心烦失眠，舌红、苔黄腻，脉促。治以清热化痰、宁心安神，常以黄连温胆汤加减。

4. 临证化裁顾他脏

临床上患者症状通常较为复杂，特别是病程缠绵、变化多端的心律失常患者，应整体调治。①寒热并用，阴中求阳。本病虽以清火安神为治疗大法，但一派寒凉之品恐伤心阳，凉遏血行，痹阻经脉，故于寒凉药中少佐桂枝以温通心阳及经脉。同时寒凉之品恐伤及脾胃，常配半夏、干姜等辛温之品防止寒凉伤中。②固护正气。患者素体正气不足，或因火而伤津耗气，宗补中益气之法，常配伍党参、黄芪、炙甘草以顾护正气，补气生血。③探本溯源。本病多由情志内伤致病，治疗时除针对病因病机配伍调畅气机、镇惊安神之品外，应嘱患者畅情志，节饮食，适量运动，保持良好心情及生活习惯，去除诱因，防止病情反复。

（二）中医辨治房颤的学术思想

1. 从痰瘀互结论治房颤

心房颤动（简称房颤）属中医学“心悸、惊悸、怔忡”的范畴，《丹溪心法·惊悸怔忡》曰：“惊悸病本为心虚，在惊为痰，在悸为饮。”王清任在《医林改错》中对活血化瘀方药阐述：“心跳、心悸，用归脾安神等方不效，用此方百发百中”，说明痰饮、瘀血均会痹阻心脉，使心神失养而心悸。痰、瘀均为体内常见而顽固的病理产物，一旦形成，多缠绵难消。房颤患者，外感六淫，或七情内伤，导致脏腑气化功能失常，津液代谢障碍，停聚而成痰饮，其中稠浊者为痰，清稀者为饮。气血阴阳亏虚、气机郁滞、寒凝经脉、热邪灼津等致血行不畅，凝滞脉中，则产生瘀血。痰易于阻滞气机，气机不畅，血行滞涩，则形成瘀血；瘀血亦会使气机郁滞，减弱气对津液的推动与调控作用，加重津液的代谢障碍，从而化生痰浊。如此痰瘀互化，胶结于脉道，形成恶性循环。

冯晓敬教授认为痰瘀互结之证是房颤发展到一定时期的主要证型。这一时期，病情缠绵、变化多端，较为棘手，但万变不离其宗。

2. 谨守化痰祛瘀之大法，分清痰瘀之主次

从痰瘀互结论治房颤，须谨守化痰祛瘀之大法，同时分清痰瘀之主次，以抓住主要矛盾。房颤瘀证者活血化瘀至关重要，瘀血不去，新血不生。临床表现为心前区刺痛、痛处固定不移、拒按，舌紫暗，有瘀点或瘀斑，脉涩或结、代等，常用桃仁、红花、赤芍、全蝎等药以活血化瘀。房颤痰证临床表现为痰多、胸闷、眩晕、苔腻、脉滑等。对于痰邪要辨明性质，热痰常用竹茹、胆南星、瓜蒌等清热化痰药，寒痰常用半夏、白芥子等温化寒痰药，湿痰常用半夏、陈皮等祛湿化痰药。对于痰瘀互结证，单纯的化痰或者活血已经不能达到理想的疗效。临床自拟桃红定悸汤，方中桃仁、红花、赤芍、延胡索活血化瘀，竹茹、半夏、瓜蒌、陈皮祛除痰邪，地龙、全蝎活血通络，生龙骨、生牡蛎重镇安神，干姜温胃和中，党参、黄芪补气健脾以防诸药耗气。应用此方需分清痰瘀之轻重主次，抓住主要矛盾。舌脉以痰证为主要表现者，重用竹茹、半夏等化痰类药，舌脉以瘀证为主要表现者，重用桃仁、红花等活血化瘀药。

3. 扶正祛邪并用

房颤多见虚实夹杂、本虚标实证，临证要注意扶正祛邪并用。房颤患者素体虚弱或久病正虚，导致津液气化失常，停而成痰饮；血液运行不畅，阻而成瘀。痰瘀为实邪，又易耗伤正气，二者同为阴邪，尤易戕伐阳气，导致病情循环往复，形成房颤虚实夹杂、本虚标实证。治疗房颤应扶正祛邪并用，不仅消除痰瘀实邪，气血阴阳津液之亏虚亦须予以重视。根据气虚、血虚、阳虚、阴虚、津亏等不同临床表现，分别予以补气、养血、温阳、滋阴、生津等治法，补气常用党参、黄芪、白术等药；养血常用当归、白芍、熟地黄等药；温阳常用桂枝、干姜等药；滋阴常用麦冬、玉竹、石斛等药；生津常用麦冬、五味子等药，使正盛邪自去。

4. 重视理气疏肝

治疗痰瘀要重视理气疏肝，气机畅则病多易迎刃而解。现代社会人们生活节奏加快、压力增加，七情所伤，情志不遂或郁怒伤肝，可使肝气郁结。肝主疏泄气机，喜条达而恶抑郁，除痰瘀阻滞，肝郁亦会引起气滞而加重病情。《丹溪心法·六郁》曰“气血冲和，百病不生，一有怫郁，诸病生焉，故人身诸病，多生于郁”，因此论治痰瘀互结之房颤不忘理气，又常以疏肝解郁为主。肝郁气滞的特征性临床表现为情志不畅、善太息、胁肋或少腹胀痛、脉弦等。对于临床表现为肝郁气滞者，常用柴胡、香附、木香、郁金等疏肝解郁药，以使肝调气顺，气顺痰消，气行血行。

5. 适时佐以清热

痰瘀易产生“郁热”变证，因此应适时佐以清热之法。痰瘀胶结阻滞日久必然产生郁热变证，热之为邪，易灼伤津液而结成痰饮；热舍于脉道，则煎熬血中津液，血液黏稠而运行不畅，化为瘀血。痰瘀与热相互纠缠，互为因果，经久难愈。另外，热邪本就易扰心神，会导致心悸的发生或加重心悸的症状，因此在房颤中不可忽视。对于临床表现兼见身热烦躁、面目红赤、咽干口渴、喜冷饮、大便秘结、小便短赤、舌红苔黄、脉数等热证，及时应用清热药，往往收效颇良。常用青葙子、黄连、黄芩等药，不必拘于苦寒败胃之说而不敢清热，只于方中酌加半夏、干姜以温中护卫，患者大多可以耐受，且预后良好。

（三）中医辨治缓慢型心律失常的学术思想

缓慢型心律失常包括窦性心动过缓、房室传导阻滞、病态窦房结综合征，以持久的脉搏缓慢为主，并伴有心悸、胸闷、气短乏力、头晕等特征，严重者可出现晕厥、心源性休克甚至猝死。

1. 心肾阳虚是病理基础

古代文献中无缓慢型心律失常这一病名，但根据其主要症状与异常脉象，属于中医“心悸”“晕厥”“迟脉”等范畴。《内经》《伤寒论》对本病的记载比较简略，至明代对本病的认识已较系统、深入。王肯堂《证治准绳》云：“心悸之由，不越两种，一者虚也，二者饮也。气虚者阳气内虚，心下空虚，火气内动而为悸也……其停饮者，由水停心下，心为火而恶水，水既内停，心不自安，故为悸也。”上焦阳气不足，心阳不振，鼓动无力；下焦阳气亏虚，肾阳不足，温煦无权，不能蒸化水液，水液停聚而为饮。饮邪上犯，心阳被抑，因而引起心悸。中医理论认为，心肾相关，为上下对峙之脏。心居上焦，属阳主火，肾居下焦，属阴主水。两脏同属少阴，以经络相连。《灵枢·经脉》云足少阴肾经“其直者，从肾上贯肝膈，入肺中……其支者，从肺出络心，注胸中”。心肾两脏在生理上相互依存。肾为先天之本，元气之根，又为水火之宅，内藏元阴元阳，五脏之濡润有赖于肾之阴精，五脏之温煦有赖于肾之命火。肾水上济于心，滋心阴以使心火不亢；心火下交于肾，温肾阳以使肾水不寒。心肾相通，水火既济，阴平阳秘，谓之心肾相交。“肾为五脏六腑之本”，五脏精气之盛衰、功能之强弱，与肾之精气充盈与否密切相关。心主血脉，但血脉运行首先必须依靠肾阳的蒸动，心阳振奋，鼓动有力，则血可畅行。心肾两脏在病理上相互影响。肾阳虚衰不能蒸腾，心失温煦，心阳不振，鼓动无力，血行迟缓。正如《景岳全书》

云："心本乎肾，所以上不宁者，未有不由乎下，心气虚者，未有不因乎精。"心是人体阳气和火热的象征，是形神俱盛的关键，肾阳具有激发推动人体生理功能的独特作用，肾阳的温煦、推动、生发的作用正是人体生命生生不息的根本动力所在。心气衰微，心失温养，故而心悸；阳气虚不能温煦肌肤，故而畏寒肢冷；肾开窍于耳，肾阳虚则头晕耳鸣。由此可见，心肾阳虚是缓慢型心律失常的病理基础。

从脉象方面来看，缓慢型心律失常以迟脉、结脉为主，有时与代、促、细、涩、弱等脉相杂。张仲景在《金匮要略·胸痹心痛短气病脉证治》中说："夫脉当取太过不及，阳微阴弦……所以然者，责其极虚也。""不及"指脉来迟缓无力，一息不足四至；"极虚"指心气不足，心阳虚衰。张景岳亦云："脉来迟缓总因元气不足。""元气"指肾阳，为诸阳之主。心阳根于肾阳，肾阳不足则心阳式微，不能温运血脉，则脉象迟结。《温热经纬》云："脉者，源于肾而主于心"，说明脉象可反映心肾的生理病理变化。《证治汇补·惊悸怔忡》："有阳气内虚，心下空豁，状若惊悸，右脉大而无力者是也。"《难经》将迟脉称之为"损脉"，又根据其程度不同分为离经、夺精等。如《难经·十四难》曰："一呼一至曰离经，再呼一至曰夺精，三呼一至曰死，四呼一至曰命绝，此损之脉也。"《诊家枢要》云："迟为阴盛阳亏之候，为寒，为不足。"《景岳全书》也说："迟而无力为阳虚。"《濒湖脉学》曰"迟来一息至惟三，阳不胜阴气血寒"，指出迟脉是脏腑虚损、阳虚阴盛、气虚血寒所致。《灵枢·根结》曰"持其脉口，数其至也，五十动而不一代者，五脏皆受气，四十动一代者，一脏无气，三十动一代者，二脏无气……不满十动一代者，五脏无气""予之短期者，乍数乍疏也"。若迟脉与数脉交替出现，正如《素问·平人气象论》指出，脉来"乍疏乍数者死"，说明这种脉象是疾病阴损及阳、阳损及阴的危重阶段。涩脉，是指脉细而迟，往来艰涩，多因精伤血少、气滞血瘀而致。由此可见，缓慢型心律失常心肾阳虚的病理与脉象是相符的。

大量临床资料证实，缓慢型心律失常的病因以冠心病为最多，病毒性心肌炎、高血压性心脏病次之。年龄分布以中老年为主，青年人发病偏少，且多由感受风寒而诱发。本病多发于中老年人，随着年龄的增长人体出现不同程度的老化，加之受后天如七情、饮食、劳倦等因素影响，患病率呈增长趋势。正如《素问·阴阳应象大论》中云："年四十，而阴气自半也……年六十，阴痿，气大衰。"《素问·上古天真论》中云："五八，肾气衰，发堕齿槁……七八……天癸竭，精少，肾脏衰，形体皆极。”

2. 血脉瘀阻是重要病机

缓慢型心律失常患者，除有心悸、气短乏力、畏寒肢冷、头晕耳鸣、面色苍白等阳虚的表现之外，亦常有胸闷、口唇发绀、舌质暗红、有瘀斑瘀点等血瘀之候。血瘀之由，一是久病体虚，肾阳不足，心阳不振，血液运行不畅，正如《读医随笔》所说：“阳虚血必凝……阴虚血必滞”，阳气充盛，温煦人体，推动血液运行有力，则气血流畅。肾阳不足，失于温煦，推动血行无力，血行迟缓，瘀血阻滞脉络。若进一步发展，真阳衰竭，不仅失于温煦、推动无力，且阳虚生内寒，寒性收引、凝滞，血行迟滞，也将致瘀阻心脉。正如《素问·举痛论》对寒邪致病病机阐述道：“寒气入经而稽迟，泣而不行……客于脉中则气不通，故卒然而痛……寒气客于脉外，则脉寒，脉寒则缩蜷，缩蜷则脉绌急，则外引小络，故卒然而痛。”二是血瘀可由痹证发展而来，感受风寒湿邪搏于血脉，内犯于心，以致血脉痹阻，营血运行不畅，而致心悸、胸闷。正如《素问·痹论》指出：“脉痹不已，复感于邪，内舍于心。”瘀血既生，使脏腑组织得不到濡润与温养，妨碍气血生成，心肾阳气更虚。瘀血作为病理产物，一旦产生，则又是致病因素，血瘀脉道，心络不畅。综上所述，心肾阳虚、血脉瘀阻是本病的重要病理机制。心肾阳虚为本，血脉瘀阻是标，心肾阳虚可促进血脉瘀阻的发生发展，血脉瘀阻又加重了心肾阳虚，二者相互影响、相互促进。

3. 温阳益气、活血通脉为治疗大法

针对心肾阳虚、血脉瘀阻的病机，以温阳益气、活血通脉为法，自拟强心复脉饮治疗缓慢型心律失常，临床效果显著。主要药物由附子、人参、川芎、麻黄、细辛组成。附子专于补火助阳为君；人参大补元气，助附子回阳救逆，川芎为血中气药，以活血化瘀之功著称，与人参共为臣药；麻黄助附子发越阳气，调血脉为佐药；细辛辛温，可散少阴寒邪，温阳解郁，为佐使药。此方五脏并调，以心肾为主，通补兼施，以补益为主。温阳以扶正复脉，心气健旺，则司其之职，血脉得主，神明得藏，心悸、胸闷、气短乏力等症状亦能消除。阳气得复，活血通脉，血脉得通，口唇发绀、舌暗、有瘀斑瘀点等得以消退。

二、临证医案

（一）肝郁化火、气阴两虚证

医案一：患者，女，39 岁，2016 年 11 月 13 日初诊。主诉：心悸、胸闷 2 年。现病史：患者 2 年前因情绪刺激出现心悸、胸闷，当地医院诊断为心律失常，予琥珀酸美托洛尔缓释片 23.75 mg，每天 1 次。查体：心脏彩超、颈动脉彩超、甲状腺功能、电解质检查无明显异常，24 小时动态心电图：窦性心律，平均心率 86 次/分；多源频发室性期前收缩 7348 次；多发房性期前收缩 367 次；心率变异性（HRV）：全部窦性心搏 RR 间期标准差（SDNN）62 ms，RR 间期平均值标准差（SDANN）53 ms，相邻 RR 间期差值的均方根（rMSSD）22 ms，正常心搏间期差值超过 50 ms 的个数占总心搏数的百分比（pNN50）5%。既往无高血压、糖尿病、冠心病等病史。刻诊：心悸、胸闷，劳累、情绪刺激后加重，背胀痛，眼胀，乏力气短，纳呆，呃逆，入睡难、早醒，大便干、两日一行，舌光红，脉弦细促。中医诊断：心悸；肝郁化火、气阴两虚证。治以疏肝泻火，益气养阴，重镇安神。方用舒肝定心汤加减。处方：青葙子 15 g，北柴胡 15 g，川楝子 15 g，苦参 15 g，赤芍 15 g，白芍 15 g，当归 15 g，麦冬 15 g，五味子 6 g，党参 18 g，生龙骨 24 g，生牡蛎 24 g，桂枝 12 g，姜半夏 12 g，干姜 6 g，炙甘草 6 g。14 剂，水煎服，每日 1 剂。

2016 年 11 月 27 日二诊：患者心悸、胸闷、乏力减轻，背胀、眼胀消失，纳眠好转，呃逆减轻，大便正常，舌红、苔薄白，脉弦细、稍促。初诊方加酸枣仁 12 g，龟甲 12 g，炙黄芪 18 g，14 剂，水煎服，每日 1 剂。

2016 年 12 月 11 日三诊：患者无明显心悸、胸闷，二便调，舌红、苔薄白，脉略弦，复查 24 小时动态心电图：多发室性期前收缩 932 次，成对 2 次、有成二联律，平均心率 74 次/分；HRV：SDNN 96 ms，SDANN 85 ms，rMSSD 28 ms，pNN50 8%。二诊方去川楝子，14 剂，水煎服，每日 1 剂。药后随访 3 个月期前收缩未再发作。

按语：患者以心悸、胸闷为主诉来诊，24 小时动态心电图示多源频发室性期前收缩、多发房性期前收缩，并排除器质性心脏病、甲状腺功能亢进、电解质紊乱等，诊为功能性期前收缩。经四诊合参，辨证为肝郁化火、气阴两虚证。患者因情绪刺激而致病，肝郁气滞，化火扰心，故见心悸、胸闷、背胀；肝开窍于目，肝火上炎故见眼胀；“壮火食气”，故乏力气短；肝气乘脾，故纳呆；肝气犯胃，胃气上逆，故呃逆；肝火扰心、心神不宁，气阴两虚、心神失养，故眠差；肝火消灼阴液，故大便干。方用舒肝定心汤加减以疏肝泻火。益气养阴，安神定悸。方中青葙子、川楝子、北柴胡、苦参为君，疏肝泻火。赤芍、白芍一补一泻、一收一散，既能平肝泻火，又能补养肝阴；麦冬、当归、五味子补血养阴；党参健脾益气，共为臣药。生龙骨、生牡蛎潜阳益阴、镇心安神；姜半夏、干姜以顾护中焦、和胃降逆；桂枝通心阳、阳中求阴；炙甘草健脾益气、调和诸药。全方标本同治，寒热并用，诸证兼顾。二诊时实邪已缓，故加酸枣仁养心除烦安神，龟甲滋阴潜阳、补血养心，炙黄芪补中益气，以增强扶正之力。三诊时患者症状基本消失，动态心电图示室性期前收缩次数显著减少，房性期前收缩消失。HRV可以反映心脏自主神经功能，随着HRV指标的下降，室性心律失常的程度加重，本例患者治疗1个月后HRV各项数值均显著升高，表明患者心律失常程度显著降低。川楝子因其毒性作用不宜长期服用，故三诊时去川楝子，另嘱患者调畅心情，适当锻炼。由此可见，通过四诊合参，权衡分析，做到见病知源，临证察机，可使错综复杂的病机清晰明了。治疗时先祛除诱因，用药谨守病机，可收良效。

医案二：患者，女，18岁，2017年1月19日初诊。主诉：心慌1年余。现病史：患者1年前因学习压力大、精神紧张出现心慌，未予治疗，1年来心慌反复发作，活动后加重，乏力，伴头晕、耳鸣，平素善恐易惊，痛经，月经量少、色黑，纳少，食后腹胀，入睡困难（多受情绪影响），大便干、每日一行。查体：舌红绛、舌体小，苔少，脉弦、脉动如豆。动态心电图：房性期前收缩5235次，成对23对，24小时平均心率为92次/分。西医诊断：心律失常——房性期前收缩；中医辨证：心悸；肝郁化火兼气阴两虚证。治以疏肝清火，益气养阴安神。处方：党参30 g，麦冬12 g，五味子6 g，青葙子18 g，川楝子12 g，柴胡12 g，赤芍、白芍各15 g，桂枝18 g，炙甘草6 g，生龙骨、生牡蛎各24 g，桃仁10 g，黄芪18 g，茯神12 g，半夏12 g，干姜4 g。7剂，水煎服，每日1剂。

二诊：患者心慌明显减轻，偶有耳鸣，纳少，食后腹胀减轻，眠可，舌红，苔少，脉弦、脉动好转，上方黄芪改为24 g，14剂，水煎服，每日1剂。

三诊：患者述未再出现心慌，无头晕、耳鸣，纳眠可，二便调，舌红，苔薄白，脉滑，未见动象。复查动态心电图：房性期前收缩529次，成对3对，有成联律，24小时平均心率为81次/分。上方去川楝子，14剂，水煎服，每日1剂。追踪至今患者心慌未再发作。

按语：本例患者属肝郁化火兼气阴两虚证。肝郁化火，扰动心神，则心神不宁，火可伤阴耗气，久病则心气耗伤、心阴不足，心失所养，而身无所主，故见心慌、失眠；肝郁化火，上攻头窍，故头晕、耳鸣；心胆气虚，心阳浮越，心神逆乱，故善恐易惊；肝藏血，肝失疏泄故痛经、月经量少而色黑；肝气乘脾，脾之运化亦由肝之疏泄所影响，肝郁气滞则脾之运化失常，故纳少、食后腹胀。舌红绛、舌体小、苔少、脉弦均为肝郁化火、气阴两虚之象。另患者脉象见动脉，《濒湖脉学》载："动乃数脉，见于关上下，无头尾，如豆大，厥厥动摇。"动脉为脉位短小，滑数如豆之脉，主惊恐，因惊则气乱，恐则气下，阴阳不和，则脉见躁动。方用舒肝定心汤，柴胡、青葙子清肝泻火，赤芍凉血散瘀，白芍养血调经，党参健脾益气，麦冬养心阴、清心热，五味子收敛心气、益气生津，加黄芪益气，茯神健脾宁心，桃仁活血、润肠通便，使血行则气通，半夏、干姜以护胃，全方可调和气血阴阳、安缓躁动之脉。二诊时患者病情好转，方中黄芪加量以加强扶正益气之力，三诊时患者诸症消失，予以中药继服巩固疗效，因川楝子有小毒故去之。

（二）痰瘀互结、气阴两虚证

患者，男，68岁，2018年12月30日初诊。主诉：反复心慌2年，加重1周。现病史：患者2年前因劳累出现心慌，伴胸闷，服用丹参滴丸、稳心颗粒，效果时好时坏。1周前心慌加重，遂来就诊。刻下症：反复心慌，夜半加重，胸闷，偶有心前区刺痛，气短乏力，口干舌燥，盗汗，纳可，眠欠安，二便调；舌暗，边有瘀点，苔白腻，脉滑。动态心电图：频发房性期前收缩；阵发性心房颤动。心脏彩超：LA 42 mm，EF 48%。中医诊断：心悸；痰瘀互结、气阴两虚证。治以化痰祛瘀，益气养阴，方选桃红定悸汤加减。处方：桃仁15 g，红花15 g，胆南星15 g，竹茹15 g，赤芍12 g，延胡索12 g，地龙12 g，川芎12 g，半夏9 g，瓜蒌12 g，党参30 g，麦冬12 g，五味子12 g，黄芪18 g，生龙骨24 g，生牡蛎24 g，全蝎4 g，干姜4 g。7剂，水煎服，每日1剂。

2019年1月6日二诊：患者心慌较前减轻，未诉胸痛，偶有胸闷，仍气短乏力，口干舌燥、盗汗明显好转，眠改善，舌脉同前。前方改黄芪为30 g，7 剂，水煎服，每日 1 剂。

2019 年 1 月 13 日三诊：诸症悉减，舌质略暗红，苔薄白，脉滑。前方继服，14 剂。未再发心慌，复查动态心电图：偶发房性期前收缩。心脏彩超：LA 34 mm，EF 60%。

按语：痰瘀互结，痹阻于脉道，心神失养，故心慌、眠欠安；痰、瘀为阴邪，夜半阴气重，故而夜半心慌加重；瘀血阻滞，不通则痛，故偶有心前区刺痛；痰瘀互结于胸部，气机不得舒畅，因此胸闷；气虚脏腑机能减退，故气短乏力；阴虚官窍失于滋润濡养而口干舌燥；阴不制阳，虚热内生，津液被扰而外泄，故见盗汗；舌脉俱为痰瘀互结之佐证。初诊方中桃仁、红花活血化瘀；胆南星、竹茹清热化痰，共奏化痰祛瘀之功而为君药。赤芍、延胡索、地龙、川芎助君药活血化瘀之效，研究表明，延胡索提取物可以通过延长心房与房室有效不应期而抗房颤；半夏、瓜蒌合君药以增强化痰之用；党参、麦冬、五味子、黄芪益气养阴；生龙骨、生牡蛎重镇安神、收敛固涩，以上诸药共用为臣药。全蝎通络止痛，以助活血化瘀药之功，且全蝎毒可显著降低心跳频率而缓解房颤；干姜温胃和中，与半夏配伍，防止寒凉之药损伤脾胃，二者同用为佐药。诸药合用，标本兼顾，补而不滞，攻而不损，使痰瘀自去。二诊时患者仍气短乏力，且考虑活血药有破气之弊，故加大黄芪用量以增强补气之功。三诊继服以巩固疗效。动态心电图及心脏彩超的前后变化证明了治疗成效。

第九章　冯晓敬教授治疗慢性心力衰竭的学术思想及临证医案

一、学术思想

（一）本虚标实为重要病机

中医认为慢性心力衰竭多属本虚标实证，以心气虚、心阳虚为基础，血瘀为核心环节，痰饮水湿为主要病理产物，即心病日久阳气虚衰，推动无力，血行渐缓而为瘀，血瘀水道不通则生水湿，聚而生痰饮。瘀血既为病理产物，又为致病因素贯穿整个病程，与慢性心衰发生发展及病情演变关系密切。

1. 心气亏虚为本

人体之气来源有三：一为肾精化生之精气，二为脾胃运化之谷气，三为肺司呼吸之清气。故此脏腑功能正常则人体之气充沛，反之则气之生成无源而气虚。元气源于肾，赖于肾中精气化生，为人体生命活动之原动力。若禀赋不足抑或年老体弱，肾气亏虚则元气无以化生，则心气不足，精血渐衰，脏腑失调。宗气源于肺吸入之清气与脾胃运化之谷气。若肺、脾胃受损，宗气生成不足，贯心脉失职，则心气亏虚、心搏无力。因此，元气、宗气不足，终致心气亏虚。《医圣心源》载：“心气盛则脉络疏通而条达。”若心气亏虚，无力推动血液运行，使血停滞脉中而成瘀，可见心悸、气短、唇甲紫暗、舌有瘀斑瘀点等症；“血不利则为水”，瘀血留于脉内影响津液代谢则水停，可见肢体浮肿、尿少甚至无尿等。如此心气亏虚致瘀生、瘀留脉中致水停，水停亦加重心衰，三者循环反复，互为因果。现代研究发现，心气虚衰程度与左心室收缩功能、心脏舒张功能的减退幅度有明显关系，证明心气亏虚之于心衰的重要性。因此，心气亏虚贯穿心衰始终，为心衰的始动机制。

2. 痰、瘀实邪为标

慢性心衰多见于老年人，痰、瘀为老年人体内常见病理产物。痰，为滞留体内的痰浊之邪；瘀，为无以消散之离经之血，或积于脏腑、经脉呈凝滞状态。人年过半百，元阴元阳日渐衰弱。阴津不足，一则脉道失于柔润而僵化成瘀，二则虚热内生灼津为痰；阳气亏虚，一则脉道失于温通而滞涩成瘀，二则水液无以蒸化而化生痰饮。人进入老年，脏腑功能日渐衰退，气血生化随之减少，导致气血亏虚。气虚运血无力，滞涩成瘀，不能输布营养物质，行津化液失职，积滞成痰，聚而为饮。如此，阴、阳、气血不足则痰饮、瘀血由内而生。《素问·脉要精微论》云“夫脉者，血之府也……涩则心痛”，指出瘀血致心痛。又李用粹云：“痰迷于心，为心痛惊悸……”；痰瘀既成，痹阻心脉，心失所养亦可发为心悸。因此痰、瘀可引发胸痹、心悸之病，日久发为心衰。且“瘀血化水，亦发水肿”，瘀血日久亦可导致水肿形成而加重心衰。痰、瘀虽不同，但津化痰、血生瘀，津血同源，故痰瘀相关。故痰留日久则瘀生，瘀滞日久则痰成，二者相互转化、共同致病。

（二）虚火常伴痰瘀左右

心悸日久，痰瘀胶着脉中，缠绵难愈，日久化热伤阴，阴液亏损无以制阳则阳气偏亢而生虚火。“大抵心属火而恶热”，火热之邪一则煎灼津血加重痰瘀之标，二则伤津耗气加重心虚之本，三则扰乱心神加重心悸之症。此三种邪气纠缠不休，互为因果，导致疾病缠绵难愈。临床可见心衰患者兼心中悸动不安、躁扰难眠、盗汗、脉细数等阴虚火旺症状。故痰瘀并治之时亦要佐以滋阴泻火之品，常以生地黄凉心火之烦热，麦冬降心火而安悸，颇获良效。

（三）中西结合，谨守病机，辨证论治

1. 各分期与分级中的中医病机认识

据心衰发生发展过程，从心衰的高危因素进展为结构性心脏病，出现心衰症状，直至难治性终末期心衰，常分为4个阶段。阶段A（前心衰阶段）：患者是心衰的高危人群，尚无心脏的结构或功能异常和心衰的症状或体征，中医证候以原发病证候为主。阶段B（前临床心衰阶段）：患者有心脏结构异常，但无心衰症状或体征，心功能Ⅰ级，中医证候仍以原发病证为主，多见心气虚证。阶段C（临床心衰阶段）：患者有心脏结构异常，既往或目前有心衰的症状或体征，心功能Ⅱ级、Ⅲ级，中医证候虚以心气虚为主，可夹血虚、阴虚、阳虚，实为血瘀、气滞、水饮痰浊。阶段D（难治性终末期心衰阶段）：患者有进行性或结构性心脏病，虽经积极的内科治疗，休息时仍有症状，心功能Ⅳ级，中医常见证候与阶段C相似，但程度较重，更多见阳虚、水饮。

2. 各分期中瘀血形成机理及治瘀的应用

（1）阶段A：《灵枢·逆顺》亦言“上工刺其未生者也”。此阶段，患者常有高脂血症、肥胖、冠心病、高血压、糖尿病等原发病，无心脏器质性改变，治疗主要针对基础疾病辨证论治，如冠心病按“胸痹心痛”，高血压按“眩晕”，糖尿病按“消渴”论治，通过控制体重、血压、血糖、血脂等积极预防心衰，即所谓“未病先防”。高血压者，常以天麻、钩藤等平肝息风；冠心病者，常加丹参、三七、瓜蒌、薤白等活血化瘀、宽胸散结；甲状腺功能亢进症性心脏病者，常加浙贝母、牡蛎等化痰软坚散结。原发病治疗不当，日久可致瘀，且有些原发病的发生发展与瘀血阻滞密切相关，因此在治疗原发病过程中适当应用活血化瘀药物对预防瘀血形成及治疗因瘀血阻滞而引起的原发病具有重要意义。此外活血药物早期应用可在一定程度上延缓病情进展，故治疗中可适当加入赤芍、丹参、当归等活血药物，这些药物无明显不良反应，可长期服用。

（2）阶段B：此阶段部分患者多会出现轻度心悸、气短、乏力等心气虚的临床表现，故临床除参考阶段A对引起心衰的基础疾病进一步加强治疗，以阻止心脏器质性改变的进展外，可酌加补心气药物，如黄芪、白术、党参、桂枝、甘草等。因该阶段较阶段A有病情上的进展，瘀血也较前加重，故可稍加二类活血药如川芎、红花等。

（3）阶段C、D

1）气虚血瘀证：《医林改错》曰“元气既虚，必不能达于血管，血管无气，必停留而瘀”。心病日久，心气不足，血非气不运，血行滞缓，而成瘀血，即因虚致瘀。气能生血，故气虚血亦虚；瘀血不去，新血难生，亦可致血虚。血能养气、载气，血虚则气更虚。如此恶性循环，心主血脉功能必受损。临床可见气短乏力、活动后加剧，自汗、面色无华、口唇紫暗、爪甲青紫、舌质紫暗或有瘀点、脉涩或结代等表现。

冯晓敬教授认为单用益气补血则瘀不散，只用活血则气血不充，唯有益气补血加活血并用才能气助血行，瘀祛脉利。故治疗时多采用八珍汤合补阳还五汤加减，由党参、白术、茯苓、黄芪、肉桂、甘草、当归、生地黄、熟地黄、桃仁、红花、赤芍、白芍、柴胡、桔梗、川芎、牛膝等药物组成。八珍汤补气血，加入肉桂，增温补阳气之功，再入补阳还五汤活血通络，常将一二类活血药配合使用。若兼肢肿尿少，可合用防己黄芪汤，取《黄帝内经》中“开鬼门，洁净府”之法，使水湿从表而去，利小便以通阳。

2）气阴两虚血瘀证：气虚日久，阴津化生则受累，且老年人在西医治疗过程中久用利尿剂，有伤阴之弊，加之人体本就“阳常有余，阴常不足”，故常见气阴两虚证。气虚运血无力致瘀，阴虚则血涩，难以濡养，津血同源而化，津液亏虚，无以充血而血脉不利，血液为之减少，导致血液运行不畅而致血瘀。阴虚则阳气相对偏盛，出现虚热，煎熬血中津液，血行滞涩而为血瘀。此外，瘀结日久易化热，热灼津液，也会进一步损伤气阴。常见气短乏力、心烦失眠、口干咽燥、潮热盗汗、舌暗红少苔、脉细数或虚数等临床表现。

冯晓敬教授多用《医学启源》中的生脉散合血府逐瘀汤加减，其组成为党参、麦冬、五味子、生地黄、黄芪、丹参、桃仁、红花、当归、炙甘草、川芎等。临床常加葛根等活血通脉兼生津的活血药，以防祛瘀伤正。现代医学研究也证实，生脉散合血府逐瘀汤具有改善微循环、增加组织血液灌注效果。

3）痰瘀互结证：脾胃为后天之本，气血生化之源，水谷精微经脾转输至心肺，贯注心脉化赤为血。心病日久及脾，脾失健运，化源不足，加之心“奉心化赤”功能受损，从而血虚致瘀。另外，血的正常运行与心主行血、脾主统血关系密切，心虚血行缓慢，脾虚不统血，均可形成瘀血。脾气虚，运化水湿无力，则痰饮水湿内停。加之“血不利则为水”，瘀血内停，水道不通，则生水湿，聚而生痰饮。痰饮为有形实邪，易阻碍气血运行从而出现痰瘀互结。常见心慌气短、喘息不得卧、胸脘痞满、咳吐痰涎、面唇青紫、尿少浮肿、舌质紫暗、苔白厚腻、脉滑等临床表现。

张仲景言“病痰饮者，当以温药和之”，故治宜豁痰逐瘀，温阳化饮。方用瓜蒌薤白半夏汤、苓桂术甘汤合葶苈大枣泻肺汤加减，常用瓜蒌、薤白、半夏、茯苓、桂枝、白术、葶苈子、苏子、桑白皮、白果、炙甘草、大枣、丹参、桃仁、红花等药物。若痰瘀阻于经络，常加鸡血藤、路路通、络石藤等藤类活血通络药物，既有活血之功，又有引药入络之意。见舌质淡红、苔薄白腻、胃脘痞满、不欲饮食等湿浊轻浅者，多用藿香、佩兰以芳香化湿。痰饮甚者加清半夏、干姜；痰饮化热者，常加黄芩、鱼腥草、桑白皮等药物。

4）阳虚水泛血瘀证：心病日久，气虚及阳，则心阳不足。心阳虚，不能下助肾阳，久病亦可损及肾，故多见心肾阳虚证。肾阳为人身阳气的根本，肾脏虚衰，可引起其他各脏腑虚衰，致肺阳、脾阳等不足。《读医随笔》说："阳虚血必凝，阴虚血必滞。"阳气充盛，温煦人体，推动血液运行有力，则气血流畅。机体阳虚，失于温煦，则会使虚寒内生，血脉凝滞。常见气短、形寒肢冷、肢体浮肿、尿少、口唇发绀、舌淡胖有齿痕，或有瘀点、瘀斑，脉沉弱或沉迟等一系列表现。

"阴无阳不行，水无气不化"，阳虚则气化不行，水湿泛滥，故治当以温阳利水、活血化瘀。冯晓敬教授多用真武汤合五皮饮加减，药用附子、桂枝、白术、党参、茯苓皮、泽泻、生姜皮、白芍、陈皮、生龙骨、生牡蛎、大腹皮、桑白皮、甘草、丹参、郁金等。真武汤是张仲景温阳利水的名方；五皮饮以皮行皮，有健脾利水消肿之功；临床常加一二味丹参、郁金等药力较轻的活血化瘀药。

（四）临证勿忘调理气机

当今社会，人们生活节奏快、工作压力大，加之心衰疾病缠绵，致心衰患者易合并焦虑抑郁之症。有研究表明，心衰合并焦虑抑郁的发病率为25.6%~60.9%，且焦虑、抑郁程度与心功能密切相关。中医学认为，焦虑抑郁之情由肝气郁结不畅导致。郁久化热耗气伤津，或是肝气乘脾，健运失职，气血生化乏源，皆可使心脉失养而加重心衰。合并有焦虑抑郁情绪的心衰患者，交感神经活动亢进，儿茶酚胺随之增多，外周血管阻力增加，水钠潴留加重，使心功能进一步恶化，与心衰形成恶性循环。因此，调理气机在心衰治疗过程中至关重要。而肝主疏泄，调畅全身气机，故当以疏肝为要。《景岳全书》言："凡人之气血，犹源泉也，盛则流畅，少则壅滞。故气血不虚则不滞，虚则无有不滞者。"故心气虚阳弱，运行不畅则气滞。精神紧张或情志抑郁，也可致肝失疏泄，气行不畅。气为血之帅，血随气而运行，气滞可致血瘀。痰瘀等病理产物形成后又影响气行，最终形成气滞血瘀、血瘀气滞的恶性循环。临床中常见胸闷、气短、脘胁腹痞胀疼痛等表现。《薛氏医案》曰："肝气通则心气和，肝气滞则心气乏，此心病先求于肝，清其源也。"肝调则气顺，气行则血行，气顺则痰消。肝之疏泄功能正常，则气机调畅，使血不致瘀滞，血脉得畅、水饮亦无停积存留之患。若肝气郁滞，疏泄失职，可致血行不畅，甚则停滞为瘀；气滞则津停，肝气郁结亦可滋生痰饮水湿等病理产物。如此加重痰瘀，心衰难愈。冯晓敬教授据此提出心病当从肝论治，当疏肝行气、活血化瘀。多用生脉散、柴胡疏肝散合血府逐瘀汤加减。药用柴胡、枳壳、赤芍、白芍、香附、川芎、川楝子、青葙子、党参、丹参、麦冬、当归、生地黄、五味子、桂枝、地龙、红花、桃仁、葶苈子、车前子、郁金、五灵脂等。柴胡疏肝散疏肝解郁、行气止痛；川楝子、青葙子条达肝气，清肝火；生脉散防药力太过，损伤气血；桂枝温通心阳；葶苈子、车前子利水；活血药可选择五灵脂、丹参、郁金等理气活血；若瘀血较重，可选用虫类药地龙活血通络，心脉畅达则心衰可除。

（五）养心通脉为治疗大法

“心动则五脏六腑皆摇”，各脏腑生理功能皆赖心之统领与调节。心衰病位在心，以心虚为本。故治疗当以养心为主。然治病当标本兼顾，养心同时亦要祛除各类致病因素，疏通脉络，使血不为其所遏。养心通脉法由此而来。其内涵如下：一为补心气。无论是心系疾病日久抑或外邪侵袭损伤，皆可致心气耗损而亏虚。心气不足，鼓动无力，血脉失于充盈，则见心悸气短等症，故补益心气为治疗心衰之大本。临床运用常以黄芪补气升阳、利水消肿。现代药理研究表明，黄芪可通过其有效成分改善心脏功能起到强心作用，尤其适用于心衰患者。二为滋心阴。心之阴精充盈则心有所养。思虑过度七情所伤、素体阴虚或热病伤阴、年老体衰阴气自竭、肝肾阴虚日久及心，皆可致心阴耗损、日久生热、扰动心神。阴虚易致气虚，故临床多见气阴两虚之证，常以生脉散益气养阴、复脉救逆。阴虚又生内热，故滋心阴时亦要清心火，常以竹叶清香透心，使心经热血分解。三为通脉络。心衰患者常有痰饮、瘀血痹阻脉内，且二者相互化生，互为因果。两种邪气留于脉道相互胶结则疾病难愈。故治疗时定要治痰勿忘瘀，治瘀勿忘痰，痰瘀并治方能取得满意疗效。临床应用此法，常用其中之一二，病重则三法合用，使心气得旺、心阴得养、痰瘀得除、心衰得解。

（六）临证经验

1. 补益心气为主，兼顾痰瘀

冯晓敬教授认为，心衰是多种心血管疾病的终末阶段。久病使心之气阴不足或阳气受损，无力鼓动血脉，从而使血脉瘀阻，而痰、水、瘀等病理产物又进一步损及心之阴阳，从而形成恶性循环。因而心衰多属本虚标实，心气亏虚为本，痰瘀实邪为标。气虚阳虚是心衰发病的始动因素，贯穿整个病理过程。血瘀、水饮、痰浊为标实，为心衰发展过程中某一阶段的兼证。因此治疗时以补虚扶正为本，祛除实邪为辅，补虚重在益气温阳，祛邪重在活血、化痰、利水。

2. 重视活血化瘀药物的选择

冯晓敬教授在治疗心衰时极重视活血化瘀药物的选择。冯晓敬教授将该类药物分3类：第一类养血活血药，适用于内有瘀血但体虚者，药力较轻，活血不伤正，包括当归、丹参、生地黄、牡丹皮、赤芍、鸡血藤等；第二类活血行血药，适用于体质尚强、瘀血重者，包括川芎、红花、三七、牛膝、蒲黄、五灵脂、郁金、姜黄、益母草、泽兰、苏木、延胡索等；第三类是作用峻猛破血药，此类药物应中病即止，避免伤脾胃，包括大黄、桃仁、水蛭、虻虫、乳香、没药、三棱、莪术等。临床应根据瘀血程度与患者体质选用合适的活血化瘀药物。冯晓敬教授常用丹参、当归、赤芍、郁金、川芎、姜黄、红花等药物，因这几味药具有安全、便宜、疗效好等优点；较少使用破血类药物，因破血有伤气之弊，故在应用时应注意控制剂量且适当配伍益气药，使攻邪不伤正。

3. 随证加减

冯晓敬教授临床用药灵活，随证加减。一佐利尿药，心衰者多有尿少、肢肿，佐利水渗湿药；二佐宁心安神药，心主神明，心衰者常伴心神不宁、惊悸不安，佐养心安神药，如酸枣仁、远志等；三佐通便药，心衰患者往往肠道运化失司或肠失濡润而致便秘，当“以通为顺”，斟酌泻下通便药时，佐补气药或滋阴药以增效力。

二、临证医案

医案一：患者，男，63岁，2018年11月11日初诊。主诉：阵发性心慌伴胸痛6年，加重7天。既往有心衰病史4年，房颤病史4年。刻下症：患者神志清，心慌，胸部钝痛明显，活动后加重。痰多、易咳出，纳少，眠安，二便调，舌暗，舌体胖，舌边有瘀点，苔腻，脉细涩。查体：血压141/84 mmHg，心率87次/分，心律绝对不齐。辅助检查：心脏彩超示左房增大（左心房5.36 cm），射血分数44%。心电图：①心房颤动；②左心室肥厚伴ST-T改变。BNP 367.89 pg/mL。西医诊断：①慢性心力衰竭（心功能Ⅱ级）；②房颤。中医诊断：心衰病；辨证：气虚痰瘀证。治法：益气养心，健脾化痰，活血祛瘀。处方：黄芪 24 g，党参 24 g，赤芍 12 g，红花 12 g，丹参 12 g，薤白 9 g，半夏 9 g，柴胡 15 g，佛手 12 g，白术 15 g，玄参 12 g，苦参 12 g。水煎服，每日 1 剂。上方服 7 剂后，心慌、胸痛较前明显减轻。舌暗苔腻，脉细涩。心率 78 次/分，心律绝对不齐。继服上方 15 剂，无自觉心慌胸痛症状，其他症状皆明显改善。心率 70 次/分。服药 1 个月，不适症状未再出现，但仍舌暗，加地龙 9 g，同时黄芪加至 40 g。复查心脏超声：左心房 4. 85 cm，射血分数 60% 。后随访月余，未再复发。

按语：患者心衰、房颤等心体病变日久，耗伤心气而致心气虚衰。心气亏虚，心失所养，故见心慌之症。气虚血行无力，瘀血内生；母病及子致脾气不足，脾虚则津液布散失司而凝聚为痰。痰瘀胶结于心脉，故见胸部钝痛，活动后加重，且见痰多、苔腻等症。脾虚健运失职故纳少。舌脉皆为痰瘀互结之佐证。患者虽以心气虚衰为本，但痰瘀留于体内日久，痰瘀不除则疾病不愈，故重益气养心之时亦重化痰祛瘀。初诊方中党参、黄芪益气补虚，使虚衰之心气得救，为君药。赤芍、红花、丹参活血祛瘀通脉，薤白、半夏燥湿化痰，共奏化痰祛瘀之效，为臣药。白术健脾化痰；柴胡、佛手疏肝理气，取“善治痰者，不治痰而治气”之义，且“气行则血行”，亦助君药活血之功，共为佐药。玄参清热滋阴、苦参清热燥湿以防止痰瘀日久化热，且苦参可保护受损的心肌细胞，明显改善心律失常，玄参亦可以抑制心室重构和心肌肥厚，共为使药。诸药合用，痰瘀得除、血脉通利、心气亦复，使心衰症状得以缓解。三诊中，患者舌质仍暗，加地龙以增强活血之力，但活血之品有耗气之弊端，故黄芪加至 40 g 以扶助正气。

医案二：患者，男，77 岁。主诉：反复发作活动后呼吸困难 6 年，加重伴双下肢水肿 1 周。冠心病病史 20 年。现病史：患者 6 年前劳累后出现呼吸困难，逐渐加重，诊为心衰，经利尿强心治疗后病情好转。1 周前因过劳病情加重，呼吸困难，不能平卧，伴夜间阵发性呼吸困难，尿少、双下肢浮肿，肢冷，舌淡苔白，脉沉细。查体：血压 110/70 mmHg，心率 100 次/分，律齐，心音低钝，右肺底可闻及湿啰音，双下肢水肿。心脏彩超：左心室扩大，左心室射血分数 42% 。西医诊断：慢性心力衰竭（心功能Ⅲ级）。中医辨证：心肾阳虚，水饮内停。治以温阳利水，以真武汤合五皮饮加减：制附子 9 g，茯苓 15 g，白术 15 g，生姜皮 9 g，白芍 15 g，桂枝 10 g，泽泻 10 g，车前子 18 g（包），丹参 15 g，桑白皮 12 g，五加皮 12 g，炙甘草 10 g。服上方 4 剂后改制附子为 12 g，继服 6 剂，呼吸困难明显减轻，尿量增加，四肢转温，双下肢浮肿消失。考虑阳气转复，证属气阴两虚，以益气养阴法调理。以生脉散加减：红参 12 g，麦冬 10 g，五味子 6 g，丹参 15 g，炙甘草 10 g，茯苓 15 g，桂枝 5 g，生地黄 15 g，黄芪 20 g。服药 15 剂，心脏彩超：左心室射血分数 53%。余症皆消。

医案三：患者，女，82 岁。主诉：反复发作性胸闷 10 余年，加重伴下肢水肿半个月。既往有冠心病病史 10 年，高血压病史 10 余年，房颤病史 2 年，心力衰竭病史 4 年。平时服用阿司匹林肠溶片、琥珀酸美托洛尔缓释片、沙库巴曲缬沙坦钠片等药物。现病史：患者 1 周前因感冒憋喘加重，症见憋喘、胸闷气短、心慌心烦，无明显胸痛，双下肢水肿，时有咳嗽，少痰，时有头晕，口干，汗出，纳差，眠一般，夜尿频，大便正常。舌暗红，少苔，脉细数。查体：血压 131/68 mmHg，心率 91 次/分，心律绝对不齐。心脏彩超：左右心房增大，射血分数 43%。心电图：心房颤动，伴室性期前收缩或室内传导阻滞，ST 段改变。BNP 967. 26 pg/mL。胸部 CT：符合支气管炎、双肺气肿及肺大疱、肺纤维灶 CT 表现。西医诊断：慢性心力衰竭（心功能Ⅲ级）。中医诊断：心衰；气阴两虚、瘀血阻滞证。治法：益气养阴，活血化瘀。处方：党参 24 g，麦冬 10 g，五味子 6 g，生地黄 15 g，黄芪 24 g，丹参 15 g，玄参 10 g，柴胡 15 g，茯苓 15 g，白术 15 g，山茱萸 15 g，桃仁 12 g，红花 12 g，当归 10 g，桂枝 5 g，炙甘草 10 g，葶苈子 12 g，猪苓 12 g，浙贝母 6 g。7 剂，水煎服，每日 1 剂。

二诊：憋喘明显好转，尿量增加，双下肢浮肿减轻，患者舌质仍暗，初诊方黄芪增至 40 g，加地龙 12 g、全蝎 12 g。14 剂，水煎服，每日 1 剂。

三诊：复查心脏超声示射血分数 46%，明显较前增加，仍眠差，上方加龙骨、牡蛎各 30 g 以增强安神之效，继服 1 个月，诸症皆消。

按语：医案二和医案三均诊断为慢性心力衰竭，同时伴有双下肢水肿的症状。医案二采用了温阳利水的治疗方法，所用方药也是利水剂中的常用方加减，医案三则采用了益气养阴活血之法，方中稍佐利水之品。虽然所用药物不同，二诊时两则医案中双下肢水肿均减轻或消失，这里体现了中医“治病求本、同病异治”的思想，由此也可以看出冯晓敬教授临床用药之灵活和深厚辨证功底。

第十章　冯晓敬教授治疗高血压的学术思想及临证医案

一、学术思想

（一）五脏相关，审证求因

高血压属于中医学“眩晕”“头痛”等范畴。风、火、痰、瘀是高血压发生、发展的重要原因，其病机特点多为本虚标实，气血失和，阴阳失调，病变在肝，其根在肾。人到中年后体内正气由盛转虚，所谓“人年四十，阴气自半”，而进入老年，“七八”则“肾脏衰”，“八八”则“齿发去”，体内各脏腑出现一系列衰退性改变。《素问·上古天真论》云：“肾者主水，受五脏六腑之精而藏之。”高血压患者肾失封藏，阴精亏虚，水不涵木，肝阳上亢，肝风内动，则可发生眩晕、头痛。若禀赋不足或年老体衰，而又失于濡养，肾无所藏则无以补养诸脏。肾阴不足、不能涵木也可致“阴虚阳亢”。若素体阳虚或阴损及阳而肾阳不足，肝肾俱虚，则“上气不足”“髓海空虚”。心主血脉，藏神志。心血充沛则脉道通畅，心血不足，脉道不利，脑髓失其滋养，则头晕目眩。脾胃属土居中焦，为气机升降之枢、气血生化之源，脑为清阳之府、气血之总汇。若平素嗜食膏粱厚味，则脾伤而不能运化饮食精微，清浊升降紊乱，可致痰湿中阻，因肝风升腾，眩晕头昏，故呈肝风夹痰之象。肺主行水，主宣发肃降，统摄津液的输布、运行和排泄功能，肺气不足，宣降失司，或水津不得通调输布，津液留聚而生痰；痰阻经络，清阳不升，清空之窍失其所养，所以头目眩晕。若痰浊中阻，更兼内寒，则有眩晕、晕仆之虞。因而高血压具有虚实夹杂、证候复杂的特点。《内经》云：“五脏相通，移皆有次”，五脏不足，脏腑虚衰，因此在治病过程中要调和五脏功能以达到“阴平阳秘”的状态。

（二）病证结合，中西贯通

高血压的治疗目标是通过降压治疗，最大限度地降低心脑血管疾病的病死率和致残的危险性。长期高血压使神经内分泌激素如交感神经系统、肾素-血管紧张素系统及内皮素等生物活性物质在左室肥厚的发生中起着重要作用。心肌肥厚的病理因素归结为瘀血、痰浊，在辨证用药时，应以活血化瘀、祛痰泄浊药物为主，加上具有降血脂、抗动脉粥样硬化而保护动脉内皮功能作用的中药，如何首乌、女贞子、决明子、山楂、泽泻等，可取得显著疗效。单纯收缩期高血压多发于老年人，病死率、心脑血管疾病发病率较一般高血压增加2~4倍，是动脉硬化的直接结果，应用黄芪、党参、当归、水蛭、丹参、川芎、三七、山楂以补气补血、活血化瘀，可以减缓动脉硬化的发展进程。舒张压增高型的患者一般体胖，多因血容量增加，易诱发高血压性心脏病、高血压性脑病、脑出血等。常用具有利尿作用的降压中药，如茯苓、车前子、泽泻、桑寄生、杜仲、防己、茵陈蒿、罗布麻等，以减少血容量、减轻心脏容量负荷。年轻一些的高血压患者以肝阳上亢为多，可选用具有β受体阻滞剂作用的中药，如葛根、佛手、淫羊藿。阴虚阳亢或肝肾阴虚型选用具有血管紧张素转化酶抑制剂作用的中药，如山楂、木贼草、海金沙、牛膝、瓜蒌、白及、何首乌、红花、胆南星、降香等。血脉瘀阻型选用具有钙通道阻滞剂、扩血管作用的药物，如丹参、牡丹皮、川芎、当归、赤芍、五味子等；结合患者体质、脉象、舌象，以西药降压为主，适当加用中药。中西药相互渗透，有机结合，常会提高降压效果，较快缓解临床症状，减少降压西药用量及不良反应。

（三）分阶段论治

1. 老年高血压

临床上高血压的患病率随着年龄的增加而上升，60岁以上的老年人约有60%存在高血压，老年高血压是导致老年人冠心病、心力衰竭、脑卒中、肾衰竭的发病率和病死率升高的主要危险因素，严重影响老年人的生活质量。传统中医治疗强调整体观念、阴阳平衡、因人因地而异，辨证施治，显示出了中医的治疗优势。

（1）治病须求本：《内经》有云“……七八，天癸竭，精少，肾脏衰，形体皆极；八八，则齿发去”。人体进入老年，“七八”则“肾脏衰”，“八八”则“齿发去”，体内各脏腑出现一系列衰退性改变。因此从中医理论来说，老年性高血压以脏腑虚衰为本。《类证治裁·眩晕》曰：“肝胆乃风木之脏，相火内寄，其性主动主升；或由身心过动，或由情志郁勃，或由地气上腾，或由冬藏不密，或由高年肾液已衰，水不涵木，或由病后精神未复，阴不吸阳，以至目昏耳鸣，震眩不定。”《灵枢·海论》又有“髓海不足，则脑转耳鸣”的记载，均说明肾之所藏之精乃人体真阴之源，肾又为肝之母脏，若肾阴亏损首先影响肝阴，肝阴亏损则肝阳上亢，阳亢时久又加重肾阴损伤。《素问·至真要大论》云“诸风掉眩，皆属于肝”，指眩晕与肝关系最为密切，各种原因导致肝的阴阳虚实失衡，就会产生“肝阳上亢”，或“阴虚阳亢”，而出现眩晕、头痛等症。总之，本病的发生发展与肝、肾相关，病位在肝，病根在肾，病性为本虚标实；本虚责之肝肾阴虚，标实责之肝阳上亢、肝风上扰等。

（2）脏腑须调和：《内经》云“五脏相通，移皆有次”，中医基础理论的核心是脏腑学说，脏腑不是孤立存在的，在治病过程中，根据脏腑间的内在联系和疾病的传变规律，调和其功能而治病，以期达到“阴平阳秘”的状态。《素问·上古天真论》云“肾者主水，受五脏六腑之精而藏之”，老年高血压患者肾失封藏，阴精亏虚，水不涵木，肝阳上亢，肝风内动，则可发生眩晕、头痛。对于肝脏的特性，《临证指南医案·肝风》描述为“肝为风木之脏，因有相火内寄，体阴用阳。其性刚，主动主升，全赖肾水以涵之，血液以濡之，肺金清肃下降之令以平之……则刚劲之质，得柔和之体，遂其条达畅茂之性，何病之有”，足见肝脏之阴阳能相对平衡则无病。心主血脉，藏神志。心血充沛，则脉道通畅，年老体衰，心血不足，脉道不利，脑髓失其滋养，则头晕目眩。脾胃属土居中焦，为气机升降之枢。脾主运化、升清，胃主受纳、降浊。脾胃为气血生化之源，脑为清阳之府，为气血之总汇。长期嗜酒，过食肥甘厚味，或忧思、劳倦伤脾，到老年后则脾胃损伤，运化失司，升降失常，清阳不升，浊气不降，痰浊内生，脂质沉积，壅阻血脉，血脉不利，脑失所养，则头痛头晕，困倦嗜睡。肺主行水，主宣发肃降，统摄津液的输布、运行和排泄，年老体虚，肺气不足，宣降失司，或水津不得通调输布，津液留聚而生痰；或肾虚不能化气行水，水泛为痰；或肝气郁结，气郁湿滞而生痰。痰阻经络，清阳不升，清空之窍失其所养，所以头目眩晕。若痰浊中阻，更兼内寒，则有眩晕昏仆之虞。因而老年高血压具有虚实夹杂、证候复杂的特点。

（3）病证须结合：长期高血压导致左心室肥厚，除血流动力学因素之外，组织局部的神经内分泌激素如交感神经系统、肾素－血管紧张素系统及内皮素等生物活性物质在老年高血压左心室肥大的发生中也起着重要作用。把“心肌肥厚”的中医学病理因素归结为瘀血、痰浊。在辨证用药时，以活血化瘀、祛痰泄浊药物为主，同时注意应用具有降血脂、抗动脉粥样硬化而保护动脉内皮功能作用的中药，如何首乌、女贞子、决明子、山楂、泽泻等。流行病学研究显示，60%～70%的老年高血压属单纯收缩期高血压，其病死率、心脑血管疾病发病率较一般高血压增加2～4倍，是动脉硬化的直接结果。中医证候表现以气虚血瘀为主，黄芪、党参、当归、水蛭、丹参、川芎、三七、山楂以补气补血、活血化瘀，减缓动脉硬化的发展进程。少数舒张压增高型的患者一般体胖，多因血容量增加，易诱发高血压性心脏病、高血压性脑病、脑出血等。治疗常以利尿药为主，减少血容量，减轻心脏容量负荷。具有利尿作用的降压中药有茯苓、泽泻、桑寄生、杜仲、防己、茵陈蒿、罗布麻等。

（4）三因制宜：《黄帝内经》有云“人以天地之气生”，老年患者更是如此。北方平均气温低于南方，室外活动明显减少，病程长，久病必虚，故以虚证居多，“形盛体虚”为北方患者的特点。南方气温高，一年之内高温时间较长，地热熏蒸，易酿湿热为患。气候潮湿、脾土易受困，“湿聚为水，水凝为痰”，痰浊塞滞，气血运行不畅而致瘀血阻络、痰瘀互结。“形弱中盛”为南方患者的特点。在防治方面，北方患者应适当增加户外运动，减小体重、腰围，培补正气；南方患者则当控制室内湿度，保持皮肤腠理开合有度，重视祛湿、化痰、活血的治疗。不良生活习惯是高血压的重要危险因素，老年高血压患者通过减轻体重、限制钠盐摄入、增加体育活动、减少酒精摄入量等生活方式的调整可降低血压。

2. 中青年高血压

中青年高血压是发病年龄<60岁的一种高血压类型。中青年高血压的发病率逐年升高，甚至开始呈现年轻化趋势。中青年高血压早期通常无明显症状，大多在患者体检时被发现，容易进展为高血压肾病、高血压危象、动脉硬化、冠心病等疾病，给中青年患者身心健康带来极大的危害。中青年高血压患者可见头晕甚至视物旋转等症状，归属于中医“眩晕”的范畴。

（1）病变脏腑以肝脏为主，与脾肾关系密切：中青年容易长期处于精神紧张、疲劳过度，甚至焦虑状态。《素问·至真要大论》有“诸风掉眩，皆属于肝”之论述。肝者，将军之官，体阴而用阳。《临证指南医案·肝风》曰：“经云，东方生风，风生木，木生酸，酸生肝，故肝为风木之脏，因有相火内寄，体阴而用阳。其性刚，主动主升，全赖肾水以涵之，血液以濡之，肺金清肃下降之令以平之。中宫敦阜之土气以培之。则刚劲之质，得为柔和之体，遂其条达畅茂之性，何病之有?”肝的生理功能可概括为体阴而用阳。体阴是指肝主藏血，阴阳属性中为阴，功能为濡养脏腑及肢体。用阳是指肝主疏泄的功能，主条达及升发。对于肝脏而言，所藏有的阴血主要用于滋养功能，只有该功能无异常，才可以起到对肝阳气升腾的制约作用，并对肝脏的疏泄功能正常予以维持，达到冲和条达的目的。反之，只有肝脏的疏泄功能处于正常状态，才能使血行通畅得到保证，进而使血量得到有效的调节，以满足机体活动的需求量。肝的正常生理状态一般情况下多有赖于肝的阴血充足及充盈，肝所藏阴血的濡养功能正常，肝阳方不至亢盛，一旦肝阴肝血不足，不能涵养肝阳，则可致阳升、火热、风动。忧思恼怒、情志抑郁、肝气郁结，肝郁化火、肝阴灼伤，则肝阳上亢，上扰清窍，发为眩晕。

随着生活水平的提高、膳食结构的改变，嗜食膏粱厚味，加之中青年高血压患者社会活动及各类应酬较多，饮酒过度，容易损伤脾胃。脾主升清，主运化。脾失健运，则津液不化，停滞体内，而为痰。痰既是脏腑病理变化的产物，又是致病因素。清代蒋廷锡等在《古今图书集成医部全录精华本》中有云“头目眩晕，眼前黑暗，如坐舟车，兀兀欲吐者，痰也”，《杂病源流犀烛·头痛源流·眩晕》谓“眩晕者，痰因火动也。盖无痰不能作眩，虽因风者，亦必有痰”。朱震亨《丹溪心法·头眩六十七》则偏主于痰，有“无痰则不作眩”的论述。先天肾气不足可导致气虚，中青年工作任务重，自身压力大，经常体力透支，严重损伤气血，导致中气不足、清阳失展、清窍失养等，进而导致眩晕出现。而且中青年高血压患者易过度安逸，缺乏运动，久坐久卧耗气，气虚鼓动无力，清窍失养，亦可发为眩晕。

（2）注重疏肝解郁、调理气机：中青年高血压患者早、中期易出现肝郁气滞、肝阳上亢型，多为素体木旺、忧愁思虑，肝气郁结，肝郁化火，肝阴灼伤，肝阳上亢。肝郁化火为纯实无虚，肝阳上亢则为实中微虚，二者均以“肝实”为主。治法当疏肝泻火、平肝潜阳，方选天麻钩藤饮加减。兼气滞血瘀，宜加红花、赤芍、丹参；兼肝火扰心，宜加生龙骨、生牡蛎、珍珠母、黄连；兼肝风内动，宜加水牛角、珍珠母、石决明。

（3）不忘健脾消导、补气固肾：中青年高血压也常见脾失健运、痰浊上蒙型，多见于血浊、消渴、肥胖等患者。脾失健运可致心血化源不足，气血两虚；痰瘀阻络，无处不到，可痹阻脑络，阻滞经络而发病。治宜健脾化湿，方选半夏白术天麻汤加减。兼痰火扰心，宜加竹茹、黄连、天竺黄；兼有痰瘀阻络，宜加丹参、檀香、砂仁、瓜蒌；兼脾虚，宜加党参、炙甘草、黄芪等药。对于中气不足、清阳不升型，此型多为久坐久卧，缺乏运动，久卧耗气，气虚血行无力，清窍失养，发为眩晕，治宜补中益气，方选补中益气汤加味。兼肾虚者，宜加杜仲、牛膝、桑寄生及巴戟天。

3. 女性更年期高血压

冯晓敬教授经过多年的临床实践，在女性更年期高血压的临证辨治方面心悟颇多。更年期高血压是由卵巢功能减退，致激素、神经递质等神经内分泌失衡，引起更年期综合征中的一种症状。中医学没有“更年期高血压”的病名，根据头痛、眩晕伴耳鸣、烘热汗出、虚烦、少寐等临床表现，辨证属于“眩晕”“头痛”“脏躁”“郁证”等范畴。

冯晓敬教授认为脑为清窍，气血调和，才能保证脑有所养，脑神主事有序。本病不能单纯降压，贸然重用潜降之品会阻遏气血上升之机，导致清阳不升，脑失所养。遵循“阴平阳秘，精神乃治”之旨，调和气血，恢复脑神经正常功能，通过神经内分泌系统作用，可使血压恢复正常并趋于稳定。绝经前后肾气渐衰，天癸将竭，冲任虚损，并非所有女性皆出现较严重的症状。先天之精竭是不可逆转的，是一种生理现象，而有些女性由于素体差异及生活环境等的影响，不能适应这个阶段的生理过渡，使阴阳二气不能平衡，脏腑气血不相协调，出现一系列证候，是该病发生的重要环节。调整机体气机使气血阴阳在新的条件下达到平衡是中医治疗的理念，遵“虚者补之”“损者益之”“高者抑之”之旨，在辨证的基础上，治以滋补肝肾、平肝潜阳，温肾健脾、助阳扶元，清热化痰、和中安神，只要辨证明确，用药精当，每每会收到理想的临床疗效。而女子以血为用，脾为生血之源，绝经期妇女，肾气渐衰，天癸已竭，气血皆虚，当养之于脾；气血失调，脉络固涩，血行瘀滞，治疗过程中尚需重视健脾养血活血药物的应用。冯晓敬教授用辨证施治的原则治疗本病，取得较好疗效。

（1）阴虚阳亢型：《灵枢·海论》有“髓海有余，则轻劲多力，自过其度；髓海不足，则脑转耳鸣，胫酸眩冒，目无所见，懈怠安卧”的记载。女性年近五十，肾气渐衰，天癸将竭，冲任虚衰，精血不足。肝与肾，母子相生，乙癸同源，肾阴亏损，水不涵木，木少滋荣，肝阴不足，肝阳偏亢，上扰清窍，故眩晕、头痛。正如叶天士《临证指南医案》载："夫阳动莫制，皆脏阴少藏，自觉上实下虚……水亏不能涵木，厥阳化风鼓动，烦劳阳升，病斯发矣。"临床表现为头晕头痛，耳鸣眼花，烘热汗出，五心烦热，腰酸腿软，四肢麻木，舌质红，苔少，脉弦细数。治宜滋补肝肾、平肝潜阳。方用六味地黄丸加减。

（2）脾肾阳虚型：《素问·上古天真论》有"女子……七七，任脉虚，太冲脉衰少，天癸竭，地道不通，故形坏而无子也"的记载。肾藏元阴元阳，绝经之年已经历了经、孕、产、乳几个阶段，肾阳虚衰，火不暖土，不能温煦脾阳，或脾阳久虚不能充养肾阳，终致脾肾阳气俱伤。脾阳虚衰，运化无力，不能化生精微以养肾，精髓不足，不能上充于脑，故眩晕；肾开窍于耳，肾虚则耳鸣；腰为肾之府，肾虚则腰膝冷痛；虚阳浮越，面部时有烘热感；心神失养，失眠多梦。临床表现为头晕、头痛，伴有耳鸣、畏寒肢冷、腰膝冷痛、心慌、面部时有烘热感，舌淡红，苔白厚腻，脉沉细数。治宜温肾健脾，助阳扶元。方用二仙汤化裁。本方是上海中医药大学张伯讷教授针对围绝经期综合征研制的方剂，为公认的温肾阳、滋肾阴、调理冲任的代表方，冯晓敬教授应用本方加减治疗脾肾阳虚型更年期高血压，温肾健脾，助阳扶元，燮理阴阳，屡屡获效。

（3）胆郁痰扰型：更年期女性多由肾气虚损，体内水液不能蒸化，加之脾虚运化失司，水湿不化，聚而生痰。此类患者易为七情所累，情志不遂，胆气不舒，疏泄失职，气机郁滞，生痰化火，痰热内扰，有"百病多由痰作祟"之说。胆气不宁，惊悸失眠，烦躁不安；痰热循经上扰，则为头晕、目眩、耳鸣，如《丹溪心法·头眩》中"无痰则不作眩，痰因火动"；热蒸胆气上溢，则口苦；胆热犯胃，胃气上逆，所以恶心呕吐；胆气郁滞，可见胸闷胁胀；舌苔黄腻，脉象弦滑为痰热内蕴之征。治以清热化痰、和中安神。方用温胆汤加减。

（四）天人相应，多法齐用

人是一个复杂的整体，不仅要治病，更要治人。诊治疾病时，除了把握好疾病的特征表现、病期等情况外，还需在辨证的基础上，考虑气候特点、生长环境等因素，遣方用药时，需考虑到这些，才能精当用药，取得事半功倍的效果。交感神经活性增高是青年高血压的发病特点。青年阳盛之体，易肝阳上亢、肝火旺盛，中医辨证为肝阳上亢型，治疗要应用清肝泻火类的中药，如黄连、黄芩、黄柏、栀子等。更年期高血压波动幅度大，常与月经紊乱、潮热同时发生，属于内分泌失调引起的女性冲任不调型高血压。中医治疗重在调理阴阳，常选用二仙汤、温胆汤加减，方中仙茅、淫羊藿、巴戟天温补肾阳，生地黄、知母、黄柏能滋阴益精泻相火，临床中要灵活掌握两组药物的使用，过用温热药物会使患者潮热症状加重，过用苦寒药物又会伤阳。用药时应常注意患者的胃纳和睡眠情况，纳差者常用焦三仙、鸡内金等药，眠差者适当加入龙骨、牡蛎、珍珠母、酸枣仁等安神之品。还要辨病程长短，《类证治裁》云："治法须分新久，初痛在经，久痛入络，经主气，络主血。"久病患者常于方中加入活血化瘀之品。需要注意的是活血化瘀药有伤血、损胃之弊，只有正气盛，方能运化药物、防止药物偏害。肝肾阴虚患者肠中每因阴液不足，易大便干结，治疗时除增入瓜蒌、杏仁、火麻仁或增液汤之外，应注意增加粗纤维饮食，保持胃肠道的通畅。

高血压的治疗应多法齐下，除方药治疗外，还应配合针灸、拔罐、耳穴压豆和外敷法，每日足浴，饮用药茶。以上治法内容丰富，且简便易行，均可扶助正气，调养精神，巩固疗效。体育疗法（如太极拳）已被证明是行之有效的方法，不论用之于预防还是治疗，都具有可靠的作用。精神与环境至关重要，本病与患者精神状态、生活环境关系较大，因此妥善安排患者的生活环境，十分重要。

（五）四诊合参，尤重舌诊

中医四诊包括望、闻、问、切，四诊各有特点。合参指将中医的望诊、闻诊、问诊和脉诊相合相参，综合 4 种诊法共同采集机体的症状、体征等信息，以期获取全面、规范、准确的中医诊断信息，从而更好地探求病因、判断病位、辨析病性、确定病机，为中医的辨证论治做准备。《黄帝内经》奠定了四诊方法的基础，《难经》明确了四诊的基本概念。中医四诊是从不同方面、不同途径诊察病情，彼此相互独立，相辅相成，既彰显了中医特色，又是临床准确辨证的前提。《濒湖脉学》载："上士欲会其全，非备四诊不可。"中医的四种诊法各有侧重，各有特点，可从不同视角采集病证信息，具有不同的临床诊断意义。望诊被尊为四诊中的上乘诊法，有"望而知之谓之神"的说法，通过观察病患外在形态、色泽变化可以对脏腑气血盛衰以及疾病转归等做出初步判断。闻诊包含听声音与嗅气味两方面，有"闻而知之谓之圣”的说法，通过听声音之清浊、嗅气味之浓淡可以对疾病的寒热虚实变化做出判断。问诊则最具技巧性，有“问而知之谓之工”的说法，通过询问患者的一般情况与主观感受等有助于全面掌握患者的病情发展变化等关键信息。脉诊为四诊之中最难掌握者，有“切而知之谓之巧”的说法，通过切脉所感知到的浮沉滑涩等可推测患者的脏腑功能及疾病顺逆预后等情况，也有助于与其他诊法进行印证与补充。

在中医四诊法的形成过程中，前人积累了丰富的经验，如独具特色的舌诊、脉诊等。冯晓敬教授诊病注重四诊合参，尤其重视舌诊和脉诊。因为舌内通脏腑，舌质和舌苔随时反映脏腑气血津液的变化，因此，舌象是疾病本质的反映；脉象的形成与心脏的搏动、脉道的通利和气血的盈亏有密切联系，脉动应指的变化是脏腑气血阴阳变化的明证。舌象、脉象的变化不以人的主观意志为转移，所反映的医学信息是客观可靠的，因此，在四诊合参、各有侧重的情况下，舌诊、脉诊均为诊法之重、辨证之要。《临症验舌法》曰：“凡内外杂症，亦无一不呈其形，著其色于其舌……于是临症之下，于舌必看其形、审其色，合诸脉症，而有心得其秘焉。”徐灵胎云：“虚实之要，莫逃乎脉。”四诊时需注意以下几点：一是望舌切脉，来判断正邪盛衰，病位深浅，病情进退。如接诊一 68 岁高血压患者，血压 170/110 mmHg，近来居高不降，舌红绛，脉弦细，诊为阴虚阳亢，应用六味地黄丸加镇肝息风之品，3 剂后血压下降至 145/100 mmHg，头晕、头痛明显减轻。二是问诊勿忘纳眠。用药时常注意患者的胃纳和睡眠情况，纳差者常用焦三仙、鸡内金等药，眠差者适当加入龙骨、牡蛎、珍珠母、酸枣仁等安神之品。三是辨病程长短。《类证治裁》云：“治法须分新久，初痛在经，久痛入络，经主气，络主血。”久病患者常于方中加入活血化瘀之品。需要注意的是，活血化瘀药有伤血、损胃之弊，只有正气盛，方能运化药物、防止药物偏害。

二、临证医案

（一）温阳补肾为本，兼顾痰瘀

《内经》有云“……七八，天癸竭，精少，肾脏衰，形体皆极；八八，则齿发去”。高血压以老年患者居多，从中医理论讲，与脏腑功能的衰退有关。其中肾阳为一身阳气之根本，肾阳不振，则气血津液运行不畅，凝滞而为痰瘀，使外周阻力增大，导致血压升高。因此，温阳补肾法为治疗本病之大法，兼顾痰瘀，佐以活血化瘀、健脾化痰等治法。方药以真武汤、二仙汤、四逆汤、防己黄芪汤等辨证加减，通过温肾阳、振奋全身阳气，使痰湿寒瘀消退，脉道得张，血压自降。

医案一：患者，女，69 岁，2013 年 7 月 19 日就诊。头晕目眩 10 余年，近来加重且伴有失眠多梦、畏寒肢冷、腰膝冷痛、下利清谷、小便频数，舌质淡白，有齿痕，脉沉细。高血压病史 10 余年，平素口服硝苯地平缓释片、卡托普利等药，自述血压略降，但降而不稳，且头晕目眩不能缓解。就诊时血压 170/105 mmHg。脉证合参，辨证为脾肾阳虚。治宜温肾健脾，助阳扶元。方用二仙汤化裁：仙茅 12 g，淫羊藿 12 g，巴戟天 12 g，鹿角胶 12 g，茯苓 12 g，白术 12 g，干姜 10 g，当归 12 g，黄柏 12 g，炙甘草 3 g。每日 1 剂。服药 6 剂后，头晕减轻，血压下降至 150/90 mmHg，但仍有畏寒肢冷，故效不更方，继用上方再进 10 剂，头晕目眩解除，畏寒肢冷较前缓解，无其他不适，血压基本稳定在 135/85 mmHg 左右，上方稍作加减，连服 20 余剂，诸症悉除，血压恢复正常。随访 1 年，未服降压药，血压在正常范围。

按语：该患者年近七旬，患病 10 余载，病程日久，耗损脾肾之阳气。阳虚生内寒，出现畏寒肢冷、腰膝冷痛、下利清谷、小便频数等症状，舌质淡白、有齿痕，脉沉细均为其佐证。《医宗必读·虚劳》载：“脾肾者，水为万物之元，土为万物之母，两脏安和，一身皆治，百疾不生。夫脾具土德，脾安则肾愈安也。肾兼水火，肾安则水不挟肝上泛而凌土湿，火能益土运行而化精微，故肾安则脾愈安也。”冯晓敬教授应用二仙汤加减治疗脾肾阳虚型高血压，温肾健脾，助阳扶元，燮理阴阳，以达降压之目的，屡屡获效。

医案二：患者，女，74 岁，2014 年 7 月 12 日就诊。头晕、头痛 20 余年，近来由于家事繁重出现头晕、头痛加重，动则为甚，伴有烦躁难眠，但头汗出，时有口干，畏寒肢冷、大便稀，夜尿多，舌质红略胖，脉寸关弦、尺沉重按方得。高血压病史 20 余年，平素口服氨氯地平、缬沙坦等药，血压略降，但降而不稳，波动大，头晕、头痛时作，难以缓解。就诊时血压 175/65 mmHg。脉证合参，辨证为肾阳虚，虚阳浮越。治以温肾阳，镇潜浮阳。四逆汤加重镇潜阳药组方：附子 12 g，干姜 12 g，淫羊藿 12 g，枸杞 12 g，白芍 10 g，牛膝 12 g，石决明 15 g，生龙骨 30 g，生牡蛎 30 g，炙甘草 3 g，每日 1 剂。服用 3 剂后，烦躁难眠、畏寒肢冷症状减轻，6 剂后，头晕减轻，血压降至 150/70 mmHg，但仍有口干、夜尿多，效不更方，继用 10 剂，述头晕、头痛、汗出、夜尿多缓解，血压 130/70 mmHg，上方略加减，连服 10 余剂，血压恢复正常，诸症悉除。随访半年，血压在正常范围。

按语：该患者年老久病，常年因家事繁劳，损伤肾阳。阳虚者，下部寒，故畏寒肢冷、大便稀，夜尿多，舌质略胖，尺脉沉重按方得；阴寒过盛，阳气被拒于外，表现为头晕、烦躁难眠、但头汗出、时有口干等症，为内真寒外假热。应用四逆汤回阳救逆，生龙骨、生牡蛎、石决明重镇潜阳，牛膝性善下行，枸杞、白芍补肾滋阴，意在阴中求阳。服用后不仅能改善症状，还能保持血压平稳。

医案三：患者，男，78 岁，2013 年 10 月 25 日就诊。头痛、眩晕 1 年，近来加重 1 个月，伴有心慌气短，胸闷胸痛，恶心欲吐，眼睑、下肢轻度浮肿，肢冷畏寒，自汗恶风，气短乏力。口不渴，小便短少，舌暗红，有瘀点，脉沉细微。就诊时血压 180/80 mmHg，平素口服复方降压片降压，但效果不理想，时有头痛、眩晕、四肢乏力等症状。综合脉证，辨证为心肾阳虚型。治以温补心肾，行气活血。方用真武汤加减：熟附子 6 g，白术 12 g，茯苓 12 g，白芍 12 g，赤芍 12 g，党参 18 g，黄芪 15 g，柴胡 12 g，全蝎 6 g，生姜 3 片。每日 1 剂，服药 2 剂后小便增多，浮肿渐消，头晕、畏寒等症状亦减轻，血压 164/75 mmHg。药已对症，效不更方，上方继服 7 剂，头痛、眩晕、畏寒、水肿等症状明显好转，血压下降至 150/70 mmHg。上方稍作加减继服 20 余剂，上述不适症状自觉消失，血压控制在 130/70 mmHg 左右。1 年后随访，患者血压稳定，未服用任何降压药物。

按语：心居上焦属阳，肾居下焦属阴，肾阳为一身阳气之本，心阳为气血运行的动力，年过半百，肾气自衰，肾阳不足以鼓动五脏之阳气，从而导致心阳不振，进而出现气血运行受阻，血行瘀滞，外周阻力增大从而引起血压升高。冯晓敬教授采用真武汤加减治疗心肾阳虚型高血压，温补心肾、行气活血以达到降压的目的。

（二）辨证论治，因人制宜

1. 阴虚阳亢型

医案一：患者，女，49 岁，2012 年 10 月 12 日初诊。有高血压病史 2 月余。2 个多月前患者无明显诱因出现眩晕耳鸣，血压 165/110 mmHg，被某医院诊断为高血压，经服琥珀酸美托洛尔缓释片、左旋氨氯地平片等药物，血压一直为（150～170）/（100～110）mmHg，遂改求中医治疗。刻下症：眩晕耳鸣，腰膝酸软，难以入眠，入眠后多梦，烦躁不安，潮热盗汗，颧红，月经前后无定期，舌红少津，脉弦细数。血压170/105 mmHg。胸片、心电图检查未见异常。诊断为更年期高血压。证属肾阴亏虚，肝阳上亢。治以滋阴补肾，平肝潜阳。方选六味地黄汤加减。处方：生地黄30 g，山药24 g，山茱萸12 g，牡丹皮15 g，泽泻12 g，女贞子12 g，墨旱莲12 g，知母15 g，黄柏12 g，夏枯草15 g，生龟甲30 g，生牡蛎30 g，枸杞子10 g。6剂，每日1剂。药后眩晕、耳鸣、失眠症状明显减轻，潮热盗汗好转，血压140/95 mmHg。上方稍作加减，连服20余剂，诸症悉除，血压恢复正常。随访1年，未服降压药，血压在正常范围。

医案二：患者，女，67岁，2023年3月19日初诊。主诉：头晕、腰膝酸软2年，加重伴头胀、耳鸣7天。现病史：患者2年前劳累后出现头晕、腰膝酸软，监测血压最高165/80 mmHg，自服苯磺酸氨氯地平片降压，六味地黄丸补肾强腰，血压控制尚可，症状减轻。患者平日性情急躁易怒，7天前与家人争吵后出现头晕头胀、耳鸣，口干口苦，腰膝酸软加重，纳呆，梦多眠差，二便调。舌质红，苔黄，脉弦细。辅助检查：血压180/90 mmHg，心电图大致正常。中医诊断：眩晕；证属肝肾阴虚、肝阳上扰。予生柴降压汤加减：生地黄20 g，熟地黄20 g，醋炙柴胡10 g，怀牛膝15 g，青葙子10 g，川楝子10 g，合欢花10 g，白芍10 g，木香10 g，薄荷9 g，当归12 g，郁金9 g，龙骨15 g，牡蛎15 g。7剂，水煎服，每日1剂。予揿针贴敷：取百会、太溪、太冲、神门等穴。予耳穴压豆：取降压沟、交感、肝阳反射点等穴。

2023年3月26日二诊：患者诉头晕、头胀好转，耳鸣减轻，口干口苦减轻，纳眠差。原方改龙骨、牡蛎各30 g，合欢花15 g，7剂，水煎服，日1剂。予揿针贴敷：取百会、四神聪、神门等穴。予耳穴压豆：以神门、交感等穴。

2023年4月3日三诊：患者头晕减轻，头胀、口苦、耳鸣消失，睡眠明显改善。予二诊处方继用7剂巩固，揿针贴敷、耳穴压豆继用。电话随访患者病情好转，未复发。

2. 脾肾阳虚型

患者，女，50岁，2012年7月19日就诊。头晕、头痛2年，且伴有失眠多梦，畏寒肢冷，腰膝冷痛，下利清谷，烘热汗出，小便频数，舌质淡白，脉沉细。高血压病史2年，平素口服硝苯地平缓释片、琥珀酸美托洛尔缓释片、卡托普利片等药，自述血压虽降，但降而不稳，且眩晕、头痛不能缓解。就诊时血压170/105 mmHg。脉证合参，辨证为脾肾阳虚。治以温肾健脾，助阳扶元。方用二仙汤化裁。处方：仙茅12 g，淫羊藿12 g，巴戟天12 g，鹿角胶12 g，茯苓12 g，白术12 g，干姜10 g，当归12 g，知母15 g，黄柏12 g，炙甘草3 g。每日1剂。服药6剂后，头晕头痛减轻，血压下降至150/90 mmHg，但仍有畏寒肢冷。效不更方，上方再进10剂，头晕头痛解除，畏寒肢冷较前缓解，无其他不适，血压基本稳定在135/85 mmHg。将上方做成丸剂服用，调理善后。

3. 胆郁痰扰型

患者，女，48岁，2012年1月4日初诊。有高血压病史4月余。4个月前患者出现眩晕耳鸣，血压155/105 mmHg，诊断为高血压。经服用复方降压片，血压一直在160/100 mmHg左右。刻下症：眩晕耳鸣，多梦少寐，惊悸烦躁，口苦咽干，潮热汗出，犯恶呕吐，胸闷胁胀，舌苔黄腻，脉象弦滑。血压170/105 mmHg。胸片、心电图检查未见异常。诊断为更年期高血压。证属胆郁痰扰。治以清热化痰，和中安神。方用温胆汤加减。处方：陈皮12 g，竹茹15 g，茯苓15 g，半夏12 g，枳实15 g，白芍12 g，葛根15 g，天麻12 g，生龙骨12 g，生牡蛎12 g，牡丹皮12 g，生姜3片，大枣5枚，炙甘草3 g。6剂，每日1剂。药后眩晕、耳鸣口苦症状明显减轻，失眠基本消失，血压145/90 mmHg。上方稍作加减，连服20余剂，诸症悉除，血压恢复正常。1年后因他病就医告知未服降压药，血压在正常范围。

第十一章　冯晓敬教授治疗高脂血症的学术思想及临证医案

一、学术思想

（一）肝脾失调是高脂血症形成的主要原因

中医学没有高脂血症这一病名，多归属于“痰湿”“湿阻”“眩晕”等范畴。中医称血脂为“脂”“膏”，是“水谷精微”的重要组成部分，由脾胃所化生。《素问·经脉别论》云：“饮入于胃，游溢精气，上输于脾，脾气散精，上归于肺，通调水道，下输膀胱，水津四布，五经并行，合于四时五脏阴阳，揆度以为常也。”说明水谷精微的运化输布无不在于脾，当然也包括了血中膏脂的生成与转输，说明高脂血症的形成与脾的关系至为密切。而肝与脾在生理上又是相互联系的。若肝气郁结，克伐脾土，脾失健运，水谷精微输布失常，不能升清降浊，痰浊滋生，滞于血脉，血脉瘀阻，膏脂不能正常代谢而导致高脂血症。故只有肝脾调和，才能升降有常，气血冲和，精微的运化输布正常。

临证中高脂血症的发生多与饮食不节和过于安逸、情志失调有关。饮食不节主要表现为嗜食肥甘和长期饱食等，嗜食肥甘可以助湿生痰，甘味之品其性属缓，缓则脾气滞。倘若饮食不节，则可损伤脾胃，导致脾胃的腐熟、运化功能失常。脾之清气不能化浊而导致高脂血症。《素问·痹论》所论“饮食自倍，肠胃乃伤”，脾运失健是高脂血症最关键的病理基础。过逸，缺少运动，则气血运行不畅。《读医随笔》曰：“脾之用主于动。”脾土之性易滞，必赖疏泄条达之气机，方能运化布散精微。倘若气血运行不畅，必致脾土滞而不运，水谷津液易于聚湿成痰。过逸少劳可以导致脾虚，水谷精微化生乏力，清浊混淆而发为高脂血症。情志失调伤及肝脾，脾气郁结，运化失司，肝失疏泄，气机郁滞，最终导致肝脾失调，酿成脂膏，发为本病。

（二）痰瘀互结为高脂血症的主要病机

中医认为血脂是“水谷精微”“营血”的重要组成部分，由脾胃所化生，参与机体的营养和代谢。张志聪《灵枢集注》云：“中焦之气，蒸津液化，其精微溢于外则皮肉膏肥，余于内则膏脂丰满。”因过食肥甘厚味、肾阳虚而脾失于温煦、肝气郁滞而乘脾，脾虚运化无力，不能化生气血精微，湿聚成痰，而为痰浊之邪。气为血之帅，脾气虚则血行无力，痰浊又可壅滞气机，而气滞血瘀又可影响痰浊的运化，痰浊附着于血脉中，血液运行不畅，因此，高脂血症的基本病机为痰瘀互结。

《冯氏锦囊秘录》言：“人禀二气以生，有清有浊。阳之清者，为元气，阳之浊者，即为火；阴之清者，为津液，阴之浊者，即为痰。故痰者，乃血气津液不清，熏蒸结聚而成。”所以痰是人体津液不归正途的病理产物；本病瘀血的产生，主要是因虚致瘀和因痰致瘀。津血同源，二者都来源于脾胃所运化的水谷精微。从病因来看，本病的发生除先天禀赋之外，多与年龄、饮食、起居、情志等因素有关。本病患者以中老年人居多，因其脏腑之气渐衰，其中以肾、脾、心为主。肾主水，肾气虚则水液失其主宰，疏布失调，水聚成痰，故肾为生痰之根；脾为后天之本，主运化，脾气虚则气血生化乏源，血脉空虚，血行迟缓，瘀血内停，二则脾虚运化不利，水饮内停，湿聚为痰。心主血脉，心气虚，血行迟缓，血脉滞涩，日久形成瘀血，此外痰浊阻塞脉络，使血行不畅，亦可导致瘀血的形成。因此本病的发生多因脏腑之气先虚，其中以肾、脾、心三脏为主，而后形成痰湿、瘀血等病理产物，痰瘀互结，浸淫血脉而成。

（三）辨证治疗

冯晓敬教授根据自己多年的临证经验，以中医学理论为基础，结合现代医学与历代医家的经验，认为高脂血症与肝、脾关系密切，又与心气虚、肾气虚有关，属本虚标实之证，其中气虚为本，痰浊瘀血为标。而虚实又可以相互转化，因虚而生痰瘀，痰瘀较重时，又可转为实证，或虚实相兼，二者相互影响，相互促进，密切相关。根据该特点，冯晓敬教授提出气虚血瘀、痰浊阻遏的病机，针对病机提出健脾疏肝、化痰泄浊、活血祛瘀之法，研制出参苓降脂片及柴术降脂胶囊治疗脾虚痰浊及肝郁脾虚型高脂血症。研究成果为治疗提供了新思路、新方法和新的中药制剂，且服用方便、安全、价格低廉，具有较高的学术意义、实用价值和广泛的应用前景。柴术降脂胶囊和参苓降脂片中的药物既符合疏肝健脾、化痰泄浊、活血化瘀的治则，又符合现代药理学的研究成果，能从多环节、多层次对高脂血症的发生和发展产生良好的药理效应，在临床和实验过程中获得了支持。

参苓降脂片，由人参、茯苓、制首乌、泽泻、虎杖、决明子、芦荟、绞股蓝、山楂、姜黄、银杏叶等组成。方中人参味甘，微苦，性平，归心、脾、肺、肾经，治以益气扶正，《药性论》曰“主五脏气不足，五劳七伤，虚损痿弱……补五脏六腑，保中守神”，在本方中针对脾气虚弱的主要病机，用其扶助正气，抓住了疾病本质，故为君药。茯苓味甘淡，性平，归心、肺、脾、肾经，健脾渗湿，使湿去脾旺而痰无以生，以“脾无留湿不生痰”故也，助人参以通阳气祛痰湿，故为臣药。泽泻、虎杖、决明子、芦荟、绞股蓝清利湿邪，化痰泄浊。银杏叶、制首乌、山楂、姜黄活血祛瘀。药理研究表明，山楂具有加快总胆固醇清除作用，尤其降低甘油三酯作用更为明显；泽泻可阻止类脂质在血清的滞留或渗透至动脉内壁，从而干扰总胆固醇的吸收、运输、分解、排泄或清除，提高血中原低水平的高密度脂蛋白胆固醇及其与甘油三酯的比值；制首乌的有效成分可减少和阻止肠内脂类物质的吸收，促进脂类物质的转运和代谢，阻止脂质在血中滞留或渗透到动脉内膜。

柴术降脂胶囊由柴胡、苍术、茯苓、首乌、茵陈、泽泻、芦荟、山楂、姜黄、虎杖、郁金等组成。本方以柴胡为君药，归肝、胆经，辛行苦泄，性善条达肝气，疏肝解郁。苍术、茯苓为臣药，健脾祛湿以化浊。苍术，归脾、胃、肝经，苦温燥湿以祛湿浊，辛香健胃以和脾胃。茯苓，归心、肺、脾、肾经，善健脾渗湿，使湿去脾旺而痰无由生。佐使药有首乌、茵陈、泽泻、芦荟化痰泄浊，山楂、姜黄、虎杖、郁金活血祛瘀。全方药仅数味，但方简力宏。诸药相伍，有补有泻，补不腻滞，泻不伐正，疏肝健脾，使气机舒畅，脾胃之气健旺，运化复常，水谷精微转输正常，痰浊不生，血脉通畅以治本，活血化痰则使痰浊消散，血脉通畅，气血调和，经络通利以治标，从而达到标本兼治的目的。药理研究证实，柴胡、何首乌、泽泻、茵陈、山楂等药物均有降血脂、抗动脉粥样硬化、保肝、降血压等作用。

经过临床科研观察，参苓降脂片、柴术降脂胶囊均对高血脂模型大鼠的血脂水平具有明显的干预作用，可降低血中胆固醇和甘油三酯的含量，并具有明显升高高密度脂蛋白的作用。参苓降脂片、柴术降脂胶囊在临床观察中可降低血脂，明显改善脂质代谢，在治疗高脂血症方面显效率和总有效率均优于脂必妥，且无明显的不良反应，可以长期应用以巩固疗效。其中参苓降脂片课题通过了山东省科技成果鉴定，并获得了济南市科技进步三等奖。

二、临证医案

医案一：患者，45 岁，因“头晕反复发作 3 年，加重伴胸闷、纳呆 2 个月”于 2018 年 5 月 10 日就诊。现病史：患者 3 年前无明显诱因出现头晕，时轻时重，反复发作，患者未行系统诊疗。2 个月前劳累后头晕较前加重，发作次数增多，伴胸闷、纳呆，来我院就诊。刻下症：患者时有头晕，伴胸闷、乏力、纳呆，眠欠安，大便干、2 日一行，小便调。查体：中年男性，发育正常，形体偏胖，血压 140/80 mmHg，双肺呼吸音清，双肺未闻及干、湿啰音，心率 72 次/分，律整，各瓣膜听诊区未闻及病理性杂音。腹软，无压痛及反跳痛，肝肾区无叩痛，双下肢无水肿。舌胖有瘀点，苔白腻，脉沉滑。实验室检查：TC 6.94 mmol/L，TG 3.52 mmol/L，HDL-C 1.08 mmol/L，LDL-C 4.47 mmol/L。颅脑 CT：未见明显异常。中医诊断：眩晕（气虚血瘀、痰浊阻遏证）；西医诊断：高脂血症。治法：健脾益气，化痰泄浊，活血祛瘀。给予参苓降脂片 6 片，口服，日服 3 次，适当增加体力活动。服药 2 周后头晕胸闷减轻，纳食较前改善；4 周后症状消失，大便每日一行。实验室检查：TC 4.43 mmol/L，TG 1.56 mmol/L，HDL-C 1.1 mmol/L，LDL-C 2.64 mmol/L，疗效判定为临床控制，服药期间无不良反应。

医案二：患者，女，55 岁，因“头晕胸闷 1 年，加重伴恶心半个月”于 2020 年 8 月就诊。现病史：患者平素脾气急躁，喜叹气，形体偏胖。1 年来时有头晕、胸闷，诊断为高脂血症，间断口服血脂康治疗，效果不佳。近半个月来症状加重，伴恶心，未呕吐，纳少，眠一般，大便干、3 日一行，小便调。查体：中年女性，发育正常，营养良好，形体肥胖，血压 136/82 mmHg，口唇微绀，双肺呼吸音清，未闻及干、湿啰音，心率 80 次/分，律齐，各瓣膜听诊区未闻及病理性杂音。腹软，无压痛及反跳痛，肝脾肋下未及，肝肾区无叩痛，双下肢无水肿。舌质淡暗，苔白腻，脉滑。实验室检查：TC 8.80 mmol/L，TG 4.73 mmol/L，HDL-C 1.02 mmol/L，LDL-C 5.4 mmol/L。中医诊断：眩晕（肝郁脾虚、血瘀痰阻证）。西医诊断：高脂血症。治法：疏肝健脾，化痰泄浊，活血祛瘀。给予柴术降脂胶囊 6 粒，口服，日服3次，适当增加体力活动，清淡饮食。服药4周后头晕、胸闷及恶心消失，大便每日一行。实验室检查：TC 4.45 mmol/L，TG 1.37 mmol/L，HDL-C 0.93 mmol/L，LDL-C 3.14 mmol/L，疗效判定为临床控制，服药期间无不良反应。

医案三：患者，男，51岁，因“头晕头痛反复发作2年，加重7天”于2019年5月就诊。现病史：患者2年前无明显诱因出现头晕头痛，阵发性发作，可自行缓解，未予系统检查治疗。7天前劳累后头晕较前加重，伴恶心呕吐，视物旋转。刻下症：头晕头痛，恶心呕吐，心烦健忘，纳眠一般，二便调。查体：中年男性，发育正常，营养良好，形体肥胖，血压138/88 mmHg，口唇微绀，双肺呼吸音清，未闻及干、湿啰音，心率72次/分，律齐，各瓣膜听诊区未闻及病理性杂音。腹软，无压痛及反跳痛，肝脾肋下未及，肝肾区无叩痛，双下肢无水肿。舌质淡红，苔白腻，脉滑。实验室检查：TC 6.70 mmol/L，TG 2.83 mmol/L，LDL-C 4.11 mmol/L。脑CT示脑动脉硬化。中医诊断：眩晕（痰浊中阻证）。西医诊断：高脂血症。治法：健脾燥湿，化痰和胃。方选半夏白术天麻汤加减，处方：清半夏9 g，炒白术12 g，天麻15 g，茯苓15 g，陈皮9 g，党参15 g，苍术6 g，泽泻15 g，薄荷6 g，炙甘草6 g。7剂，水煎服，早晚分服。

二诊：服上药后症状减轻，苔转薄白，脉弦细，上方加当归15 g，茵陈9 g，10剂。

三诊：服药后头晕头痛明显减轻，余无不适，二诊方加木香6 g，砂仁3 g，再服10剂，病情稳定，复查血脂在正常范围，疗效良好。

医案四：患者，女，37岁，因“发现血脂偏高1年余”于2021年2月就诊。现病史：患者1年来头晕、乏力、眠差，查体发现血脂偏高，来诊时症见头晕，乏力倦怠，善太息，纳食一般，夜寐差，多梦，二便调。查体：青年女性，发育正常，营养良好，形体肥胖，血压128/76 mmHg，双肺呼吸音清，未闻及干、湿啰音，心率78次/分，律齐，各瓣膜听诊区未闻及病理性杂音。腹软，无压痛及反跳痛，肝脾肋下未及，肝肾区无叩痛，双下肢无水肿。舌质淡红，舌苔薄白，脉弦细。实验室检查：TC 7.42 mmol/L，TG 4.48 mmol/L，HDL-C 1.12 mmol/L，LDL-C 4.06 mmol/L。中医诊断：眩晕（肝郁脾虚证）。西医诊断：高脂血症。治法：疏肝健脾化湿。处方：柴胡12 g，茯苓12 g，炒白术12 g，郁金9 g，党参9 g，陈皮6 g，生山楂15 g，白芍15 g，当归15 g，丹参15 g，首乌藤15 g，麦芽15 g。水煎服，早晚分服。7剂后，头晕乏力缓解，夜寐转佳。舌淡红，苔薄白，脉弦细。治以疏肝健脾养血，处方：柴胡9 g，党参15 g，泽泻12 g，薄荷6 g，陈皮6 g，生山楂15 g，白芍15 g，当归15 g，丹参15 g，姜黄9 g，鸡血藤15 g。又服7剂，头晕明显减轻，上方去泽泻、丹参，加香附12 g，佛手6 g，再服7剂。实验室检查：TC 4.23 mmol/L，TG 1.42 mmol/L，HDL-C 1.06 mmol/L，LDL-C 2.98 mmol/L，疗效判定为临床控制，服药期间无不良反应。

医案五：患者，男，56岁，因“发现血脂异常5年”于2020年9月来诊。现病史：患者平素喜食肥甘油腻之品，有多年饮酒吸烟史。5年前无明显诱因自觉眩晕，于当地医院诊断为“高脂血症”。经过药物（具体不详）治疗后症状无明显改善，以后每遇情绪波动则容易发作。刻下症：眩晕，头重如裹，伴胸闷恶心，呕吐痰涎，食少，嗜睡。查体：中年男性，发育正常，营养良好，腹型肥胖。血压136/70 mmHg，双肺呼吸音清，未闻及干、湿啰音，心率68次/分，律齐，各瓣膜听诊区未闻及病理性杂音。腹软，无压痛及反跳痛，肝脾肋下未及，肝肾区无叩痛，双下肢无水肿。舌质紫暗，苔白腻，脉沉弦滑。实验室检查：TG 6.40 mmol/L，TC 7.78 mmol/L，HDL-C 0.50 mmol/L，LDL-C 6.21 mmol/L。中医诊断：眩晕（痰瘀互结，上蒙清窍证）。西医诊断：高脂血症。治法：健脾化痰，活血化瘀。处方：茯苓15 g，陈皮9 g，姜半夏9 g，桃仁12 g，红花12 g，赤芍12 g，炒白术12 g，天麻12 g，泽泻12 g，砂仁6 g，川芎9 g，生山楂15 g，丹参15 g，竹茹6 g，7剂。

二诊：眩晕减轻，头重如裹消失，胸闷恶心、呕吐消失，痰涎显著减少，食量增加，睡眠正常。舌质暗红，舌苔薄白，脉弦滑。患者恶心呕吐消失，上方去竹茹继服10剂。

三诊患者诸症消除，舌质淡红，舌苔薄白，脉稍弦。实验室检查：TG 3.80 mmol/L，TC 3.77 mmol/L，HDL-C 0.81 mmol/L，LDL-C 2.70 mmol/L。继服10剂善后，随访3个月患者症状未复发。

第十二章　冯晓敬教授治疗肥厚型心肌病的学术思想及临证医案

肥厚型心肌病是临床常见的心肌病之一，常伴有心律失常和心力衰竭。其发病机制复杂，发病范围较广，猝死率高。现代医学尚无特异性治疗方法，以缓解临床症状及预防心脏性猝死为主要目标，主要包括药物治疗、置入永久性双腔心脏起搏器、经皮室间隔心肌化学消融术、外科手术等。无论是西药还是介入手段均可能引起并发症，难以被患者接受。中医辨证论治肥厚型心肌病具有一定的优势，且患者接受度高。中医根据症状将其归属于"胸痹""心悸"范畴，冯晓敬教授临床采用中医辨证论治，将该病分为气滞血瘀证、痰瘀互结证、阳虚水泛证 3 个证型，合理运用方药，取得较好的临床疗效。

一、学术思想

（一）病因病机

肥厚型心肌病的病因病机较复杂，先天禀赋不足、情志所伤、饮食劳倦等诱因均可引起脏腑功能失调，导致气、血、津液运行紊乱。心主血脉，心气不足则无力运行血液而瘀阻心脉；肺朝百脉助心行血，肺气不足则无力行血，亦可发为瘀血；肝主疏泄，肝气郁结则血行不畅，气滞血瘀；脾主运化，脾失健运则无法输布水谷精微而停聚成痰；肾主水，肾阳虚弱则无力蒸腾水液而水湿蓄积。故而易形成痰、瘀、湿等病理产物。总之，津液运化失常则停聚为痰，血液运行不畅则痹阻为瘀，阳虚蒸腾无力而水湿泛滥。因此，本病病位在心，与肝、脾、肺、肾密切相关。

（二）辨证论治

肥厚型心肌病属本虚标实之证，以脏腑正虚为本，痰、瘀、湿为标。临床上冯晓敬教授将肥厚型心肌病分为气滞血瘀证、痰瘀互结证、阳虚水泛证。

1. 气滞血瘀证

临床表现：心悸，胸部刺痛，痛处固定不移，时欲太息，遇情志不遂时诱发或加重，或兼有脘腹胀闷，得嗳气或矢气则舒，舌暗或有瘀点，脉弦涩。

《诸病源候论》云："血之在身，随气而行，常无停积。"血之运行，听命于气。因此，气机不畅是形成瘀血的重要机制。冯晓敬教授治疗气滞血瘀型肥厚型心肌病常用自拟方生柴汤加减。该方以柴胡疏肝散加生脉散为组方依据。药用柴胡、青葙子、川芎、香附、枳壳、党参、麦冬、五味子、白芍、甘草。方中柴胡善条达肝气、疏肝解郁。该病患者多肝郁日久，有化火之势，青葙子归肝经，有清肝经郁热之效，为冯晓敬教授经验用药，与柴胡共为君药，发挥疏肝解郁兼清肝经郁热之效。"气为血之帅"，气机郁滞则血行不畅，不通则痛，故冯晓敬教授重视理气药的运用，以"利三焦，解六郁"之香附、"血中气药"之川芎及"理气宽中"之枳壳共同行气而为臣药。三者合用，活血行气之功益胜。川芎性偏温，香附性苦燥、易耗血散气，久用有耗气伤阴之弊，故用党参、麦冬、五味子以佐制之。党参补气又补血，养阴生津；麦冬滋补肺胃之阴，同时兼养心阴，补而不腻；五味子生津止渴，养心敛汗。三药合用，寓"生脉散"之意，一补一润一敛，共奏气阴双补之效。白芍养血柔肝止痛，甘草调和诸药、缓急止痛，共为使药。诸药合用，有补有泻，心肝同治，诸症皆除。

2. 痰瘀互结证

临床表现：胸闷憋胀，刺痛，气短不足以息，痰多，或痰中带血块，口唇发绀，舌淡紫，苔白滑，脉滑。

《丹溪心法》曰："自郁成积，自积成痰，痰挟瘀血，遂成窠囊。"朱丹溪认为，窠囊的形成是循序渐进的病理过程，患者早期因外感、内伤等因素导致气机升降失常而成气郁，气郁则无法运行津液，津聚成痰。痰邪为病，病情复杂，加之失治误治，瘀血内生，痰瘀互结而成窠囊。冯晓敬教授临床应用桂蒌定心汤治疗常获良效。药用桂枝、瓜蒌、丹参、薤白、半夏、地龙、全蝎、龙骨、牡蛎、延胡索、党参、甘草。此方以温通心阳之桂枝、利气豁痰之瓜蒌、清心活血之丹参共为君药，温凉并用，相反相成。瓜蒌导痰性柔，故配伍薤白、半夏增其化痰散结之力；地龙、全蝎通络，助丹参活血化瘀，此四味药共为臣药。龙骨、牡蛎为对药，主镇惊安神；延胡索辛散温通，行血中之气滞、气中之血滞；党参补脾养胃，振奋中气以杜绝生痰之源。四药合用以佐助臣药。甘草调和诸药为使药。诸药合用，痰消瘀散，阳气宣通，胸闷刺痛等症皆得平息。

3. 阳虚水泛证

临床表现：胸闷憋喘，心悸气短，腰膝酸软，或见耳鸣，身体浮肿，腰以下尤甚，按之没指，小便短少，畏寒肢冷，舌淡胖，苔白滑，脉沉迟无力。

成无己《伤寒明理论》曰："真武，北方水神也，而属肾，用以治水焉。水气在心下，外带表而属阳，必应发散，故治以真武汤。"肾主一身之阳，肾阳虚则水不化气而水湿内停。冯晓敬教授常用经方真武汤治疗此证。药用附子、茯苓、白术、白芍、生姜。方中附子温肾助阳，化气利水，兼暖脾土以温运水湿，为君药。茯苓利水渗湿，使水湿从小便而去，白术健脾燥湿，共为臣药。白芍"去水气，利膀胱"，生姜温散，为佐药。五药共用，以达温阳化气的目的。冯晓敬教授临床治疗该证常配伍桂枝，以其辛温之性助阳气而化水气，正合此证，常获良效。冯晓敬教授临床常见兼证用药如下：患者兼舌暗或有瘀斑加桃仁、红花以活血化瘀；兼恶心呕吐时加半夏、干姜温胃止呕；兼夜眠欠安加龙骨、牡蛎以重镇安神；兼咳嗽痰多加款冬花降气化痰。

二、临证医案

患者，男，63 岁，2018 年 11 月 11 日初诊。主诉：阵发性胸痛 6 年，加重 7 天。现病史：患者自诉 6 年前因胸痛、左侧上臂疼痛于外院就诊，诊断为肥厚型心肌病，经治疗后症状好转。近日，患者胸部刺痛，痛处固定不移，憋喘，活动后加重，含服速效救心丸后疼痛改善不明显，遂于我院就诊。心脏彩超：左心室内径 4.32 cm，室间隔厚度 3.44 cm，右心室内径 2.69 cm，主动脉内径 3.17 cm，左心房内径 5.49 cm，左室射血分数 66%。超声：肥厚型心肌病，左房增大，左房附壁高回声团，陈旧性血栓可能，二尖瓣轻 - 中度反流，主动脉瓣轻度反流，三尖瓣轻 - 中度反流，心包积液（少量），肺动脉压力增高。心电图：心房颤动，左心室肥厚伴 ST-T 改变。凝血四项：国际标准化比值 1.95。刻下症：患者神志清楚，胸部刺痛时作时止，痛处固定不移，情志不畅时疼痛加重，纳可，眠安，二便调，舌暗，舌边有瘀点，苔薄，脉弦涩。诊断：胸痹；辨证：气滞血瘀证。治法：疏肝理气，活血散瘀。处方：柴胡 15 g，青葙子 18 g，川楝子 18 g，川芎 12 g，枳壳 12 g，木香 12 g，桃仁 15 g，红花 15 g，赤芍 12 g，地龙 12 g，五味子 6 g，党参 30 g，麦冬 12 g，生白术 24 g，黄芪 24 g，白芍 12 g，干姜 9 g，炙甘草 6 g。7 剂，水煎服，每日 1 剂。

2018 年 11 月 18 日二诊：上药服 6 剂后，诸症好转，但偶有头晕，舌脉同前，上方加升麻 18 g。7 剂，水煎服，每日 1 剂。

2018 年 11 月 25 日三诊：上方续进 7 剂后，胸痛、憋喘症状基本消失，患者要求继服中药调理，在上方基础上将黄芪加至 30 g，继服 7 剂，未再复发。

按语：患者因胸痛来诊，中医诊断为胸痹，证属气滞血瘀。沈金鳌《杂病源流犀烛·心病源流》认为七情除"喜之气能散外，余皆足令心气郁结而为痛也"。由于肝气通于心气，肝气滞则心气涩，七情太过引发本病。患者情志不舒，气机运行不畅而发为气滞。气滞无法推动血液运行产生瘀血，故胸部刺痛且舌暗有瘀点。气失疏泄，肺气痹阻故憋喘。治以理气疏肝，活血散瘀，方选生柴汤加减。方中柴胡、青葙子、川楝子理气疏肝，木香、枳壳行气止痛。桃仁、红花一升一降行血祛瘀，赤芍散瘀止痛，地龙活血通络。川芎助柴胡行气，佐红花行血。党参、麦冬、五味子取生脉散之义，以防辛散之品耗伤心之气阴。黄芪、白术补气健脾以行血，干姜温热，防止寒凉药物使血遇寒则凝，白芍、炙甘草缓急止痛，调和诸药。整方攻补兼施，调和气血，心肝同治。二诊时患者诸症好转，但时有头晕，故加升麻 18 g 以增强升举阳气之力，并嘱患者调畅情志，合理运动。三诊时患者不适症状均明显好转，但患者年过六旬，其气已虚，故加黄芪至 30 g 以补气扶正。

第十三章 冯晓敬教授治疗杂病的学术思想及临证医案

第一节 甲亢伴发甲状腺毒性心脏病

甲状腺毒性心脏病是指甲状腺功能亢进症（简称“甲亢”）时过量的甲状腺素对心脏的直接毒性作用或通过儿茶酚胺的间接影响而引起心律失常、心脏各房室增大、心功能不全等一系列心脏病变，是甲亢最严重的并发症，也是甲亢死亡的主要原因。甲状腺毒性心脏病的治疗主要是控制甲亢及针对心脏病变治疗，目前治疗甲亢主要有抗甲状腺药物、放射性^{131}I及手术治疗，因药物不良反应和手术有创性使患者的接受度较低，此外甲亢具有治愈率低、复发率高的特点，使很多患者的甲亢得不到有效控制，对心脏的损害持续存在。一旦确诊为甲亢，甲状腺激素对心脏的损害则很难根治，因此甲状腺毒性心脏病的治疗关键是及早诊治、及时治疗。冯晓敬教授分期论治甲亢，从“气、痰、瘀、火”积极预防甲状腺毒性心脏病，临床效果显著，患者接受度高。

一、学术思想

（一）病因病机

甲亢中医诊断为瘿病，是以颈前喉结两旁结块肿大为主要临床特征的一类疾病，主要由情志内伤、饮食及水土失宜引起，并与体质等因素密切相关，患者以女性居多。《外科大成·瘿瘤》曰：“夫瘿瘤者，由五脏邪火浊气，瘀血痰滞，各有所感而成，非正病也。”指出瘿病病位主要在肝，病久涉及心脾肾，由气、火、痰、瘀壅结颈部而成，而其病理因素又以痰为主，贯穿始终。肝郁则气滞，脾伤则气结。初期多为气滞，津停痰凝，或脾虚酿湿生痰，痰气搏结于颈前，日久致血瘀，三者合而为患，日久损伤肝阴的同时，也会损伤心阴，出现心悸、烦躁、脉数等证。其病理性质以实证居多，久病由实致虚，可见气虚、阴虚或者虚实夹杂。在临证时冯晓敬教授依据分期辨证论治，瘿病初期及时治疗，积极预防甲状腺毒性心脏病，多从“气、痰、瘀、火”论治，采用理气化痰、活血化痰、清泄肝火等治法，后期甲状腺毒性心脏病往往虚实夹杂，心肝同病，多从“痰、虚、火”论治，以疏肝解郁，清热养阴安神。

（二）辨证论治

1. 从“气、痰”论治

治瘿以顺气为先，肝主疏泄，调畅气机，肝的疏泄功能正常，则全身气机畅达，全身脏腑、经络、形体、官窍等功能活动有序进行。而忧愁思虑或忿郁恼怒日久，肝失条达，气机郁滞，气滞津停痰凝，壅结颈前，则发为瘿。治宜疏肝解郁、理气化痰。此类病证常常合并心绞痛。冯晓敬教授治疗多用二陈汤合疏肝理气之品，如柴胡、香附、郁金、玫瑰花、木香、陈皮、海蛤粉、海带、海藻、昆布、海螵蛸等。冯晓敬教授除辨证运用理气药外，常选用具有疏肝行气活血作用的延胡索、莪术、郁金等。若兼脾胃气滞，常用砂仁、木香、甘松等。

2. 从“痰、瘀”论治

气滞则津液不布，凝聚成痰，日久，则深入血分，导致气血运行受阻，痰与血瘀壅结颈前，经久不散，则会演变为气滞痰凝血瘀之证。《外台秘要》《外科正宗》中均记载过历代医家治疗瘿病化痰软坚、活血化瘀的理念，治疗当以行气化痰、活血消瘿为主，此类病证常合并房颤。冯晓敬教授临证多用瓜蒌薤白半夏汤合化瘀软坚散结之品，药如瓜蒌、薤白、海藻、昆布、海螵蛸、半夏、浙贝母、桃仁、陈皮、白芥子、赤芍、穿山甲、丹参、川芎、路路通、桂枝等。瓜蒌理气宽胸豁痰，丹参活血化瘀、清心除烦、养血安神。桂枝温通心阳，以解除痰瘀之痹阻。冯晓敬教授常用郁金、莪术、红景天、山楂等化瘀药，其多兼化痰活血之功。痰多黏滞加厚朴、胆南星，以增豁痰之功。

3. 从“火、痰”论治

气有余便是火，肝郁日久易化火，火邪炼津成痰，痰气凝结于颈前，发于瘿，常见急躁易怒、口干口苦等临床表现。冯晓敬教授临证多采用龙胆泻肝汤加减，在方中常选用龙胆草、黄芩、夏枯草、牡丹皮、栀子、菊花、天麻、牛膝、白芍、郁金、磁石、砂仁、牡蛎、鳖甲、石决明等。龙胆草、栀子、黄芩、石决明、菊花清肝热；夏枯草，为治瘰疬、瘿瘤常用药，能清热泻火且兼具散结消肿、清肝明目之功；牡丹皮清血热、消痈肿；牡蛎与鳖甲，长于软坚散结；天麻、磁石平肝；牛膝、白芍一降一敛，平肝抑火；郁金活血行气，调畅全身气机，以助药达病所；再加砂仁顾护胃气，以防寒凉伤胃。冯晓敬教授治疗该证时不忘耗气伤阴，注意敛阴养阴，常加麦冬、天花粉、生地黄以滋阴生津。

4. 从“虚、痰”论治

多数患者起病以实证为主，但因治疗不当或久病不愈就会由实致虚，最终转化成气虚、阴虚或虚实夹杂的证候。痰气郁结，日久化火，肝火亢盛，火热内盛，灼烧心阴，致阴虚火旺，日久在损伤肝阴的同时，也会伤及心阴，多见心肝阴虚证。此类病证常常合并期前收缩，冯晓敬教授在治疗中兼顾养心阴，清肝火，自拟舒肝定心汤合化痰散结之品，药用生地黄、枸杞子、当归、北沙参、麦冬、柴胡、枳壳、赤芍、白芍、五味子、党参、牛膝、牡丹皮、川楝子等，临床已取得很好疗效。冯晓敬教授多选用牛膝、牡丹皮、赤芍等凉血活血药，与养阴药同用，临床收效甚佳。后期当甲亢合并房颤、心力衰竭等甲状腺毒性心脏病时，在控制好心力衰竭等病的同时又针对性治疗甲亢，临床效果尚好。甲亢心合并心衰，冯晓敬教授常合用五苓散，以利水渗湿、温阳化气。

二、临证医案

患者，女，62 岁。主诉：心慌反复发作 1 年余，加重 2 天。现病史：甲亢病史 8 年，长期服用甲巯咪唑片控制。1 年前因心慌于当地医院确诊为甲状腺毒性心脏病，具体诊疗过程不详，后用酒石酸美托洛尔片等药物维持，疗效欠佳。2 天前出现心前区疼痛，夜间尤甚，特来就诊。刻下症：胸痛气短，心慌心烦，情志抑郁，怕热、多汗，头昏蒙，目眩，口干，多食、消瘦，眠浅易醒，二便调，面色晦暗，舌红绛，少苔，脉数。查体：血压 141/86 mmHg，心率 96 次/分。心电图：ST-T 改变。24 小时心电图：阵发性房颤。心脏超声：左心房 4. 83 cm。西医诊断：甲状腺毒性心脏病。中医诊断：心悸；肝郁化火伤阴，瘀血阻滞证。治以养阴疏肝，活血化瘀。处方：生地黄 18 g，枸杞子 9 g，北沙参 9 g，麦冬 12 g，当归 9 g，柴胡 15 g，木香 10 g，枳壳 12 g，赤芍 12 g，白芍 12 g，桃仁 12 g，红花 12 g，五味子

6 g，党参 24 g，川楝子 6 g，酸枣仁 15 g。7 剂，水煎服，每日 1 剂。

二诊：患者心慌、胸痛等症状减轻，仍眠差，舌脉同前。上方改酸枣仁为 30 g，加远志 15 g，14 剂。

三诊：诸症明显缓解，眠安。心电图示 ST 段回升，24 小时心电图未出现房颤。上方去川楝子，继服 14 剂。后微信随访，患者胸痛气短、心慌心烦等症状消失，目眩、口干等症状明显改善，心情舒畅，因个人原因暂停服用中药。

按语：此患者为虚实夹杂之候，虚为阴虚，实为气郁、痰凝、血瘀。患者平素情志抑郁，易致肝气郁结；肝郁日久易化火，火盛伤阴生内热，灼烧津液，则出现口干；阴虚不敛阳，虚阳上越，故见心烦、眠浅之象；《素问·五脏生成》说“肝受血而能视”，肝阴不足，目失濡养，则致目眩；内有瘀血，则见面色晦暗，又因瘀血属阴，夜阳气虚，推动无力，故疼痛夜间加重；瘀血阻滞经络，清窍失养，则头昏蒙；舌红绛，少苔，脉数为阴虚之象。方中重用生地黄为君药，滋养肝阴，涵养肝木；北沙参、麦冬滋肺胃阴，养肺阴以清金制木，养胃阴以培土荣木，二药共助生地黄养阴。柴胡、川楝子疏肝气，泻肝火；红花、桃仁、赤芍活血化瘀，共为臣药。佐以木香、枳壳行气止痛；白芍、当归补血以养肝；党参、五味子一补一敛，防疏泄太过；枸杞子滋养肝肾。二诊时患者病情好转，方中加酸枣仁、远志以加强养心安神之力。三诊时患者诸症明显减轻，予中药继服巩固疗效，因川楝子有小毒故去之。因其发病与情志密切相关，嘱本病患者忌急躁易怒，保持饮食清淡，忌食辛辣、咖啡、烟酒及刺激性食物，不做强度过大的运动，以免增加心脏负荷。

第二节 逐瘀安神法治疗顽固性失眠

随着生活节奏越来越快、工作压力与日俱增，成年人群中长期睡眠障碍者可占 25%。长期失眠会导致机体免疫力下降、记忆力减退，诱发焦虑、抑郁，甚至猝死，严重影响人们的生活质量，威胁生命健康。顽固性失眠不同于其他继发于疼痛、情绪过激的失眠，系指病程超过 3 个月，经多种治疗方法仍难以取得较好疗效的失眠，与后者相比治疗难度更大。目前西医多用镇静药物助眠，但服药后易出现宿醉效应、药物依赖性、反跳性失眠等不良反应。中医药治疗本病效果肯定，不良反应甚微。冯晓敬教授宗前贤旨意，结合多年临证治验，数以逐血安神法辨证治疗顽固性失眠，屡获良效，现阐述如下。

一、学术思想

（一）久病必瘀，血瘀为本

历代医家普遍认为失眠以阴虚阳盛、阳不入阴为病机根本，实者常从肝火扰心、痰热内扰、肝郁气滞等方面论治，虚者常从心肾不交、心脾两虚、心胆气虚等方面论治。然对于顽固性失眠，上法皆收效不彰。王清任指出“不寐一证乃气血凝滞”“夜睡梦多是瘀血”，开活血化瘀法治疗失眠之先河。中医认为气血贵乎流通，失眠日久则气血运行不畅，瘀阻脉络，然瘀血阻滞则气血不能上荣，心神失养、魂不守舍又可致失眠顽固不愈，形成恶性循环，符合中医“久病必瘀”“顽疾多瘀血”“一切不治之证，总由不善祛瘀之故”的论述。阳气亏虚、肝郁气滞、阴津亏损皆可导致血瘀：气为血之帅，素体阳虚或阳气久经攻伐可致行血无力，发为血瘀；忧思多虑，肝郁气滞可致运血无权，血行瘀滞；脉为血之府，饮食作息失调可耗伤阴津，脉道僵化，血行滞涩而瘀。治疗当以逐瘀安神为根本，分别治以温阳益气、疏肝行气、滋阴养血。

（二）以证立法，治法详析

1. 温阳益气、活血安神法

睡眠与卫气循行密切相关，《灵枢·大惑论》云：“夫卫气者，昼日常行于阳，夜行于阴，故阳气尽则卧，阴气尽则寤。”卫气属阳，赖人体真阳温化，阳气盛则卫气循行合乎常道，睡眠规律；阳气虚则营卫之气循行紊乱、阴阳失调，发为失眠。《证治要诀》中提出“不寐有二种，有病后虚弱及年高人阳衰不寐”，《伤寒论》载：“阳微发汗，躁不得眠”，可见阳气虚衰可致不寐。医家基于对失眠阳盛阴虚、阳不入阴的病机认识，常投大剂寒凉清苦之品以戕伐阳气；本应春夏养阳，但酷夏之日贪凉饮冷，攻伐阳气；今人久坐办公，多静少动，阳气不得生发。阳气虚推动功能失调导致血液运行输布障碍而致瘀阻，或阳虚寒凝，血行不畅而致瘀，尤以素体阳气亏虚或久病年长者最为明显。本证常表现为失眠乏力，畏寒肢冷，唇甲青紫，舌淡有瘀点，苔白，脉沉涩等。治以温阳益气，活血安神。阳虚多见心阳亏虚、中阳不足、肾阳虚衰，分别治以桂枝甘草龙骨牡蛎汤、吴茱萸汤、肾气丸合血府逐瘀汤加减。

2. 行气疏肝、化瘀安神法

研究表明，失眠致病因素中，精神情绪占65%，《伤寒论·辨不可下病脉证并治》云“怅怏不得眠”，是情志抑郁导致睡眠障碍的最早记载，《内经》亦曰“若数谋不决，或情志不畅，则肝气郁结，气枢不转，欲伸则内扰神魂而致不寐”。《素问·五脏生成篇》曰“故人卧血归于肝”，说明肝藏血功能也与作息相关。若情志失调，则肝疏泄失司、藏血不用而不寐。肝郁日久，气滞运血无权致血行不畅，瘀阻脉络；瘀血停滞，不能载气而行又会加重气机的闭阻。本证常表现为失眠多梦，情志抑郁，善太息，胸胁胀痛或刺痛伴有肿块，舌暗有瘀点，脉弦细。治以行气疏肝、化瘀安神，自拟解郁安神汤加减。方中柴胡、香附疏通肝木，复肝脏条达之性，寓“气行则血行”之意；白芍、酸枣仁养血益肝，复肝脏藏血之用，肝藏血，血养神，肝血得养则心神复安。上两药对一通一补为君，既助肝用，又补肝体，使肝郁得解，肝血得养，心神得安。桃仁、红花活血化瘀为臣；龙骨、牡蛎重镇安神；肝木横逆，易克伐脾土，恐木贼土败，故佐以白术、茯苓健脾益气；炙甘草调和诸药；瘀重酌加地龙、全蝎以通络止痛。

3. 滋阴活血、宁心安神法

《杂病源流犀烛》曰“有由真阴亏损，孤阳漂浮者，水亏火旺，火主乎动，故亦不寐”，《类证治裁·不寐》述“不寐者，阴虚阳盛之物”，可见阴虚与不寐关系密切。阴不制阳，阳气鸱张，化热化火，上扰心神，发为失眠；或阴血不足，神失藏养，神彰于外发为不寐。今人作息不调，通宵达旦，耗伤阴液；情志过极，化火伤阴；过食肥甘酒肉，化生湿热耗伤津血；嗜烟成性，熏灼阴津，都可导致阴液亏虚。《读医随笔》曰“夫血犹舟也，津液水也”。阴津亏少则水枯舟停，血行瘀滞；津血同源，津亏失充，血枯则瘀；阴虚失濡，脉道僵化，血行滞涩，停而为瘀；瘀久化热，又可加重阴津虚损，形成恶性循环。本证常表现为虚烦不寐，口干盗汗，两颧潮红，五心烦热，肌肤甲错，舌红少苔有瘀点，脉细数。治以滋阴活血、宁心安神，阴血亏虚多见于心、肝、肾三脏，分别治以天王补心丹、酸枣仁汤、黄连阿胶汤合血府逐瘀汤加减。

冯晓敬教授特别指出，临床上患者症状复杂，病机多样，临证用药应注意以下几点。详辨虚实：对于阳气亏虚和阴津亏损之证，应详辨是实寒还是阳虚，阴虚还是实热，切勿被表象所惑；勿过补过伐：温补太过，可致壮火食气，逐伐太过，可致身体益虚；双心护理：本病发生多与情志相关，用药同时嘱患者调适情志；此外，顽固性失眠病程较长，无瘀血症状体征但他法屡试不效者，也可在原方基础上酌加活血化瘀之品一试。

4. 中医外治法

除了口服中药，亦可辅助耳穴压豆、自制药枕等适宜技术，起到事半功倍的效果。《证治准绳》云“心为耳窍之客”，心主神志，故可通过刺激耳穴以养心安神；又因耳为宗脉所聚，心主血脉，刺激耳穴可助血行脉畅，经络畅通则夜夜安眠。治疗可选取神门、心、肾、肝、内分泌、皮质下及脾、胃等耳穴，用王不留行籽贴压按揉。早在唐代，就已有关于药枕的记载，选取芳香安神的药物，如蚕沙、决明子、薰衣草、金银花、合欢花等，烘干、粉碎、混匀，置于透气性好、柔软贴肤的布料当中，夜间借助头部压力及温度使药物透过腠理孔窍，入于经络脏腑，亦可通过呼吸进入人体缓慢发挥药效。

二、临证医案

患者，女，52 岁，2017 年 3 月 10 日初诊。主诉：失眠半年余，加重 2 周。患者半年前因家中变故，情志抑郁，出现入睡困难，曾长期服地西泮及中药入睡，效差，近 2 周时彻夜不眠，翌日精神萎靡不振。现症见：入睡困难，早则凌晨两三点入睡，甚则彻夜不寐，精神欠佳，喜太息，时头部刺痛，纳食不馨，二便调，面色晦暗，舌暗有瘀点，脉弦细。既往体健。辅助检查：匹兹堡睡眠质量指数量表得分：18 分；常规心电图：窦性心律不齐。中医诊断：不寐；肝郁不舒、气滞血瘀证。治以行气疏肝，化瘀安神，自拟方解郁安神汤加减。处方：柴胡、香附各 15 g，白芍、酸枣仁、桃仁、红花、焦山楂各 12 g，龙骨、牡蛎各 24 g，白术、茯苓、合欢花各 9 g，炙甘草 6 g。14 剂，水煎服，每日 1 剂。选取神门、心、肝、内分泌、皮质下及脾、胃耳部穴位，用王不留行籽贴压按揉。

2017 年 3 月 25 日二诊：患者入睡渐易，精神好转，食欲渐增，舌脉同前，匹兹堡睡眠质量指数量表得分：10 分。初诊方柴胡、香附增至 18 g，加地龙 9 g，全蝎 4 g。继服 14 剂；耳穴同上。

2017 年 3 月 30 日三诊：患者零点之前可入睡，未述头痛，精神好如常人，舌红瘀点减轻，脉略弦，匹兹堡睡眠质量指数量表得分：6 分；复查心电图：大致正常。上方继服 15 剂；耳穴同上。随访至今睡眠安稳。

按语：患者以失眠为主诉来诊，久治不愈，诊为顽固性失眠。中医归属于“不寐”范畴，四诊合参，辨为肝郁不舒、气滞血瘀证。患者因家庭变故，情志抑郁，导致肝气郁滞，郁而不舒则喜太息，气机郁滞不能行血出现血瘀，瘀阻脑络则头部刺痛，气血瘀滞无以上充，心神失养、魂不守舍则失眠、精神欠佳，舌脉俱为佐证。治当行气疏肝、化瘀安神。方中柴胡、香附舒气开郁，香附为气中之血药，《本草纲目》称其为“气病之总司”；白芍、酸枣仁柔肝养血，补肝之体以助肝用；红花、桃仁活血化瘀；焦山楂可增进食欲，又合桃仁、红花二味以散瘀；龙骨、牡蛎潜阳安神；白术、茯苓健脾益气，一则实土以御木乘，二则气血同源，补气生血以复肝体；合欢花“安五脏，和心志，令人欢乐无忧”，助柴胡、香附以解郁安神；炙甘草调和诸药。二诊考虑肝气易舒，瘀血难除，加重行气力量，增地龙、全蝎以通络。配合耳穴神门以镇静安神，内分泌、皮质下调和阴阳气血，心、肝两穴疏肝养心，脾、胃两穴以固后天之本。嘱患者调畅情志，适当运动，病证未再复发。

三、结语

顽固性失眠病情反复，病程久长，病机复杂，不可以阴虚阳盛、阳不入阴一概而论。应四诊合参，结合患者情志因素及生活习惯，在逐瘀安神的基础上辨证论治，方能药到病除。另外，还可佐以耳穴压豆、药枕等调护，以求事半功倍。本法临床疗效显著，值得推广。

第三节　从心辨治耳鸣

耳鸣是指没有外界声源时所感知的声音，成人耳鸣发病率为 10%～15%。随着社会发展、生活压力增大及噪声污染严重等，耳鸣的发病率逐渐升高，严重影响生活质量，为人们所重视。现代医学治疗耳鸣常使用药物、手术等方法，不良反应大，疗效均不理想。中医药治疗在减缓耳鸣症状、改善预后等方面有其独特优势。正如《荀子·天论》所言“耳目鼻口形能各有接而不相能也，夫是之谓天官。心居中虚，以治五官，夫是之谓天君”，冯晓敬教授根据心与耳的生理特点，结合临证经验，认为心、耳关系密切，从心论治耳鸣可取得满意疗效。现分析如下。

一、学术思想

（一）“从心辨治”理论基础

1. 心寄窍于耳

心寄窍于耳，历代有论，《证治准绳》云“心在窍为舌，以舌非孔窍，故寄窍于耳……心为耳窍之客”，《圣济总录》说“耳者心之窍也，肾气之所通也”，赵献可《医贯》则曰“盖心窍本在舌，以舌无孔窍，因寄（窍）于耳”等，为耳为心之窍的理论提出了依据，充分说明心与耳的密切联系。

2. 耳听为心神所主

心主神志，《类经·摄生类》有曰“虽神由精气而生，然所以统驭精气而运用之主者，则又在吾心神”，神通过驭气控精以达到调控各脏腑功能的目的。中医称听觉为听神，人之听觉全赖听神之功，然《类经·十六卷·五癃津液别》有曰“心总五脏六腑，为精神之主……是以耳之听，目之视，无不由乎心也”，故心主神明的功能正常，则耳聪窍静，心神失调则易致耳鸣。

3. 心气通于耳

杨上善说：“心气通耳”，《内经》有曰“别气走于耳而为听，别气者，心主之气也”，故耳之能听，与心气关系密切。心气上奉于耳，耳受之激发而能听；心气亦可鼓动心血上充于耳，心血濡养清窍，心气温润耳窍；心脏的正常搏动依赖于心气之推动，心气充盛，血液才能正常运行，周流不息，营养耳窍。若心气不足，气无力行血则耳窍失濡，或气滞血停瘀阻耳窍，都易致耳鸣。此外，心气有心阴与心阳两种不同属性，心阴能制约心阳，防止心火过亢，心阳能制约心阴，防止心阴过盛。二者协调，使得心气冲和畅达，心血充盈，心脏搏动稳定有度，神志清明，耳窍聪灵。若素体阴虚，或久病耗伤阴血，致心阴不足，阴血不能润耳，耳脉空虚则耳失静谧；或阴不制阳，虚火上炎，耳失清静则耳鸣不绝。心阳可推动气血运行，耳受之温煦而不寒，温养耳窍。心阳虚则温煦、推动功能减退，致虚寒内生，耳失温养；或心阳过亢，致心火亢盛，火性炎上，熏扰耳窍，则耳鸣如潮，《医学正传·耳病》曰：“心火上炎，其人两耳或鸣或聋。”

4. 心主血脉，濡养耳窍

心主血液循环，输送营养物质于全身脏腑形体官窍，耳亦赖心血之养，心血充足则耳窍聪明。心亦主脉，耳为宗脉所聚，宗脉由心所主，心与耳通过宗脉相连相属。且《素问·缪刺论》中就指出“手少阴之脉络于耳中”，《灵枢·经脉》说“小肠手太阳之脉，起于小指之端……至目锐眦，却入耳中”，说明心与耳在经络上也有着密切联系。心血通过宗脉、经络等上奉于耳，濡养耳窍，随着脉络之气的循环往复，耳受心之影响。若心血亏虚或脉络不利，上入于耳的血气不充，则易致耳鸣。

（二）“从心辨治”耳鸣的证型及治疗

1. 耳鸣常见证型及用药

凡由心功能失调而引起的虚实寒热变化，如心气虚、心血虚、心阴虚、心阳虚等虚证，心火上炎、痰热扰心、心血瘀阻等实证，均可引起耳鸣，“从心辨治”要根据其虚实寒热而进行应用。

心气虚证：耳鸣多为嘈嘈声，音量较小，伴见心悸气短，倦怠乏力，自汗，食少纳呆，舌淡，脉细等症，治以益气养心，常用党参、炙甘草、茯苓、五加皮、红景天。

心血虚证：耳鸣多细小，日久不愈，思虑劳倦则加重，兼见心悸不安，面色㿠白无华，失眠健忘，舌淡红，脉细弱等症，治以补血养心，常用当归、白芍、熟地黄、龙眼肉、首乌藤。

心阴虚证：耳鸣多为持续性、音调高，伴有悸烦不宁，面赤生火，手足心热，口干舌燥，盗汗，寐少梦多，舌红少苔，脉细数等症，治以滋养心阴，常用麦冬、玉竹、生地黄、柏子仁、五味子。

心阳虚证：耳鸣多音弱，久鸣不止，兼有精神不振，面浮肢肿，形寒肢冷，舌淡苔白，脉细弱等症，治以温补心阳，常用薤白、附子、桂枝、干姜。

心火上炎证：耳鸣声音较大，伴有心烦失眠，性情急躁，面赤目红，口苦，或口舌生疮，小便黄赤灼热，舌尖红绛，脉数等症，治以清心泻火，常用黄连、莲子心、栀子、竹叶。

痰热扰心证：多为突发性耳鸣，鸣声大，昼夜不停，兼见心烦失眠，神情亢奋，口苦，或咳吐黄痰，小便黄浊，大便干，舌红苔黄腻，脉滑数等症，治以清心涤痰，常用黄连、郁金、竹茹、半夏、胆南星。

心血瘀阻证：耳鸣久治不愈，伴见胸闷胁痛，口唇及指甲发绀，舌质暗红或有瘀点，脉细涩等症，治以活血通脉，常用川芎、当归、丹参、桃仁、红花、檀香。

此外，冯晓敬教授指出，临床上耳鸣患者常有证候兼夹，单一病证者少见，用药当整体辨证，灵活加减，切勿胶柱鼓瑟、刻舟求剑。中药治疗贵在权变，宁少勿杂、宁精勿滥，配伍相宜，有法有制，不可乱用兵。既要参考中药药理，又不可堆砌药物形成处方，忽视中医辨证方法，要抓主要矛盾，治病求本，以达目的。

2. 耳鸣常用辅助疗法

根据患者不同情况，冯晓敬教授常配合中医辅助疗法治疗耳鸣，如针刺、运动灸、耳灸、中药封包、耳穴压豆、穴位注射、穴位贴敷、中药泡洗、足底按摩、推拿、拔罐等，效如桴鼓。

①针刺常选取百会、外关、中脘、气海、足三里、三阴交等穴位，通过振奋心气、调节心阴心阳，快速缓解耳鸣症状；针刺中冲、大陵、神门、极泉等穴位可泻心火，适用于心火上炎型耳鸣。秦彩虹等研究发现，针灸结合治疗耳鸣有效率达到95.6%。②自创的运动灸法经临床实践治疗耳鸣效果显著，操作方法为用浸泡过药汁的红布包裹燃烧的艾条，对准百会、听宫、听会、下关、翳风、膻中等穴位，通过在穴位上的按揉运动，灸感反应迅速，药力直入体内，发挥治疗作用。③苇管器隔耳灸疗法主要借助苇管腔径使艾灸载热及艾的药性通过耳直接达到病变部位，依靠艾灸的温通效应和抗炎机制，不仅能作用于耳周穴位，更能将温热刺激传导至中耳及内耳，能够改善耳蜗血液、淋巴循环，增强代谢，促进神经修复，可有效改善耳鸣症状，尤其适用于心气虚或心血瘀阻型耳鸣患者。④中药封包是指将自制中药粉（党参、白术、肉桂、红花、牡丹皮、干姜等）混合粗盐装入小纱布袋中，放入微波炉中加热至50～70 ℃，敷于患者耳周（耳穴）及中脘穴、背部腧穴等，采用来回移动或回旋运转的手法，利用温热之力，将药性通过体表毛窍透入脉络，从而达到温经通络、升阳活血通窍的作用，尤其适用于心阳虚或心血瘀阻型耳鸣患者。⑤耳穴压豆一般选取内耳、神门、肾、心等穴位，操作方便，缓解耳鸣效果明显。⑥穴位注射一般选取听宫、听会两穴将药物注射至皮下，利用针刺及药物对穴位的刺激作用和药物自身药理作用发挥治疗耳鸣的效能。⑦穴位贴敷是指将自制中药粉（黄连、栀子、肉桂等）用白醋调成糊状，贴敷至涌泉穴的疗法，涌泉穴是肾经的合穴、肾气的起源，贴敷此处可滋肾阴而降心火，治疗心火上炎型耳鸣效果佳；此外用自制中药粉（刺五加、五味子、当归、炙甘草等）贴敷心俞、厥阴俞可有补心

气的功效，辅助治疗耳鸣效佳。⑧中药泡洗是将中药粉（红花、丹参等）与热水混合，予患者睡前泡脚，可活血通络、调节全身脏腑的功能，从而缓解耳鸣。⑨足底按摩一般着重按摩足底部反射区，可起到通络开窍、缓解耳鸣的作用。⑩推拿、拔罐等亦可疏通经络、调节患者气血阴阳，缓解耳鸣症状。

二、临证医案

患者，女，69 岁，2018 年 10 月 15 日初诊。主诉：阵发性耳鸣 2 月余，加重 4 天。现病史：患者 2 个月前无明显诱因出现耳鸣，未治疗。4 天前，因家中琐事忧虑，耳鸣加重，遂来就诊。刻下症：阵发性耳鸣，鸣声嘈杂，音量细小，伴胸闷，气短，四肢乏力，面色无华，健忘，纳一般，眠欠安、多梦，二便调。舌淡少苔、略有齿痕，脉沉细。辅助检查：心电图示 T 波略低平。既往有冠心病病史 10 年。中医诊断：耳鸣；气血两虚证。治以补气养血，宁心安神。方选自拟养心汤加减。处方：党参 24 g，石菖蒲、当归各 15 g，熟地黄、白芍、炙远志、茯苓、柴胡、葛根各 12 g，白术 18 g，生龙骨、生牡蛎各 24 g，地龙 10 g，半夏 9 g，干姜 3 g，炙甘草 6 g。14 剂，水煎服，每日 1 剂。配合苇管器隔耳灸，前 7 日每日两耳各灸 5 壮小艾炷，后 7 日隔日一灸。选取神门、内耳、心、肾等耳部穴位压豆，每日揉按 3 次，1 周后取下。

2018 年 10 月 30 日二诊：患者憋气、气短较前好转，安静时基本无耳鸣，嘈杂环境中耳鸣仍重，纳尚可，眠一般，二便调，舌脉同前。初诊方加川芎 15 g，服 14 剂。耳灸 3 日一次，耳穴压豆 1 周。

2018 年 11 月 13 日三诊：患者诸证皆瘥，继服 14 剂，停耳灸、耳穴压豆，另嘱患者调畅情志，适量运动。随访至今，耳鸣未再发作。

按语：《古今医统大全》曰“心虚血耗必致耳鸣耳聋”，患者年近七旬，素体气血亏虚，复因冠心病多年致心气血更衰，脉络不利致气血运行不畅，不得上行滋养耳窍，故发耳鸣；四肢百骸亦失气血荣养，故见胸闷气短、面色无华、肢体乏力、失眠健忘等症。方中党参补气行气，当归养血活血，石菖蒲开窍醒耳，共为君药；熟地黄、白芍养血和营，茯苓、炙远志宁心安神，共为臣药；地龙通络行血气，柴胡疏肝解郁，葛根性轻扬、载药上行以达病所；生龙牡潜阳益阴、镇心安神，白术燥湿健脾，半夏、干姜顾护脾胃、温中止呕，共为佐药；炙甘草健脾益气，调和诸药。二诊时患者症状改善，加川芎以增行气活血之力。全方标本兼治，气血并补，诸证兼顾。配合苇管器隔耳灸疗法、耳穴压豆等中医适宜技术，缓解耳鸣症状。

三、总结

现代医学对耳鸣病理机制的研究还未完全明确，冯晓敬教授通过长期临床实践，在治疗耳鸣的同时尤其注意对心的调护，将“从心辨治耳鸣”的理论广泛运用于临床，效果肯定，以飨同道。

第四节　气逆如“奔豚”，论治看“伤寒”

“奔豚”一词是中医学术语，从释义上看，《小尔雅》云：“猪子曰豚。”豚即小猪，而奔豚是指奔跑的小猪。在中医学中，奔豚指的是患者自觉体内有气上下冲逆之象，如小猪奔走。现代医学的神经官能症可从奔豚论治。

一、中医多从情志认识奔豚

关于奔豚的记载，最早见于《黄帝内经·灵枢》，曰：“肾脉急甚为骨癫疾，微急为沉厥奔豚，足不收，不得前后。”《灵枢》将本病的病因病机归于寒邪入侵，肾阳不足，阴寒之气循肾之经脉上行。《难经》中提到五脏之积时，认为奔豚即为肾积，并细化了其症状：“肾之积，名曰奔豚，发于少腹，上至心下，若豚状，或上或下无时。久不已，令人喘逆，骨痿，少气。”东汉医圣张仲景认为，奔豚多由惊恐等情志刺激或伤寒误汗、针后感寒而引起。惊恐导致气的运行失常，气逆而上；伤寒误用汗法，心阳受损，下焦寒气乘虚上冲；针刺后保暖不当感寒，寒邪循经上犯，气冲胸腹，均可导致奔豚的发生。隋朝医家巢元方所著的《诸病源候论》中强调致病，提出忧思损伤脾胃，而脾主升、胃主降，共司中焦气机的运行。因此，脾胃受损则气机逆乱，产生奔豚之证。金代医家张从正的《儒门事亲》中记载“皆抑郁不伸而受其邪也”，阐述了抑郁可导致奔豚，其道理与忧思所致气逆颇为相似。

综上所述，奔豚的病因为忧思、抑郁、惊恐等异常情绪，或感受寒邪，或失治、误治，或治疗后处理不当。其病机多为肾阳不足，寒邪侵袭，留于少腹，日久积聚不散，循经上冲，或惊恐后气机逆乱，抑郁、忧思后脾胃损伤，气机升降失常。

二、奔豚类似现代常见的神经官能症

奔豚的主症为自觉少腹、脐间或心胸有气上冲，上下走窜不定，发无定时。临床伴随症状较多，表现为喘咳、逆气、心悸不安，或呕逆、心下痞满，或肢麻头眩、手足逆冷，或面色晦暗、下肢乏力，或腰膝酸软、牙齿干枯、二便不通，或有濒死感、过后如常人等。

奔豚属于中医情志病的范畴，也可对应于西医的一些神经官能性疾病，如胃肠神经官能症、心脏神经官能症等。具体而言，胃肠神经官能症以反酸、嗳气、厌食、恶心、呕吐、食后饱胀、上腹不适或疼痛等消化道症状为主。心脏神经官能症则以心悸、心前区疼痛、胸闷、气短等心系症状为主。两者均为通过医学检查无器质性病变，但是均有对应的躯体症状。

现代社会，人们生活节奏加快，工作压力增加，因此，神经官能症的发病率正在逐渐升高。社会、心理等因素均为奔豚埋下病根，患者每遇精神刺激而发作，应引起高度重视。有以上症状的人群，建议平时注意心理调摄。

三、现代治疗奔豚可参考张仲景之方

张仲景在《伤寒论》《金匮要略》的多个条文中论及奔豚，给出了颇具价值的治疗方法，如“烧针令其汗，针处被寒，核起而赤者，必发奔豚。气从少腹上冲心者，灸其核上各一壮，与桂枝加桂汤，更加桂二两也”“发汗后，其人脐下悸者，欲作奔豚，茯苓桂枝甘草大枣汤主之”。

张仲景创立了3首治疗奔豚的经典方剂，分别为奔豚汤、桂枝加桂汤、苓桂甘枣汤。

奔豚汤由甘草、川芎、当归、半夏、黄芩、生葛、芍药、生姜、李根皮组成，是在小柴胡汤基础上化裁而来。整方具有养肝平冲、清热降气之功效，适用于因惊恐而致肝气郁结、脾胃不和之奔豚。

桂枝加桂汤为桂枝汤加大桂枝用量而成。桂枝的运用旨在合甘草以辛甘化阳，而镇下焦寒气，同时平冲降逆以消逆气。适用于心阳不足、下焦虚寒之奔豚。

苓桂甘枣汤由茯苓、桂枝、甘草、大枣组成。与桂枝加桂汤相较，少了芍药、生姜，多了茯苓。茯苓可以强心利水，所以更适用于心阳虚衰、下焦水泛、水气上乘之证。

此外，东晋葛洪的《肘后备急方》也记载了治疗奔豚病的方剂，由人参、吴茱萸、甘草、桂心、生姜、半夏等组成，具有暖肝肾、散胃寒、降逆气、补元气的作用，亦值得参考借鉴。

第五节　补气养阴化瘀法防治阿霉素心脏毒性

阿霉素（adriamycin，ADR）是20世纪60年代末发现并应用于临床的抗癌药，是高效、价廉的广谱抗癌抗生素，特别是对乳腺癌、恶性淋巴瘤、胃癌、非小细胞肺癌等，疗效确切。但其独特的心脏毒性问题，使其在肿瘤患者的化疗应用中受到限制，在安全用量范围内，约41%的患者出现心电图异常。目前尚无很好的解决方法，故预防很重要。

现代医学认为ADR属蒽环类抗癌抗生素，与心肌的亲和力明显高于其他组织，为何亲和力高，目前尚不十分清楚，其心脏毒性机制仍不十分清楚，多数学者认为自由基介导的氧化反应是导致心肌损害的主要机制。ADR在心肌细胞中产生大量活泼的自由基，它与心肌损伤有关，心肌对自由基损伤特别敏感，从而引起线粒体膜和内质网的脂质过氧化，心肌组织中抗脂质过氧化酶偏低，导致脂质过氧化物丙二醛（malondialdehyde，MDA）增高，致心肌损伤。病理改变为心肌细胞线粒体变性、心肌纤维变性，心肌呈局灶性坏死，严重者出现中毒性心肌炎、心肌病。心电图常表现为窦性心动过速、各种期前收缩、ST-T异常。

一、学术思想

（一）病因病机

阿霉素心脏毒性是西医诊断，中医研究认为本病属中医“心悸”范畴。《内经》中有“心惕惕如人将捕之”的论述，还认识到心悸之病“病本于心”“惊则心无所依、神无所归、虑无所定，故气乱矣”。《伤寒论》称“脉结代、心动悸，炙甘草汤主之”。《金匮要略》称“寸口脉动而弱，动即为惊，弱则为悸”；明代张景岳在《景岳全书》中称“唯阴虚劳损之人乃有之”，治宜“养气养精、滋培根本”。

总之，病因病机无外乎虚、实两个方面，虚者为气血阴阳亏损、心神失养所致。实者多由瘀血阻脉、痰火扰心、气血运行不畅而引起。属本虚标实，且虚实相兼。

ADR 产生并在临床使用是在 20 世纪 60 年代末期，研究认为其诱发的心脏毒性所致之“心悸”，除具有上述之共同病因病机之外，主要特点为气阴两虚、心血瘀阻。因化疗药多具有“火热毒性”（细胞毒性），最易耗气伤阴，使气阴双亏。而 ADR 除上述化疗药之共同特点外，还主要损害人的心脏，即火热邪毒由血脉而内舍于心，损伤心气，耗伤心阴。心气虚则无力行血，使心血瘀阻，心阴亏虚则心血亦亏。是“因毒致虚，因虚致瘀”，属本虚标实之证，心气阴亏为本，瘀血为标，心失所养为病变结果，心悸为其主要临床表现。

1. ADR 的心脏毒性

ADR 属化疗药，具有“火热毒性”（细胞毒性），最易耗气伤阴。张伯臾说“温邪热毒，伤人阴血津液为其常”，而 ADR 除具化疗药共同毒性之外，又具有独特的心脏毒性（其心肌亲和力明显增高），即化疗使“火热毒邪”由血脉而内侵于心，损伤心气，耗伤心阴。心主血脉，心气虚无力行血，阴亏则血脉滞涩，且阴亏则血少，此二者均致心血瘀阻，心失所养，发生心悸。

2. 心血瘀阻是 ADR 心脏毒性的病变结局

无论是气虚还是阴虚，均可导致瘀血内阻，血脉运行不畅，痹阻于心而影响其主血脉及神志的功能，使心失所养，导致心悸。气与血密切相关，气为血之帅，血为气之母，二者在人体生命活动中，构成了互相联系、依存的矛盾对立统一，矛盾的动态平衡，构成了生命活动。气能行血，即血液的正常循行，依赖于气的推动，反过来，血为气之母，指血亦能载气并不断为气的功能活动提供水谷精微，使其持续得到补充。在气血这一对矛盾中，起主要作用的是“气”，是矛盾的主要方面，气的盛衰，直接决定着血液能否正常运行。

心主血脉，全赖心气推动血液在脉管中正常运行。故心气亏虚则鼓动无力，血行不畅，最终导致瘀血内阻。

血和阴津，均为液体有形物质，均以营养滋润为主要功能，二者合称为阴血，同属于阴。在生理上，血液是阴津的主要组成部分。在病理上，若阴津亏虚，津液大量损耗，必然导致血脉空虚，脉道滞涩，发生瘀血，致心失所养，发生心悸。

总之，该病病位在心脏，ADR 具有的“火热毒性”导致心之气阴双亏是病因病机，心血瘀阻是本病的病理演变结果，心悸、脉律失常是其临床主要表现。

（二）中医治则与治法的探索

以补心气、养心阴为主，但补养不宜壅滞；以活血化瘀法为辅，但疏通不宜太过。

由于ADR心脏毒性的根本问题是ADR对心脏的直接损害，使气阴两虚，故治疗应当以补气养阴为主要治法，使心气充盛，心阴得复，则心悸可除。在本病演变过程中，始终存在着心气阴虚与心血瘀阻这种基本矛盾，以气阴双亏为本，瘀血为标，是其结果。故治疗原则应当以补气养阴为主，同时兼顾活血化瘀。

（三）保心康之组成、配伍及治法特点

1. 保心康的方药组成及其来源

保心康是冯晓敬教授在总结现代医家治疗ADR心脏毒性临床经验的基础上结合自己多年临床经验和《伤寒论》中的经方炙甘草汤，经过多年潜心研究，多次精心筛选，针对本病气阴两虚、心血瘀阻及ADR的“火热毒性”，易耗伤心气、心阴的特点拟定的经验方。保心康的药物组成：西洋参、炙黄芪、炙甘草、麦冬、三七、丹参、甘松。

2. 保心康的组方法度及药物之配伍特色

保心康以西洋参为君，西洋参味甘微苦，性寒，味甘能补气养阴，性寒能清热。西洋参主入心经，以补气养阴为主，兼可清火生津。《医学衷中参西录》谓其“能补气分，兼能补益血分，为其性凉而补，凡欲用人参而不受人参之温补者，皆可以此代之”。本品既能补气，又能养阴生津，还能清火，故可治气阴两虚证。西洋参对化疗药具有减毒增效作用，尤其是对化疗导致的气阴两虚具有较好的治疗作用；对心肌细胞具有保护作用，可抗氧化损伤，降低自由基含量；减轻氧自由基对心肌脂质膜的损伤；具有抗心律失常作用，对房室期前收缩和室性期前收缩均有治疗作用。炙黄芪、炙甘草、麦冬为臣。其中炙黄芪味甘性温，功专补气，蜜炙后补气之力更强，专用于补气，且黄芪补气可以生血，此所谓“阳生阴长”之妙。《本草备要》谓：“炙用补中、益元气、温三焦、壮肝胃、生血生肌……”。黄芪具有抗心肌缺血、抗心律失常及心肌保护作用，能通过多种途径提高心肌细胞对损伤性

刺激的耐受力；能抗氧化、提高超氧化物歧化酶（superoxide dismutase，SOD）活性、降低 MDA 含量；黄芪对于因中毒或疲劳而陷于衰竭的心脏，其强心作用更加显著。炙甘草甘平，入脾、胃、心、肺四经，炙用功专补中益气，并善补益心气，治疗心悸。《景岳全书》谓“甘草，味至甘，得中和之性，有调补之功，故毒药得之解其毒……助参芪成气虚之功”。《伤寒论》谓：“伤寒，脉结代，心动悸，炙甘草汤主之”。现代用于治疗心律不齐、期前收缩有效，并有类固醇样作用及抗炎作用。以上二药共助西洋参补气之力。麦冬味甘、微苦、微寒，入心、肺、胃经，功能养阴生津，《本草汇言》谓：“麦门冬，清心润肺之药也。主心气不足，惊悸怔忡。”麦冬助西洋参滋阴清热之力，二者配伍使用，减轻 ADR 之“火热毒性”及对心脏的毒性。丹参、三七活血化瘀，凉血解毒，共为佐药，其中丹参味苦、微寒，入心、肝二经，功能活血祛瘀、清心凉血、养血安神。《本草纲目》谓“丹参，按《妇人明理论》云……谓一味丹参散，主治与之（四物汤）相同……盖丹参能破宿血、补新血。”丹参善降而行血，血热而滞者相宜，丹参能清血中之毒，故能安神定志，神志安定，则心得其益。丹参通过抗氧化、清除自由基、提高 SOD 活性、降低 MDA 含量，达到保护心肌细胞、抗心肌缺血的目的。丹参除活血化瘀之外，又可助西洋参清热凉血，解 ADR 之“火热毒性”，兼可养血。三七味甘、微苦，性温，入肝、胃、心经，功能活血化瘀，《医学衷中参西录》谓：“善化瘀血……病愈后不至瘀血留于经络……化瘀血而不伤新血，允为理血妙品……是三七一味即可代《金匮》之下瘀血汤，且较下瘀血汤更稳妥也”。三七含有的主要有效成分三七皂苷，具有抗心律失常、减慢心率、抗心肌缺血、改善微循环的作用，有较强的抗氧化、清除自由基作用，可显著保护心肌中 SOD 的活性、减少 MDA 的生成。三七对 ADR 心脏毒性出现的胸闷、舌暗、有瘀斑瘀点，有突出的疗效。甘松味甘、辛，性温，入脾、胃二经，能行气开胃醒脾，使补益药补而不滞。《本草纲目》：“甘松芳香，能开脾郁，少加入脾胃药中，甚醒脾气”。多数患者于化疗后出现纳差、恶心呕吐等消化道反应，加之多味补益药合用，更怕有碍纳食及消化，甘松为使，但本方中的补益药“静中有动”，无碍胃肠之消化吸收功能，而且行气又可以活血。

以上诸药合用，共奏益气养阴、活血复脉之力，治疗以 ADR 为主之化疗药因“火热毒性”损伤心气、耗伤心阴及化疗药“热毒”深入血分，内侵于心之心肌损害，并以此导致的“心悸”证，尤为合适。本方标本兼治，通补兼施，寒热并用，通调阴阳气血，以达脏腑安和、复脉定悸之功。

二、临证医案

医案一：患者，男，57 岁。因患恶性淋巴瘤化疗后 1 年，阵发性心悸、胸闷 4 天，于 2004 年 8 月 9 日以“恶性淋巴瘤并 ADR 心脏毒性”收入院。患者于 1 年多以前因不明原因全身淋巴结无痛性肿大伴低热，就诊于某医院，查胸部 CT 示纵隔内多个肿大淋巴结融合成团，并呈分叶状，纵隔增宽；腹部 CT 示腹膜后有多个肿大淋巴结，有的融合成团，最大者约 3.5 cm×2.7 cm，脾大。经取颈部淋巴结活检做病理检查，诊断为恶性淋巴瘤（非霍奇金淋巴瘤），高度恶性（免疫母细胞型），Ⅳ期。以 CHOP 方案行全身化疗 11 个周期后，症状减轻。4 天前以 CHOP（环磷酰胺、ADR、长春新碱、强的松）方案行全身第 12 周期化疗，当 ADR 用至 720 mg（累积量）时，患者突然出现心悸、胸闷，伴气短、乏力。心电图：①频发室性期前收缩；②ST-T 异常改变。诊为 ADR 心脏毒性，曾静脉用利多卡因后症状缓解。入院查体：老年男性，一般情况差，消瘦，双侧颈部、锁骨上窝、双腋下及双侧腹股沟淋巴结均可触及肿大，质硬、有的融合成团，最大者约 2.6 cm×2.1 cm，无压痛，活动度差；双肺呼吸音粗，未闻及干、湿性啰音。心率 96 次/分，律不齐，频发期前收缩，每分钟 20～25 次，各瓣膜听诊区均未闻及病理性杂音。腹软，未触及包块，无压痛，脾肋下约 2 cm，质韧。脊柱无畸形，双下肢无浮肿。舌质暗红，舌体有瘀斑、瘀点，少苔，脉促。既往无心脏病及心律失常病史。实验室检查：血、尿、大便常规均正常；肝功能、肾功能正常；心肌酶谱：CK-MB 32 n/L、AST 97 U/L、LDH 356 U/L、CTnI 2.6 ng/mL；SOD 47.02 U/mL、GSH-PX 43.20 nmol/mL、MDA 20.13 nmol/mL。24 小时动态心电图：①窦性心律；②频发室性期前收缩（24 小时总计 16 532 次），有时呈三联律、四联律；③全程 ST 段多呈水平形或下斜形下移 0.05～0.20 mV，伴 T 波倒置。中医诊断：①心悸（气阴两虚、心血瘀阻）；②痰核（气虚血瘀、痰瘀互结）。西医诊断：①ADR 心脏毒性（Ⅲ度）；②恶性淋巴瘤（Ⅳ期）。入院后，除基础用药外，给予保心康 8 片，每日 3 次，内服，3 天后患者自觉心悸、胸闷、气短、乏力减轻，继用上药，1 个疗程（4 周）后患者无明显不适，复查心肌酶：CK-MB 11 U/L、LDH 136 U/L、AST 36 U/L、CTnI 1.4 ng/mL；SOD

58.13 U/mL、GSH-PX 53.60 nmol/mL、MDA 12.10 nmol/mL。血、尿、大便常规正常；肝功能、肾功能均正常。复查24小时动态心电图：①窦性心律；②偶发室性期前收缩（24小时共计84次）；③全程ST-T未见明显异常。临床治愈。

医案二：患者，女，49岁。因左乳癌术后8个月、胸闷、心悸3天，于2004年2月28日以左乳癌术后及ADR心脏毒性收入院。患者于8个多月以前，因无痛性左乳肿块而就诊于某医院，确诊为左乳癌并行根治术，术后病理为左乳浸润性导管癌，左腋下淋巴结3/7转移，ER（++），PR（+），临床分期$Ⅲ_A$。于术后第23天以CAF（环磷酰胺、ADR、5-氟尿嘧啶）方案行全身辅助化疗6个周期，后又行局部放疗40天，无明显不适。3天前，又以CAF方案行第7周期全身化疗，在静脉注射ADR（总量达420 mg）时，突然出现心悸、胸闷，周身乏力，心电图示频发房性期前收缩伴ST-T异常，诊为ADR心脏毒性。既往无心脏病及心律失常病史。查体：中年女性，一般情况可，全身浅表淋巴结未触及肿大，左乳房缺如；双肺呼吸音粗，未闻及干、湿性啰音。心率93次/分，律不齐，频发期前收缩，每分钟约15次，各瓣膜听诊区均未闻及病理性杂音。腹软，未触及包块及压痛，肝、脾肋下未触及。脊柱（-），四肢（-）。舌质暗红，舌体有瘀斑、瘀点，无苔，脉促。实验室检查：血、尿、大便常规正常；肝功能、肾功能正常；心肌酶谱：CK-MB 42 U/L、LDH 421 U/L、AST 113 U/L、CTnI 3.3 ng/mL；SOD 45.31 U/mL、GSH-PX 41.10 nmol/mL、MDA 19.41nmol/mL。24小时动态心电图：①窦性心律；②频发房性期前收缩（24小时期前收缩总数13 926次），有时呈三联律，有时成对出现；③全程ST段多呈水平形或下斜形下移0.05～0.15 mV，伴T波倒置。中医诊断：①心悸（气阴两虚、心血瘀阻）；②乳岩（气虚血瘀）。西医诊断：①ADR心脏毒性（Ⅱ度）；②左乳癌术后（ⅢA期）。入院后，除基础用药外，给予保心康8片，内服，每日3次，7天后患者自觉心悸、胸闷症状减轻，20天后症状基本消失。4周后复查，24小时动态心电图：①窦性心律；②偶发房性期前收缩（24小时期前收缩总数19次）；③全程ST-T未见明显异常。复查CK-MB、AST、LDH、CTnI、SOD、GSH-PX、MDA，血、尿、便常规，肝功能、肾功能均在正常范围内，临床治愈。

三、总结

ADR 心脏毒性除心电图有异常外，患者多以心悸为主，中医辨证多属心气、心阴双亏，心血瘀阻，兼有热毒证候，符合化疗药属火热毒性、易耗气伤阴的特性。保心康以西洋参为主，补心气养心阴兼清热；炙甘草、炙黄芪伍西洋参补气养心、复脉定悸；麦冬助西洋参滋阴清热；丹参、三七活血化瘀，丹参又可清热凉血，解血中之毒；甘松行气开胃，使补而不滞。以上诸药合用，共奏益气养阴、活血复脉之功，对以 ADR 为主的化疗药因“火热毒性”损伤心气、耗伤心阴，以及化疗药“热毒”深入血分，内侵于心之心肌损害及以此导致的“心悸”证，尤为合适。本方标本兼治，通补兼施，寒热并用，通调阴阳气血，以达脏腑安和、复脉定悸之功。

第三篇

临证纵横

第十四章　血塞通软胶囊治疗老年不稳定型心绞痛 32 例

老年不稳定型心绞痛是内科常见病，选取 2006 年 7 月—2007 年 10 月用血塞通软胶囊治疗本病 32 例，收到满意疗效。现将结果报道如下。

一、临床资料

62 例患者均系济南市中医医院住院与门诊病例，诊断符合文献标准。随机分为两组。治疗组 32 例，男性 16 例，女性 16 例；年龄 65 ~ 81 岁，平均 68. 79 岁；病程 1 周至 21 年，平均 9. 25 年；其中初发劳力性心绞痛 3 例，恶化劳力性心绞痛 15 例，自发性心绞痛 7 例，混合型心绞痛 7 例；心绞痛轻度 20 例，中度 10 例，重度 2 例。对照组 30 例，男性 17 例，女性 13 例；年龄 65 ~ 79 岁，平均 69. 12 岁；病程 6 天至 20 年，平均 8. 96 年；其中初发劳力性心绞痛 4 例，恶化劳力性心绞痛 14 例，自发性心绞痛 6 例，混合型心绞痛 6 例；心绞痛轻度 19 例，中度 9 例，重度 2 例。上述两组资料具有可比性。

二、治疗方法

两组均用硝酸异山梨酯 20 mg 静脉滴注，每日 1 次，共用 14 天，后口服硝酸异山梨酯 5 mg，每日 2 次，共用 14 天。治疗组在此基础上同时予血塞通软胶囊 2 粒，每日 2 次，共用 28 天。

三、结果

（一）疗效标准

显效：心绞痛发作次数减少 80% 以上，心绞痛程度改善 2 级或心电图恢复正常。有效：心绞痛发作次数减少 50% ~ 80% ，心绞痛程度改善 1 级，或心电图 ST 段回升≥0. 05 mV，T 波平坦变为直立。无效：心绞痛发作次数减少<50%，心绞痛程度不变，心电图与治疗前相同。

（二）两组心绞痛症状疗效比较

治疗组32例，显效13例（40.63%），有效15例（46.88%），无效4例（12.50%），总有效率为87.50%；对照组30例，显效5例（16.67%），有效15例（50.00%），无效10例（33.33%），总有效率为66.67%。治疗组疗效优于对照组（$P<0.01$）。

（三）两组心电图疗效比较

治疗组32例，显效7例（21.88%），有效12例（37.50%），无效13例（40.63%），总有效率为59.38%；对照组30例，显效2例（6.67%），有效9例（30.00%），无效19例（63.33%），总有效率为36.67%。治疗组疗效优于对照组（$P<0.05$）。

（四）两组治疗前后血液流变学指标的比较

两组治疗前后血液流变学指标的比较见表14-1。

表14-1　两组治疗前后血液流变学指标的比较（$\bar{x}\pm s$）

组别	时间	全血比黏度/(mPa/s)		血浆比黏度/(mPa/s)	红细胞比容/%
		高切	低切		
治疗组	治疗前	8.04±1.30	12.81±2.41	1.88±0.22	60.5±7.1
($n=32$)	治疗后	7.22±1.03**	11.87±1.91**	1.71±0.19**	56.7±8.0**
对照组	治疗前	7.96±1.25	12.66±2.13	1.90±0.24	61.1±7.4
($n=30$)	治疗后	7.31±1.09**	11.25±1.67**	1.73±0.20*	55.2±6.5*

注：与本组治疗前比较*$P<0.05$，**$P<0.01$。

四、讨论

不稳定型心绞痛是介于稳定型心绞痛和心肌梗死之间的一种心肌缺血综合征，有进行性恶化趋势，易发展成心肌梗死或猝死，因而应积极治疗本病。本病属于中医学“胸痹”范畴。老年人罹患本病，多伴有心血瘀阻，瘀血既为病理产物，又是发病原因。血瘀是心绞痛的重要病因。故活血化瘀乃本病的治疗大法。三七具有止血、活血散瘀、消肿止痛等作用。血塞通软胶囊主要成分是三七总皂苷，是三七的有效成分，可选择性地扩张血管，改善心肌供血，增加缺血区血供，改善微循环；能有效改善血液流变学指标；具有溶栓、抗凝集、抑制血栓形成及抗氧化作用；有正性肌力作用，可增强心肌的收缩力。本观察表明，血塞通软胶囊能缓解心绞痛发作，改善心肌缺血，降低血液黏稠度，因此治疗本病疗效显著。

第十五章　灯盏细辛注射液治疗老年不稳定型心绞痛疗效观察

老年不稳定型心绞痛是内科常见病。2000 年 3 月以来采用灯盏细辛注射液治疗本病 32 例患者，收到满意疗效。现将有关情况报道如下。

一、资料与方法

（一）一般资料

62 例患者系济南市中医医院住院及门诊病例，诊断符合文献标准，均属不稳定型心绞痛。随机分为两组。治疗组 32 例，男性 18 例，女性 14 例；年龄 65 ~ 81 岁，平均 69.01 岁；病程 7 天至 21 年，平均 8.45 年；其中初发劳力性心绞痛 5 例，恶化劳力性心绞痛 14 例，自发性心绞痛 8 例，混合型心绞痛 5 例；心绞痛轻度 19 例，中度 11 例，重度 2 例。对照组 30 例，男性 16 例，女性 14 例；年龄 65 ~ 79 岁，平均 69.83 岁；病程 6 天至 20 年，平均 9.98 年；其中初发劳力性心绞痛 3 例，恶化劳力性心绞痛 15 例，自发性心绞痛 7 例，混合型心绞痛 5 例；心绞痛轻度 18 例，中度 10 例，重度 2 例。上述两组资料差异无显著性（$P > 0.05$）。

（二）治疗方法

两组均静脉滴注硝酸甘油，口服阿司匹林、倍他乐克等。治疗组在此基础上予灯盏细辛注射液 40 mL 加入 5% 葡萄糖注射液 250 mL 静脉滴注，每日 1 次。两组均治疗 15 天。

（三）疗效标准

参照 1979 年全国中西医结合防治冠心病心绞痛、心律失常研究座谈会上的《冠心病心绞痛及心电图疗效评定标准》拟订。显效：心绞痛发作次数减少 80% 以上，心绞痛程度改善 2 级或心电图恢复正常。有效：心绞痛发作次数减少 50% ~ 80%，心绞痛程度改善 1 级，或心电图 ST 段回升≥0.05 mV、T 波平坦变为直立。无效：心绞痛发作次数减少 <50%，心绞痛程度不变，心电图与治疗前相同。

（四）统计学处理

采用χ^2检验进行统计学处理。

二、结果

（一）两组心绞痛症状疗效比较

治疗组 32 例，显效 13 例（40.63%），有效 15 例（46.88%），无效 4 例（12.5%），总有效率为 87.5%；对照组 30 例，显效 5 例（16.67%），有效 15 例（50.00%），无效 10 例（33.33%），总有效率为 66.67%。治疗组疗效优于对照组（$P<0.01$）。

（二）两组心电图疗效比较

治疗组 32 例，显效 7 例（21.88%），有效 12 例（37.50%），无效 13 例（40.63%），总有效率为 59.38%；对照组 30 例，显效 2 例（6.67%），有效 9 例（30.00%），无效 19 例（63.33%），总有效率为 36.67%。治疗组疗效优于对照组（$P<0.05$）。

三、讨论

不稳定型心绞痛是介于稳定型心绞痛和心肌梗死之间的一种心肌缺血综合征，有进行性恶化趋势，易发展为心肌梗死或猝死，因而对本病积极治疗至关重要。本病属于中医学“胸痹”范畴。老年人罹患本病，多伴有心血瘀阻；气滞、寒凝、痰阻、阳虚等诸因素均可致血瘀，因而瘀血既为病理产物，又是发病原因。研究表明，血瘀是心绞痛的重要病因基础。故活血化瘀乃本病的治疗大法。灯盏细辛注射液主要成分为灯盏花素，可扩张微血管，降低外周血管阻力，提高心脑血管的供氧供血，并能降低血浆黏度、血小板聚集率和纤维蛋白原，改善红细胞变形能力，延长凝血酶原时间，此外，还可增加组织灌注，改善微循环代谢。本观察表明，灯盏细辛注射液能缓解心绞痛发作，改善心肌缺血，降低血液黏度，因此治疗本病疗效显著，且安全性高，值得临床应用。

第十六章　疏肝健脾通脉法治疗肝郁痰浊瘀阻型高脂血症 35 例

2004 年 5 月—2005 年 2 月，笔者采用疏肝健脾通脉法治疗高脂血症患者 35 例，与单纯用脂必妥治疗的 35 例做对照，观察该治疗方法的临床疗效，报道如下。

一、临床资料

70 例患者为本院住院及门诊病例。诊断符合文献标准。随机分为两组。治疗组 35 例，男性 21 例，女性 14 例；年龄 31 ~ 78 岁，平均 56. 08 岁；病程 1 ~ 9 年，平均 3. 46 年。对照组 35 例，男性 22 例，女性 13 例；年龄 30 ~ 79 岁，平均 56. 88 岁；病程 11 个月 ~ 10 年，平均 3. 57 年。合并高血压、冠心病、中风者，治疗组分别为 30 例、4 例、2 例，对照组分别为 31 例、5 例、2 例。两组资料差异无显著性（$P > 0.05$）。

二、治疗方法

服用疏肝健脾通脉法自制剂，药物组成：柴胡、苍术、茯苓、何首乌、茵陈、泽泻、芦荟、山楂、姜黄、虎杖、郁金。各药材浸泡 1 小时，加热提取 2 次，滤过，提取液合并，浓缩成浸膏，干燥粉碎成细粉，分装制成胶囊。治疗组口服自制制剂，每次 3 粒，每日 3 次。对照组口服脂必妥（成都地奥九泓制药厂生产），每次 2 粒，每日 3 次。均观察 8 周为 1 个疗程。

三、观察方法

两组患者在入选前均停服任何调脂药物 3 周，在稳定正常饮食的原则下，取血前晚最后一餐，禁止进食高脂饮食，不饮酒，保证空腹时间 > 10 小时，次日取静脉血。血清 TC、TG、HDL-C 采用酶学方法测定，血浆 ApoA、ApoB 采用免疫比浊法测定。LDL-C 按 Friedewald 公式，即 LDL-C = TC − HDL-C −（TG/2. 2）计算获得。观察期间，两组患者均保持与服药前相似的膳食谱和生活规律。同时合并高血压、冠心病、中风者，可同时服用对症药物，剂量和服药方法同试验前保持一致，不得服用试验观察以外的调脂药。治疗开始前及治疗后4周及8周测血脂、肝功能、肾功能、心电图、血尿常规等，观察有无不良反应。

四、疗效标准

根据文献方法，显效：TC下降≥20%，或TG下降≥40%，或HDL-C上升≥0.26 mmol/L；有效：TC下降10%~20%，或TG下降20%~40%，或HDL-C上升0.104~0.26 mmol/L；无效：未达到有效标准。

五、统计学处理

计数资料采用χ^2检验，计量资料采用t检验。

六、治疗结果

（1）两组疗效比较：治疗组显效22例，有效11例，无效2例，总有效率为94.3%。对照组显效16例，有效13例，无效6例，总有效率为82.9%。治疗组疗效优于对照组（$P<0.01$）。

（2）两组患者治疗前后血脂及脂蛋白水平变化，见表16-1。结果表明，自制剂对降低血清TC、TG、LDL-C、ApoB水平，升高血清ApoA1、HDL-C、ApoA1/ApoB的疗效显著，优于对照组。

表16-1　两组治疗前后血脂及脂蛋白变化比较（$\bar{x}\pm s$）

组别	时间	TC/(mmol/L)	TG/(mmol/L)	HDL-C/(mmol/L)	LDL-C/(mmol/L)	ApoA1/(g/L)	ApoB/(g/L)	ApoA1/ApoB
治疗组	治疗前	6.59±1.11	2.61±1.65	0.92±0.21	4.28±1.12	1.15±0.23	1.24±0.22	1.02±0.18
	治疗后	4.88±0.67**△	1.48±0.73**△	1.19±0.28**△△	3.65±0.90**△	1.26±0.19	1.08±0.18**	1.36±0.25**△△
对照组	治疗前	6.46±1.19	2.41±1.42	0.96±0.28	4.17±1.20	1.13±0.21	1.19±0.17	1.04±0.17
	治疗后	5.76±0.77*	2.12±1.34	1.05±0.18	4.06±1.04	1.17±0.20	1.14±0.23	1.11±0.23*

注：与对照组治疗前比较，* $P<0.05$，** $P<0.01$；与对照组治疗后比较，△$P<0.05$，△△$P<0.01$。

（3）两组不良反应观察：两组患者肝肾功能、血尿常规、心电图检查结果无明显变化。治疗组服自制剂后有 2 例大便次数增多；对照组服脂必妥后有 4 例轻微腹胀，1 例大便次数增多，均症状轻微，无须处理。

七、讨论

多年的理论研究认为，高脂血症的形成与肝脾的关系至为密切。若肝气郁结，克伐脾土，脾失健运，水谷精微输布失常，不能升清降浊，痰浊滋生，滞于血脉，血脉瘀阻，膏脂不能正常代谢而导致高脂血症。笔者采用疏肝健脾通脉法治疗本病，疏肝健脾，使气机舒畅，脾胃之气健旺，则运化如常；化痰泄浊、活血祛瘀以通脉，血脉畅通，则水谷精微输布正常，脂质代谢障碍才得改善。自制剂药物组成：柴胡为君药，疏肝解郁；苍术、茯苓为臣药，健脾祛湿化浊；佐使何首乌、茵陈、泽泻、芦荟化痰泄浊，山楂、姜黄、虎杖、郁金活血祛瘀。诸药合用，疏肝健脾，化痰泄浊，活血化瘀，达到标本兼治的目的。通过临床观察，疏肝健脾通脉法能明显改善脂质代谢，降低血清 TC、TG、LDL-C、ApoB 水平，升高血清 ApoA1、HDL-C、ApoA1/ApoB 水平，疗效确切。

第十七章　脂必泰治疗痰瘀互结型高脂血症临床疗效观察

随着人们饮食结构的改变，高脂血症患病率明显增加，而高脂血症是动脉粥样硬化性心脏病的重要危险因素。他汀类药物为调脂的首选药物，但剂量增加时存在“他汀疗效6%效应”，且带来的不良反应明显增多，使其疗效受限。脂必泰是近年来临床常用的中药调脂药，目前已有大量研究证实脂必泰有较好的调脂、抗血管炎症反应等作用，且安全性好。本研究应用脂必泰胶囊治疗痰瘀互结型高脂血症效果较好，现报道如下。

一、资料与方法

（一）临床资料

选择2016年10月—2018年1月于济南市中医医院心血管病科就诊的痰瘀互结型高脂血症患者60例，随机分为治疗组和对照组，各30例。研究过程中脱落3例，最终纳入57例，其中治疗组29例，对照组28例。两组年龄、性别、吸烟史、合并症、病程等基线资料比较，差异无统计学意义（$P>0.05$），具有可比性。

（二）诊断标准

1. 西医诊断标准

参照2016年《中国成人血脂异常防治指南》，即高脂血症符合下列条件中的一项或多项：①TC≥5.2 mmol/L 和（或）LDL-C≥3.4 mmol/L；②TG≥1.7 mmol/L；③非 HDL-C≥4.1 mmol/L；④HDL-C≤1.0 mmol/L。

2. 中医辨证分型标准

参照《中药新药临床研究指导原则》制定痰瘀互结证诊断标准：胸闷、胸胁胀痛或刺痛、头晕、呕恶痰涎、体胖、纳呆、舌胖色暗、舌边有瘀斑或瘀点、苔滑腻、脉沉涩或弦滑。上述症状至少符合3项。

（三）纳入与排除标准

纳入标准：纳入研究对象符合上述诊断标准；年龄 18 岁 ~75 岁；4 周内未进行任何降血脂治疗；已签署知情同意书。排除标准：①继发性高脂血症；②合并其他严重疾病经医师判断不符合者；③正在使用影响血脂代谢药物；④孕妇及哺乳期妇女；⑤过敏体质及精神病；⑥使用违禁药物、免疫抑制药物。

（四）脱落及剔除标准

①主动退出者；②试验中出现严重不良反应或不良事件者；③失访者；④依从性差而影响研究结果者。

（五）治疗方法

两组均予瑞舒伐他汀钙片 5 mg，每晚 1 次；治疗组加服脂必泰胶囊 0.24 g，每日 2 次。疗程均为 8 周。

（六）观察指标

①血脂：包括 TG、TC、LDL-C、HDL-C、非 HDL-C、HCY；②安全性监测：包括血常规、肝功能、肾功能、肌酸激酶，并监测肌肉及胃肠道症状等，分别于治疗前及治疗 8 周后测定。③中医单项症状及体征前后变化，按无、轻、中、重分别计为 0 分、1 分、2 分、3 分。④中医证候疗效：参照《中药新药临床研究指导原则》。显效：临床症状、体征明显改善，证候积分减少≥70%；有效：临床症状、体征明显改善，证候积分减少≥30%；无效：临床症状、体征无明显改善，证候积分减少≤30%。

（七）统计学处理

采用 SPSS 22.0 软件进行数据分析，等级资料采用秩和检验；计量资料采用均数 ± 标准差（$\bar{x} \pm s$）表示，采用 t 或 t' 检验；计数资料采用 χ^2 检验。所有统计检验均采用双侧检验，以 $P<0.05$ 为差异有统计学意义。

二、结果

(一) 两组治疗前后血脂及 HCY 水平比较

治疗后两组 TG、TC、LDL-C、非 HDL-C、HCY 水平均显著降低($P<0.01$);HDL-C 水平均显著升高($P<0.05$)。治疗组 TG、LDL-C 降低幅度高于对照组($P<0.05$),HDL-C 水平升高幅度高于对照组($P<0.05$),见表 17-1。

表 17-1 两组血脂及 HCY 水平比较($\bar{x}\pm s$)

项目	对照组($n=28$)			治疗组($n=29$)		
	治疗前	治疗后	下降率/%	治疗前	治疗后	下降率/%
TG/(mmol/L)	2.33 ± 0.97	1.85 ± 0.83[2)]	19.41 ± 14.26	2.26 ± 0.93	1.66 ± 0.69[2)]	24.67 ± 13.95[3)]
TC/(mmol/L)	6.13 ± 1.20	4.48 ± 0.96[2)]	25.21 ± 8.40	5.99 ± 1.09	4.28 ± 0.79[2)]	28.34 ± 10.36
LDL-C/(mmol/L)	3.84 ± 1.04	2.83 ± 0.90[2)]	26.35 ± 11.03	3.76 ± 0.96	2.32 ± 0.88[2)]	33.65 ± 13.57[3)]
HDL-C/(mmol/L)	1.16 ± 0.28	1.26 ± 0.29[1)]	−8.31 ± 5.78	1.23 ± 0.41	1.39 ± 0.44[1)]	−12.36 ± 4.19[3)]
非 HDL-C/(mmol/L)	5.03 ± 1.20	3.15 ± 0.84[2)]	36.33 ± 15.07	4.89 ± 0.73	3.00 ± 0.62[2)]	38.20 ± 12.28
HCY/(μmol/L)	15.14 ± 8.64	12.29 ± 7.29[2)]	18.07 ± 11.98	16.52 ± 7.77	13.19 ± 6.20[2)]	19.20 ± 8.44

注:与本组治疗前比较,[1)] $P<0.05$,[2)] $P<0.01$;与对照组治疗后比较,[3)] $P<0.05$。

(二) 两组中医证候疗效比较

治疗组中医证候疗效优于对照组,差异有统计学意义($P<0.05$),见表 17-2。

表 17-2　两组中医证候疗效比较　　单位：例

组别	例数	显效	有效	无效	总有效率
治疗组	29	8	17	4	86.2%
对照组	28	3	14	11	60.7%

注：两组总有效率比较，$P<0.05$。

（三）治疗组治疗前后中医单项症状积分比较

治疗后胸闷、头晕、呕恶痰涎、纳呆症状积分较治疗前显著降低（$P<0.05$），见表 17-3。

表 17-3　治疗组治疗前后中医单项症状积分比较（$\bar{x}\pm s$）

时间	例数	胸闷	胸胁胀痛或刺痛	头晕	呕恶痰涎	体胖	纳呆
治疗前	29	2.31 ± 0.75	1.83 ± 1.21	2.29 ± 0.88	2.23 ± 0.77	2.47 ± 0.65	2.42 ± 0.75
治疗后	29	1.68 ± 1.00[1)]	1.23 ± 1.03	1.17 ± 0.79[1)]	1.40 ± 1.00[1)]	1.97 ± 1.05	1.43 ± 1.09[1)]

注：与治疗前相比，[1)] $P<0.05$。

（四）安全性比较

对照组出现胃肠道反应 3 例，肝酶轻度升高 2 例。治疗组出现胃肠道反应 1 例，肝酶轻度升高 1 例。两组不良反应发生率比较差异无统计学意义（$P>0.05$）。

三、讨论

高脂血症在动脉粥样硬化的发生和发展中起重要作用，对高脂血症进行干预的目的是降低动脉粥样硬化性心血管疾病的风险。同型半胱氨酸（homocystine，HCY）可通过促进血管平滑肌生成，影响 LDL-C 氧化及炎症免疫作用等机制，导致 HCY 型高血压，造成内皮细胞的损伤，使动脉粥样硬化加速形成。他汀类药物剂量倍增时，LDL-C 进一步降低幅度仅为 6%，而他汀类药物带来的肝功能异常呈剂量依赖性。

脂必泰胶囊是以红曲、山楂、泽泻、白术四味中药提取物配伍组成的纯中成药制剂，主要有效成分红曲含有开环、闭环的 Monacolin K，同时还有 Monacolin K 的同系物和不饱和脂肪酸，具有调脂疗效。脂必泰的日剂量中 Moncolin K 的含量相当于 20 mg 洛伐他汀。山楂中主要含黄酮类有机酸和三萜类化学成分，具有降压、调血脂、保护血管内皮、强心和抗心律失常等药理作用。泽泻、白术为张仲景的经典组方“泽泻汤”，泽泻中三萜类化合物为降血脂的有效成分，白术可抑制血小板聚集，研究表明泽泻汤具有降血糖、调血脂、抗动脉硬化等作用。

中医称血脂为“脂”“膏”，是“水谷精微”“营血”的重要组成部分，由脾胃所化生，参与机体的营养和代谢。张志聪《黄帝内经灵枢集注》云：“中焦之气，蒸津液化，其精微溢于外则皮肉膏肥，余于内则膏脂丰满。”因过食肥甘厚味、肾阳虚而脾失于温煦、肝气郁滞而乘脾，脾虚运化无力，不能化生气血精微，湿聚成痰，而为痰浊之邪。气为血之帅，脾气虚则血行无力，痰浊又可壅滞气机，而气滞血瘀又可影响痰浊的运化，痰浊附着于血脉中，血液运行不畅，因此，高脂血症的基本病机为痰瘀互结。脂必泰胶囊中的红曲、山楂可活血化瘀、健脾消食，泽泻、白术可健脾利水、燥湿消痰，配伍精妙，与痰瘀互结型高脂血症方证对应。

本研究结果显示，治疗组改善血脂水平的疗效更佳，患者的耐受性较好。治疗组有效率为 86.2%，明显优于对照组的 60.7%，且胸闷、头晕、呕恶痰涎、纳呆症状显著改善，说明脂必泰胶囊治疗痰瘀互结型高脂血症安全且疗效更佳。在临床实际应用中，可发挥中医辨证论治的优势。

第十八章　温阳益气活血法治疗缓慢型心律失常46例临床观察

缓慢型心律失常包括窦性心动过缓、房室传导阻滞、病态窦房结综合征，以持久的脉搏缓慢为主，并伴有心悸、胸闷、气短乏力、头晕等，严重者可出现晕厥、心源性休克甚至猝死。笔者所在心内科专业组自2000年10月—2002年3月，采用温阳益气活血法治疗缓慢型心律失常患者46例，取得了较满意的疗效，现报道如下。

一、一般资料

72例患者均系济南市中医医院心内科住院与门诊患者，随机分为治疗组和对照组。治疗组46例，其中男28例，女18例；年龄26～69岁，平均年龄（54±12.34）岁；病程半年至15年，平均病程（5.93±6.32）年。对照组26例，其中男15例，女11例；年龄32～68岁，平均年龄（52.8±11.74）岁；病程3个月至14年，平均病程（5.84±6.86）年。治疗组与对照组病因分布：冠心病分别为20例、10例，病毒性心肌炎分别为13例、7例，高血压性心脏病分别为7例、6例，原发性心肌病分别为2例、1例，原因不明者分别为4例、2例。两组患者性别、年龄、病程及病因分布比较无显著性差异（$P>0.05$），具有可比性。

诊断标准：参照《心脏病学》，关于窦性心动过缓、房室传导阻滞、病态窦房结综合征的有关规定，伴有临床症状，则排除下列情况：①药物等引起窦房结冲动形成及传导障碍者；②妊娠期及哺乳期女性伴心动过缓者；③已安装起搏器者；④合并有严重的心脑血管疾病及严重肝肾功能损害者。

主要症状及舌象、脉象：心悸，胸闷，气短乏力，头晕耳鸣，畏寒肢冷，面色苍白，口唇发绀；舌质暗红或有瘀斑、瘀点，或淡胖、苔白；脉沉细迟，或沉涩缓，或结、代。

二、治疗方法

（一）治疗组

服用强心复脉饮（药物组成：附子、人参、川芎、麻黄、细辛）。由济南市中医医院制剂科按统一工艺流程制备后装瓶备用，每瓶 250 mL，含原生药 100 g（0.25 g/mL），每次 50 mL，每日 2 次。同时配合疏血通注射液 6 mL 加入 5% 葡萄糖注射液或生理盐水 250 mL 中静脉滴注，每日 1 次，用 14 天，间隔 2 天，再用 14 天。

（二）对照组

服用心宝丸，每次 2 丸，每日 3 次。并配合复方丹参注射液 20 mL 加入 5% 葡萄糖注射液 250 mL 中静脉滴注，每日 1 次，用 14 天，间隔 2 天，再用 14 天。

两组均以 1 个月为 1 个疗程。治疗期间停用其他影响心率的药物及治疗措施。

（三）观察项目

治疗前后均进行一般体检，以及血尿常规、肝肾功能、血液流变学、心电图、24 小时动态心电图等检查。并观察血压、心率、临床症状、舌象、脉象等变化。

统计方法：采用 Ridit 分析或 t 检验。

三、疗效观察

（一）疗效标准

参照 1979 年《常见心律失常病因、严重程度及疗效参考标准》制定。

（1）显效：临床症状明显改善或消失，平卧心率较治疗前提高 10 次/分以上，或心率达到 60 次/分以上。

（2）有效：临床症状减轻，平卧心率较治疗前提高 5 ~ 10 次/分。

（3）无效：临床症状无改善，心率较治疗前无提高或提高 <5 次/分。

（二）治疗结果

（1）两组治疗后主要症状改善情况见表 18-1。

表 18-1　两组患者治疗后主要症状改善情况　　单位：例

	治疗组（n=46）					对照组（n=26）				
	阳性例数	显效	有效	无效	总有效率	阳性例数	显效	有效	无效	总有效率
心悸	38	20	16	2	94.74%	22	2	12	8	63.64% *
胸闷	28	12	14	2	92.86%	15	3	6	6	60.00% *
气短乏力	34	18	14	2	94.12%	19	4	9	6	68.42% *
头晕耳鸣	34	18	14	2	94.12%	20	3	8	9	55.00% *
微寒肢冷	20	8	8	4	80.00%	10	2	6	2	80.00%
面色苍白	14	2	7	5	64.29%	9	2	3	4	55.56%
口唇发绀	20	7	11	2	90.00%	12	1	5	6	50.00% *

注：经 Ridit 分析，* P<0.05。

（2）两组治疗后心率的改善情况见表 18-2。

表 18-2　两组患者治疗后心率的改善情况比较（$\bar{x}\pm s$）

组别		例数	平静心率/（次/分）	固有心率/（次/分）	DCG 最慢心率/（次/分）	DCG 平均心率/（次/分）	DCG 24 小时总心跳数/（次/分）
治疗组	治疗前	46	47.30 ± 4.95	74.30 ± 16.18	40.9 ± 5.39	56.80 ± 6.62	70 529 ± 12 784
	治疗后	46	58.40 ± 7.42 ***	90.40 ± 9.68 ***	49.30 ± 6.64 ***	62.80 ± 7.05 ***	89 767 ± 14 674 ***

续表

组别		例数	平静心率/（次/分）	固有心率/（次/分）	DCG 最慢心率/（次/分）	DCG 平均心率/（次/分）	DCG 24 小时总心跳数/（次/分）
对照组	治疗前	26	48. 80 ± 5. 14****	72. 40 ± 10. 40****	41. 50 ± 6. 26****	56. 80 ± 9. 24****	75 575 ± 9744****
	治疗后	26	56. 00 ± 5. 60***▲▲	78. 30 ± 9. 40**▲▲▲	46. 40 ± 6. 60***▲▲	59. 90 ± 6. 70*▲▲▲▲	78 766 ± 9692****▲▲

注：经 t 检验，两组治疗前比较，****$P>0.05$；每组治疗后与治疗前比较，*$P<0.05$，**$P<0.01$，***$P<0.0001$，****$P>0.05$；两组治疗后比较，▲▲$P<0.01$，▲▲▲$P<0.001$，▲▲▲▲$P>0.05$。

不良反应：经治疗前后检测血尿常规、肝肾功能均未发现异常。少数患者在用药期间出现不同程度口干、发热感，均能耐受，未经停药及治疗，症状自行消失。

四、讨论

古代文献中无缓慢型心律失常这一病名，根据其症状及异常脉象。属于中医“心悸”“晕厥”“迟脉”等病证范畴。《证治汇补·惊悸怔忡》云：“有阳气内虚，心下空豁，状如惊悸，右脉大而无力者是也。”《诊家枢要》云：“迟为阴盛阳亏之候，为寒，为不足。”《濒湖脉学》曰：“迟来一息至惟三，阳不胜阴气血寒。”其病机主要为心肾阳虚而导致阴寒凝滞，瘀血阻于心脉，属本虚标实之证，治疗当用温阳益气活血之法，以振奋心肾之阳气，使血脉流通，扶正复脉。强心复脉饮方中附子专于补火助阳为君；人参大补元气，助附子回阳救逆，川芎为血中气药，以活血化瘀之功著长，与人参共为臣药；麻黄助附子发越阳气，调血脉为佐药；细辛辛温，可散少阴寒邪，温阳解郁为佐使药。此方五脏并调，以心肾为主，通补兼施，以补益为主。另外配以疏血通注射液，其主要成分为水蛭、地龙，增加其破血逐瘀通络的作用。现代药理研究证明，附子、人参、麻黄、细辛能提高肾上腺皮质激素水平，提高机体抗缺氧能力，减轻心肌耗氧量，增强心排血量及冠状动脉血流量，有强心、抗心律失常及提高心率的作用。川芎、水蛭、地龙能降低血小板、红细胞聚集性及血液黏滞性，加快血流速度，降低血中纤维蛋白原、胆固醇和甘油三酯的含量，降低红细胞沉降率。

本研究结果显示，应用强心复脉饮配合疏血通注射液静脉滴注对缓慢型心律失常在改善症状、提高心率等方面均比对照组疗效明显，其近期疗效尤为显著，且无不良反应。在目前西医起搏治疗不能普及，药物各有其不良反应、依从性差、不宜长期使用的情况下，本方药不失为治疗缓慢型心律失常的有效方。

第十九章　通脉养心丸治疗心房颤动临床观察

随着生活水平的提高，人均寿命延长，房颤的发生率呈上升趋势，这种非良性心律失常并发脑卒中及体循环动脉栓塞风险增加、心衰患病率增加3倍、心肌梗死风险增加2倍、认知功能下降及肾功能不全风险增加。西医治疗房颤包括抗凝、控制心室率及转复心律、导管射频消融、微创手术等方面。抗凝药物出血风险高，治疗窗口窄；控制心室率及转复心律的药物有致心律失常风险，限制了疗效；导管射频消融术复发率高、价格昂贵；微创手术需要先进的技术支持。本研究临床中应用通脉养心丸治疗气阴两虚型房颤32例，取得良好疗效，现报道如下。

一、临床资料

（一）一般资料

64例均为2018年1月—2019年12月济南市中医医院心内科门诊及住院患者，随机分为两组，其中试验组32例，对照组32例。试验组年龄平均（61.23±9.10）岁，对照组年龄平均（60.88±7.14）岁。治疗组男16例，女16例；对照组男18例，女14例。两组患者年龄、性别经检验示无统计学差异，具有可比性（$P>0.05$）。

（二）诊断标准

（1）西医诊断标准：参照第八版《内科学》拟定。心电图表现：①P波消失，代之以大小、形态及时限均不规则的颤动波f波；②f波频率为350～600次/分，心室搏动间隔绝对不匀齐（R-R间期绝对不等）；③QRS波形态多正常，也可宽大畸形；④永久性心房颤动：心房颤动已持续1年或更长时间，不能用药物或电复律方法恢复或不能维持窦性心律者。

（2）中医诊断标准：参照《中医内科学》《中药新药临床研究指导原

则》制定。诊断：心悸（气阴两虚证）。症见心悸，胸闷，神疲乏力，口干，气短，心烦、眠差，盗汗，小便短少，大便干，舌体红绛瘦薄，苔少而干，脉虚数或见促脉、结脉。

（三）纳入标准

①符合西医心房颤动（永久性房颤）诊断标准；②符合中医心悸诊断标准和气阴两虚证辨证标准；③年龄在 40 ~ 75 岁；④未进行过抗心律失常治疗，或观察开始前 2 周以上停服抗心律失常药物；⑤签署知情同意书者。

（四）排除标准

①年龄 <40 岁或 >75 岁者，过敏体质及对本药过敏者；②半年内有脑卒中病史，严重电解质紊乱，合并其他系统严重疾病需要治疗者；③合并严重心律失常、心血管系统急危重症者（急性心肌梗死、不稳定型心绞痛、急性及中重度心功能不全等）；④合并严重凝血及肝肾等功能障碍，精神分裂等精神异常患者。

二、治疗方法

（一）对照组

琥珀酸美托洛尔缓释片 47.5 mg，每日 1 次，阿司匹林肠溶片 100 mg，每日 1 次，温水送服。

（二）试验组

在对照组基础上给予通脉养心丸口服，一次 40 丸，温开水送服，早晚各 1 次。两组疗程均为 4 周。

三、疗效观察

（一）观察指标

中医证候积分；24 小时动态心电图平均心室率；心脏彩超：左心室射血分数（LVEF）、左房内径。

（二）疗效标准

中医证候疗效标准：参照《中药新药临床研究指导原则》规定进行评定，以疗效指数（n）作为依据。疗效指数（n）=［（治疗前总积分－治疗后总积分)/治疗前总积分］×100%。显效：治疗后证候疗效指数≥70%，<90%；有效：治疗后证候疗效指数≥30%，<70%；无效：治疗后证候疗效指数<30%。

（三）统计学方法

采用 SPSS 22.0 统计软件处理，计数资料采用χ^2检验，计量资料采用 t 检验，不符合正态分布则用非参数检验，疗效等级比较采用 Wilcoxon 秩和检验。所有统计检验均采用双侧检验，$P<0.05$ 为差异有统计学意义。

（四）治疗结果

1. 中医证候疗效比较

总有效率试验组为 90.63%，对照组为 65.63%（表 19-1）。试验组与对照组比较 $P<0.05$，表明试验组中医证候疗效优于对照组。

表 19-1 两组治疗后中医证候总疗效比较 单位：例

组别	显效	有效	无效	总有效率	*P*
试验组	6	23	3	90.63%	0.028
对照组	2	19	11	65.63%	

2. 中医证候积分比较

经检验，试验组治疗后中医证候积分显著降低（$P<0.01$），对照组治疗后中医证候积分显著降低（$P<0.01$），两组间治疗后中医证候积分试验组优于对照组（$P<0.05$），表明试验组疗效优于对照组（表 19-2）。

表 19-2 两组治疗后中医证候积分比较

	试验组		对照组		*t*	*P*
	治疗前	治疗后	治疗前	治疗后		
证候积分	21.59 ± 6.153	10.38 ± 3.424	21.38 ± 6.524	12.84 ± 4.629	2.425	0.018

3. 动态心电图平均心室率比较

经检验，试验组治疗后 24 小时平均心室率显著降低（$P<0.01$），对照组治疗后 24 小时平均心室率组间比较无统计学差异（$P>0.05$），两组间治疗后 24 小时平均心室率试验组优于对照组（$P<0.05$），表明试验组疗效优于对照组（表 19-3）。

表 19-3　两组治疗后平均心室率比较

指标	试验组		对照组		t	P
	治疗前	治疗后	治疗前	治疗后		
平均心室率/（次/分）	101.81 ± 10.654	81.44 ± 8.835	101.44 ± 11.031	87.28 ± 10.049	2.471	0.016

4. 心脏彩超

经检验，试验组治疗后心室射血分数显著降低（$P<0.01$），对照组治疗后心室射血分数组间比较无统计学差异（$P>0.05$），两组间治疗后心室射血分数试验组显著优于对照组（$P<0.01$），表明试验组疗效优于对照组；前后两组组间比较左房内径无统计学差异（$P>0.05$），两组治疗后左房内径都较前有所减小，两组治疗后左房内径无统计学差异（$P>0.05$）（表 19-4）。

表 19-4　两组心脏彩超比较

	试验组		对照组		t	P
	治疗前	治疗后	治疗前	治疗后		
LVEF/%	51.28 ± 7.185	59.09 ± 6.925	51.88 ± 6.738	53.41 ± 6.628	3.356	0.001
左房内径/mm	43.49 ± 3.752	42.99 ± 3.745	43.26 ± 4.135	42.93 ± 4.102	0.067	0.947

四、讨论

心房颤动属于中医“心悸”“怔忡”范畴。历代医家对心悸病的治疗多从气虚、血虚、痰火、阴虚、心火旺盛等方面入手，现代医家则认为心悸的发生多因气血阴阳亏损，心神失养，或痰、饮、火、瘀阻滞心脉，扰乱心神所致。笔者结合中医理论与多年临床实践，认为房颤病位在心，气阴两虚为发病基础。人年四十阴气自半，肝肾之阴先虚于下，肾阴亏虚无以上济心阴，而致心阴亏虚，心阴无以制约心阳而致心阳浮散；随年龄渐长脾胃功能减退，脾为后天之主，化饮食为水谷精微上输心肺，与吸入清气结合化为宗气、灌注心脉化血，脾胃虚衰运化功能下降，气血生化乏源。正如张介宾所云："怔忡之病，心胸筑筑振动，惶惶惕惕，无时得宁者是也……此证惟阴虚劳损之人乃有之，盖阴虚于下，则宗气无根，而气不归源，所以在上则浮撼于胸臆，在下则振动于脐旁，虚微动亦微，虚甚动亦甚。"故治疗房颤以滋阴养血、益气温阳、复脉定悸为治疗原则，张仲景认为"脉结代，心动悸，炙甘草汤主之"，故选用以炙甘草汤为基础的通脉养心丸治疗本病。

通脉养心丸是以炙甘草汤为基础，由天津名老中医董晓初、阮士怡研究并运用于临床，成为治疗心血管疾病的经典名中药之一。它是在桂枝汤基础上加入大量滋阴药物而组成的，以生地黄、麦冬、阿胶、制首乌滋阴生津，以炙甘草、桂枝、党参、大枣通阳益气，五味子与党参、麦冬组成生脉饮滋阴益气生津，龟板滋阴潜阳，交通心肾。现代研究表明通脉养心丸的有效成分能显著地抑制心肌细胞电活动的触发产生，具有抗心律失常作用，同时蔡小军等研究显示，通脉养心丸能显著缩短盐酸肾上腺素所致心律失常潜伏期及持续时间，降低心律失常发生率，并能提高血清 SOD 活力，降低 MDA 含量，具有抗肾上腺素所致大鼠急性心律失常作用。

研究结果显示，通脉养心丸能明显改善临床症状，显著降低房颤患者平均心室率，显著提高左心室射血分数，改善心功能，减小左房内径。对符合气阴两虚证的房颤患者，该方法是一种疗效确切的治疗方法。在临床实际应用中，可发挥中医辨证论治的优势，更好地服务于大众。

第二十章　黄芪注射液治疗气虚血滞型中风后遗症半身不遂78例疗效观察

笔者自1994年3月—1997年3月应用黄芪注射液治疗中风后遗症半身不遂（气虚血滞型），疗效满意，现对此进行总结。

一、资料与方法

（一）一般资料

中风后遗症半身不遂（气虚血滞型）病例128例，随机分为治疗组和对照组。治疗组78例，其中男40例，女38例。年龄39～75岁，平均（58±11）岁。其中50岁以下者10例，占12.8%；50～59岁者32例，占41.0%；60～69岁者29例，占37.2%；70岁以上者7例，占9.0%。有糖尿病病史者6例，占7.7%；有高脂血症者33例，占42.3%；有冠心病病史者30例，占38.5%。对照组50例，其中男26例，女24例。年龄39～75岁，平均（56±10）岁。其中50岁以下者6例，占12.0%；50～59岁者20例，占40.0%；60～69岁者18例，占36.0%；70岁以上者6例，占12.0%。有糖尿病病史者3例，占6.0%；有高脂血症者22例，占44.0%；有冠心病病史者18例，占36.0%。两组在性别、年龄、病程等方面经统计学处理，$P>0.05$，两组之间有可比性。

（二）治疗方法

治疗组给予黄芪注射液（由上海福达制药有限公司出品，2 mL黄芪注射液相当于黄芪4.0 g）10 mL，加入5%葡萄糖500 mL中静脉滴注（糖尿病患者用生理盐水500 mL），每天1次，14天为1个疗程。配合针灸、推拿等方法。对照组给予川芎嗪注射液（2 mL川芎嗪注射液相当于川芎嗪40 mg）6 mL，加入5%葡萄糖500 mL或生理盐水500 mL中静脉滴注，每天1次，14天为1个疗程，并配合针灸、推拿等方法。观察期间，停用其他活血化瘀中药（包括成药），糖尿病患者继续用降糖药，高脂血症患者口服藻酸双酯钠片、肠溶阿司匹林片。

（三）疗效评定标准

按1986年6月由中华全国中医内科学会制定、卫生部中医急症中风病协作组修订的疗效评定标准中的计分方法评定运动功能的恢复程度。分上肢肩关节、上肢指关节、下肢髋关节、下肢趾关节、综合功能5个方面，满分为20分。起点分最高不超过10分。疗效评定：恶化——病情加重而积分减少或死亡者；无效——积分增加不足4分者；有效——积分增加超过4分者；显效——积分增加超过10分者；基本痊愈——积分达16分以上者。

以基本痊愈和显效计算总有效率。

二、结果

两组治疗效果见表20－1。从表中可见，治疗组疗效明显优于对照组（$P<0.05$）。

表20－1　两组疗效比较　　单位：例

组别	例数	基本痊愈	显效	有效	无效	恶化	总显效率
治疗组	78	29	30	14	5	0	75.6%
对照组	50	10	13	19	8	0	46.0%

三、讨论

就中风而言，病机不外虚、火、风、痰、气、血六端。中风后遗症半身不遂因中风日久积损正衰致气虚血滞、脉络瘀阻者最为常见。《诸病源候论·风偏枯候》中曰："偏枯者，由血气偏虚，则腠理开，受于风湿，风湿客于半身，在分腠之间，使血气凝涩，不能润养，久不瘥，真气去，邪气独留，则成偏枯。"由于气虚不能运血，气不能行，血不能荣，气血瘀滞，脉络痹阻而致肢体废不能用。治宜补气活血，通经活络。黄芪味甘，性微温，为补气诸药之最，具有补气升阳之功。《日华子本草》曰："黄芪助气壮筋骨，长肉补血，破癥瘕。"《本经逢原》曰："黄芪，能补五脏诸虚……通调血脉，流行经络。"实验研究表明：黄芪及其有效成分黄芪皂苷甲及γ－氨基丁酸等具有扩张血管、降低周围血管阻力的作用。黄芪还能提高超氧化物歧化酶的活性，具有清除体内氧自由基的作用，可减轻自由基对机体细胞的损害，又能降低老年动物动脉中的胶原含量、血小板黏附率，减少血栓形成。从药理学的角度证实了其补气升阳、通经活络、祛除瘀滞的作用。而本研究从临床角度证明，黄芪注射液对气虚血滞型半身不遂的治疗效果令人满意。

第二十一章　自制药枕治疗颈椎病 64 例小结

颈椎病为中老年人的常见病、多发病，是由于颈椎增生刺激或压迫颈部神经根、脊髓、椎动脉或交感神经而引起的综合征。多表现为头晕，头痛，颈、肩、臂僵硬，麻木，重则肢体酸软无力，甚至小便失禁、瘫痪。笔者用自拟药枕方治疗颈椎病 64 例，疗效满意，现报道如下。

一、临床资料

64 例均系济南市中医医院门诊和住院患者，其中男 36 例，女 28 例；年龄最小 42 岁，最大 74 岁；病程最短 2 年，最长 15 年；颈型 17 例，神经根型 16 例，脊髓型 10 例，椎动脉型 12 例，交感神经型 9 例。

二、治疗方法

自拟药枕方：葛根 120 g，川芎 60 g，白芍 120 g，当归 40 g，黄芪 60 g，草乌 20 g，细辛 20 g。加减法：失眠多梦加莲子心 60 g；肝阳上亢、头晕头痛加钩藤 60 g，蔓荆子 60 g，白蒺藜 60 g。用法：①以灯芯绒为面料，制成长 40 cm、直径 10 cm 的圆柱形枕套。②将以上药物焙干，共研成粉末，装入枕套中封口。③睡眠时置于颈后部，枕头位于头枕部下，枕头高度要低于药枕高度。本组病例治疗 30 天为 1 个疗程，2 个疗程后即统计疗效。

三、疗效标准

参照国家中医药管理局 1994 年颁布的《中医病证诊断疗效标准》来确定疗效评定标准。治愈：原有各型病证消失，肌力正常，颈、肢体功能恢复正常，能参加正常劳动和工作。好转：原有各型症状减轻，颈、肩背疼痛减轻，颈、肢体功能改善；未愈：症状无改善。

四、治疗结果

共治疗64例，其中治愈26例，占40.6%；好转32例，占50%；未愈6例，占9.4%。总有效率为90.6%。

五、典型病例

患者，男，52岁，1995年6月就诊。颈项部僵硬疼痛伴肩及上肢酸困乏力3年，头部转动时则上述诸症加重，指端麻木。X线：颈椎第4、第5、第6前缘呈唇样增生，第5、第6颈椎关节骨质增生，第6、第7椎间隙狭窄。诊断为颈椎病（神经根型）。曾做推拿、牵引，但症状反复发作。予药枕30天即感颈项部僵硬疼痛明显减轻，继用30天，症状基本缓解，偶有头转动时肩背酸困。指端麻木感消失，后随访1年未复发。

六、体会

颈项为脑髓之门户，经络分布甚密，中老年人肾气渐衰，加之劳思过度，正气亏虚，气血失调。"邪之所凑，其气必虚"。外邪乘虚而入，加重气血运行不畅，清阳不升故见头晕头痛，阻滞于经络筋骨，故见颈项筋骨关节酸痛、麻木等症。治疗上宜升举清阳、养血活血、通络止痛，方中葛根升举阳气而通督脉，现代药理研究证实，葛根黄酮能引起脑血管扩张、脑血流量增加，临床观察还有缓解肌肉痉挛作用。川芎善于走散，上行头目巅顶，活血行气，以畅血中之气。当归、黄芪益气养血、活血通络。细辛，如《本草正义》所言"细辛，芳香最烈，故善开结气，宣泄郁滞，而能上达巅顶，通利耳目，旁达百骸，无微不至，内之宣络脉而疏通百节，外之行孔窍而透肌肤"。细辛与草乌合用，取其温经散寒、通络止痛之功。白芍即养血敛阴又令走窜辛燥之气不妄行。运用药枕，使药力直达痛所，以通利关节，舒筋活络，益气活血。另外，药枕又起到牵引作用。从位置上看，药枕置于颈后部，而非枕骨部，且枕头高度低于药枕，使头面轻度后仰，从而恢复颈椎的正常生理曲度。负重点的改变，形成头与躯干的轻度对抗牵引。轻度长时间的牵引能解除颈肌痉挛，扩张椎间隙和椎间孔，改善血液循环，使神经、血管的压迫、充血、水肿得以消除。药枕制作简单，无痛苦和不良反应，且治疗在睡眠时间，不影响工作和生活，可以长时期使用，临床实践证明有很好的疗效，值得推广、应用。

第二十二章　保心康预防阿霉素为主化疗方案导致心脏毒性60例临床研究

笔者于1997年5月—2002年7月，以自拟中药保心康预防阿霉素（ADR）心脏毒性，取得了较好的预防效果，报道如下。

一、临床资料

（一）诊断标准

恶性肿瘤的诊断标准参照国际抗癌联盟标准及分期，并且均经组织病理学确诊。

（二）病例选择

选择1997年5月—2002年7月期间在我院内科确诊为恶性肿瘤的住院患者，并全部使用以ADR为主的化疗方案行全身化疗者100例。排除心脏病及心电异常者，如接受纵隔放疗或合用环磷酰胺，则ADR累积量限制在400 mg/m^2 以内。分为预防组（ADR化疗方案+保心康）和对照组（ADR化疗方案+西药抗氧化剂），对两组进行对比观察。预防组60例中，男41例，女19例；年龄35~69岁，平均（46.3±6.5）岁；病程10天至3年，平均（1.30±0.76）年；病种：非霍奇金淋巴瘤20例，乳腺癌17例，非小细胞肺癌13例，胃癌10例；临床分期：Ⅱ期12例，Ⅲ期17例，Ⅳ期31例；初治37例，复治23例；ADR用量：120~360 mg，平均（240±16）mg。对照组40例中，男27例，女13例；年龄36~68岁，平均（47.0±5.9）岁；病程12天至2.9年，平均（1.29±0.78）年；病种：非霍奇金淋巴瘤13例，乳腺癌12例，非小细胞肺癌9例，胃癌6例；临床分期：Ⅱ期8例，Ⅲ期11例，Ⅳ期21例；初治24例，复治16例；ADR用量180~240 mg，平均（236±18）mg。

两组在性别、年龄、病种、分期、初治与复治、病程、体力状况、化疗方案、ADR 用量诸方面差异均无显著性（$P>0.05$），具有可比性。

二、治疗及观察方法

（一）治疗方法

两组均用以 ADR 为主的化疗方案行全身化疗，非霍奇金淋巴瘤用 CHOP 方案、乳腺癌用 CAF 方案、非小细胞肺癌用 CAP 方案、胃癌用 MAF 方案。ADR 用量为 40 mg/m^2，静脉注射，每 3～4 周用 1 次，或 20 mg/m^2，每周用 1 次，每 3～4 周用 2 次，以上化疗均以 3～4 周为 1 个周期，2～3 个周期为 1 个疗程。预防组在用 ADR 之前 10 天开始口服保心康，每次 8 片，每日 3 次（保心康为半浸膏片，每片 0.25 g，含生药 0.5 g，由济南市中医医院制剂室制备。由西洋参、炙甘草、炙黄芪、麦冬、丹参、三七、甘松等药组成）。对照组在用 ADR 前 10 天开始口服维生素 C 0.3 g，每日 3 次，维生素 E 0.1 g，每日 2 次，辅酶 Q10 20 mg，每日 3 次，并于 ADR 化疗当天临时加用 5% 葡萄糖 250 mL、维生素 C 5 g，静脉滴注。两组均以 5 周为 1 个疗程。

（二）观察方法

两组均于化疗开始前 10 天，预防用药开始前采血、做心电图及化疗后第 1、第 7、第 14、第 28 天分别采血跟踪测定血清 SOD、MDA、谷胱甘肽过氧化物酶（glutathione peroxidase，GSH-PX）含量；并于 ADR 化疗后持续心电监护 1 周，观察有无异常，以后每周做 1 次心电图，连续观察 5 周为 1 个疗程；询问与心功能有关的症状及心脏听诊。

（三）统计学方法

计量资料用 t 检验，计数资料用 χ^2 检验。

三、治疗结果

（一）疗效评定标准

ADR 心脏毒性及程度判定标准参照 WHO 1979 年公布的《抗癌药物急性及亚急性毒性反应分度标准》中的心脏毒性部分执行，共分 0～Ⅳ度。0

度：心率、心律正常，心功能正常。Ⅰ度：窦性心动过速、休息时心率 > 100 次/分，无心功能不全症状，但有异常心脏体征；Ⅱ度：单灶性期前收缩，房性心律失常，短暂的心功能不全，但不需要治疗；Ⅲ度：多灶性期前收缩，有症状的心功能不全，治疗有效；Ⅳ度：室性心律不齐，有心功能不全症状，治疗无效。配合心电图及动态心电监护观察，其标准参照《诊断学》心电图部分。保心康预防 ADR 心脏毒性的疗效判定标准以含 ADR 化疗方案化疗后心脏毒性及程度的发生率并结合 SOD、MDA、GSH-PX 的含量变化为客观指标。

（二）两组心脏毒性及程度发生率比较

预防组心脏毒性及其程度均低于对照组（$P < 0.01$），说明保心康预防 ADR 心脏毒性的疗效明显优于西药抗氧化剂（表 22–1）。

（三）两组 ADR 化疗前后血清中 SOD、GSH-PX、MDA 测定结果比较

表 22–2 所示，两组血清中 SOD 化疗前 10 天比较差异无显著性（$P > 0.05$），化疗后差异显著（$P < 0.05$ 或 $P < 0.01$），说明 ADR 化疗早期即可损害心脏，保心康可明显保护心肌 SOD 活性，完全对抗由 ADR 化疗引起的 SOD 下降。两组血清中 GSH-PX 在化疗前 10 天、化疗后 28 天无显著差异（$P > 0.05$），在化疗后第 1、第 7、第 14 天差异显著（$P < 0.05$ 或 $P < 0.01$），说明保心康的抗氧化作用明显优于西药抗氧化剂。两组血清中 MDA 化疗前 10 天及化疗后第 28 天无显著差异（$P > 0.05$），化疗后第 1、第 7、第 14 天差异显著（$P < 0.05$ 或 $P < 0.01$），说明保心康对 ADR 导致的心肌氧化反应及产生的心脏毒性产物 MDA 有较强的抑制作用，并明显优于对照组。

表 22–1　两组心脏毒性发生率及程度比较　　单位：例

组别	例数	Ⅰ度	Ⅱ度	Ⅲ度	Ⅳ度	合计	占比
预防组	60	3	1	1	0	5	8.33%
对照组	40	5	4	2	2	13	32.5%

四、讨论

ADR 是临床常用的广谱、高效、价廉的抗癌药，特别是对非霍奇金淋

表 22-2 两组患者 ADR 化疗前后血清 SOD、GSH-PX 及 MDA 含量变化比较（$\bar{x} \pm s$）

组别	例数	时间	SOD/（mmol/L）	GSH-PX/（mmol/L）	MDA/（mmol/L）
预防组	60	化疗前 10 天	67.37 ±6.84	77.12 ±3.90	6.69 ±1.59
		化疗后第 1 天	68.51 ±7.28*	74.90 ±4.12*	7.80 ±1.40*
		化疗后第 7 天	65.63 ±9.92**	62.13 ±7.84**	6.90 ±1.95**
		化疗后第 14 天	66.36 ±6.98*	65.12 ±1.34*	7.21 ±1.23*
		化疗后第 28 天	67.07 ±7.18**	76.18 ±4.21	6.90 ±1.32
对照组	40	化疗前 10 天	68.01 ±6.91	78.02 ±2.13	7.01 ±1.48
		化疗后第 1 天	54.98 ±10.67	48.13 ±8.03	15.13 ±3.24
		化疗后第 7 天	50.03 ±10.67	46.67 ±8.21	18.10 ±2.08
		化疗后第 14 天	51.96 ±10.23	56.03 ±2.48	10.48 ±2.16
		化疗后第 28 天	50.19 ±7.82	75.23 ±5.01	7.18 ±1.21

注：与对照组同时间比较，* $P<0.05$，** $P<0.01$。

巴瘤、乳腺癌、胃癌等疗效较好。但由于其具有独特的心脏毒性，其使用受到限制，在安全用量范围内，约 41% 的患者出现心电图异常。这个问题一直困扰着肿瘤的化疗，故预防很重要。

本研究表明，ADR 心脏毒性除心电图有异常外，患者多以心悸为主，心气、心阴双亏、心血瘀阻、兼有热毒证候，并符合化疗药属火热毒性，易耗气伤阴的特性。保心康以西洋参为主，补心气养心阴兼清热；炙甘草、炙黄芪辅西洋参补气养心、复脉定悸；麦冬助西洋参滋阴清热；丹参、三七活血化瘀，丹参又可清热凉血，解血中之毒；甘松行气开胃，使补而不滞。现代药理研究证实，上述药物具有较好的抗氧化、清除自由基、保护心脏、强心、抗心律失常、解毒等作用，可显著保护 SOD 活性，减少 MDA 的生成。从研究结果看，保心康可显著保护 ADR 化疗患者血清中 SOD、GSH-PX 活性，抑制 MDA 生成，并可明显降低心电图异常发生率，且应用中未出现不良反应。由于 ADR 化疗早期即可损害心肌，西药抗氧化剂有一定的预防作用，因而对照组出现 GSH-PX、MDA 治疗前后正常而治疗过程中出现异常（GSH-PX 降低、MDA 升高）；可能 SOD 较前二者反映心肌损伤更敏感，故其治疗前正常而在治疗后和治疗结束时仍异常，也表明西药抗氧化剂的预防效果不如保心康，并说明 ADR 心脏毒性持续时间较长。

第四篇

临床研究

第二十三章　益气豁痰化瘀汤治疗气虚痰瘀型老年稳定型心绞痛的临床研究

冠心病是指冠状动脉出现粥样硬化性改变，引起血管管腔狭窄或阻塞，造成心肌缺血、缺氧或坏死的一类常见心脏疾病，亦称为缺血性心脏病，稳定型心绞痛是其常见的临床类型之一。《中国心血管病报告 2018》相关数据显示，我国心血管病患者约 2.9 亿，其中冠心病患者有 1100 万；心血管病死亡率占居民疾病死亡构成的 40% 以上，居于首位；且心血管病住院总费用也在快速增加。目前西医采用药物和血管重建等多种手段综合治疗，使得患者存活率及预后有了大幅度改善，但仍存在阿司匹林、氯吡格雷抵抗，硝酸甘油耐药，介入手术后血栓形成、术后胸闷焦虑、合并高出血风险等临床难题。因此，冠心病的防治是我们面临的一项重大公共卫生问题。

中医学将冠心病归属于“胸痹心痛”“真心痛”“厥心痛”“卒心痛”等范畴，并在防治该病中取得显著成效，其多靶点、多途径、个体化、精准化的诊疗方案，明显改善了患者的临床症状，大大提高了患者的生活质量；且不良反应小，也弥补了西药治疗的不足。近年来，许多医家认为冠心病的根本病机为本虚标实，以痰瘀为标，气虚为本，并以虚、瘀、痰论治。有学者对现代中医证候特征进行临床调查研究，结果显示近 40 年血瘀、痰浊等实性证候最多见，本虚则以气虚证为首，以老年群体多见。冯晓敬教授临床多以益气为主，辅以活血化瘀、化痰除滞之法，自拟益气豁痰化瘀汤治疗气虚痰瘀型老年稳定型心绞痛，临床疗效显著。

一、病例选择标准

（一）病例来源

病例源于 2018 年 10 月—2019 年 12 月济南市中医医院心血管病科门诊及病房，收集符合纳入排除标准的稳定型心绞痛患者 68 例，将患者按 1：1 的比例分组，试验组 34 例，对照组 34 例。

（二）病例诊断标准

1. 西医诊断标准

（1）稳定型心绞痛诊断标准：参照 2007 年中华医学会心血管病学分会制定的《慢性稳定型心绞痛诊断与治疗指南》。

慢性稳定型心绞痛是在冠状动脉固定性严重狭窄的基础上，由于心肌负荷的增加引起的心肌急剧、短暂的缺血缺氧的临床综合征，通常为一过性的胸部不适。其特点为短暂的胸骨后压榨性疼痛或憋闷感（心绞痛），可由运动、情绪波动或其他应激诱发。疼痛部位通常位于胸骨后，可波及心前区，有手掌大小范围，甚至横贯前胸，界限不是很清楚，常放射至左肩、左臂内侧达无名指和小指，或至颈、咽、下颌部等；疼痛发作时常为压迫、发闷、紧缩或胸口沉重感；发作呈阵发性，通常持续数分钟至 10 分钟，常因劳力、情绪激动等刺激诱发；一般休息后可缓解，未缓解者可含服硝酸甘油，约在数分钟内缓解。

（2）心绞痛分级诊断标准：参照加拿大心血管病学会心绞痛严重度分级标准制定。

1）Ⅰ级：一般强度的活动（如走路或登楼）不受限，仅在强、快或持续用力时发生心绞痛。

2）Ⅱ级：一般体力活动轻度受限。快步、饭后、寒冷或刮风中、精神应激或醒后数小时内发作心绞痛。一般情况下平地步行 200 米或登楼一层以上受限。

3）Ⅲ级：一般体力活动明显受限，一般情况下平地步行 200 米之内或登楼一层即可引起心绞痛。

4）Ⅳ级：轻微活动或休息时即可发生心绞痛。

（3）心电图诊断标准：所有胸痛患者均应进行静息心电图检查，胸痛发作时争取做心电图检查，缓解后立即复查。发作时心电图常表现为 ST 段压低，T 波平坦或倒置；静息心电图正常，但如果在疼痛发作时检出有 ST-T 改变符合心肌缺血，亦支持冠心病心绞痛诊断；心电图示陈旧性心肌梗死时，心绞痛可能性增加。静息心电图无明显异常者需行心电图负荷试验。

2. 中医诊断标准

参照吴勉华等主编的《中医内科学》、2002 年版《中药新药临床研究指导原则》制定。中医辨证：气虚痰瘀型。

主症：胸痛、胸闷、气短。

次症：心悸，神疲乏力，形体肥胖，呕恶痰涎，肢体沉重，面色紫暗或口唇发绀。

舌、脉象：舌质紫暗，有瘀斑、瘀点，舌苔浊腻或白滑，脉细弱而涩或滑。

具备主症中的1项和次症中的2项及以上症状，同时舌、脉象支持者，即可诊断。

（1）中医单项症状评分标准

1）主症评分标准见表23-1。

表23-1　主症评分标准

症状	评分			
	0分	2分	4分	6分
胸痛	无	较典型的心绞痛发作，每次持续时间数分钟，每周至少发作2～3次，或每日发作1～3次，但疼痛不重，有时需要口含硝酸甘油	每天有数次较典型的心绞痛发作，每次持续时间数分钟到10分钟，疼痛较重，一般都需要口含硝酸甘油	每天有多次典型的心绞痛发作，因而影响日常生活活动（如大便、穿衣等），每次发作持续时间较长，需多次口含硝酸甘油
胸闷	无	轻微胸闷	胸闷明显，有时叹息样呼吸，稍活动后气短	胸闷如窒，叹息不止
气短	无	气短不耐劳力，可坚持正常活动	气短动则益甚，勉强坚持日常活动	低于日常活动量即致气短、气促，甚至不能进行任何体力活动，静息不动即感气短

2）次症评分标准见表23-2。

表 23-2　次症评分标准

症状	评分			
	0 分	1 分	2 分	3 分
心悸	无	偶尔发生，不适感轻微	时有发生，持续时间较长，不适感较明显	经常发生，惕惕而动，难以平静，甚则影响生活
神疲乏力	无	稍有疲乏感，休息即可缓解	自感身困乏力，时轻时重，不愿进行日常活动，休息可缓解	症状明显，嗜卧，休息不减
形体肥胖	无	体重指数 >25	体重指数 >30	体重指数 >35
肢体沉重	无	上楼时觉下肢沉重	步履平地时下肢困重	举步抬腿时下肢困重明显
呕恶痰涎	无	恶心偶见痰涎清稀	干呕时吐痰涎如唾	呕吐痰涎量多
面色紫暗或唇绀	无	面色暗淡有光泽，唇色稍暗	面色暗，唇色紫暗	面色紫暗无光泽，唇发绀明显

3）佐症评分标准见表 23-3。

表 23-3　佐症评分标准

症状	评分	
	0 分	1 分
舌象	正常	舌质紫暗，有瘀斑、瘀点，舌苔浊腻或苔白腻
脉象	正常	脉细涩或脉细弱，或沉细，或滑

（2）中医证候病情分级标准

1）轻度：中医证候积分≤13 分。

2）中度：中医证候积分为 14～23 分。

3）重度：中医证候积分≥24 分。

3. 病例纳入标准

（1）具有冠心病病史，符合西医“稳定型心绞痛”诊断标准者。

（2）性别不限，年龄在 60～80 岁。

（3）符合心绞痛分级标准Ⅰ～Ⅲ级。

（4）平静状态下心电图显示T波低平、双向或倒置，ST段呈水平下移且大于0.05 mV，或大致正常心电图。

（5）符合中医气虚痰瘀型诊断标准者。

（6）知情同意自愿参加试验并与医师配合，签署书面知情同意书。

4. 病例排除标准

（1）不符合西医稳定型心绞痛诊断标准。

（2）CCS心绞痛分级为Ⅳ级或心绞痛严重程度为极重度患者。

（3）年龄不符合标准者。

（4）不符合中医辨证属气虚痰瘀型者。

（5）治疗前6个月曾接受经皮冠状动脉介入治疗者。

（6）合并重度高血压、重度心肺功能不全、重度心律失常、恶性肿瘤或其他严重原发疾病，以及精神分裂等精神异常的患者。

（7）平素过敏体质，以及对本药过敏者。

（8）有胃溃疡、十二指肠溃疡及出血病史，或近期有手术史及外伤史的患者。

（9）近3个月内接受过其他药物试验者。

5. 病例剔除、脱落、中止标准

（1）原本不符合纳入标准而被错误纳入者。

（2）依从性差，不能严格遵从医嘱，从而干扰或影响试验有效性者。

（3）试验过程中出现入组药物过敏反应、不良症状、严重并发症、病情恶化不能继续者。

（4）因个人原因自行要求退出者。

（5）疗程未结束且无法取得联系者。

二、研究方法

（一）治疗方案

1. 生活方式干预

两组患者均宜尽量避免各种诱因，如劳累、情绪激动；饮食清淡，忌过饥过饱；注意劳逸结合，保持适当的体力活动；限制烟酒；注意休息，保持良好的精神状态。

2. 对照组治疗方案

在配合生活方式干预的基础上予以西药常规治疗：单硝酸异山梨酯片 20 mg/次，每日 1 次；瑞舒伐他汀钙片 5 mg/次，每晚 1 次；阿司匹林肠溶片 100 mg/次，每日 1 次；酒石酸美托洛尔片 12.5～25 mg/次，每日 1 次。

注：根据病情酌情调整剂量。对阿司匹林肠溶片过敏或耐药者，改予硫酸氯吡格雷片 75 mg/次，每日 1 次。治疗期间，不得使用其他治疗冠心病的药物，如患者合并高血压、脑血管病、糖尿病等相关疾病，可适当给予相应治疗。若出现心肌梗死、重度心律失常，随时做急诊处理。

3. 试验组治疗方案

在对照组常规治疗的基础上，给予益气豁痰化瘀汤。组成：党参 30 g，黄芪 30 g，瓜蒌 15 g，薤白 9 g，半夏 9 g，白术 15 g，柴胡 12 g，当归 15 g，川芎 15 g，地龙 12 g，延胡索 15 g，桂枝 9 g，炙甘草 6 g（中药饮片均来源于济南市中医医院中药房，住院及门诊患者服用的中药汤剂均由济南市中医医院药剂科煎制）。以上中药加水 400 mL，煎汁 200 mL，再复煎取汁 200 mL，两次药汁混合分两次早晚分服。

试验组与对照组的疗程均为 4 周。

（二）指标观察

分别于治疗前后各进行 1 次指标观察，包括安全性指标及疗效性指标，观察期结束后进行随访。

1. 安全性指标观察

（1）一般体格检查：生命体征（血压、呼吸、体温、心率）。

（2）血、尿、便常规，肝功能、肾功能等检查。

（3）不良反应。

2. 疗效性指标观察

（1）心绞痛症状疗效。

（2）中医证候疗效、证候单项积分及总积分。

（3）心电图疗效。

（4）硝酸甘油停减率。

（5）6 分钟步行试验。

（6）西雅图心绞痛量表（Seattle Angina Questionnaire，SAQ）。

（三）疗效判定

1. 心绞痛疗效判定标准

参照 1979 年《冠心病心绞痛及心电图疗效评定标准》进行评定，见表 23-4。

表 23-4　心绞痛疗效判定标准

心绞痛症状	疗效			
	显效	有效	无效	加重
Ⅰ级	心绞痛等主要症状完全消失或者基本消失	心绞痛发作次数明显减少、程度明显减轻、持续时间明显缩短	症状与治疗前基本相同	心绞痛发作次数、程度、持续时间等与治疗前相比有所加重或达到Ⅱ级、Ⅲ级标准
Ⅱ级	心绞痛等主要症状完全消失或基本消失	心绞痛等症状减轻到“Ⅰ级”标准	症状与治疗前基本相同	心绞痛发作次数、程度、持续时间等与治疗前相比均有所加重或达“Ⅲ级”标准
Ⅲ级	心绞痛等主要症状基本消失或减轻到“Ⅰ级”标准	心绞痛等症状减轻到“Ⅱ级”标准	症状与治疗前基本相同	心绞痛发作次数、程度、持续时间等与治疗前相比均有所加重或达“Ⅳ级”标准

2. 中医证候总疗效判定标准

参照 2002 年版《中药新药临床研究指导原则》进行评定，以疗效指数作为依据。

显效：临床症状、体征明显改善，证候积分减少≥70%。

有效：临床症状、体征均有好转，证候积分减少≥30%。

无效：临床症状、体征无明显改善，甚或加重，证候积分减少<30%。

注：疗效指数=[（治疗前总积分－治疗后总积分）/治疗前总积分]×100%。

3. 中医单项症状疗效判定标准

参照2002年版《中药新药临床研究指导原则》进行评定。

显效：治疗后症状完全消失或者较前明显改善，单项症状积分降低2级。

有效：治疗后症状较前好转，单项症状积分降低1级。

无效：治疗后症状未见明显变化。

4. 心电图疗效判定标准

参照1979年《冠心病心绞痛及心电图疗效评定标准》进行评定。

显效：心电图恢复为“正常”或“大致正常”。

有效：下移的ST段回升>0.05 mV，倒置的T波变浅>25%；或T波由平坦变直立，房室或室内传导阻滞改善者。

无效：治疗后心电图无明显变化。

加重：治疗后ST段降低0.05 mV以上，主要导联倒置T波加深（达25%以上），直立T波变平坦或平坦T波变倒置，出现异位心律，房室传导阻滞或室内传导阻滞。

5. 硝酸甘油停减率

停药：治疗后完全停服硝酸甘油。

减量：治疗后硝酸甘油服用量减少>50%。

不变：治疗后硝酸甘油服用量较原来无变化，或虽有减少但<50%。

加量：治疗后硝酸甘油服用量较原来增加。

计算方法：$停减率=\frac{治疗前用药片数（周）-治疗后用药片数（周）}{治疗前用药片数（周）}\times 100\%$。

6. 6分钟步行试验

所有患者在治疗前后均进行6分钟步行试验，评估患者心功能及运动耐量。观察记录患者运动过程中血压、心率、呼吸频率、血氧饱和度、Borg评分等情况，并计算6分钟步行距离。

7. 西雅图心绞痛量表

西雅图心绞痛量表共有 5 个维度 19 个条目，用来评估患者躯体活动受限程度（PL）、心绞痛稳定状态（AS）、心绞痛发作情况（AF）、治疗满意程度（TS）及疾病认知程度（DS）5 个方面。通过对治疗前后每个维度单独进行的组内、组间比较，来进一步评价冠心病心绞痛患者的生活质量是否达标。本表由患者于治疗前后独立完成，对 5 大项 19 个条目逐项评分，评分越高患者生活质量及机体功能状态越好。

标准积分 =（该项实际分 - 该项最低分）/（该项最高分 - 该项最低分）× 100。

8. 安全性标准

1 级：安全，无任何不良反应。

2 级：较安全，有轻度不良反应但无须处理，不影响治疗。

3 级：有一定的安全风险，有一定程度的不良反应，进行处理后可继续进行研究。

4 级：发生严重不良反应，必须立即终止研究。

（四）统计学方法

所有资料均进行统计学处理，采用 SPSS 26.0 统计软件。根据观察指标和数据的不同，符合正态分布的计量资料采用 t 检验，用均数 ± 标准差（$\bar{x} \pm s$）表示；计数资料采用卡方检验；等级资料用 Wilcoxon 秩和检验。$P<0.05$ 有统计学差异，$P<0.01$ 有显著统计学差异，$P>0.05$ 无统计学差异。

三、临床资料

本研究最终共收集符合标准的患者 65 例，其中试验组 33 例，对照组 32 例，治疗过程中脱落 3 例（试验组 2 例患者、对照组 1 例患者因私人原因未能坚持治疗），最终入选患者共 62 例，试验组和对照组各 31 例。

（一）一般资料

1. 性别构成比较

两组患者性别构成经 χ^2 检验示无统计学差异，具有可比性（$P>0.05$），见表 23-5。

表 23-5 两组性别分布比较 单位：例

组别	例数	女	男	χ^2	P
试验组	31	20	11	1.060	0.303
对照组	31	16	15		

2. 年龄分布及平均年龄比较

两组患者年龄经 t 检验示无统计学差异，具有可比性（$P>0.05$），见表 23-6。

表 23-6 两组年龄分布及平均年龄比较 单位：例

组别	例数	年龄分布/岁				平均年龄/岁 ($\bar{x}\pm s$)	t	P
		60～65	66～70	71～75	76～80			
试验组	31	9	10	9	3	68.77±4.89	0.199	0.843
对照组	31	11	8	9	3	68.52±5.32		

（二）病情资料

1. 病程分布及平均病程比较

两组患者病程经 t 检验示无统计学差异，具有可比性（$P>0.05$），详见表 23-7。

表 23-7 两组病程分布及平均病程比较 单位：例

组别	例数	病程分布/年			平均病程/年 ($\bar{x}\pm s$)	t	P
		≤5	6～10	≥11			
试验组	31	16	12	3	5.74±3.13	-0.509	0.613
对照组	31	15	11	5	6.19±3.83		

2. 合并其他疾病比较

两组患者合并其他疾病经 χ^2 检验示无统计学差异，具有可比性（$P>0.05$），见表 23-8。

表 23-8　两组合并其他疾病比较　　单位：例

组别	高血压	糖尿病	脑血管病	χ^2	P
试验组	18	10	11	1.369	0.504
对照组	20	7	16		

3. 心绞痛分级比较

两组患者治疗前心绞痛分级经 χ^2 检验示无统计学差异，具有可比性（$P>0.05$），见表 23-9。

表 23-9　两组治疗前心绞痛分级比较　　单位：例

组别	例数	Ⅰ级	Ⅱ级	Ⅲ级	χ^2	P
试验组	31	10	15	6	0.862	0.650
对照组	31	7	19	5		

4. 中医证候比较

两组患者治疗前中医症状病情分布及中医证候积分采用 χ^2 检验及 t 检验，结果显示无统计学差异，具有可比性（$P>0.05$），见表 23-10。

表 23-10　两组治疗前中医证候比较　　单位：例

组别	例数	轻度	中度	重度	χ^2	P	证候积分（$\bar{x}\pm s$）	t	P
试验组	31	8	21	2	2.457	0.293	15.94±3.463	1.347	0.941
对照组	31	10	19	2			14.74±3.512		

四、试验结果

（一）疗效比较

1. 心绞痛疗效比较

经 Wilcoxon 秩和检验，试验组和对照组治疗后心绞痛总有效率分别为 90.32% 和 70.97%，两组间比较具有显著统计学意义（$P<0.01$），表明试验组心绞痛疗效优于对照组，见表 23-11 及图 23-1。

表 23-11　治疗后心绞痛疗效比较　　单位：例

组别	例数	显效	有效	无效	总有效率	Z	P
试验组	31	13	15	3	90.32%	-2.676	0.007
对照组	31	5	17	9	70.97%		

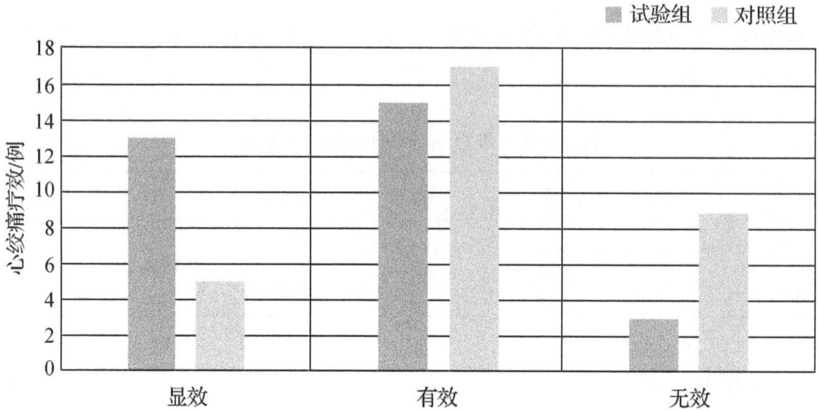

图 23-1　治疗后心绞痛疗效比较

2. 中医证候疗效比较

经 Wilcoxon 秩和检验，试验组和对照组治疗后中医证候总有效率分别为 87.10% 和 58.06%，两组间比较具有显著统计学意义（$P<0.01$），表明试验组中医证候总疗效优于对照组，见表 23-12 及图 23-2。

表 23-12　治疗后中医证候疗效比较　　单位：例

组别	例数	显效	有效	无效	总有效率	Z	P
试验组	31	8	19	4	87.10%	-2.676	0.007
对照组	31	3	15	13	58.06%		

3. 中医证候积分比较

经 t 检验，两组治疗后中医证候积分均显著降低（$P<0.01$）。两组治疗后证候积分组间比较有统计学差异（$P<0.05$），试验组低于对照组，表明试验组疗效优于对照组，见表 23-13。

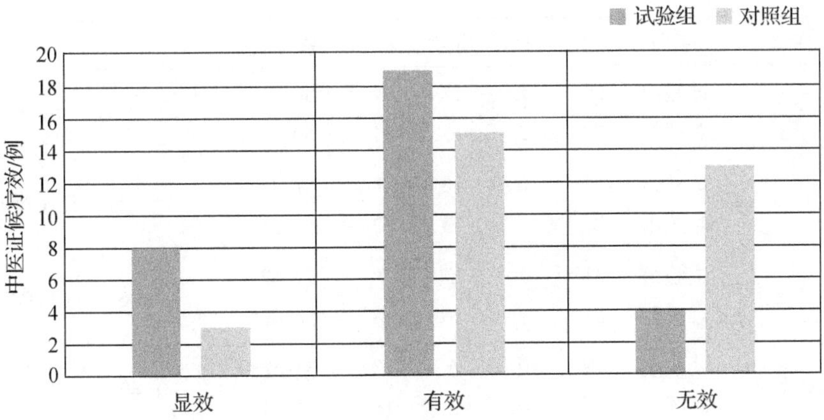

图 23-2　治疗后中医证候疗效比较

表 23-13　治疗后中医证候积分比较（$\bar{x} \pm s$）

组别	例数	治疗前	治疗后	治疗前后积分差值	t	P
试验组	31	15. 94 ± 3. 463	6. 97 ± 4. 199	8. 97 ± 2. 287	-2. 469	0. 016
对照组	31	14. 74 ± 3. 512	9. 65 ± 4. 340	5. 10 ± 2. 392		

4. 中医单项症状疗效比较

经 Wilcoxon 秩和检验，试验组对胸痛、气短、肢体沉重、呕恶痰涎的疗效优于对照组，有显著统计学意义（$P < 0.01$）；试验组对中医单项症状心悸、神疲乏力、面色紫暗或唇绀的疗效优于对照组，有统计学意义（$P < 0.05$）；试验组对胸闷、形体肥胖症状的疗效略优于对照组，但无统计学意义（$P > 0.05$），见表 23-14 及图 23-3。

表 23-14　治疗后中医单项症状疗效比较　　　单位：例

症状	组别	例数	显效	有效	无效	总有效率	Z	P
胸痛	试验组	31	9	19	3	90. 32%	-3. 131	0. 002
	对照组	31	2	17	12	61. 29%		
胸闷	试验组	30	7	18	5	83. 33%	-1. 798	0. 072
	对照组	30	3	17	10	66. 67%		

续表

症状	组别	例数	显效	有效	无效	总有效率	Z	P
气短	试验组	29	8	17	4	86.21%	−2.615	0.009
	对照组	28	2	15	11	60.71%		
心悸	试验组	27	6	16	5	81.48%	−2.257	0.024
	对照组	27	2	13	12	55.56%		
神疲乏力	试验组	31	7	17	7	77.42%	−2.061	0.039
	对照组	31	2	16	13	58.06%		
形体肥胖	试验组	19	0	6	13	31.58%	−1.491	0.136
	对照组	18	0	2	16	11.11%		
肢体沉重	试验组	21	2	14	5	76.19%	−3.487	0.000
	对照组	19	0	4	15	21.05%		
呕恶痰涎	试验组	18	3	10	5	72.22%	−3.585	0.000
	对照组	17	0	2	15	11.76%		
面色紫暗或唇绀	试验组	19	0	8	11	42.11%	−3.471	0.013
	对照组	17	0	1	16	5.88%		

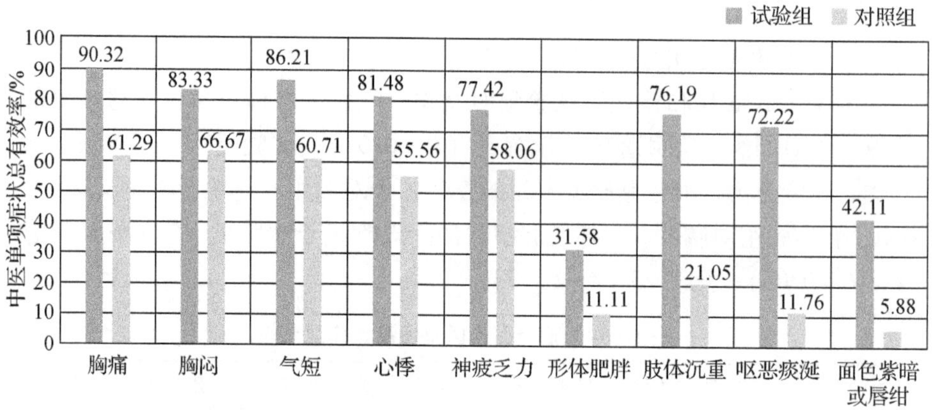

图 23–3 治疗后中医单项症状总有效率比较

5. 心电图疗效比较

经 Wilcoxon 秩和检验，试验组和对照组治疗后心电图疗效总有效率分别为 83.87% 和 64.52%，两组间比较具有统计学意义（$P<0.05$），表明试

验组心电图总疗效优于对照组，见表 23-15 及图 23-4。

表 23-15　治疗后心电图疗效比较　　单位：例

组别	例数	显效	有效	无效	总有效率	Z	P
试验组	31	7	19	5	83.87%	-1.973	0.049
对照组	31	3	17	11	64.52%		

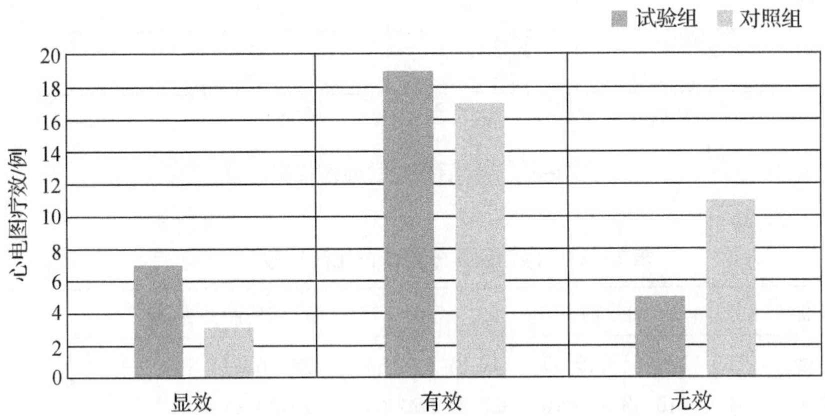

图 23-4　治疗后心电图疗效比较

6. 硝酸甘油停减率比较

经 Wilcoxon 秩和检验，试验组和对照组治疗后硝酸甘油总停减率分别为 87.10% 和 67.74%，两组间比较具有统计学意义（$P < 0.05$），表明试验组硝酸甘油停减率优于对照组，见表 23-16 及图 23-5。

表 23-16　治疗后硝酸甘油停减率比较　　单位：例

组别	例数	停药	减量	不变	加量	总停减率	Z	P
试验组	31	5	22	4	0	87.10%	-1.997	0.046
对照组	31	2	19	10	0	67.74%		

7. 6 分钟步行试验比较

经 t 检验，两组治疗前后 6 分钟步行距离均增加（$P < 0.05$），两组治疗后距离组间比较有统计学差异（$P < 0.05$），试验组高于对照组，表明试验组疗效优于对照组，见表 23-17。

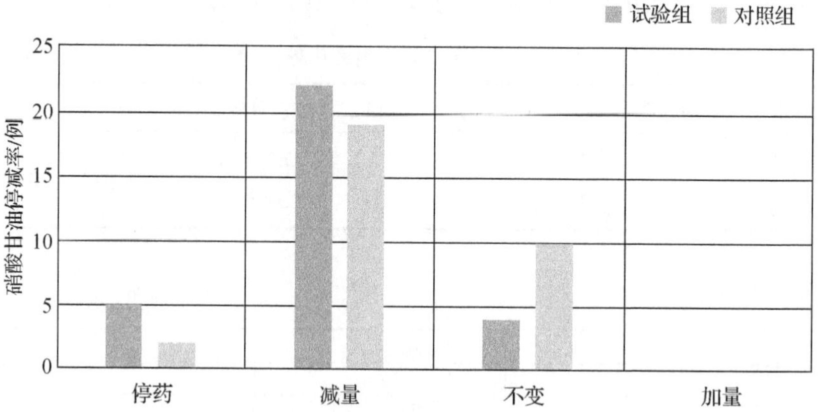

图 23-5　治疗后硝酸甘油停减率比较

表 23-17　治疗后 6 分钟步行距离比较（$\bar{x}\pm s$）　单位：m

组别	例数	治疗前	治疗后	治疗前后距离差值	t	P
试验组	31	308.85 ± 19.99	344.81 ± 28.34	35.96 ± 14.81	3.315	0.002
对照组	31	310.43 ± 16.10	322.83 ± 23.66	12.24 ± 14.01		

8. 西雅图心绞痛量表比较

经 t 检验，两组治疗后 SAQ 评分均增加（$P<0.05$）。两组治疗后评分组间比较有统计学差异（$P<0.05$），且试验组高于对照组，表明试验组疗效优于对照组，见表 23-18。

表 23-18　治疗前后 SAQ 评分比较（$\bar{x}\pm s$）

SAQ	组别	治疗前	治疗后	治疗前后差值	t	P
PL	试验组	39.79 ± 2.12	55.70 ± 2.72	15.91 ± 1.41	2.127	0.038
	对照组	40.00 ± 2.18	48.24 ± 2.21	8.24 ± 0.87		
AS	试验组	38.71 ± 3.64	86.29 ± 2.56	47.58 ± 4.83	3.679	0.001
	对照组	35.48 ± 3.81	71.77 ± 3.01	36.29 ± 3.82		
AF	试验组	45.48 ± 2.66	74.84 ± 2.93	29.35 ± 3.53	2.649	0.010
	对照组	44.84 ± 2.82	61.94 ± 3.89	17.10 ± 2.71		
TS	试验组	56.87 ± 2.68	77.42 ± 1.68	20.55 ± 2.26	2.203	0.031
	对照组	56.93 ± 2.87	71.35 ± 2.18	14.43 ± 1.87		

续表

SAQ	组别	治疗前	治疗后	治疗前后差值	t	P
DS	试验组	42.74 ± 3.36	60.48 ± 2.38	17.74 ± 3.20	2.162	0.035
	对照组	37.90 ± 3.34	52.42 ± 2.87	14.52 ± 1.59		

（二）安全性比较

本试验共统计62例患者，其中对照组31例、试验组31例。治疗前后分别进行安全性指标检测，包括血压、心率，血、尿、便常规，肝功能、肾功能检查。患者治疗前后生命体征平稳，治疗期间均未出现头晕、恶心、头痛等严重不良反应及过敏现象，血、尿、便常规，肝功能、肾功能均未出现与药物相关的异常变化，说明益气豁痰化瘀汤安全性可观。

五、讨论

（一）中医对稳定型心绞痛的认识

稳定型心绞痛属于中医“胸痹”范畴，历代文献中与“胸痹”相类似的称谓较多，如“心痛”“心痹”“厥心痛”“卒心痛”等。其临床表现最早见于《黄帝内经》，《灵枢·五邪》曰“邪在心，则病心痛”，《素问·脏气法时论》曰“心病者，胸中痛，胁支满……两臂内痛”。至汉代张仲景在其论著《金匮要略》中设立专篇详细论述“胸痹”，并阐幽发微，对其病因病机及辨证论治进行详细讨论。后代医家延续此名称，如隋代巢元方《诸病源候论·咽喉心胸病诸候》中曰：“寒气客于五脏六腑，因虚而发，上冲胸间，则胸痹。胸痹之候，胸中如满噎……心里强痞急痛……胸满短气，咳唾引痛，烦癖，白汗出，或彻背膂。”明代王肯堂《证治准绳》云：“心下满而痛为胸痹。”

（二）中医对气虚痰瘀型老年稳定型心绞痛病因病机的探讨

现代医家在古代医家理论的基础上，结合现代生活环境与饮食习惯的变化，对于本病的病因病机进行了更充分的阐述，认为实证以痰、瘀为多，虚证则侧重于气虚。多数医家认为本病多发生于老年人，其本身具备积损正衰的特点，正气亏虚是本病发病的基础。心主血脉，心气充沛心脏才能正常有力地搏动，推动血液输布全身，发挥其濡养作用。老年人正气衰退，心气常感不足，影响血液运行，血滞脉道，形成瘀血；痰瘀同出一源，血瘀日久，或饮食失调，脾虚不运，皆可聚痰而生；痰瘀交结，盘踞脉中，痹阻心胸，从而发为本病。此外，心绞痛常因过度劳累诱发，过劳可耗气伤阴；且本病多迁延难愈，日久必定耗伤正气，形成恶性循环。因此，气虚为发病的重要病理基础。痰、瘀作为病理产物，或痰生于先，病及于血，血行瘀滞；或血瘀为先，变生痰浊，两者终致痰瘀互结，兼夹为患。但溯其根源，皆因气虚，气虚不运则血脉瘀滞，痰浊内生。因此，气虚为本、痰瘀为标，此亦《内经》“百病皆生于气”之谓也。气虚、痰浊、血瘀是本病的共性，是贯穿疾病全过程的主要矛盾。

（三）益气豁痰化瘀汤组方分析

1. 立法思想

对于气虚痰瘀型稳定型心绞痛的治疗，据其本虚标实的病机，应标本兼顾，既要扶正补气以实其本，又要涤痰逐瘀以祛实邪。朱丹溪曾云“痰挟瘀血，遂成窠囊”，本病痰瘀凝结，使病情错综复杂，难以痊愈，但溯其根源，皆因气虚。因此，冯晓敬教授针对本病的病机特点，以益气养心、豁痰化瘀为法，化裁经方，自拟益气豁痰化瘀汤。方中重用补气药，使气行则血行，气盛则血流通畅；气行则津行，津行则痰无所生。补气同时配合祛瘀化痰之品，痰瘀同治，使痰化瘀除、瘀去痰解。补气、祛瘀、化痰共用，使正气得复，痰瘀得化，脉络通畅，则胸痹自除。

2. 方药组成

君药：党参 30 g，黄芪 30 g；臣药：瓜蒌 15 g，薤白 9 g，半夏 9 g，白术 15 g，当归 15 g，川芎 15 g，地龙 12 g；佐药：柴胡 12 g，延胡索 15 g，桂枝 9 g；使药：炙甘草 6 g。

3. 单味中药分析

党参：味甘、性平，归脾、肺经，具有健脾益肺、养血生津之功效。《本草正义》描述：“党参力能补脾养胃，润肺生津，健运中气，本与人参不甚相远。其尤可贵者，则健脾运而不燥，滋胃阴而不湿，润肺而不犯寒凉，养血而不偏滋腻，鼓舞清阳，振动中气而无刚燥之弊……尤为得中和之正。”现代研究表明，党参中含有多糖、炔苷、生物碱、三萜类、苯丙素类、甾醇等化学成分，能够发挥增强造血功能、调节糖脂代谢、预防血栓等药理作用。聂松柳等发现党参总皂苷能降低高脂血症模型大鼠 TC、TG、LDL-C 含量，提高 HDL-C 含量和 HDL-C/TC 比值，通过改善脂代谢紊乱保护心血管。

黄芪：味甘、性温，归脾、肺经，有补气健脾、升阳举陷、益卫固表、托毒生肌、利水消肿的功效，属“补气”之药。其始载于《神农本草经》，列为“上品”，《景岳全书》曰其：“能补元阳，充腠理，治劳伤，长肌肉。”《医学衷中参西录》言其：“能补气，兼能升气，善治胸中大气下陷。”现代药理研究发现，黄芪提取物可明显改善心肌缺血、减轻心肌缺血－再灌注损伤，促进受损心肌新生，抑制心室重构等。韩冬发现，黄芪甲苷能够有效降低实验性糖尿病大鼠的血糖、血脂水平，改善抗氧化酶活性，抑制氧化应激损伤。张敬芳等发现黄芪多糖可降低高脂血症大鼠的血脂，提高其抗氧化能力，减轻氧化损伤，保护血管内皮细胞。

瓜蒌：味甘，性寒、微苦，归肺、胃、大肠经，具有清热涤痰、宽胸散结、润燥滑肠的功效，是治疗胸痹心痛之要药。《医林纂要》曰：“瓜蒌补肺，敛气，降火，宁心，兼泻肝郁，缓肝急，清膀胱热，止热淋小便短数，除阳明湿热。”相关研究表明，瓜蒌主要包括氨基酸、油脂类、蛋白质、微量元素、糖苷类、三萜皂苷类化合物、酮类化合物、醇类化合物等物质，具有扩张冠状动脉、改善微循环，降低血清胆固醇、防止动脉粥样硬化，抗血小板聚集、防止血栓形成，保护缺血心肌等作用。

薤白：味辛、苦，性温，归肺、胃、大肠经，有通阳散结、行气导滞、消胀止痛的功能，为治疗胸痹之要药。《本草纲目》曰其“治少阴病厥逆泄痢，及胸痹刺痛，下气散血，安胎”“温补助阳道”。现代药理研究发现。薤白中含有甾体皂苷、挥发油、含氮化合物、酸性成分、多糖、无机元素等多种成分，具有保护心肌、降脂、抗血小板相关炎症、扩张血管、抑制凝血和抗血栓等药理作用。薤白、瓜蒌为常用药对，曹氏等研究发现，瓜蒌薤白汤能提高正常小鼠和异丙肾上腺素所致的特异性心肌缺氧小鼠对常压缺氧的耐受力，延长它们在缺氧条件下的寿命；相同剂量的瓜蒌、薤白单用也显示相似作用，但以复方作用更强。

半夏：味辛、性温，有毒，归肺、脾、胃经，有燥湿化痰、降逆止呕、消痞散结的功效，因“五月半夏生，盖当夏之半”而得名，为治痰、止呕之要药。《名医别录》记载其“主消心腹胸中膈痰热满结，咳嗽上气，心下急痛坚痞，时气呕逆，消痈肿，胎堕，治萎黄，悦泽面目。生令人吐，熟令人下”。现代药理研究表明，半夏可抗心律失常，且具有降低全血黏度、抑制血小板聚集的作用。

白术：味苦、甘，性温，归脾、胃经，有健脾益气、燥湿利水、止汗、安胎的功效。《长沙药解》曰：“味甘、微苦，入足阳明胃经、足太阴脾经。补中燥湿，止渴生津，最益脾精，大养胃气，降浊阴而进饮食，善止呕吐，升清阳而消水谷，能医泄利。”唐琦晶等研究白术精提物对大鼠血脂的影响及降脂机制，结果表明不同剂量的白术精提物能降低高脂大鼠 TC、TG、LDL-C、ACAT 的水平，升高 LCAT 和 HDL-C 的水平，能有效调节高脂大鼠血脂紊乱，尤其对升高 HDL-C 有显著疗效。此外，白术还有降血糖、抑制血小板聚集、调节水液代谢等药理作用。

柴胡：味苦、辛，微寒，归肝、胆经，有和解表里、疏肝、升阳的功效。柴胡始载于《神农本草经》，曰：“柴胡，主心腹，去肠胃中结气，饮食积聚，寒热邪气，推陈致新。久服，轻身明目益精。”现代药理研究发现，柴胡主要含有柴胡皂苷、挥发油（丁香酚等）、多糖、黄酮、甾醇等成分，具有解热、镇静、镇痛、抗炎、抗菌、增强免疫力、抗抑郁及抗肿瘤等作用。

当归：味甘、辛，性温，归肝、心、脾经，有补血活血、调经止痛、润肠通便的功效。《神农本草经》载其“性温，主呃逆上气”，被列为中品，为医家常用，素有“十方九归”之称。王停等研究显示，当归水煎液及其有效成分阿魏酸钠均能抑制血小板聚集。此外，当归还有镇痛、抗氧化、抗衰老、抗肿瘤、保肝等药理作用。

川芎：味辛，性温，归肝经、胆经、心包经，有活血行气、祛风止痛的功效。《神农本草经》载其“主中风入脑，头痛，寒痹，筋挛缓急，金创，妇女血闭，无子”，将其列为上品；《名医别录》载其可治疗“心腹坚痛，中恶，卒急肿痛，胁风痛”；《药性论》补录“治腰脚软弱，半身不遂，主胞衣不出”。现代药理研究发现，川芎具有抗凝血、扩血管、保护血管内皮、调节血脂、抑制动脉粥样硬化等显著作用。川芎注射液能改善患者冠状动脉血液循环，使缺血导致的心肌细胞损伤情况大幅减轻，缩小心肌缺血范围。

地龙：味咸，性寒，归肝、脾、膀胱经，有清热定惊、通络、平喘、利尿的功效。吴鞠通谓其“以食血之虫，飞者走络中气分，走者走络中血分，可谓无微不入，无坚不破”，地龙乃血肉有情之品，其性走窜，善于通经活络，能直达病所，松动病根，搜剔络道之邪，为入络之佳品。现代药理研究发现，地龙粉对血液有很强的稀释作用，可降低红细胞比容，改善微循环。刘文雅等研究表明地龙中的蚓激酶具有抗凝、降纤维蛋白原的作用。

延胡索：味辛、苦，性温，归肝、脾经，具有止痛、行气、活血的功效，《本草纲目》谓之“能行血中气滞，气中血滞。故专治一身上下诸痛，用之中的，妙不可言”，其止痛效果为历代医家所公认。延胡索为治疗心血管疾病常用药物，药理研究发现，其重要提取物去氢延胡索甲素能扩张实验动物冠状动脉血管、增加冠状动脉血流量，并对心血管系统有一定的保护作用；延胡索乙素可通过拮抗钙离子通道，发挥抗心律失常作用，还可通过减少儿茶酚胺的含量和降低去甲肾上腺素含量达到减缓心率、降压的目的。

桂枝：味辛、甘，性温，归心、肺、膀胱经，具有发汗解肌、温通经脉、助阳化气、平冲降气的功效。《长沙药解》载：“桂枝，入肝家而行血分，走经络而达营郁。善解风邪，最调木气。升清阳之脱陷，降浊阴之冲逆，舒筋脉之急挛，利关节之壅阻。入肝胆而散遏抑，极止痛楚，通经络而开痹涩，甚去湿寒。能止奔豚，更安惊悸。”现代药理研究发现，桂枝中所含的桂皮醛具有解热镇痛、降血压、抗心肌缺血、抗血小板聚集和抗血栓等作用，能够显著提高冠状动脉血流量，改善冠状动脉循环。

炙甘草：味甘，性平，归心、肺、脾、胃经，有补脾和胃、益气复脉的功效，主治心气耗伤之悸动、脉结代，又能健脾和中以固后天之本，有调摄之功，《本草汇言》中云：“和中益气，补虚解毒之药也。”炙甘草对多种原因引起的心律失常均有良好的治疗作用，其含有的甘草总黄酮等是抗心律失常的主要物质基础，能保护心肌收缩功能，具有明显的抗心肌缺血活性。由桂枝、炙甘草组成的桂枝甘草汤出自医圣张仲景的《伤寒论》，体现了辛甘化阳的配伍规律，为温补心阳之基础方。《伤寒论》载：“发汗过多，其人叉手自冒心，心下悸，欲得按者，桂枝甘草汤主之。”现代药理研究发现，桂枝甘草汤在心血管系统方面的药理作用主要为抗血栓、抗心肌缺血、抗心律失常等。

4. 配伍分析

本方以党参、黄芪为君。党参甘平，归脾、肺经，《本草从新》载党参：“主补中益气，和脾胃，除烦渴，中气微弱，用以调补，甚为平妥。”黄芪甘温补气，既能升补脾气，又能固表止汗；党参偏于阴而补中，黄芪偏于阳而实表，两药相配，一里一表，一阴一阳，相互为用，其效益彰，使宗气生化有源，贯心脉以助心行血。“胸痹不得卧，心痛彻背者，瓜蒌薤白半夏汤主之”，瓜蒌、薤白、半夏三药组成《金匮要略》经典名方瓜蒌薤白半夏汤。其中瓜蒌宽胸降气，消痰开结，为主药；薤白辛、苦，性温而滑利，能通痹着之气，半夏辛温而润燥，可燥湿化痰兼降逆，共为辅药。白术入脾经，健脾燥湿以助运化，亦可顾护脾胃，为补气健脾之要药。当归辛温能通，甘润能补，功能养血活血、补肝益脾；川芎辛温香窜，能升能散，功能行气活血、祛风止痛，《成方便读》曰：“然血虚多滞，经脉隧道不能滑利通畅，又恐……无温养流动之机，故必加以当归、川芎，辛香温润，能养血而行血中之气者以流动之。”两药配伍，当归以养血为主，川芎以行气为要，两者气血兼顾，相须为用，共收补血活血之功。地龙生性走窜，通经活络、活血化瘀之效显著，辅以当归、川芎增行气活血、通络止痛之功，共为臣药。《药品化义》曰：“柴胡，性轻清，主升散，味微苦，主疏肝。”柴胡性善条达肝气，疏肝解郁，以防肝气郁滞；延胡索能行血中气滞，气中血滞，既可活血通络，亦可消一身上下诸痛；桂枝通阳复脉，平冲降逆，可使浮越之心阳固守于外，以复心阳之气；三药相伍，共为佐药。炙甘草益气复脉、调和诸药，为使药。

综上所述，本方有以下配伍特点：①标本兼治，攻补兼施。本病以气虚为本、痰瘀互结为标，方中既使用党参、黄芪等补养之品以治疗本虚，又配伍瓜蒌、薤白、半夏、当归、川芎、地龙等药化痰祛瘀以祛实邪。②寒温并用。瓜蒌、地龙药性偏寒，桂枝辛温通脉，既可防止苦寒凉血之弊，又可增强通络之效，使血脉通畅，痰瘀尽去。全方药味精简，配伍得当，以补为主，以通为用，使气行则痰瘀消，诸证得除。此外，在临床使用中应辨证施治，不能刻板机械，生搬硬套，要从疾病的发生发展转归过程进行立体化分析，从而做到举一反三，知常达变。

（四）疗效分析

1. 心绞痛疗效分析

对照组心绞痛治疗显效、有效、无效的患者分别为 5 例、17 例、9 例，总有效率为 70.97%。试验组显效、有效、无效的患者分别为 13 例、15 例、3 例，总有效率为 90.32%。两组治疗前后心绞痛疗效均有所改善，试验组心绞痛疗效相比对照组具有显著优势（$P<0.01$）。说明中药联合西药治疗比单纯西药治疗疗效确切，可降低患者的心肌缺血程度，进而缓解心绞痛

症状。

2. 中医证候疗效分析

对照组显效、有效、无效的患者分别为 3 例、15 例、13 例，总有效率为 58.06%。试验组显效、有效、无效的患者分别为 8 例、19 例、4 例，总有效率为 87.10%。两组治疗前后中医证候均有所改善，试验组中医证候疗效相比对照组具有显著优势（$P<0.01$），说明益气豁痰化瘀汤可明显改善患者的中医症状，为心绞痛的中医治疗提供依据。

对照组治疗前总积分为 14.74 ± 3.512，治疗后总积分为 9.65 ± 4.340，治疗前后积分差值为 5.10 ± 2.392；试验组治疗前总积分为 15.94 ± 3.463，治疗后总积分为 6.97 ± 4.199，治疗前后积分差值为 8.97 ± 2.287；两组中医证候积分在治疗后均有所下降，试验组疗效更确切（$P<0.05$）。

试验组对胸痛、气短、肢体沉重、呕恶痰涎的疗效显著优于对照组，有显著统计学意义（$P<0.01$）；试验组对中医单项症状心悸、神疲乏力、面色紫暗或唇绀的疗效优于对照组，有统计学意义（$P<0.05$）；试验组对胸闷、形体肥胖症状的疗效略优于对照组，但无统计学意义（$P>0.05$）。说明中药联合西药治疗，在改善患者中医主症方面疗效确切。

3. 心电图疗效分析

对照组显效、有效、无效的患者分别为 3 例、17 例、11 例，总有效率为 64.52%。试验组显效、有效、无效的患者分别为 7 例、19 例、5 例，总有效率为 83.87%。说明治疗后两组心电图疗效较前均改善，但试验组在改善心电图疗效方面比对照组更有优势（$P<0.05$）。

4. 硝酸甘油停减率疗效分析

对照组治疗中停药、减量、不变、加量的患者分别为 2 例、19 例、10 例、0 例，总有效率为 67.74%。试验组治疗中停药、减量、不变、加量的患者分别为 5 例、22 例、4 例、0 例，总有效率为 87.10%。两组治疗后硝酸甘油用量上均有所改变，但试验组疗效明显优于对照组（$P<0.05$），说明益气豁痰化瘀汤可降低患者硝酸甘油的使用率。

5. 6 分钟步行试验疗效分析

对照组治疗前平均步行距离（310.43 ± 16.10）米，治疗后平均步行距离（322.83 ± 23.66）米，治疗前后距离差值为（12.24 ± 14.01）米；试验组治疗前平均步行距离（308.85 ± 19.99）米，治疗后平均步行距离（344.81 ± 28.34）米，治疗前后距离差值为（35.96 ± 14.81）米。两组患者治疗后的步行距离均改善，但试验组更优于对照组（$P<0.05$），说明益气豁痰化瘀汤可提高患者运动耐量。

6. 西雅图心绞痛量表疗效分析

两组 SAQ 评分治疗前后相比均显著增高，试验组对躯体活动受限程度、心绞痛稳定状态、心绞痛发作情况、疾病认知程度及治疗满意程度的评分均优于对照组，有统计学意义（$P<0.05$），表明试验组疗效优于对照组。说明益气豁痰化瘀汤在改善患者机体功能、提高生活质量方面具有优势。

（五）安全性分析

两组患者治疗前后均未发现血、尿、便常规，肝功能、肾功能异常，用药后也无不良反应出现，说明益气豁痰化瘀汤安全性较好。

第二十四章　生柴汤治疗稳定型心绞痛（肝郁气滞证）32例临床观察

稳定型心绞痛在中医上归属于“胸痹”“心痛”范畴。病因归结为寒邪内侵、情志失调、饮食劳倦、年迈体弱等。病机为本虚标实。多数医家认为心气虚为本病的初始因素，日久累及他脏，从病因病机方面分析与肝脏关系尤为紧密。心主血脉调神志，肝藏血、主疏泄而调畅情志，肝气条达，疏泄功能正常，则气血调和，如薛己《薛氏医案》云“肝气通，则心气和”。若情志不畅，则肝失疏泄，导致气机逆乱，气血运行不畅，使得血瘀、痰浊、水饮等病理产物相继出现，最终血脉瘀阻，发为胸痹。尤其当前在社会经济迅速发展与工作家庭双重压力下，因情绪抑郁、焦虑而诱发本病者比比皆是，由此可见肝郁气滞型胸痹的发病率呈现上升趋势。中医药治疗本病有千年的经验积累，随时代变迁近现代医家对其不断完善补充，且在从心脏本身治疗本病的同时越来越关注患者的精神心理变化，以求双心同治。中医药在治疗胸痹方面表现出越来越独特的优势。

冯晓敬教授结合中医经典及自身临床经验，针对肝郁气滞型患者，采用疏肝解郁、活血理气法，自拟生柴汤，疗效显著。为密切观察该药的临床疗效，证实其有效性、安全性和对生活质量的影响，遂决定开展临床研究，希望为本病的治疗提供新的治疗思路。

一、病例选择标准

（一）西医诊断标准

1. 稳定型心绞痛诊断标准

参照2007年中华医学会心血管病学分会制定的《慢性稳定型心绞痛诊断与治疗指南》。

（1）符合稳定型心绞痛典型特点：部位主要在胸骨后，但常向肩背、左侧上肢及手指内侧放射等；疼痛发作时具有压榨感、紧缩感、憋闷，甚至部分患者表现为难以描述的胸部不适感等；发作呈阵发性，通常持续数分钟至10分钟，常在劳力、情绪激动等刺激下诱发；一般休息后可缓解，未缓解者可含服硝酸甘油约5分钟内缓解。

（2）症状不典型者可借助患者硝酸甘油服用量及疗效或心绞痛发作时心电图、动态心电图的变化来判断。

（3）结合症状体征及辅助检查排除因其他疾病导致的胸痛。

（4）心电图：心绞痛发作时，可有ST段压低、T波低平或倒置等典型心电图改变；或心电图无明显变化但运动试验阳性者也可诊断。

（5）对于具有诊断困难的患者，可采用冠状动脉增强CT对冠状动脉病变及形态进行检查，其具有较高阴性预测价值；对于评价冠状动脉粥样硬化最精准的检查方法是冠状动脉造影术。

2. 心绞痛分级诊断标准

参照加拿大心血管病学会心绞痛严重度分级标准制定。

（1）Ⅰ级：一般强度的活动（如走路或登楼）不受限，仅在强、快或持续用力时发生心绞痛。

（2）Ⅱ级：一般体力活动轻度受限。快步、饭后、寒冷或刮风中、精神应激或醒后数小时内发作心绞痛。一般情况下平地步行200米或登楼一层以上受限。

（3）Ⅲ级：一般体力活动明显受限，一般情况下平地步行200米之内或登楼一层即可引起心绞痛。

（4）Ⅳ级：轻微活动或休息时即可发生心绞痛。

3. 心绞痛症状分度诊断标准

参照1979年《冠心病心绞痛及心电图疗效评定标准》制定。

（1）轻度：有较典型的心绞痛发作，每次仅数分钟，每周至少发作2～3次，或每日发作1～3次，疼痛不重，舌下含化硝酸酯类药物可缓解。

（2）中度：每天数次较典型心绞痛发作，每次持续时间数分钟到10分钟，疼痛较重，一般需含服硝酸酯类药物。

（3）重度：每天多次典型心绞痛发作，对一般日常活动产生影响，每次疼痛持续时间较长，需多次含服硝酸酯类药物。

（4）极重度：疼痛发作次数及程度均较重度重。

4. 心绞痛症状评分标准

心绞痛症状评分标准见表24-1。

表 24-1　心绞痛症状评分标准

症状	评分			
	0 分	2 分	4 分	6 分
心绞痛发作次数	每周发作 0 ~ 2 次	每周发作 2 ~ 6 次	每日发作 1 ~ 3 次	每日发作≥4 次
心绞痛持续时间	无	每次疼痛 ≤ 5 分钟	每次疼痛 5 ~ 10 分钟	每次疼痛 > 10 分钟
心绞痛疼痛程度	无	发作时休息即可缓解，日常生活几乎无影响，偶尔需含服硝酸甘油	发作时需含服硝酸甘油，后可缓解，缓解可继续正常活动	需多次服用硝酸甘油，影响日常生活
硝酸甘油用量	无	每周服 1 ~ 4 片	每周服 5 ~ 9 片	每周服 10 片以上

5. 心绞痛症状分级标准

轻度：心绞痛症状积分≤8 分。

中度：心绞痛症状积分 9 ~ 16 分。

重度：心绞痛症状积分≥17 分。

（二）中医诊断标准

1. 中医辨证诊断标准

参照吴勉华等主编的《中医内科学》、2002 年版《中药新药临床研究指导原则》制定。中医选择胸痹肝郁气滞型作为观察证型，拟定诊断标准如下。

主症：胸痛、胸闷。

次症：胸胁胀痛或痛引肩背，心悸，急躁易怒，口苦，善叹息。

舌、脉象：舌质红，苔薄白，脉弦。

必备主症中的 1 项和次症中的 2 项及以上症状，同时舌脉支持者，即可诊断。

2. 中医证候评分标准

（1）主症评分标准见表 24-2。

表 24-2　主症评分标准

症状	评分			
	0 分	2 分	4 分	6 分
胸痛	无	较典型的心绞痛发作，每次持续时间数分钟，每周至少发作 2～3 次，或每日发作 1～3 次，但疼痛不重，有时需要口含硝酸甘油	每天有数次较典型的心绞痛发作，每次持续时间数分钟到 10 分钟，疼痛较重，一般都需要口含硝酸甘油	每天有多次典型的心绞痛发作，因而影响日常生活活动（如大便、穿衣等），每次发作持续时间较长，需多次口含硝酸甘油
胸闷	无	轻微胸闷	胸闷明显，有时叹息样呼吸，稍活动后气短	胸闷如窒，叹息不止

（2）次症评分标准见表 24-3。

表 24-3　次症评分标准

症状	评分			
	0 分	1 分	2 分	3 分
胸胁胀痛或痛引肩背	无	胸胁隐隐胀痛	胸胁胀痛时作时止	胸胁憋胀疼痛明显
心悸	无	偶尔发生，不适感轻微	时有发生，持续时间较长，不适感较明显	经常发生，惕惕而动，难以平静，甚则影响生活
急躁易怒	无	心烦偶躁	心烦急躁，遇事易怒	烦躁易怒，不能自止
口苦	无	晨起口苦	口苦食不知味	口苦而涩
善叹息	无	偶有叹息	时有叹息	叹息频作

（3）佐证评分标准见表 24-4。

表 24-4　佐症评分标准

症状	评分	
	0 分	1 分
舌象	正常	舌质红，苔薄白
脉象	正常	脉弦

3. 中医证候病情分级标准

轻度：中医证候积分≤13 分。

中度：中医证候积分 14～26 分。

重度：中医证候积分≥27 分。

（三）病例纳入标准

（1）具有冠心病病史，符合西医“稳定型心绞痛”诊断标准。

（2）符合心绞痛分级标准Ⅰ～Ⅲ级。

（3）符合中医胸痹肝郁气滞型诊断标准。

（4）年龄在 35～75 岁，性别不限，门诊及住院受试者。

（5）知情同意自愿参加试验并与医师配合，签署书面知情同意书。

（四）病例排除标准

（1）不符合西医稳定型心绞痛诊断标准及心绞痛分级标准Ⅰ～Ⅲ级者。

（2）不符合中医辨证属胸痹肝郁气滞型者。

（3）治疗前 6 个月曾接受经皮冠状动脉介入治疗者。

（4）合并恶性高血压，重度心肺功能不全，严重心律失常，肝、肾、造血系统等严重原发性疾病，以及重度神经系统疾病、胸部疾病所致胸痛者。

（5）年龄不符合标准者，正处于妊娠期或哺乳期的女性，平素过敏体质，以及对本药过敏者。

（五）病例剔除标准

（1）原本不符合纳入标准而被错误纳入者。

（2）试验依从性差，不能严格遵从医嘱完成药物疗程或未能坚持服用药物者。

（3）某些因素干扰疗效和安全指标，结果无从判断者。

（六）病例中止脱落标准

（1）受试者依从性差，不遵从医师的医嘱，从而干扰或影响试验进而导致结果无效者。

（2）试验过程中，发生严重不良事件、出现并发症或遇到女性月经期等特殊生理变化而不宜接受试验者。

（3）因个人原因自行要求退出者。

（4）疗程未结束且无法取得联系者。

（5）个人信息资料不完整，导致试验结果无效者。

二、临床研究方法

（一）病例分组及治疗方法

1. 病例分组

选择济南市中医医院门诊及住院患者64例，随机分为试验组（32例）和对照组（32例）。

2. 治疗方法

（1）治疗用药

对照组：给予单硝酸异山梨酯片20 mg/次，每日1次；瑞舒伐他汀钙片5 mg/次，每晚1次；阿司匹林肠溶片100 mg/次，每日1次；酒石酸美托洛尔片12.5～25 mg/次，每日1次，根据血压、心率调整用量。

试验组：在对照组常规治疗基础上，给予生柴汤口服。组成：柴胡15 g，青葙子15 g，香附12 g，川芎12 g，麦冬12 g，党参15 g，五味子6 g，枳壳12 g，白芍10 g，甘草6 g（中药饮片均来源于济南市中医医院中药房，住院及门诊患者服用中药汤剂均由济南市中医医院药剂科煎药）。以上中药加水400 mL，煎汁200 mL，再复煎取汁200 mL，两次药汁混合，分早晚两次温服。

（2）试验期间，不得服用其他治疗冠心病的药物，若出现心肌梗死、重度心律失常事件，则随时做急诊处理。

（3）疗程：两组疗程均为4周。

（二）观察指标

1. 安全性指标观察

（1）监测相关生命体征（如心率、血压），如有特殊情况及时给予相应处理。

（2）试验前后均予心电图，血、尿、便常规及肝功能、肾功能等检查，观察患者服用本药后有无不良反应。若有异常，应立即给予相应处理，保证服药期间药物的安全性。

2. 疗效指标观察

（1）观察中医单项症状试验前后变化，记录单项症状及证候积分。

（2）观察心绞痛症状、心电图及血脂、血液流变学、硝酸甘油使用率试验前后变化。

（3）观察试验前后西雅图心绞痛评分，评价患者运动耐量及康复情况。

（三）心绞痛疗效判定标准

参照 2002 年版《中药新药临床研究指导原则》（表 24-5）制定。

表 24-5　心绞痛疗效判定标准

症状	疗效		
	显效	有效	无效
轻度	心绞痛症状消失或基本消失	心绞痛疼痛次数、程度、持续时间明显减轻	用药后心绞痛症状无改善
中度	心绞痛症状消失或基本消失	心绞痛症状减轻到“轻度”的标准	用药后心绞痛症状无改善
重度	心绞痛症状消失或减轻到“轻度”的标准	心绞痛症状减轻到“中度”的标准	用药后心绞痛症状无改善

（四）心电图疗效评定标准

显效：心电图恢复为“正常”或“大致正常”。

有效：下移的 ST 段回升 >0.05 mV，倒置的 T 波变浅 >25%；或 T 波由平坦变直立，房室或室内传导阻滞改善。

无效：治疗后心电图无明显变化。

（五）中医证候疗效判定标准

参照 2002 年版《中药新药临床研究指导原则》制定。

疗效指数 =［（治疗前症状积分 - 治疗后症状积分）/治疗前症状积分］×100%。

显效：临床症状、体征明显改善，证候积分减少≥70%。

有效：临床症状、体征均有好转，证候积分减少≥30%。

无效：临床症状、体征无明显改善，甚或加重，证候积分减少 <30%。

（六）中医单项症状疗效判定标准

显效：治疗后症状完全消失或较前明显改善，单项症状积分降低 2 级。

有效：治疗后症状较前好转，单项症状积分降低 1 级。

无效：治疗后症状未见明显变化。

（七）硝酸甘油停减率

1. 计算方法

$$停减率=\frac{治疗前用药片数（周）-治疗后用药片数（周）}{治疗前用药片数（周）}\times 100\%。$$

2. 判定标准

停药：治疗后完全停服硝酸甘油。

减量：治疗后硝酸甘油服用量减少 >50%。

不变：治疗后硝酸甘油服用量较原来无变化，或虽有减少但 <50%。

加量：治疗后硝酸甘油服用量较原来增加。

（八）西雅图心绞痛量表

西雅图心绞痛量表主要包括躯体活动受限程度、心绞痛稳定状态、心绞痛发作情况、治疗满意程度及疾病认知程度 5 个方面。采取调查问卷的方式进行。

（九）中止试验标准

试验过程中出现严重不良反应或病情加重者应中止试验，并及时予以对症治疗。

（十）安全性标准

1 级（安全）：安全性指标检查无异常，无任何不良反应。

2 级（比较安全）：安全性指标检查无异常，出现不良反应时无须处理，可继续给药。

3 级（存在安全性问题）：安全性指标检查轻度或明显异常，出现中等程度不良反应，经处理后可继续给药。

4 级（不安全）：安全性指标检查明显异常，或因不良反应中止试验。

三、统计学方法

所有资料均进行统计学处理，采用 SPSS 23.0 统计软件，根据观察指标和数据的不同，分别采用 t 检验、卡方检验、秩和检验。所有统计资料均以均数 ± 标准差（$\bar{x} \pm s$）表示。以 $P<0.05$ 为差异有统计学意义。

四、临床资料

（一）一般资料

所有病例均来自 2016 年 12 月—2018 年 12 月期间在济南市中医医院门诊就诊及住院的患者，西医诊断为稳定型心绞痛，中医辨证为肝郁气滞型。共纳入 64 例，随机分为试验组 32 例和对照组 32 例。

（1）两组病例性别构成比较见表 24-6。

表 24-6　性别分布比较　　单位：例

组别	例数	女	男	P
试验组	32	14（43.8%）	18（56.3%）	0.611
对照组	32	12（37.5%）	20（62.5%）	

结论：经检验，$P>0.05$，说明两组病例性别构成比例具有可比性。

（2）两组病例年龄分布及平均年龄比较见表24-7。

结论：经检验，$P>0.05$，说明两组病例年龄分布及平均年龄具有可比性。

表24-7　年龄分布及平均年龄比较　　单位：例

组别	例数	年龄分布/岁				平均年龄/岁	P
		35～45	46～55	56～65	66～75		
试验组	32	4	9	12	7	57.13±3.88	0.550
对照组	32	3	11	10	8	58.38±3.57	

（二）病情资料

（1）两组病例病程分布及平均病程比较见表24-8。

表24-8　病程分布及平均病程比较　　单位：例

组别	例数	病程分布/年			平均病程/年	P
		<5	5～10	>10		
试验组	32	10	17	5	6.91±1.26	0.616
对照组	32	11	19	3	6.47±1.24	

结论：经检验，$P>0.05$，说明两组病例病程分布及平均病程具有可比性。

（2）两组病例心绞痛分级比较见表24-9。

表24-9　心绞痛分级比较　　单位：例

组别	例数	Ⅰ级	Ⅱ级	Ⅲ级	P
试验组	32	10	17	5	0.897
对照组	32	9	20	3	

结论：经检验，$P>0.05$，说明两组试验前心绞痛分级具有可比性。

（3）两组病例试验前中医单项症状比较见表24-10。

表 24-10　试验前中医单项症状比较　　单位：例

症状	试验组				对照组				P
	例数	轻	中	重	例数	轻	中	重	
胸痛	32	8	18	6	32	10	14	8	0.977
胸闷	32	10	17	5	32	12	15	5	0.691
胸胁胀痛或痛引肩背	30	7	19	4	29	7	17	5	0.929
心悸	29	10	12	7	31	8	19	4	0.680
急躁易怒	27	3	19	5	28	12	13	3	0.117
口苦	28	6	16	6	28	4	18	6	0.747
善叹息	25	9	12	4	27	8	14	5	0.433

结论：经检验，两组患者试验前在胸痛、胸闷、胸胁胀痛或痛引肩背、心悸、急躁易怒、口苦、善叹息方面比较，P 值均大于 0.05，说明中医各单项症状具有可比性。

五、试验结果

（一）疗效性评价

（1）两组病例心绞痛疗效比较见表 24-11、图 24-1。

表 24-11　心绞痛疗效比较　　单位：例

组别	例数	显效	有效	无效	总有效率	P
试验组	32	14	15	3	90.6%	0.024
对照组	32	6	19	7	78.1%	

结论：经检验分析，$P<0.05$，两组试验后心绞痛疗效比较，试验组明显优于对照组。

（2）两组病例试验前后心绞痛积分比较见表 24-12。

表 24-12　试验前后心绞痛积分比较（$\bar{x} \pm s$）

组别	例数	试验前	试验后	组内 P	组间 P
试验组	32	11.22 ± 1.70	4.37 ± 1.68	$P=0.00$	$P=0.04$
对照组	32	11.61 ± 1.53	6.53 ± 2.17	$P=0.00$	

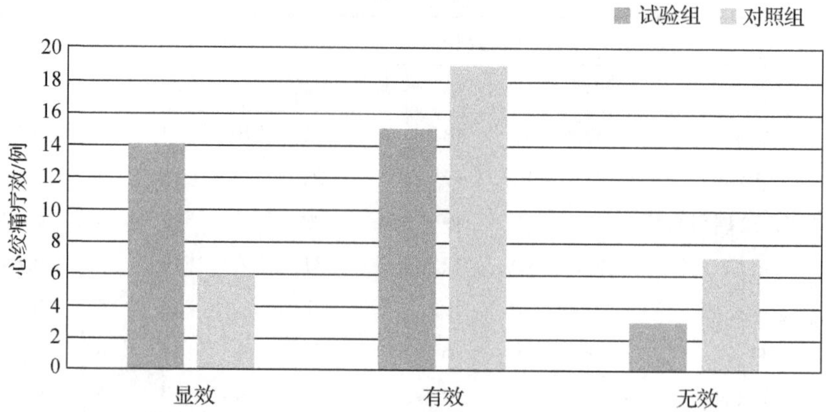

图 24-1　心绞痛疗效比较

结论：经检验，$P<0.05$，两组心绞痛积分试验前后相比均显著降低，但试验组在缓解心绞痛方面较对照组有优势。

（3）两组病例中医证候疗效比较见表 24-13、图 24-2。

表 24-13　中医证候疗效比较　　单位：例

组别	例数	显效	有效	无效	总有效率	*P*
试验组	32	13	14	5	84.4%	0.033
对照组	32	5	18	9	71.9%	

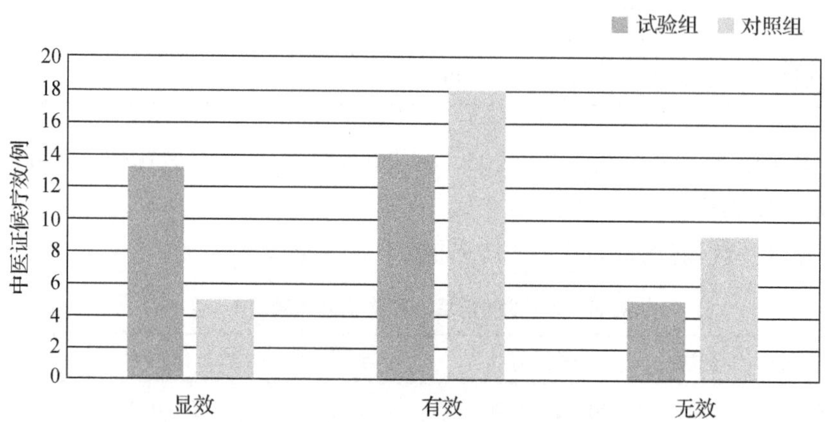

图 24-2　中医证候疗效比较

结论：经检验分析，$P<0.05$，试验组在改善中医证候疗效方面优于对照组。

（4）两组病例中医单项症状疗效比较见表24-14。

表24-14 中医单项症状疗效比较 单位：例

症状	试验组				对照组				P
	例数	显效	有效	无效	例数	显效	有效	无效	
胸痛	32	7	21	4	32	5	19	8	0.024
胸闷	32	6	20	6	32	5	20	7	0.033
胸胁胀痛或痛引肩背	30	3	21	6	29	2	19	8	0.045
心悸	29	7	19	3	31	3	21	7	0.140
急躁易怒	27	5	12	10	28	5	13	10	0.037
口苦	28	6	15	7	28	4	13	11	0.230
善叹息	25	8	12	5	27	7	10	10	0.022

结论：经检验，试验组在改善胸痛、胸闷、胸胁胀痛或痛引肩背、急躁易怒、善叹息方面优于对照组（$P<0.05$），而在心悸、口苦方面无明显的差异（$P>0.05$）。

（5）两组病例试验前后中医证候积分比较见表24-15。

表24-15 试验前后中医证候积分比较（$\bar{x}\pm s$）

组别	例数	试验前	试验后	组内P	组间P
试验组	32	24.31±1.66	13.88±2.06	P=0.00	P=0.00
对照组	32	24.31±1.65	15.00±1.77	P=0.00	

结论：经检验，$P>0.05$，两组中医证候积分试验前后相比均显著降低，但治疗后，试验组在中医证候方面较对照组有显著优势。

（6）两组病例心电图疗效比较见表24-16、图24-3。

表24-16 心电图疗效比较 单位：例

组别	例数	显效	有效	无效	总有效率	P
试验组	32	13	14	5	84.4%	0.029
对照组	32	7	15	10	68.8%	

结论：经检验，$P<0.05$，说明试验组在改善心电图疗效方面比对照组更有效。

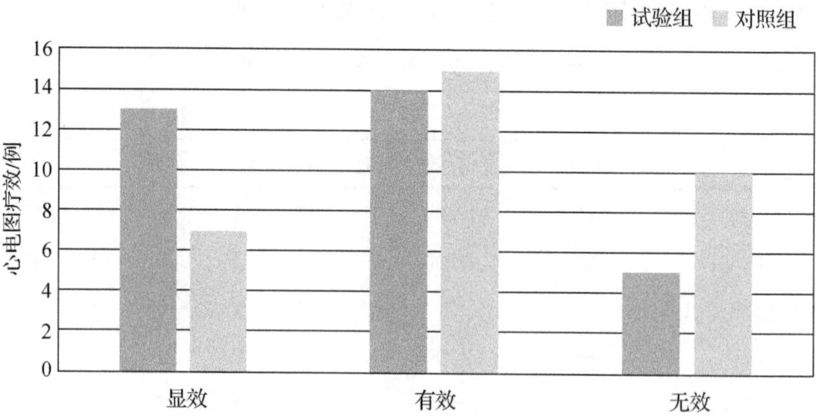

图 24-3　心电图疗效比较

（7）两组病例硝酸甘油停减率比较见表 24-17、图 24-4。

表 24-17　硝酸甘油停减率　　单位：例

组别	例数	停药	减量	不变	加量	总停减率	P
试验组	32	6	16	10	0	68.8%	0.033
对照组	32	4	11	15	2	46.9%	

结论：经检验，$P<0.05$，说明治疗后，试验组在硝酸甘油停减率方面明显优于对照组。

（8）两组病例血脂变化比较见表 24-18。

表 24-18　血脂变化比较（$\bar{x}\pm s$）

组别	时间	例数	TC/（mmol/L）	TG/（mmol/L）	LDL-C/（mmol/L）	HDL-C/（mmol/L）
试验组	试验前	32	5.78 ± 0.11	2.39 ± 0.07	4.39 ± 0.12	1.27 ± 0.14
	试验后	32	4.11 ± 0.24	1.61 ± 0.18	2.85 ± 0.25	2.08 ± 0.18
对照组	试验前	32	5.77 ± 0.21	2.34 ± 0.15	4.53 ± 0.20	1.12 ± 0.10
	试验后	32	4.68 ± 0.24	1.87 ± 0.15	3.17 ± 0.25	1.69 ± 0.26

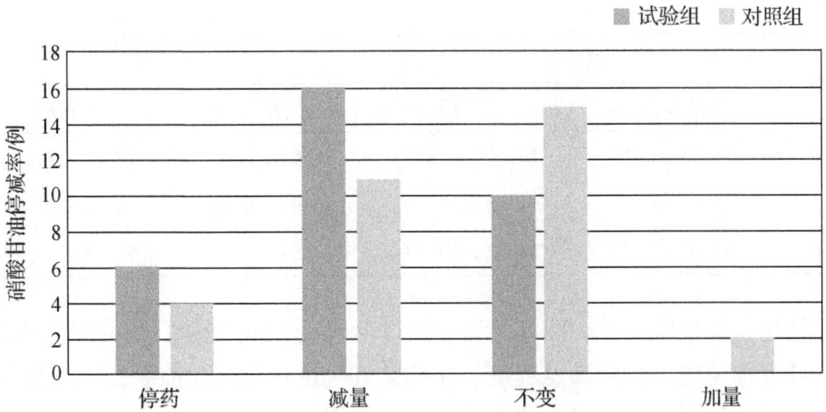

图 24-4 硝酸甘油停减率比较

结论：经检验，$P<0.05$，两组血脂水平治疗前后相比均显著降低，但试验组在调节血脂方面较对照组有优势。

（9）两组病例血液流变学比较见表 24-19。

表 24-19 血液流变学变化比较（$\bar{x} \pm s$）

组别	时间	例数	全血黏度/(mPa/s)	血浆黏度/(mPa/s)	纤维蛋白原/(g/L)
试验组	试验前	32	4.39 ± 0.15	1.85 ± 0.05	3.84 ± 0.05
	试验后	32	3.63 ± 0.12	1.47 ± 0.08	2.55 ± 0.13
对照组	试验前	32	4.40 ± 0.14	1.85 ± 0.06	3.91 ± 0.10
	试验后	32	3.80 ± 0.12	1.58 ± 0.04	2.81 ± 0.18

结论：经检验，$P<0.05$，两组血液流变学水平试验前后相比均显著降低，但试验组在降低血黏度、改善血流动力学方面优于对照组。

（10）试验前后 SAQ 评分比较见表 24-20。

表 24-20 试验前后 SAQ 评分比较

项目	试验组		对照组	
	试验前	试验后	试验前	试验后
PL	27.32 ± 6.89	47.23 ± 7.26	22.82 ± 6.34	36.78 ± 6.52
AS	25.78 ± 7.41	54.22 ± 10.67	23.44 ± 7.22	43.13 ± 10.62

续表

项目	试验组		对照组	
	试验前	试验后	试验前	试验后
AF	36.25±6.19	63.13±9.09	35.63±5.86	55.78±8.37
TS	50.00±6.87	84.38±10.96	46.09±6.62	70.31±10.92
DP	47.63±6.77	74.22±10.73	40.53±6.27	65.33±10.23

结论：经检验，$P<0.05$，两组躯体活动受限程度、心绞痛稳定状态、心绞痛发作情况、治疗满意程度、疾病认知程度评分试验前后相比均显著降低，但试验组降低更明显，说明其在改善患者机体功能、提高生活质量方面较对照组有优势。

（二）安全性指标检测

经过4周治疗，两组患者血、尿、便常规，肝功能、肾功能均未见异常改变，亦未发生不良反应。

六、讨论

（一）中医对冠心病的认识

1. 胸痹病名的沿革

关于冠心病的记载首见于《五十二病方》，书中“心痛”一词即是本病，描述了“心痛”既可作为临床症状，又可作为一个疾病。“胸痹”“厥心痛”“卒心痛”等词语最早见于《内经》，相关论述更加详细。胸痹被定义为病可追溯到东汉张仲景的《金匮要略·胸痹心痛》，书中更加具体地描述了本病具有胸痛、胸闷、喘息的临床表现。“久心痛”第一次出现是在隋代巢元方的《诸病源候论》，该书认为久心痛与外感寒热邪气有关。宋代《圣济总录》中则对“卒心痛”与“真心痛”加以区别，这一理论对当今临床治疗仍然有着非常重要的指导意义。“真心痛”始载于《黄帝内经》，并在后世发展中获得统一认识。

2. 中医对胸痹病位的认识

《黄帝内经》将胸痹始归于肺部疾病，并描述了其与水饮密切相关。《金匮要略》中论述“胸中气塞”“留气结在胸”，可以看出胸痹发病部位主要在心胸。古代医家因心与胃解剖位置相近，故常将二者混淆。直到明代王肯堂的《证治准绳》从解剖学上将心痛、胃脘痛明确区分，认为胸痹为当心而痛，胃脘痛在心下。

3. 中医对胸痹病因、病机的探讨

中医学对胸痹病因病机的认识可以追溯到秦汉时期，经过较长时间的历史沿革和发展逐渐臻于完善，认为胸痹的发生与感受外邪、情志不遂、饮食不当、年老体弱及劳倦内伤等有关。虽然病因复杂，但病机不外虚实两端，虚为气血阴阳亏虚、心神失养，实为痰浊、瘀血、气滞、寒凝等痹阻心脉。本病虽病位在心，但与肝、脾、肾、肺四脏关系密切。发病早期气血阴阳亏虚是其病机之本。肺脾气虚则无法充分滋养心脉，血不荣心；脾虚生化无源，无以养先天之肾，肾气渐衰，肾阳不足使得心阳心气失去鼓舞之动力，导致心阳、心气不足；肾阴亏虚，不能上济于心，致使心阴心血不足；肝藏血功能失调，影响心血的化生；脾肾气虚，气血生化乏源，血液运行无力，心脉不得濡养。可见胸痹的发生，与肺、脾、肾、肝等脏腑功能失调、气血津液代谢障碍，导致心之气血阴阳失调有关。发病中期邪气的产生是胸痹病机演变的重要因素。脾胃运化失常、肺失宣发肃降、肝失疏泄、肾与膀胱之气蒸化不行及三焦气化不利，均可导致津液输布、排泄障碍，形成痰饮。心气不足，无力推动血液运行；心阳虚日久损及心阴，阴血亏虚，运行不畅，二者均可导致血瘀。肾阳为机体阳气之本，肾阳虚不能鼓舞五脏之阳气，可直接导致心阳不振，寒凝心脉；脾为后天之本，可因肾阳虚无法温煦脾阳或饮食不当使脾阳受损，阳气不能达于四肢末端，寒从内生。寒凝、痰饮、瘀血皆阻碍气血运行，产生气滞；反之亦然。由于各脏腑功能失调产生痰饮、瘀血、气滞、寒凝等邪气，无论是单独致病，还是相互兼夹，最终都积聚于心脉，使得气血运行停滞、血脉痹阻而引发胸痹心痛。

4. 现代中医对胸痹的认识

（1）国医大师对胸痹的研究：国医大师阮士怡在融合中西医理论的基础上，归纳出“脉中积”这一独特理念，强调“散结”为胸痹治法之本，佐以祛痰、化瘀、清热，临床疗效显著。邓铁涛教授以“五脏相关论”为纲，治疗上分形成期、稳定期、终末期，结合临床症状辨证论治胸痹，取得极好疗效。陈可冀院士从事心血管疾病研究 40 余年，采用微观辨证方法，倡导“两补”“三通”“心胃同治”的学术思想。颜德馨教授以“气血”理论为指导，认为气虚血瘀为主要病机，确立“调和通阳”“衡法”的治则，临床疗效显著。郭士魁教授侧重本虚标实，强调活血化瘀、芳香温通并重，对冠心病治疗产生深远影响。路志正教授精通脾胃学说，推崇从脾胃论治胸痹，强调“补益脾胃、调顺气机、健脾运气、顾护津液”的治疗原则。

（2）现代中医对胸痹的治法探析

1）经方治疗：经方运用在临床上已经越来越受到重视，效果有目共睹。王宇光等运用加味枳实薤白桂枝汤治疗胸痹与单纯西药治疗比较，结果显示加味枳实薤白桂枝汤治疗在改善胸痹临床疗效方面效果显著。国医大师李士懋精于伤寒学说，在“平脉辨证思辨体系”的指导下以温阳散寒法治疗胸痹，擅用小青龙汤，收到满意疗效。张秋彬等在临床上运用血府逐瘀汤治疗瘀血阻滞型胸痹取得理想效果，指出如果辨证准确，根据病情灵活化裁，有望达到治愈胸痹的目的。

2）中药制剂如下。①中成药：李倩等通过观察复方丹参滴丸治疗稳定型心绞痛临床疗效分析得出，此药不仅能提高临床疗效，还可使患者心绞痛发作得到控制。沈琴等进行临床研究发现在常规治疗基础上加用麝香保心丸治疗稳定型心绞痛，对减少患者心绞痛发作次数及改善心肌缺血、血流动力学等方面有较好疗效。②中药注射液：王本泽等用参附注射液治疗气虚血瘀型心绞痛，发现其可以提高免疫力，保护心肌细胞，改善预后。参花注射液治疗心绞痛患者，可抗血小板聚集，稳定动脉粥样硬化斑块，改善冠状动脉血流，缓解心绞痛。

3）辅助疗法：张秋英等通过观察穴位贴敷联合中频脉冲穴位刺激治疗心绞痛的临床疗效，发现可明显缓解患者心绞痛发作，值得临床推广。张姝等在常规西药治疗前提下，辅以足浴合耳穴压豆，发现可使胸痹得以明显改善，且简单易行，安全可靠。

前辈们洞幽烛微，见仁见智，为我们今后对胸痹治疗进一步研究奠定理论基础、开辟广阔发展前景。

（二）西医对稳定型心绞痛的研究

1. 稳定型心绞痛的危险因素

冠心病是冠状动脉粥样硬化引起管腔狭窄或闭塞，使心肌缺血缺氧或坏死而引起的心脏病。稳定型心绞痛是其中一种常见类型，是指在冠状动脉固定狭窄基础上，由于心肌负荷增加引起的心肌急剧暂时性缺血缺氧的临床综合征。目前已知的如高血压、高血糖、高血脂、吸烟、饮酒、肥胖等传统危险因素在临床已引起重视并积极进行干预治疗。近年来，诸多临床试验及流行病学资料显示，在稳定型心绞痛的发生发展过程中，存在一些新的危险因素，如载脂蛋白 A、同型半胱氨酸、雌激素、胎球蛋白 - A、高纤维蛋白原血症、抵抗素等。另有研究表明，随着经济高速发展，人们精神压力增大，冠心病患者抑郁的发病率可达 40% 以上。新旧危险因素相互作用，共同影响稳定型心绞痛的发生发展。对此，我们应引起重视，共同研究商讨新的防治策略，以便降低稳定型心绞痛的发病率和病死率。

2. 稳定型心绞痛的发病机制

稳定型心绞痛发病机制关键在于冠状动脉粥样硬化且粥样斑块稳定，导致冠状动脉固定狭窄，使得冠状动脉供血与心肌需血之间失去平衡。当心肌耗氧量增加时，冠状动脉的狭窄病变导致血管扩张性减弱，血流量减少，血流供应不能满足机体组织代谢需要而诱发心绞痛。

3. 动脉粥样硬化的发病机制

稳定型心绞痛病理基础关键是动脉粥样硬化，现对目前较为公认的发病机制总结如下。

（1）脂肪浸润学说：该学说认为以低密度脂蛋白、胆固醇等为主的血脂增高，入侵动脉血管壁，并与动脉壁的多糖结合产生沉淀，刺激纤维组织及平滑肌细胞的增生，从而形成粥样斑块。

（2）血栓形成与血小板聚集学说：该学说首先由 Rokitanksy 提出，认为血小板在血管内膜损伤后，趁机在其周围聚集，使得血栓形成，血管细胞增生覆盖动脉血管壁，然后血栓崩解释放出脂质和其他物质，日久形成了粥样斑块。在血小板聚集的过程中还会释放一些激素、多肽、血栓素等物质，而后在平滑肌细胞内、外有脂质沉积而最终形成粥样硬化病变。

（3）内皮损伤反应学说：血管内皮损伤是形成动脉粥样硬化的主要因素之一，被看作是动脉粥样硬化的初始环节。血管内皮受损后，冠状动脉血管舒张功能减弱，引起血小板聚集、单核细胞活化等，加速冠状动脉血管重塑的过程，在冠心病形成和发展过程中起关键作用。

（4）平滑肌隆起学说：现代研究表示在动脉粥样硬化病理形成发展过程中，血管平滑肌向血管内膜下的移动及其增生是重要环节，同时还会造成血管介入试验后的再狭窄。因此，Lyon 在 1973 年提出了单克隆学说，认为每一个粥样硬化斑块都是由一个病毒或化学感染后突变的平滑肌细胞增生形成的良性平滑肌瘤。

4. 稳定型心绞痛的治疗

（1）一般治疗：急性发作时立即休息，必要时含服硝酸甘油；积极控制烟酒、饮食、血糖、血压、血脂等因素。

（2）药物治疗：目前治疗稳定型心绞痛的主要手段。以改善心肌供血，减少心绞痛发作，提高生活质量，延缓病情进展，预防急性冠脉综合征、心肌梗死等发生，延长生存期为总的治疗原则。

1）硝酸酯类药物：扩张冠状动脉，增加心肌血液供应；扩张静脉，降低心脏前负荷，减少心肌耗氧量，以缓解心绞痛。主要药物：硝酸甘油、硝酸异山梨酯、单硝酸异山梨酯等。

2）他汀类药物：通过降低血液中甘油三酯、胆固醇、低密度脂蛋白胆固醇，稳定动脉粥样硬化斑块，减少血栓形成。主要药物：瑞舒伐他汀、辛伐他汀等。

3）抗血小板药物：通过抑制花生四烯酸转化为血栓烷 A2，抗血小板聚集、黏附，预防血栓形成。主要药物：阿司匹林、氯吡格雷。

4）β 受体拮抗剂：通过抑制心脏 β 肾上腺素能受体合成，从而减慢心率、减弱心肌收缩力、降低血压，以减少心肌耗氧量，改善心肌缺血，发挥抗心绞痛作用，进而增加患者运动耐量。常用药物：酒石酸美托洛尔、阿替洛尔、比索洛尔等。

5）钙通道阻滞剂：通过改善冠状动脉血流灌注，减少心肌耗氧量，以起到缓解心绞痛的疗效。主要药物：硝苯地平、维拉帕米。

（3）非药物治疗：血运重建治疗，包括经皮冠状动脉介入治疗、冠状动脉旁路移植术，适用于内科保守治疗无效的患者。血运重建可明显改善冠状动脉狭窄状态，增加心肌供血，从而缓解患者临床症状，提高其生活质量，增强运动耐受量，降低稳定型心绞痛高危患者的心肌梗死发生率及死亡率。尤其是随着经皮冠状动脉介入治疗的迅速发展，冠心病死亡率明显下降。

综上所述，通过药物保守治疗、手术介入治疗，使得稳定型心绞痛临床症状明显改善，在一定程度上对急性心肌梗死、急性冠脉综合征等起到预防作用。但药物长期应用的耐药性及不良反应、手术介入治疗价格昂贵、术后再狭窄问题又限制了其临床疗效，因此，为进一步提高患者生活质量，应积极寻求其他解决方案，开辟新的防治道路。

（三）中医对冠心病心绞痛（肝郁气滞证）的认识

1. 肝郁气滞为胸痹发病的重要病机

心为君主之官，五脏之气皆相贯通。五脏之中，心与肝的关系尤为密切。一者，肝属木，心属火，母子易相及。心主血脉而肝主藏血，肝藏血充足，疏泄有度，则心主行血功能方可正常进行。若肝脏藏血失度，无法调节心脏的血液供应，脉道不充，心血亏虚，心失濡养而发为胸痹。正如王冰所曰："肝藏血，心行之，人动则血运于诸经，人静则血归于肝脏。"二者，心主神志而藏神，肝主疏泄而藏魂，神志变化与心、肝二脏密切相关，心肝二脏相互依存。肝疏泄功能失常，气机不畅，不仅百病皆可生，尤其使心气不舒则血液无法畅行。如张景岳《类经·脏象类》中云："神藏于心，故心静则神清；魂随乎神，故神昏则魂荡。"《仁斋直指方》云："气有一息不通则血有一息不行。"

当今社会经济迅速发展，多种竞争日益激烈，社会心理因素对疾病的发生发展影响越来越大。工作强度和生活压力使得人们身心都发生急剧的变化，若难以尽快平衡心态，无法适应工作生活环境的变化，势必会造成情志不畅、精神紧张、焦虑抑郁、愤怒等神志症状，从而导致肝失疏泄，肝气郁结。肝失疏泄，阻滞气机，气血运行失调，心脉瘀阻则胸痛、胸闷；肝藏血失度，使得心血亏虚、心脉失养则出现心悸；肝气上逆则急躁易怒；情志郁结，气机难以舒展，则胸胁胀痛、善叹息；肝郁日久化火，火迫胆汁妄行上逆则口苦。国内外研究显示，冠心病患者常伴有焦虑、抑郁等情绪问题，此类患者肝气郁滞型发病率是普通人群的 3 倍。还有研究报告指出 40%～70% 的冠心病患者伴有情绪问题。由此可见，肝郁气滞为胸痹发病的重要病机。

2. 胸痹肝郁气滞型治法探讨

针对胸痹肝郁气滞这一病机，当以疏肝解郁、活血理气为根本大法。薛己《薛氏医案》曰"肝气通，则心气和"，肝主藏血、主疏泄，肝气条达，疏泄功能正常，气机顺畅，才能使得血液在脉道中畅通无阻，气血充足，心得濡养。又因肝失疏泄容易导致气滞、血瘀等病理变化，使心脉不通，气血运行不畅，故稍佐理气活血之法使气行血活。由此，则气充血行，气血充盈，心脉通畅，心神得养，胸痛自止。历代文献多有胸痹肝郁气滞型的相关记载，如宋代《太平圣惠方》的青橘皮丸、《圣济总录》中的沉麝丸及明代《普济方》记载的牡丹丸、木香散等均以行气开郁为治法。清代沈金鳌和傅青主治疗胸痹倡导以治肝为先。近现代医家在总结完善前人经验的基础上，开拓创新，提出个人见解，使得胸痹肝郁气滞型的诊疗技术取得进一步发展。如姚祖培教授强调双心概念，认为胸痹患者多伴有情绪焦虑，自拟双心汤从肝论治胸痹。王行宽教授认为肝心失调为胸痹的基本病机，在经方基础上自创心痛灵（Ⅰ、Ⅱ、Ⅲ）号治疗胸痹，收到不错疗效。

中国经济目前高速发展，人民生活富裕，人均寿命在延长，而以冠心病为主的心血管疾病发病率却逐年上升，且当今人们生活、工作压力增大，精神紧张、焦虑情绪，必然会使得情志不遂、疏泄不及导致肝气郁结，血行不畅，瘀血内停。从激烈竞争的中青年、孤独难熬的空巢老人到希望值过高的女性，患病人群的广泛性更决定了从肝论治对本病的重要意义。冯晓敬教授参阅古代大量医学文献及结合多年临床经验，遵循“治病求本，调整阴阳”的原则，在临床上以疏肝解郁、活血理气为治疗大法，应用验方生柴汤治疗该病疗效颇为肯定。

（四）生柴汤方药分析

1. 单味药物功效及药理分析

柴胡：性微寒，味苦、辛。归肝、胆经。具有疏肝解郁、升举阳气等作用。《神农本草经》谓柴胡“行胃肠气滞，消食化积，祛除寒热，推陈致新”。现代药理研究认为柴胡皂苷可以抑制炎症介质的释放、减轻炎症反应，从而降低血管通透性。《药品化义》曰其“味微苦，主疏肝”。孙秀平等进行临床对照实验，发现柴胡总皂苷通过调节 AMPA 受体介导的 mTOR 信号通路来增加海马突触蛋白的表达，从而发挥抗抑郁作用。

青葙子：性微寒，味苦。归肝经。具有清肝泻火明目的作用。《药性论》谓青葙子有“清肝脏热毒，消赤障青盲”的作用。青葙子药理研究显示：不同剂量的青葙总皂苷均可降低肝脏组织内 TC、TG、LDL-C 浓度，调节血脂代谢紊乱，从而发挥抗动脉粥样硬化作用；同时还可降低肝组织中 MDA 含量，修复肝损伤。

香附：性平，味辛、微苦、微甘。归肝、脾、三焦经。《本草纲目》谓香附最擅长治疗郁病，通利三焦，消气滞。香附挥发油是香附的主要成分，药理研究显示其具有良好的降压作用；还能通过调节中枢胆碱能系统、增加海马单胺类递质 5-HT 水平，从而缓解慢性束缚应激小鼠的焦虑。

枳壳：性温，味苦、辛、酸。归脾、胃、大肠经。具有开胸中郁结、通利气机的作用。《本草纲目》谓枳壳能行气消痰而止痛。现代药理研究显示枳壳煎剂静脉注射对动物离体心脏有强心作用，能增加冠状动脉血流量，降低血管阻力。还能通过调控心肌细胞酶的生物活性，抑制平滑肌细胞增生，保护心脏，改善心肌病变。枳壳中的柚皮苷具有维持血管渗透压的平衡、保护血管内皮、预防动脉硬化的功能。

川芎：性温，味辛。归肝、胆、心包经。能活血行气止痛，常用于治疗胸痹。《本草汇言》谓川芎既入血分，又入气分，气血同病者常用。川芎嗪对静脉血栓动物模型具有保护作用，可以抑制凝血酶原活性，降低血黏度，发挥抗血栓的功效。川芎嗪还可降低心肌细胞内的 Ca^{2+} 浓度，扩张血管，降低毛细血管的通透性，改善微循环。

麦冬：性微寒，味甘、微苦。归胃、肺、心经。能养心阴而清心除烦。《本草汇言》谓麦冬能治阴不足出现的心悸、惊悸、怔忡。现代药理研究显示麦冬多糖可以通过兴奋垂体肾上腺皮质系统，使心肌对缺血的耐受性增强，降低血中缺血修饰白蛋白含量，最大程度地修复缺血损伤的心肌，恢复心脏功能。

党参：性平，味甘。归脾、肺经。能专补脾肺之气而生血养心。《本草从新》谓党参能补脾胃、养心血、止渴。《本草正义》亦认为党参能健运中气，功似人参。药理研究显示党参提取液可抑制血小板聚集，预防血栓形成，对冠心病起到很好的防治作用。此外，党参提取液还可提高左心室舒张期 E 波峰值，使左心室舒张早期充盈时间缩短，从而增加左心室的心输出量。

五味子：性温，味酸、甘。归肺、心、肾经。能收敛心阴而养心安神。《神农本草经》谓“五味子益气滋阴，擅治虚劳”。药理研究表明五味子提取物注射液可有效减弱心肌收缩力，对因缺氧和急性缺血而受损的心肌细胞有较强的保护作用。

白芍：性微寒，味苦、酸。归肝、脾经。具有平肝止痛、养血调经等作用。《本草求真》谓白芍能清泄肝木而止痛。现代研究发现白芍总苷在降低总胆固醇、增加高密度脂蛋白胆固醇方面作用明显，并可抗自由基，进一步降低血脂水平；也可以改善心肌缺血，修复受损的心肌细胞，缩小心肌梗死面积。

甘草：性平，味甘。归心、肺、脾、胃经。具有缓急止痛、调和诸药等作用。《本草汇言》中云：“和中益气，补虚解毒之药也。”现代药理研究认为，甘草中提取物有降低总胆固醇、降低血糖的作用，对人体血管具有一定的保护作用。甘草总黄酮可以抗心律失常、改善心肌缺血，甘草中有效成分也有消炎、镇痛等多重作用。

2. 生柴汤组方配伍特点

生柴汤由柴胡、青葙子、香附、枳壳、川芎、麦冬、党参、五味子、白芍、甘草10味药物组成。柴胡善条达肝气、疏肝解郁，该病患者多肝郁日久，有化火之势；青葙子归肝经，有清肝经郁热之效，这也是冯晓敬教授的经验用药，与柴胡共为君药，发挥疏肝解郁兼清肝经郁热之功。“气为血之帅”，气机郁滞则血行不畅，不通则痛，故冯晓敬教授十分重视理气药的力度，善用香附、枳壳、川芎为臣药。香附“利三焦，解六郁”，其味多辛能散，微苦能降，微甘能和，乃足厥阴肝、手少阳三焦气分主药，而兼通十二经气分。枳壳理气宽中。川芎为“血中气药”，可上行头目，下行血海，行气活血，走而不守。本类患者为气滞血瘀，并不等同于“瘀血”，瘀血致病特点多入夜尤甚，面色黧黑，肌肤甲错，可见瘀斑瘀点，与本病所见之症不同，故冯晓敬教授在用药上注重和血，避免应用地龙、蜈蚣、虻虫等破血之品，以免损伤正气。三者合用，活血行气之功益胜。以上药物疏泄之力较强，理气而恐耗气伤气破气；川芎性偏温，香附性苦燥而能耗血散气，久用有耗气伤阴之弊，故用党参、麦冬、五味子以佐制之。党参补气又补血，养阴生津；麦冬滋补肺胃之阴，同时兼养心阴，补而不腻；五味子生津止渴，养心敛汗。三药合用，寓“生脉散”之意，一补一润一敛，共奏气阴双补之效。白芍养血柔肝止痛，与行气药同用，既防止行气药耗散气机太过，又能补肝体而调肝用，从而起到佐助作用。甘草调和诸药、缓急止痛，为使药。

综上所述，本方用药方面：①针对肝郁气滞的病机，大凡选用疏肝解郁理气之品，而在临床中一味地使用该类药物，往往会耗阴伤气，使心气虚出现气短、乏力之症，此时佐以党参、麦冬、五味子，可达疏肝理气、补气养阴的目的。②肝郁日久之人，有化火之势，顾及川楝子有小毒不可久用而取青葙子疏肝兼清肝经郁热。③气滞日久必致血瘀，用川芎活血即可，而非用虫类破血之品。④柴胡、青葙子药性偏寒，香附、枳壳、川芎药性偏温，一寒一温，相辅相成，相得益彰。⑤本方取名生柴汤的“柴”代表柴胡等疏肝理气药物，“生”即生脉散，代表补气养阴生津的药物，全方药味精简，配伍严谨，有泻有补，泻不伐正，补不滞腻，寒温并用，心肝同治，使肝气疏、心气畅，诸症皆除。另外，中医看病最忌“头痛医头，脚痛医脚”，辨证施治也不能刻板机械，要从疾病的发生发展转归过程，立体化看病，从而知常达变。肝郁气滞为胸痹的临床常见类型，治疗法则用药已经很成熟，但就临床来说，还存在许多要思考的问题，如何防止肝郁化火、耗气伤阴、气滞血瘀等，均在方中有所体现，从而达到活学活用，达到最大临床效果。

（五）疗效分析

1. 心绞痛疗效分析

试验组总有效率为90.6%，对照组总有效率为78.1%，试验组心绞痛疗效相比对照组更具优势（$P<0.05$）；两组试验前后心绞痛积分均有所改善，且试验组优于对照组。

2. 中医证候疗效分析

试验组总有效率为84.4%，对照组总有效率为71.9%，试验组中医证候疗效相比对照组有优势（$P<0.05$）；中医证候积分两组试验后均有所下降，但试验组优于对照组；在改善胸痛、胸闷、胸胁胀痛或痛引肩背、急躁易怒、善叹息等中医单项症状方面，试验组优于对照组。

3. 硝酸甘油停减率分析

试验组总停减率为68.8%，对照组总停减率为46.9%，提示两组试验后硝酸甘油用量上有所改变，但试验组疗效优于对照组（$P<0.05$）。

4. 心电图疗效分析

试验组总有效率为84.4%，对照组总有效率为68.8%，说明试验后两组心电图较前均发生变化，但试验组在改善心电图疗效方面比对照组更有优势（$P<0.05$）。

5. 血脂、血液流变学疗效分析

两组试验后TG、TC、LDL-C、HDL-C等血脂水平和全血黏度、血浆黏度、纤维蛋白原等血液流变学指标较前均有所改善，但试验组在调节血脂、改善血黏度方面疗效明显优于对照组（$P<0.05$）。

6. 西雅图心绞痛积分疗效分析

两组躯体活动受限程度、心绞痛稳定状态、心绞痛发作情况、治疗满意程度、疾病认知程度评分治疗前后相比均显著降低，但试验组降低更明显，说明其在改善患者机体功能、提高生活质量方面较对照组有优势（$P<0.05$）。

（六）安全性分析

两组患者试验前后均未发现血、尿、便常规，肝功能、肾功能异常，用药后也无不良反应。在试验期间，曾有 1 名患者因服用凉性食物出现腹泻，但过后恢复正常，排除药物的原因，说明该方安全性较好。

第二十五章　生柴调更汤治疗女性围绝经期稳定型心绞痛的临床观察

冠心病是由冠状动脉管腔狭窄或堵塞导致的缺血性心脏病，稳定型心绞痛为最常见的临床类型。而围绝经期稳定型心绞痛为其中特殊人群的一种类型。研究表明，围绝经期前女性冠心病发病率仅为男性的1/10～3/10，但围绝经期及围绝经期以后女性冠心病发病率及死亡率比围绝经期前上升4～8倍，明显高于男性。究其原因为该时期卵巢功能衰退，雌激素、孕激素分泌减少，促性腺激素分泌增多，导致下丘脑－垂体－靶腺轴紊乱、自主神经功能失调、交感神经系统兴奋，在中枢神经内分泌失衡条件下，引起心血管、内分泌、生殖系统的变化，尤其血管的舒缩失调、脂代谢紊乱，致心肌细胞功能异常，心肌凋亡增多，加重心脏负荷，终致该病发生。临床除常见的胸闷、心慌等心绞痛症状外，还出现一系列围绝经期综合征症状，如易悲易怒、潮热多汗、失眠、乏力等。因围绝经期症状复杂，影响冠心病心绞痛的诊断，给治疗造成极大困难。

目前西医药物治疗主要是激素替代疗法联合常规扩张冠状动脉、抗凝、抗血小板聚集、调脂、稳定斑块、控制血压等，在一定程度上能有效改善心肌供血、减轻心绞痛症状，防止急性冠脉事件的发生。激素替代疗法在缓解围绝经期稳定型心绞痛症状及延缓动脉粥样硬化方面有潜在益处，但长时间外源性补充激素禁忌证多，致肿瘤、血栓的风险不容忽视，限制了该疗法的应用，安全性受到质疑，不能为广大患者接受。中医对于女性围绝经期生理变化有着独特的认知，对围绝经期冠心病的预防和治疗积累了理论基础和临证经验，从多角度、多途径防治本病，尤其在改善围绝经期心绞痛症状方面疗效肯定，应用安全，并能提高生活质量。

女性一生要经历经、孕、产、乳等特殊生理阶段，造成肝血亏虚，肝失所养；围绝经期肾气渐衰，天癸将竭，冲任二脉虚衰，月经渐少致绝经，生殖能力降低致消失，导致肾阴亏虚，因而肝肾阴虚是围绝经期的病理基础。当代社会竞争激烈，女性担负家庭与社会双重责任，长期劳作，精神压力大，日久易致肝失疏泄，气机郁滞，郁而化火，因而肝郁化火是本病的重要发病因素。肝肾阴虚无以化生阴血，心脉空虚；肝郁化火，母病及子，火热扰心，从而发为胸闷、心慌、口苦、失眠等。由此冯晓敬教授认为本病病位在心，同时涉及肝、肾两脏，由于围绝经期女性独特的生理状态及各种致病因素与脏腑功能失调的互相影响，使该病病机错综复杂，虚实兼见。以滋补肝肾、疏肝泻火为治则进行治疗，取得满意疗效。

本研究以中医基础理论为基础，结合冯晓敬教授临床经验，以滋补肝肾、疏肝泻火为治法，自拟生柴调更汤治疗女性围绝经期稳定型心绞痛肝肾阴虚、肝郁化火证。通过观察治疗前后中医证候积分、心绞痛疗效评分、改良 Kupperman 评分、硝酸甘油减停率、西雅图心绞痛量表、血脂水平，探讨生柴调更汤治疗女性围绝经期稳定型心绞痛的作用机制，为中医药治疗围绝经期稳定型心绞痛拓宽研究思路与治疗方法，从而更好地指导临床。

一、病例选择

（一）病例来源

病例源于 2020 年 10 月—2021 年 12 月在济南市中医医院心血管病科门诊和病房治疗的围绝经期稳定型心绞痛患者 64 例。在患者签署知情同意书后按 1∶1 的比例随机分为试验组 32 例、对照组 32 例。

（二）诊断标准

1. 西医诊断标准

（1）冠心病稳定型心绞痛诊断标准

1）多由劳累、饱食、受寒或情绪激动诱发疼痛，疼痛呈压榨感、紧缩感等，部位在胸骨后或左前胸，可放射至下颌部、上腹部、肩背部、左臂内侧等，常不局限，每次持续时间 <10 分钟，休息或舌下含服硝酸甘油即可缓解，或仅诉为胸部不适及乏力、气短、憋闷等。

2）体征为心绞痛不发作时体格检查无明显异常，发作时可见心率增快、血压增高，或可出现第三、第四心音奔马律。

3）静息状态下心电图可正常，胸痛发作时 ST-T 异常或 T 波倒置。

4）排除运动试验禁忌证行运动平板试验，无论是运动中还是运动后结果呈阳性者。

5）既往诊断为心肌梗死目前仍有心绞痛发作，或冠状动脉造影或冠状动脉 CTA 证实至少一处主支或主要分支冠状动脉管腔狭窄≥50% 可明确诊断冠心病者。

符合 1）、2）、3）、4）、5）中任意一条即可诊断。

（2）稳定型心绞痛分级诊断标准：参照加拿大心血管病学会心绞痛严重度分级标准制定。

1）Ⅰ级：一般强度的活动（如走路或登楼）不受限，仅在强、快或持续用力时发生心绞痛。

2）Ⅱ级：一般体力活动轻度受限。快步、饭后、寒冷或刮风中、精神应激或醒后数小时内发作心绞痛。一般情况下平地步行 200 米或登楼一层以上受限。

3）Ⅲ级：一般体力活动明显受限，一般情况下平地步行 200 米之内或登楼一层即可引起心绞痛。

4）Ⅳ级：轻微活动或休息时即可发生心绞痛。

（3）女性围绝经期综合征的西医诊断标准

参照《妇产科学》（人民卫生出版社 2018 年第 9 版）、《实用妇产科学》（人民卫生出版社 2013 年第 3 版）中围绝经期综合征的诊断标准。

1）年龄在 41 ~ 60 岁的女性。

2）症状表现：潮热盗汗、烦躁易怒、抑郁、情绪不稳定、心悸失眠、眩晕头痛、倦怠疲乏、血压波动、腰腿酸痛、皮肤蚁走感、泌尿系感染、性交痛等。

（4）围绝经期综合征临床表现严重程度评分标准：根据改良 Kupperman 评分标准拟定，见表 25-1。

表 25-1 改良 Kupperman 评分标准

症状	症状指数	无（0 分）	轻（1 分）	中（2 分）	重（3 分）
潮热盗汗	4	无	<3 次/日	3 ~ 9 次/日	≥10 次/日
感觉异常	2	无	有时	常感麻木、刺痛	经常且严重
失眠	2	无	有时	经常	经常且严重，需服安眠药
易激动	2	无	有时	经常	经常不能自控

续表

症状	症状指数	无（0分）	轻（1分）	中（2分）	重（3分）
抑郁	1	无	有时	经常，能控制	失去生活信心
眩晕	1	无	有时	经常，不影响生活	影响生活与工作
疲乏	1	无	有时	经常	日常生活受限
骨关节、肌肉痛	1	无	有时	经常，无功能障碍	功能障碍
头痛	1	无	有时	经常，能忍受	需服药
心悸	1	无	有时	经常，不影响工作	需治疗
皮肤蚁走感	1	无	有时	经常，能忍受	需治疗
性交痛	2	无	有时	经常，能忍受	影响生活
泌尿系统症状	2	无	有时	经常，不影响生活	影响生活与工作

注：症状评分 = 症状指数 × 得分，总分为各项症状评分总和，总计为 0 ~ 63 分。轻度：总分 15 ~ 20 分；中度：总分 21 ~ 35 分；重度：总分 > 35 分。

2. 中医诊断辨证标准

（1）肝肾阴虚肝郁化火证的中医辨证标准：参照 2002 年版《中药新药临床研究指导原则》、《中医妇科学》（中国中医药出版社新世纪第 2 版）、《中医诊断学》（中国中医药出版社新世纪第 2 版）拟定肝肾阴虚肝郁化火证的辨证标准。

主症：胸闷，心悸。

次症：①胸痛甚则胸痛彻背，胸胁胀痛；②五心烦热，腰膝酸软，潮热盗汗，耳鸣，健忘；③急躁易怒，失眠多梦，口干口苦。

舌、脉象：舌质红或红绛，舌苔少或薄、色黄；脉弦细数。

具备主症 1 项和次症①、②、③条中至少 1 项，同时舌脉支持肝肾阴虚、肝郁化火证者，即可诊断。

（2）中医证候积分量化标准：参照 2002 年版《中药新药临床研究指导原则》、《中医妇科学》（中国中医药出版社新世纪第 2 版）和《中医诊断学》（中国中医药出版社新世纪第 2 版）中的中医证候诊断标准及症状分级量化表而制定，根据症状的“无、轻、中、重”，主症评分分为“0 分、2

分、4 分、6 分”，次症评分分为“0 分、1 分、2 分、3 分”，舌、脉正常记 0 分，异常各记 1 分。详见附录。

（3）中医病情分级标准

各项症状评分之和为总分，总计为 44 分。

1）轻度：中医证候积分为 0 ~ 16 分。

2）中度：中医证候积分为 17 ~ 30 分。

3）重度：中医证候积分为 31 ~ 44 分。

（三）病例选择标准

1. 纳入标准

（1）符合围绝经期稳定型心绞痛西医诊断标准。

（2）符合中医证候诊断肾阴亏虚肝郁化火证型。

（3）年龄在 41 ~ 60 岁的围绝经期女性。

（4）心绞痛分级标准为Ⅰ ~ Ⅲ级。

（5）自愿参加并签署知情同意书者。

2. 排除标准

（1）不符合上述西医诊断标准及中医诊断标准。

（2）半年内接受经皮冠状动脉介入治疗，不稳定型心绞痛、急性心肌梗死、严重心律失常（病态窦房结综合征、心房扑动、房颤）及恶性室性心律失常（室速、心室扑动、室颤）、中重度心功能不全患者。

（3）半年内有脑卒中，有肝肾功能不全或造血系统疾病、严重的电解质紊乱，以及精神分裂等精神异常者。

（4）正值妊娠期或哺乳期的女性，卵巢功能早衰、肿瘤及卵巢切除者。

（5）过敏体质，以及对本药过敏者。

（6）同时参加其他医学药物试验者。

3. 病例剔除、终止、脱落标准

（1）患者服药期间病情突然加重或恶化（急性心肌梗死、急性心力衰竭、急性肝肾衰竭等）或出现严重不良反应（过敏或出血等）需要紧急处理者。

（2）患者依从性差，未按照制定方案进行治疗（停药、加药、漏服）影响试验结果者。

（3）患者治疗过程中因个人原因不愿意继续进行临床试验者。

(4)因出现严重不良反应而终止试验，纳入不良反应统计处理；因出现病情加重或恶化而终止试验，纳入无效组统计处理。

二、治疗方案

(一)生活方式干预

两组患者应尽量避免各种诱发稳定型心绞痛的因素，劳逸结合，适度运动，避免劳累；按时作息，保持良好精神状态，稳定情绪，避免情绪激动；适度饮食，避免过饥过饱；限制烟酒。

(二)对照组治疗方案

单硝酸异山梨酯片20 mg/次，每日1次；瑞舒伐他汀钙片5 mg/次，每晚1次；阿司匹林肠溶片100 mg/次，每日1次；琥珀酸美托洛尔缓释片23.75～47.5 mg/次，每日1次。服药剂量及时间可具体调节，静息心率控制在55～60次/分即可。

治疗期间根据患者病情变化，调整药物用量。不得使用其他治疗冠心病的药物；合并其他疾病需服药物应详细记录服用药物的化学名称、规格、用法及用量。若出现急性心肌梗死、重度心律失常、过敏等危急事件，随时做急诊处理。

(三)试验组治疗方案

在对照组常规治疗基础上，加服生柴调更汤。组成：生地黄20 g，醋柴胡15 g，墨旱莲12 g，女贞子12 g，青葙子9 g，川楝子9 g，党参18 g，麦冬12 g，五味子6 g，白芍12 g，赤芍12 g，桃仁12 g，红花12 g，生龙骨30 g，生牡蛎30 g，炙甘草6 g(中药饮片均来源于济南市中医医院中药房)。每日1剂，于早晚餐后半小时服用200 mL，连用4周。中药汤剂由药剂科煎取上述中药加水400 mL，煎汁200 mL，再煎取汁200 mL，两次药汁混合均分成两份，分早晚两次温服。

两组均以28天为1个疗程。疗程内心绞痛发作时可以含服硝酸甘油片。在临床试验中若患者心绞痛进行性加重或出现急性心肌梗死、严重心功能不全或心律失常等危重情况时，可按中西医结合原则治疗，积极处理，并剔除病例。

三、观察指标

分别于治疗前后各进行 1 次指标观察。

（一）疗效性指标观察

（1）治疗前后中医症状积分、证候总积分和证候疗效变化。

（2）治疗前后观察记录心绞痛发作的频率和程度、持续时间及其伴随症状变化。

（3）记录治疗前后心电图变化。

（4）记录治疗前后硝酸甘油减停率变化。

（5）治疗前后生活质量评价：西雅图心绞痛调查量表变化。

（6）治疗前后围绝经期综合征临床表现：改良 Kupperman 评分变化。

（7）治疗前后实验室检查：TC、TG、HDL-C、LDL-C、脂蛋白（a）。

（二）安全性指标观察

（1）一般体格检查：生命体征（血压、呼吸、体温、心率）。

（2）实验室检查：血、尿、便常规，肝功能（ALT、AST）、肾功能（Cr、BUN）。

（3）详细记录试验期间出现的不良反应及不良事件，并记录采取的处理措施。

四、疗效判定

（一）中医证候疗效判定标准

参照 2002 年版《中药新药临床研究指导原则》制定。

疗效指数 =［（治疗前总积分 − 治疗后总积分）/治疗前总积分］×100%。

显效：临床症状、体征明显改善，证候积分减少≥70%。

有效：临床症状、体征均有好转，证候积分减少≥30%。

无效：临床症状、体征无明显改善，甚或加重，证候积分减少<30%。

（二）中医单项症状疗效判定标准

参照 2002 年版《中药新药临床研究指导原则》制定。

显效：治疗后症状完全消失或较前明显改善，单项症状积分降低 2 级。

有效：治疗后症状较前好转，单项症状积分降低 1 级。

无效：治疗后症状未见明显变化。

（三）心绞痛症状疗效标准

参照 1979 年《冠心病心绞痛及心电图疗效评定标准》制定。

Ⅰ级：显效：心绞痛等主要症状消失或基本消失。

有效：治疗后心绞痛的发作次数减少、程度减轻、持续时间明显缩短。

无效：治疗后与治疗前相比，心绞痛症状基本无变化。

加重：心绞痛发作次数增加、程度加重及持续时间延长（或达“Ⅱ级”“Ⅲ级”标准）。

Ⅱ级：显效：心绞痛等主要症状消失或基本消失。

有效：心绞痛症状减轻到“Ⅰ级”标准。

无效：治疗后与治疗前相比，心绞痛症状基本无变化。

加重：心绞痛的发作次数增加、程度加重及持续时间延长（或达“Ⅲ级”的标准）。

Ⅲ级：显效：心绞痛等主要症状基本消失或减轻到“Ⅰ级”标准。

有效：心绞痛等症状减轻到“Ⅱ级”标准。

无效：治疗后与治疗前相比，心绞痛症状基本无变化。

加重：心绞痛的发作次数增加、程度加重及持续时间延长（或达“Ⅳ级”标准）。

（四）心电图疗效判定标准

参照 1976 年《冠心病心绞痛及心电图疗效评定参考标准》制定。

显效：心电图恢复为“正常”或“大致正常”。

有效：下移的 ST 段回升 >0.05 mV，倒置的 T 波变浅 >25%；或 T 波由平坦变直立，房室或室内传导阻滞改善者。

无效：治疗后心电图无明显变化。

（五）硝酸甘油停减率

停药：治疗后完全停服硝酸甘油。

减量：治疗后硝酸甘油服用量减少 >50%。

不变：治疗后硝酸甘油服用量较原来无变化，或虽有减少但 <50%。

加量：治疗后硝酸甘油服用量较原来增加。

计算方法：停减率 = $\frac{\text{治疗前用药片数（周）} - \text{治疗后用药片数（周）}}{\text{治疗前用药片数（周）}} \times 100\%$。

（六）西雅图心绞痛量表

西雅图心绞痛量表包含 19 个问题，从 5 个角度评估患者生活质量和身体功能状态，主要包括躯体活动受限程度、心绞痛稳定状态、心绞痛发作情况、治疗满意程度及疾病认知程度 5 个角度。采取调查问卷方式进行记录。

得分 =（该项实际分 – 该项最低分）/（该项最高分 – 该项最低分）×100，评分越高患者生活质量或身体功能状态越好。

（七）围绝经期综合征疗效判定标准

参照 2002 年版《中药新药临床研究指导原则》进行评定。

疗效指数 =［（治疗前总积分 – 治疗后总积分）/治疗前总积分］×100%。

临床痊愈：治疗后较治疗前临床症状消失，证候积分≥95%。

显效：治疗后较治疗前临床症状及体征明显改善，70% ≤证候积分 <95%。

有效：治疗后较治疗前临床症状及体征好转，30% ≤证候积分 <70%。

无效：治疗后较治疗前临床症状及体征无明显改善或加重，n <30%。

（八）安全性评价标准

1 级：安全，无任何不良反应。

2 级：较安全，有轻度不良反应但无须处理，不影响治疗。

3 级：有一定的安全风险，有一定程度的不良反应，进行处理后可继续进行研究。

4 级：发生严重不良反应，必须立即终止研究。

五、统计学方法

采用 SPSS 25.0 统计软件处理。采用χ^2 检验评估两组开始治疗时基本情况的均衡性。所有计量资料均采用均数加减标准差形式，根据观察指标和数据的不同，计量资料采用 t 检验，计数资料采用 χ^2 检验，有序资料采用秩和检验 Ridit 分，$P<0.05$ 为统计学上差异具有显著性，$P<0.01$ 为统计学上具有非常显著性差异。

六、研究结果

（一）临床资料

本研究最终收集 66 例符合诊断标准的患者，其中试验组 34 例，对照组 32 例，治疗过程中脱落 2 例（试验组 2 例患者因个人问题未能坚持治疗），最终入选患者共 64 例，试验组和对照组各 32 例。两组患者治疗前基线资料经 χ^2 检验、t 检验或秩和检验，差异无统计学意义（$P>0.05$），具有可比性，具体如下。

1. 一般资料

平均年龄比较见表 25-2。

表 25-2　平均年龄比较（$\bar{x}\pm s$）

组别	例数	平均年龄/岁	t	P
试验组	32	52.13±5.48	0.719	0.475
对照组	32	53.03±4.56		

结论：经 t 检验，两组患者平均年龄无统计学差异，有可比性（$P>0.05$）。

2. 病情资料

（1）心绞痛分级比较见表 25-3。

表 25-3　两组病例心绞痛分级比较　　单位：例

组别	例数	心绞痛分级			P
		Ⅰ级	Ⅱ级	Ⅲ级	
试验组	32	15	12	5	0.963
对照组	32	14	13	5	

结论：经χ^2检验，两组患者心绞痛分级无统计学差异，有可比性（$P>0.05$）。

（2）平均病程比较见表25-4。

表25-4 两组病例病程比较（$\bar{x}\pm s$）

组别	例数	平均病程/年	t	P
试验组	32	3.63±2.54	0.800	0.427
对照组	32	4.19±3.06		

结论：经t检验，两组患者平均病程无统计学差异，有可比性（$P>0.05$）。

（3）治疗前中医单项症状病情分布比较见表25-5。

表25-5 两组患者治疗前中医单项症状病情分布比较 单位：例

症状	试验组				对照组				组间P
	无	轻	中	重	无	轻	中	重	
胸闷	0	6	20	6	0	5	20	7	0.685
心悸	0	6	22	4	0	6	21	5	0.833
胸痛	1	8	20	3	2	8	19	3	0.775
五心烦热	2	10	16	4	3	12	13	4	0.516
腰膝酸软	2	10	15	5	3	12	13	4	0.442
潮热盗汗	1	15	13	3	0	16	13	3	0.745
胸胁胀痛	2	13	15	2	1	15	13	3	0.977
急躁易怒	1	15	14	2	0	16	15	1	1.000
失眠多梦	3	15	12	2	3	16	12	1	0.763
口干口苦	6	16	10	0	5	15	12	0	0.588
耳鸣	7	16	9	0	6	12	14	0	0.284
健忘	8	15	8	1	9	13	10	0	0.949

结论：经Wilcoxon秩和检验，两组患者治疗前中医单项症状病情分布比较均无统计学差异，有可比性（$P>0.05$）。

（二）疗效性比较

（1）治疗前后心绞痛疗效比较见表25-6、图25-1。

表25-6　两组病例治疗后心绞痛疗效比较　　单位：例

组别	例数	显效	有效	无效	总有效	P
试验组	32	7（21.8%）	18（56.3%）	7（21.9%）	25（78.1%）	0.042
对照组	32	3（9.4%）	15（46.9%）	14（43.7%）	18（56.3%）	

结论：经Wilcoxon秩和检验，两组患者治疗后心绞痛疗效有统计学差异（$P<0.05$），说明生柴调更汤组在心绞痛疗效方面优于对照组。

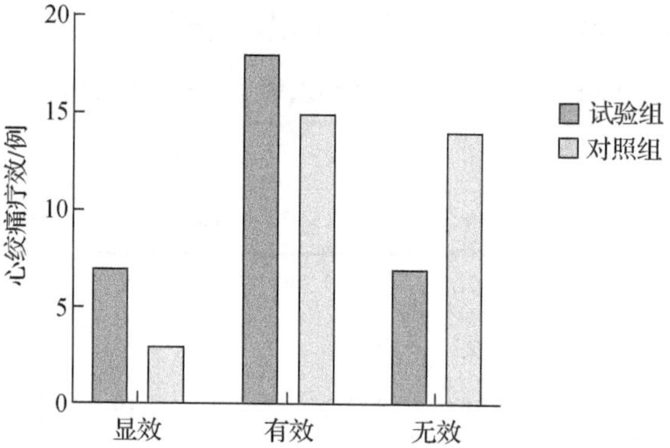

图25-1　心绞痛疗效比较

（2）治疗前后中医证候积分比较见表25-7。

表25-7　治疗前后中医证候积分比较（$\bar{x}\pm s$）

组别	例数	治疗前	治疗后	组内 P	组间 P
试验组	32	23.97±4.01	9.28±4.93	$P=0.00$	$P=0.00$
对照组	32	24.06±4.41	14.22±4.82	$P=0.00$	

结论：经t检验，两组患者中医证候积分治疗后组内比较均显著降低（$P<0.01$）；治疗后组间比较，试验组较对照组在改善中医症状方面疗效更为显著（$P<0.01$）。表明生柴调更汤组与常规西医治疗组均可显著改善患者中医症状，但生柴调更汤组在改善患者中医症状方面疗效更为显著。

（3）治疗后中医证候疗效比较见表 25–8、图 25–2。

表 25–8　两组治疗后中医证候疗效比较　　单位：例

组别	例数	显效	有效	无效	总有效	P
试验组	32	12（37.5%）	16（50.0%）	4（12.5%）	28（87.5%）	0.003
对照组	32	3（9.4%）	18（56.3%）	11（34.4%）	21（65.6%）	

结论：经 Wilcoxon 秩和检验，试验组与对照组中医证候总有效率分别为 87.5% 和 65.6%；组间比较有统计学意义（$P<0.01$），表明试验组在改善中医证候方面疗效优于对照组。

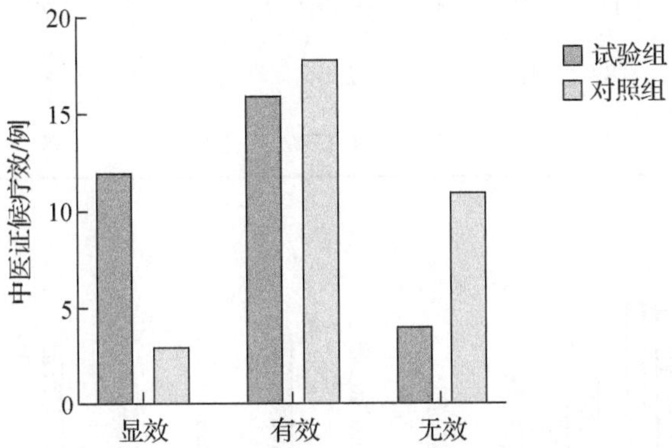

图 25–2　两组治疗后中医证候疗效比较

（4）治疗后中医单项症状疗效比较见表 25–9、图 25–3。

表 25–9　两组病例治疗后中医单项症状疗效比较　　单位：例

症状	试验组					对照组				
	例数	显效	有效	无效	有效率	例数	显效	有效	无效	有效率
胸闷	32	12	14	6	81.25%	32	13	14	5	84.38%
心悸	32	11	19	2	93.75%	32	12	19	1	96.88%
胸痛	31	9	14	8	74.19%	29	10	12	7	75.86%
五心烦热	30	14	8	8	73.33%	29	3	7	19	34.48%

续表

症状	试验组					对照组				
	例数	显效	有效	无效	有效率	例数	显效	有效	无效	有效率
腰膝酸软	30	12	10	8	73.33%	29	5	2	22	24.14%
潮热盗汗	31	11	15	5	83.87%	32	6	4	22	31.25%
胸胁胀痛	30	10	16	4	86.67%	30	8	4	18	40.00%
急躁易怒	31	9	10	12	61.29%	32	4	8	20	37.50%
失眠多梦	29	9	12	8	72.41%	29	4	5	20	31.03%
口干口苦	26	11	12	3	88.46%	27	5	7	15	44.44%
耳鸣	25	8	10	7	72.0%	26	5	8	13	50.00%
健忘	24	7	12	5	79.17%	23	4	5	14	39.13%

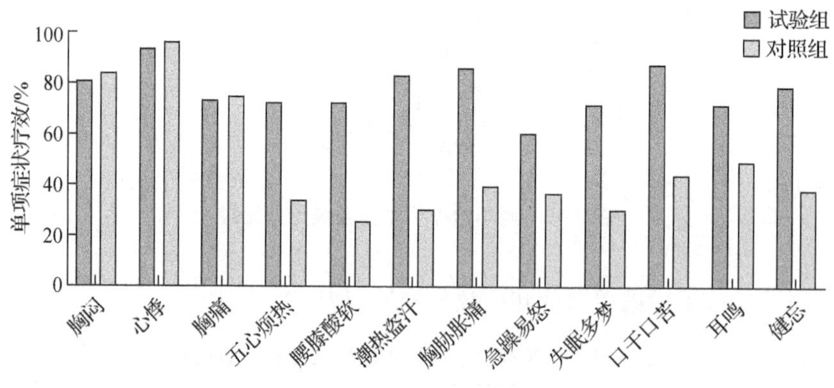

图 25-3　治疗后单项症状疗效比较

结论：经 Wilcoxon 秩和检验，在改善胸闷、心悸、胸痛方面，试验组与对照组均较为有效，组间对比无明显差异（$P>0.05$），试验组在改善五心烦热、胸胁胀痛、急躁易怒、腰膝酸软、失眠多梦、潮热盗汗、口干口苦方面明显优于对照组（$P<0.01$），在改善耳鸣、健忘方面优于对照组（$P<0.05$）。

（5）治疗后心电图疗效比较见表25-10、图25-4。

表25-10　两组病例治疗后心电图疗效比较　　单位：例

组别	例数	显效	有效	无效	总有效	P
试验组	32	6（18.75%）	16（50.0%）	10（31.25%）	22（68.75%）	0.269
对照组	32	5（15.63%）	12（37.50%）	15（46.88%）	17（53.13%）	

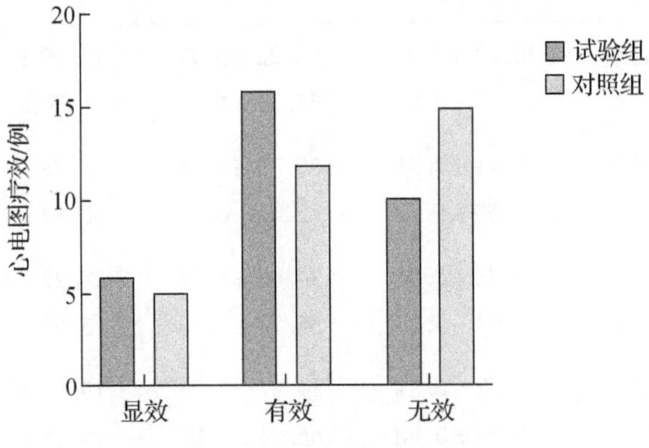

图25-4　心电图疗效比较

结论：经Wilcoxon秩和检验，两组患者治疗后心电图疗效无统计学意义（$P>0.05$），说明两组药物心电图疗效无显著差异。

（6）治疗前后硝酸甘油减停率比较见表25-11、图25-5。

表25-11　两组病例治疗后硝酸甘油减停率比较　　单位：例

组别	例数	停药	减量	不变	加量	总减停率	P
试验组	32	5	23	4	0	87.50%	0.046
对照组	32	2	20	10	0	68.75%	

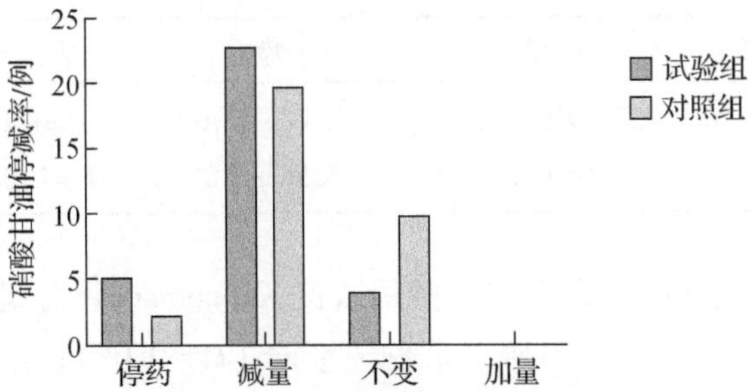

图25-5　硝酸甘油停减率比较

结论：经 Wilcoxon 秩和检验，试验组和对照组治疗后硝酸甘油总停减率分别为 87.50% 和 68.75%，两组间比较有统计学意义（$P<0.05$），表明试验组较对照组更具优势。

（7）治疗前后西雅图心绞痛量表（SAQ）评分比较见表 25-12。

表 25-12　两组病例治疗前后 SAQ 评分比较（$\bar{x}\pm s$）

SAQ	组别	治疗前	治疗后	治疗前后差值	P
PL	试验组	40.22 ±3.35	55.22 ±5.77	15.00 ±1.18	0.011
	对照组	41.72 ±5.61	51.31 ±6.13	9.59 ±1.47	
AS	试验组	39.41 ±4.96	82.19 ±6.24	42.78 ±1.41	0.000
	对照组	36.59 ±5.13	72.44 ±6.38	35.84 ±1.45	
AF	试验组	45.78 ±5.95	74.00 ±5.46	28.22 ±1.43	0.000
	对照组	43.03 ±6.29	56.72 ±7.19	13.69 ±1.69	
TS	试验组	55.22 ±6.81	74.91 ±6.03	19.69 ±1.61	0.000
	对照组	56.50 ±6.80	66.78 ±7.89	10.28 ±1.84	
DP	试验组	42.78 ±5.45	61.66 ±5.18	18.88 ±1.33	0.000
	对照组	39.53 ±5.67	52.97 ±6.69	13.44 ±1.55	

结论：经 t 检验，两组治疗后 SAQ 评分均显著增加（$P<0.01$）。两组治疗后 PL 评分组间比较有统计学差异（$P<0.05$）；AS、AF、TS、DP 评分组间比较有显著差异（$P<0.01$），且试验组高于对照组，表明试验组在改善患者机体功能、提高生活质量方面优于对照组。

（8）治疗前后改良 Kupperman 评分比较见表 25-13。

表 25-13　治疗前后改良 Kupperman 评分比较（$\bar{x}\pm s$）

组别	例数	治疗前	治疗后	组内 P	组间 P
试验组	32	23.49 ±4.61	9.44 ±3.70	$P=0.00$	$P=0.006$
对照组	32	24.46 ±4.59	18.38 ±5.35	$P=0.086$	

结论：经 t 检验，两组患者治疗后改良 Kupperman 评分组内比较，试验组显著降低（$P<0.01$），对照组无明显差异（$P>0.05$），组间比较，试验组疗效显著优于对照组（组间 $P<0.01$）。表明生柴调更汤组可显著改善围

绝经期综合征，且疗效显著优于对照组；对照组在治疗围绝经期综合征方面无显著疗效。

（9）治疗后围绝经期综合征疗效比较见表 25-14、图 25-6。

表 25-14　两组治疗后围绝经期综合征疗效比较　　单位：例

组别	例数	临床痊愈	显效	有效	无效	总有效	P
试验组	32	0	10（31.3%）	17（53.1%）	5（15.6%）	27（84.4%）	0.009
对照组	32	0	4（12.5%）	14（43.8%）	14（43.8%）	18（56.3%）	

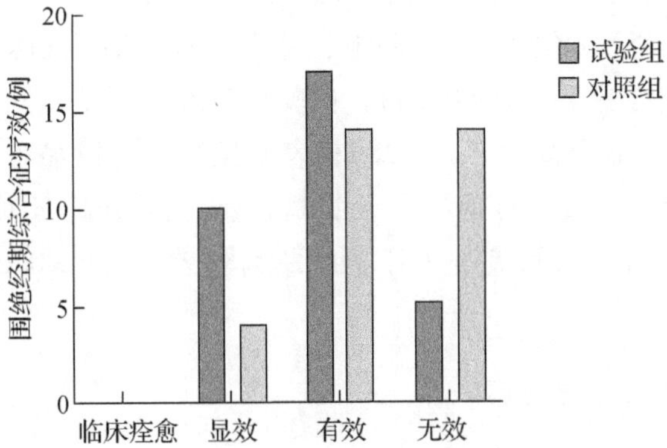

图 25-6　围绝经期综合征疗效比较

结论：经 Wilcoxon 秩和检验，试验组与对照组治疗围绝经期综合征总有效率分别为 84.4% 和 56.3%；两组间比较有显著差异（$P<0.01$），表明生柴调更汤组在改善围绝经期综合征疗效方面明显优于对照组。

（10）治疗前后血脂比较见表 25-15。

表 25-15　两组治疗前后血脂比较（$\bar{x}\pm s$）

血脂指标/（mmol/L）	试验组		对照组	
	治疗前	治疗后	治疗前	治疗后
TG	2.04 ± 1.06	1.39 ± 0.48▲△	2.07 ± 1.12	1.46 ± 0.53
TC	5.82 ± 1.15	3.98 ± 0.56▲△	5.83 ± 1.35	4.10 ± 0.62
LDL-C	3.24 ± 1.11	2.58 ± 0.64▲△	3.30 ± 1.07	2.67 ± 0.77

续表

血脂指标/（mmol/L）	试验组		对照组	
	治疗前	治疗后	治疗前	治疗后
HDL-C	1.29 ±0.35	1.73 ±0.36▲○	1.30 ±0.45	1.41 ±0.26
脂蛋白（a）	326.5 ±45.4	256.3 ±35.6■△	332.3 ±42.4	274.8 ±33.6

注：▲表示组内比较 $P<0.05$；△表示组间比较 $P>0.05$；■表示组内比较 $P>0.05$；○表示组间比较 $P<0.05$。

结论：经 *t* 检验，两组治疗前 TG、TC、LDL-C、HDL-C 比较均无统计学差异（$P>0.05$）；治疗后，试验组、对照组 TG、TC、LDL-C 均降低，组内比较均有统计学差异（$P<0.05$），试验组 HDL-C 升高（$P<0.05$），对照组 HDL-C 未见明显升高（$P>0.05$）；表明试验组可以显著降低 TG、TC、LDL-C，效果与对照组无明显差异，且试验组可显著升高 HDL-C，效果优于对照组；两组治疗前后脂蛋白（a）均无统计学差异（$P>0.05$），试验组降幅略大于对照组。

（三）安全性指标观察

本试验共统计 64 例患者，两组患者治疗前后血、尿、便常规均未见异常，肝功能、肾功能相关指标无明显差异（$P>0.05$），结果见表 25-16、表 25-17，表明两组药物安全性均较好。

表 25-16　两组病例治疗前后血、尿、便常规比较　　单位：例

组别	时间	血常规		尿常规		便常规	
		正常	异常	正常	异常	正常	异常
试验组	治疗前	32	0	32	0	32	0
	治疗后	32	0	32	0	32	0
对照组	治疗前	32	0	32	0	32	0
	治疗后	32	0	32	0	32	0

表 25-17 两组病例治疗前后肝、肾功能相关指标比较（$\bar{x} \pm s$）

组别	时间	谷丙转氨酶/（U/L）	谷草转氨酶/（U/L）	肌酐/（μmol/L）	尿素氮/（mmol/L）
试验组	治疗前	26.13 ±9.08	27.90 ±9.26	72.13 ±11.08	3.94 ±0.56
	治疗后	26.78 ±8.61	28.28 ±9.17	72.78 ±10.81	3.78 ±0.48
对照组	治疗前	26.38 ±5.69	27.56 ±9.04	70.28 ±10.64	4.02 ±0.54
	治疗后	26.44 ±6.13	27.34 ±9.38	70.42 ±9.83	3.98 ±0.64

结论：两组治疗前后肝肾功能均未见异常，经 t 检验，ALT、AST、Cr、BUN 治疗前后无统计学差异（$P > 0.05$），表明两组药物对患者均无不良作用。

七、讨论

（一）中医对围绝经期稳定型心绞痛的认识

1. 中医对围绝经期稳定型心绞痛病因病机的认识

（1）古代医家对围绝经期稳定型心绞痛的认识：中医古代典籍中没有围绝经期稳定型心绞痛的相关定义记载，但有相关临床症状描述，当归属于“胸痹”“胸痛”“真心痛”“厥心痛”等病证。心痛病名最早见于马王堆汉墓出土的《五十二病方》。《内经》从不同角度将其分为“肾心痛”“胃心痛”“脾心痛”“肝心痛”“肺心痛”“真心痛”6 种心痛。《金匮要略》最先将胸痹心痛合并阐述，且将其病机概括为阳微阴弦。胸痹的主要病机为上焦阳气不足、胸阳不振、阴邪上乘、邪正相搏，为本虚标实之证。并将胸痹分为胸阳不振、阴邪阻滞，痰饮壅盛，阴寒凝聚、痹阻胸阳，阴阻气滞，气结在胸 5 种证型，心痛分为寒饮上逆、阴寒痼结两种证型。巢元方继承张仲景的学术思想，较张仲景更为强调寒邪为患。孙思邈在前人认识基础上增加了“心中坚，满痞急痛”“时欲呕吐”等脾胃病症状，开启了心胃同治的先河，并创立了通气汤、前胡汤治疗本病。陈无择《三因极一病证方论·九痛叙论》认为心痛病在胃脘，病位为心包络，心痛包括胃脘痛和心包络痛，病因为外感六淫、内伤情志、饮食不节、劳役所伤，病机为气血搏结、阻隔不通，当通散之，以实证为多。刘完素《素问病机气宜保命集》以病因的不同将心痛分为热厥心痛、寒厥心痛、大实心痛三类。并用汗、散、利、温等治法及方药治疗本病。至明朝，虞抟《医学正传》首将胸痹与胃脘痛进行鉴别。皇甫中承前启后，从寒、热、虚、实角度出发，认为本病有寒厥、热厥之分，大虚、大实之别，在刘完素思想基础上增加了大虚心痛。并论述了各种邪气致病的不同特点，将本病分为热厥心痛、寒厥心痛、大实心痛、大虚心痛、痰积食积心痛、瘀血心痛。清代王清任《医林改错》明确提出血瘀致病，首创血府逐瘀汤、膈下逐瘀汤等活血化瘀系列方，主张以活血化瘀法治疗本病。明清时期诸多医家认为本病为本虚标实之证，以气血阴阳亏虚、心脉失养为其本，气郁、痰饮、血瘀、寒凝阻滞心脉为其标。

（2）现代医家对围绝经期稳定型心绞痛的认识：现代医家在古代先贤的基础上，结合现代社会生活环境的变化，对于本病的病因病机做了更充分的阐述。杨传华则结合围绝经期女性独特的生理特点，认为“肝肾不足，气机失调”是该阶段女性发作冠心病的主要病因病机，并重视情志因素在疾病发生发展当中的重要作用。治疗上主张以滋补肾气为主，配合疏肝理气，同时兼顾调畅情志。姚石安则从肾气渐衰，冲任脉虚，肾阴不足，阳失潜藏，肾水不足，气化乏源以致气滞血瘀认识本病。冯娟则从“肝”论治本病，认为肝藏血、肾藏精，精血同源，以致肝肾阴虚，肝失疏泄，气滞血瘀，瘀血阻滞心脉，发为本病。董桂英则从肾阴阳亏虚来认识本病，认为阳虚气机失于温煦而郁结，气不行血、行水，痰浊血瘀壅滞经脉，阳虚、气郁寒邪不得温散，气郁、寒邪、血瘀、痰浊阻滞心脉发为本病。綦延波从七情致病的角度认为情志失调是本病的主要病因，结合女性围绝经期独特的生理特点，肾气衰退，天癸渐竭，肾阴亏虚，水不涵木，气郁化火，灼伤肝阴。认为本病的主要病机为肝郁阴虚。治疗上以滋养肝肾之阴为主，配合疏肝解郁，取得良好疗效。贾丽燕等亦认为肝气不舒是本病最常见的病因。肝气失疏泄，百病由生；气不行血、行津，痰瘀内生；气机失调则心气不畅；肝郁日久化火，肝火引动心火，火扰心神；肝郁日久亦能伤阴；气滞、血瘀、痰浊痹阻心脉，不通则痛，发为胸痹心痛。

综上，秦汉时期为对胸痹心痛认识的初始阶段，其描述包括症状、病因病机、治法治则等多方面，为后世奠定了理论基础，确定了辨证论治基础。魏晋至明清时期，大量治疗方法被收录，名家学术争鸣，各方面认识都有较大突破，初步确立了胸痹心痛的辨证论治体系。现代许多医家对前人经验进行全面总结，并加入自己独特见解和特色经验，对围绝经期稳定型心绞痛的证治详尽明确，详列纵横。丰富完善了它的辨治体系，给后人留下了丰富的理论及临床研究成果。

2. 中医对围绝经期稳定型心绞痛肝肾阴虚肝郁化火证的探讨

由于女性生理、病理特点及自身特点，围绝经期稳定型心绞痛的发病规律与男性有所不同，其病位虽在心，但病本在肝肾。肝肾失调为本病的基本病机。

（1）肝肾阴虚为本

1）肾阴亏虚：《素问·上古天真论》曰“女子七七任脉虚”“天癸竭”“形坏而无子”，可知肾气主导女性一生各个阶段的生长发育。肾为先天之本，为气血化生运行的主导，肾气的强盛与亏虚直接影响精血的化生，脏腑的充养。方肇权在《医学正宗》中提出七七之年月经闭绝责之于肾水亏虚，即“月经全凭肾水放化，肾水既乏，则精血日以干涸”。傅青主同样强调肾阴对月经的作用，即肾气衰退，肾之阴精不足，天癸渐竭，月经来潮乏源，则渐亏少或闭绝。七七之年是女性生理变化的关键转折点，肾中精气逐年衰少，天癸精微逐年亏少，冲脉、任脉均开始走向衰弱之路，体现了女性在围绝经期机体的“阴常不足，阳常有余”的状态，心血无以滋养，发生心悸、胸闷等表现，以此为胸痹心痛的主要病机。故肾阴亏虚为围绝经期稳定型心绞痛的发病基础。故病位虽在心，但病本在肾。

2）肝阴亏虚：《临证指南医案·调经》中叶天士认为“女子以肝为先天”，刘完素在《素问病机气宜保命集·妇人胎产论》中指出妇人“天癸未行之间，皆属少阴，天癸既行，则从厥阴论之”，充分体现了女子疾病中“肝”的重要地位。《内经》云“肾生骨髓，髓生肝”。肾藏精，肝藏血，肾精滋养肝，肝血充足化生肾精，精血同源。围绝经期妇女肾阴亏虚无以滋养肝阴，以致肝阴虚。女子属阴，以血为本，经、带、胎、产、乳等各个生理现象都与肝有密切联系，且屡伤肝血，肝血暗亏。母不生子，不能助心化生阴血，心脉空虚，发为胸痹。因而肝阴亏虚为病理基础。

（2）肝郁化火为标：七情所伤，气郁为先，《丹溪心法·六郁》曰：“气血冲和，万病不生，一有怫郁，诸病生焉，故人身诸病，多生于郁。”肝除了主藏血还具有疏泄功能，“肝木也，有垂枝布叶之象，喜条达而恶抑郁”。肝气郁结表现：一为胸胁胀满、郁怒、善太息等本脏郁滞；二为病及他脏，肝能畅达全身气机，所以可致心气郁结，如薛己在《薛氏医案》中云：“肝气通则心气和，肝气滞则心气乏。”更进一步讲，情志刺激可使肝之疏泄太过：一为烦躁焦虑等使肝的调畅功能失常；二为犯及他脏，肝气犯胃之胃痛、泛酸，肝气乘脾之腹胀、腹泻，肝气犯肺之喘咳，肝胆不和之口苦。另外，肝气郁结，气郁久则化火，“气有余便是火”，正如《质疑录》所言“火与气，二而一，一而二也”。肝火妄动，扰乱心神，母病及子；又或心火亢盛，子病犯母，致木火同病，心肝火旺，心神不宁，发为胸痹、心悸。

综上，在围绝经期这一生理过程中，恰逢“年四十而阴气自半”，肾中精气逐年衰减，天癸精微也越见亏少，冲任脉均走向虚衰之路，肝肾同源，肝失濡养。女性性格特点较男性更加敏感多疑、多愁善感，肝气更易郁结。在此转折过程中，又由于现代社会竞争激烈，精神压力大，女性还需兼顾家庭与事业，长期劳作及饮食结构的变化等因素影响，日久更易出现肝郁化火的表现。因而围绝经期稳定型心绞痛的病机特点可有虚实两端。本虚以肝肾阴虚为病理基础，标实体现在肝郁化火。肝肾阴虚，一则不能助心化生阴血，心脉空虚，心失濡养；二则阴虚无以制约心火，心火亢盛；三则肝火旺盛，母病及子，以致君相火旺，火热扰心，出现心悸、急躁易怒、五心烦热等症状。实则肝郁及郁久化火，肝郁气滞，络脉受阻，不通则痛，故胸胁胀痛；气为血之帅，气滞则血瘀，瘀阻心络则为胸闷甚则胸痛彻背；肝郁化火则口干口苦，失眠多梦。腰为肾府，肝肾阴虚则腰膝酸软；阴虚内热则潮热盗汗；肾开窍于耳，阴精无以上承则耳鸣、健忘。总之该病病位在心，同时涉及肝肾二脏；发病过程中，由于独特的生理状态及各种致病因素与脏腑功能失调间的相互影响，往往使得病机错综复杂，虚实兼见。

（二）西医对围绝经期稳定型心绞痛的研究

1. 发病机制

围绝经期稳定型心绞痛是指围绝经期卵巢功能逐渐衰退，雌激素分泌减少，在促性腺激素分泌增多的前提下产生的不同于其他生理时期的心绞痛。稳定型心绞痛的发病机制主要与冠状动脉粥样硬化有关。脂质代谢紊乱，血液中脂质沉着在动脉内膜上，产生类似粥样脂类物质形成白色斑块，血管发生粥样硬化使管腔狭窄或阻塞，进而冠状动脉供血量减少，遇过劳、饮食、寒冷或情志等刺激时，心肌需氧量急剧增加，冠状动脉供血不能满足心肌对血液的需求，导致心肌血氧供需失衡，引发心绞痛。雌激素是天然血管保护剂，缺少雌激素保护作用更加速了内皮功能障碍、血管壁结构改变和血管反应性增加、脂质沉积，同时血小板聚集、血液黏度升高、心肌细胞的总抗氧化能力降低，从而加快动脉粥样硬化的产生。上述诱发因素可导致心肌缺血加剧，心绞痛频发。

2. 临床表现

当冠状动脉管腔逐渐狭窄乃至阻塞，在劳累、受寒等刺激下，心肌负荷加重，心肌剧烈、短暂地缺血缺氧，导致胸部及附近部位出现疼痛不适，疼痛常为压榨性或窒息样疼痛，或者为压迫、憋闷、紧缩感，呈阵发性，持续时间较短。疼痛部位通常位于胸骨后或心前区，常放射至肩背部、左臂内侧或手指内侧，疼痛不典型患者可放射至颈、咽、下颌部等。疼痛发作时立刻休息或舌下含服硝酸甘油可使疼痛得到缓解。本病与其他类型心绞痛不同之处为伴有心慌、健忘少寐、易悲易怒、烘热汗多、月经紊乱甚至闭经等一系列围绝经期综合征症状。

3. 临床治疗

由于围绝经期稳定型心绞痛机制的特殊性，治疗多从稳定型心绞痛和围绝经期两方面展开。稳定型心绞痛的治疗包括药物治疗和血运重建治疗。药物治疗：β受体阻滞剂、硝酸酯类、钙通道阻滞剂、尼可地尔、曲美他嗪等可缓解症状，改善缺血；抗血小板药物、调脂药物、血管紧张素转换酶抑制剂或血管紧张素Ⅱ受体拮抗剂等可改善预后。血运重建治疗包括经皮冠状动脉介入治疗、冠状动脉旁路移植术，适用于内科保守治疗无效的患者。

围绝经期稳定型心绞痛是在性激素水平紊乱的基础上，多系统、多环节的功能失调，雌激素缺乏首当其冲，故激素替代疗法（hormone replacement therapy，HRT）成为围绝经期稳定型心绞痛的治疗手段之一。HRT是目前改善围绝经期血管舒缩症状最有效的方法，且能有效预防绝经后骨质疏松症、显著改善胰岛素抵抗、延缓衰老、降低心血管疾病的发生风险。但其禁忌证较多，需严格把握。有研究显示，使用HRT疗程达5年或以上者，虽心血管不良事件的发生风险较低，但乳腺癌、子宫内膜癌及血栓栓塞等的发病率将随疗程延长而增加。因此使用此类药物时应在综合考虑治疗目的、禁忌证及风险的前提下，权衡利弊，进行个体化治疗，且建议至少每年进行一次个体化危险/受益评估。

（三）生柴调更汤的组方分析

对围绝经期稳定型心绞痛的治疗，由于女性处于围绝经期这一特殊生理时期，肝肾阴虚为其共性；同时当代女性随着社会及家庭地位的提高，负担重、压力大，致使情志失调成为本病的重要发病因素。其病机为肝肾阴虚、肝郁化火证，治疗上应标本兼顾，既要滋补肝肾之阴，又要疏肝泻火以调畅情志。拟生柴调更汤为经验方，用于治疗女性围绝经期稳定型心绞痛。

1. 方药组成

生地黄 20 g，醋柴胡 15 g，墨旱莲 12 g，女贞子 12 g，青葙子 12 g，川楝子 12 g，党参 18 g，麦冬 12 g，五味子 6 g，白芍 12 g，赤芍 12 g，桃仁 12 g，红花 12 g，生龙骨 30 g，生牡蛎 30 g，炙甘草 6 g。

2. 单味中药功效及现代药理分析

生地黄：味甘，性寒，归心、肝、肾经，具有清热凉血、养阴生津的功效，《用药法象》认为生地黄“凉血补血，补肾水真阴不足”；《药性论》认为生地黄“解诸热破血，通利月水闭绝……能消瘀血，病人虚而多热，加而用之”；《景岳全书》称其“能生血补血，凉心火，退血热”。故生地黄补肾阴亏虚之本，清心火、凉血而解其标，可谓一举两得。在对心血管保护方面，药理研究发现地黄中梓醇能改善葡萄糖转运蛋白和胰岛素受体底物 1 丝氨酸 307 的表达，减少胰岛素抵抗，上调 VEGF、VEGFR-2 表达而促进 HUVECs 增殖、迁移，进而发挥促血管新生的作用。地黄多糖能够改善抗氧化酶活性、抑制氧化应激损伤，从而降低心肌组织梗死面积，改善组织病理学改变，抑制心肌细胞凋亡，改善心功能。

醋柴胡：柴胡辛、苦、微寒，归肝、胆、肺经，具有疏散退热、疏肝解郁的功效。柴胡入肝经，善于疏泄肝气而解郁结，为治肝气郁结之要药，经醋炙后疏肝解郁之功效得以增强；柴胡味苦清泻，具有清胆经郁火且兼泄心中烦热之功。《本草纲目》记载：“平肝、胆、三焦、包络相火”“乃手足厥阴、少阳必用之药”，《临证指南医案》云：“柴胡微升，以引少阳生气，上中二焦之郁勃，可使条畅。”药理研究发现柴胡提取物能改善抑郁症状，其一是通过抑制 5 - 羟色胺 3 受体，稳定细胞内 Ca^{2+} 浓度；其二则是通过增加脑内单胺类递质含量从而提高雌激素水平，后者不仅直接作用于下丘脑 - 垂体 - 肾上腺轴系统，减少乙酰胆碱的水解，更能有效缓解自主神经功能紊乱症状。此外，柴胡皂苷能调节血脂、扩张血管，从而发挥对循环系统的保护作用。

墨旱莲：味甘、酸，性寒，归肝、肾经，具有滋补肝肾、凉血止血的功效。墨旱莲甘酸滋润，长于滋补肝肾之阴；甘寒凉血，故又可治阴虚火旺。

《本草纲目》记载："乌须发，益肾阴。"《本草正义》云："入肾补阴而生长毛发，又能入血，为凉血止血之品。"现代研究表明，墨旱莲提取物能够明显降低高同型半胱氨酸大鼠血清同型半胱氨酸水平，具有调节血脂、拮抗同型半胱氨酸病理损伤的效应，从而保护血管内膜，延缓或阻止动脉粥样硬化的形成。墨旱莲中三萜皂苷类化合物既可使游离的血细胞破裂，也可以使血凝块溶解。

女贞子：味甘、苦，性凉，归肝、肾经，具有滋补肝肾、明目乌发之功。女贞子甘苦性凉质润，既能补肝肾、乌须发，又能滋阴清热，标本兼治。《本草备要》云："益肝肾，安五脏，强腰膝，明耳目，乌须发，补风虚，除百病。"现代研究表明，女贞子具有降血糖、降血脂、抗骨质疏松等功效。女贞子对糖尿病小鼠模型的相关血糖指标有显著的改善作用。女贞子对高血脂模型小鼠具有显著的治疗功效，可以有效改善高血脂状态。女贞子中齐墩果酸有强心利尿的作用，女贞子水煎浸液能使离体兔心冠状动脉血流量增加，同时抑制心肌收缩力。

青葙子：味苦，性微寒，入肝经，能清肝泻火、平肝潜阳、明目退翳。青葙子专入肝经，功善清泻肝经实火；又苦寒清降，清泻肝火，平抑肝阳。《本草正义》云："苦寒滑利，善涤郁热，故目科风热，肝火诸症统以治之。"国外研究表明，中剂量醇提部位或可降低外周血管阻力和心输出量而降压，梁琳发现，青葙总皂苷可使高血脂实验动物血清内总胆固醇水平显著下降，且不良反应较立普妥更少。吴文丹通过研究发现青葙子提取物对血脂紊乱具有显著的调节作用。

川楝子：味苦，性寒，归肝、小肠、膀胱经，具有疏肝泄热、行气止痛之功效。川楝子苦寒降泄，既善疏肝气、止疼痛，又善清肝火、泄郁热，善治肝郁气滞化火。药理实验表明，川楝子醇提物可抑制破骨细胞生长活性，继而可作为防治围绝经期雌激素下降所致骨丢失性疾病的药物。有文献报道，川楝子提取物具有较强的抗氧化能力，能有效消除自由基而延缓衰老。

党参：味甘，性平，归脾、肺经，具有健脾益肺、养血生津的功效，有类似人参而弱于人参的补脾益肺、生津的功效。《本草正义》描述："党参力能补脾养胃，润肺生津，健运中气，本与人参不甚相远。其尤可贵者，则健脾运而不燥，滋胃阴而不湿，润肺而不犯寒凉，养血而不偏滋腻，鼓舞清阳，振动中气而无刚燥之弊……尤为得中和之正。"现代研究表明，党参及其活性成分具有抑制炎症反应、抗氧化、调节糖脂代谢、预防血栓等药理作用。聂松柳等发现党参总皂苷能改善高脂血症模型大鼠脂代谢紊乱，保护心血管。

麦冬：味甘、微苦，性微寒，归肺、胃、心经，具有养阴生津、润肺清心之功。既能养肺胃之阴而生津润燥，又能清心而除烦热。《本草汇言》云："清心润肺之药。主心气不足，惊悸怔忡，健忘恍惚，精神失守。"研究表明，相对分子质量低于 10 000 的麦冬多糖能够有效对抗心肌缺血引起的血管损伤；麦冬总皂苷能提高受损心肌细胞的活力和搏动频率，改善细胞能量代谢的继发作用；麦冬根部水提物能显著缩短血栓持续时间，有效抑制血栓症，证实麦冬对血栓性疾病有治疗作用。麦冬水、醇、石油醚提取物均可明显降低血小板聚集率，且优于阿司匹林，有明显的活血化瘀作用。

五味子：味酸、甘，性温，归肺、心、肾经，具有收敛固涩、益气生津、补肾宁心之功。五味子味酸收敛，味甘补益，补涩兼备，上能敛肺气而止咳，下能滋肾阴而涩精，外可敛肺止汗，内可涩肠止泻，且能补益心肾而宁心安神。Kim 等报道五味子提取物和桑叶提取物可以抑制体内血栓形成和血小板聚集，且具有明显的协同作用。五味子木脂素类对高脂血症小鼠、心肌缺血再灌注损伤大鼠模型均有较好的治疗效果。

白芍：味苦、酸，性微寒，升而微降，气薄味厚，归肝、脾经，具有养血调经、敛阴止汗、柔肝止痛、平抑肝阳之功。"肝为刚脏"，体阴而用阳，依赖阴血滋养，白芍可补肝血，敛肝阴。动物实验发现，白芍总苷可降低脂肪肝模型大鼠血浆中 TC、TG、LDL-C 水平，升高 HDL-C 水平，还可显著降低模型动物的血压、血浆肾素、血管紧张素Ⅱ等水平。此外，在抗抑郁方面，作为白芍单萜类中含量最高的成分，白芍苷既可通过减少过量 NO 的产生、抑制神经元的萎缩坏死而发挥作用，又可抑制单胺氧化酶活性，提高多巴胺、5－羟色胺含量，起到间接作用。

赤芍：味苦，性微寒，归肝经，具有清热凉血、散瘀止痛之功。既能清血分之热又能活血散瘀，清散兼备。《本草经疏》云"赤芍药，主破散，主通利，专入肝家血分"，《本草汇言》云其"泻肝火，消积血"。临床研究表明，赤芍能够抑制冠心病患者血小板的黏附聚集能力。许文平等给动脉粥样硬化小鼠灌胃芍药苷，发现小鼠血脂降低，主动脉斑块面积下降。

桃仁：味苦、甘，性平，归心、肝、大肠经，具有活血祛瘀、润肠通便、止咳平喘之功。善泄血分之壅滞而治热毒壅聚、气血凝滞。正如《珍珠囊》云："治血结、血秘、血燥、通润大便、破蓄血。"现代研究表明，桃仁石油醚部位提取物及从该部位分离纯化所得的棕榈酸和油酸可以显著延长凝血酶时间；桃仁乙醇提取物具有抑制血小板聚集的作用。以敏等以桃仁提取液灌胃寒热不同血瘀证大鼠，发现桃仁可降低两证血管内皮细胞损伤，对于寒凝血瘀证，桃仁可能通过减少核因子-κB总蛋白降解并促进其核移位，发挥转录因子功能，从而改变循环障碍状态；对于瘀热互结证，桃仁可促进核因子-κB mRNA转录和核因子-κB总蛋白增加，阻止其移入核内而发挥效应。

红花：味辛，性温，归心、肝经，具有活血通经、散瘀止痛之功。红花辛散温通，为治血瘀之要药，既善活血调经，又善祛瘀止痛，还可用于血热瘀滞。《本草纲目》云："活血润燥，止痛，散肿，通经。"研究发现，红花有效成分红花黄色素和红花醌苷能有效缩短血瘀模型小鼠的血栓长度；延长凝血酶及凝血酶原的作用时间，升高纤溶活性，起到抗凝血和抗血栓形成、改善微循环的作用。红花中的红花黄色素能够阻断血小板活化因子，抑制5-羟色胺的释放，降低血管的外周阻力，扩张心脑血管，抑制血小板的聚集，显著降低血黏度。廖小丽等指出红花注射液治疗心绞痛还可通过扩张冠状动脉，增加心肌的血流量，减少心肌细胞的缺血、缺氧等实现。

生龙骨：味甘、涩，性平，归心、肝经，生用质重镇潜，长于镇惊安神、平肝潜阳，以治心神不安、肝阳上亢，为重镇安神之要药。《药性论》云："逐邪气，安心神……虚而多梦纷纭加而用之。"药理研究表明，龙骨煎液对小鼠的自主行为活动有明显的抑制作用，可明显缩短戊巴比妥钠小鼠的入睡时间并能明显延长其睡眠时间，具有镇静催眠的作用。

生牡蛎：味咸、涩，性微寒，归肝、肾经。生用质重沉降，为平肝潜阳之要药。《徐大椿医书全集》云："潜热育阴，为虚热上浮专药。"研究表明，牡蛎活性肽能促进胰岛组织修复，恢复其分泌功能，以减少血糖紊乱对心血管的影响。

炙甘草：味甘，性平。善和百药，与热药同用能缓和其热，以防燥烈伤阴；与寒药同用能缓和其寒，以防伤及脾阳；与寒热药同用，能调和其药性以得其平。又能补心气之不足。《医学启源》云："调和诸药相协，共为力而不争，性缓，善解诸疾。"

3. 组方配伍分析

全方药物主归心、肝、肾三经，共起滋补肝肾、疏肝泻火之效。方中生地黄滋水涵木，养阴生津，补肾阴亏虚之本，清心火、凉血而解其标，标本兼顾；柴胡疏泄肝气而解郁结，清胆经郁火且泄心中烦热。两药相合，滋补肝肾之阴以治围绝经期肝肾阴虚之本；疏肝理气泻火以治围绝经期情志抑郁气郁化火之标，滋补肾水与疏达肝木并举，标本同治，共为君药。本方选用名方二至丸中女贞子、墨旱莲，二药均入肝肾两经，相须为用，互相促进，补肝肾、强筋骨、清虚热、疗失眠之力增强，为臣药，助生地黄以增强滋补肝肾之力。现在临床上二至丸多用于治疗肝肾阴虚证所引起的头晕神昏、腰膝酸软、女性月经失调、目眩目胀、耳聋耳鸣等病证。青葙子、川楝子两药相须为用，清泄肝经火热，且合柴胡以增强疏肝理气之功，在疏郁顺气的同时清火达木，清心凉血，使得君火与相火俱安；麦冬助生地黄滋阴，党参防柴胡疏泄太过耗气，五味子酸性收敛以防阳气耗散，三药合用以成生脉散，益气、养阴、生津，既助君药滋阴润燥，又可防壮火食气耗气伤阴，还可防疏泄太过而耗气。赤芍清热凉血、活血散瘀，白芍养血敛阴、柔肝止痛，赤芍泻肝火，散而不补，白芍养肝阴，补而不泻，两药伍用一泻一补、一散一敛，且肝为刚脏，体阴而用阳，白芍合柴胡滋肝体而顺肝性，养肝血而助肝用。桃仁破瘀力强，红花行血力胜，二药伍用，相互促进，活血通经，去瘀生新之力增强，活血化瘀止痛以治围绝经期稳定型心绞痛气滞血瘀之标。生龙骨益阴之中能潜上越之浮阳，生牡蛎益阴之中能摄下陷之沉阳，二药伍用益阴潜阳、镇静安神、滋阴潜阳，且引浮越之心阳下行以助肾阳，蒸腾肾阴上行以制约心火，共为佐药。炙甘草调和诸药为使药。

综上，本方组方配伍特点：①标本兼顾，攻补兼施，补肝肾与疏肝郁并行，滋阴与泻火并举。本病以肝肾阴虚为本，肝郁气滞化火为标。本方名为“生柴”，即以生地黄滋补肝肾以治本，柴胡疏肝解郁以治标，标本兼治共为君药；为进一步提高疗效，更加用女贞子、墨旱莲滋补肝肾，青葙子、川楝子疏肝泻火。②于疏散之中寓补益之力，以柴胡疏散气机，加党参以补气，散中有补，使全方散气而不耗气。③女贞子、墨旱莲相合而成二至丸；党参、麦冬、五味子相合以成生脉散，二至丸平补肝肾，生脉散滋阴益气，以方组方，功在补益肝肾，益气滋阴。④柴胡、白芍同用，滋肝体而顺肝性，养肝血而助肝用，补肝体而助肝用。⑤镇潜与补益并用，心肾同治，以补肾为主。生龙骨、生牡蛎重镇潜阳，镇摄浮越之心阳，使心肾相交。⑥于疏肝理气之中佐以活血化瘀之力，本病病位在心，气滞易致血瘀痹阻心脉，佐以桃仁、红花使气血和畅。全方配伍得当，以补肝肾之阴为主，以疏肝理气泻火为用，使肝肾之阴得复，虚火得除，气行则血瘀得消，诸症得除，脏腑亦得和。

（四）疗效分析

1. 心绞痛疗效分析

两组治疗后，在心绞痛疗效方面，试验组总有效率为78.1%，对照组总有效率为56.3%。两组患者经过治疗后心绞痛症状均有明显改善，试验组心绞痛疗效相比对照组有显著差异（$P<0.05$）。表明试验组生柴调更汤在治疗心绞痛方面疗效优于对照组。

2. 中医证候疗效分析

在中医证候疗效方面，经治疗后，试验组总有效率为87.5%，对照组总有效率为65.6%。两组治疗前后中医证候均有所改善，试验组中医证候疗效相比对照组具有显著优势（$P<0.01$），表明试验组生柴调更汤在治疗中医证候方面明显优于对照组。

对照组治疗前总积分为23.97±4.01，治疗后总积分为9.28±4.93；试验组治疗前总积分为24.06±4.41，治疗后总积分为14.22±4.82。两组患者中医证候积分治疗后组内比较均显著降低（$P<0.01$）；治疗后组间比较，试验组较对照组在改善中医症状方面疗效更为显著（$P<0.01$）。表明生柴调更汤组与常规西医治疗组均可显著改善患者中医症状，但生柴调更汤组在改善患者中医症状疗效方面更为显著。

两组治疗后，在改善胸闷、心悸、胸痛方面，试验组与对照组均较为有效，组间对比无明显差异（$P>0.05$），试验组在改善五心烦热、胸胁胀痛、急躁易怒、腰膝酸软、失眠多梦、潮热盗汗、口干口苦方面明显优于对照组（$P<0.01$），在改善耳鸣、健忘方面优于对照组（$P<0.05$）。

3. 心电图疗效分析

试验组与对照组治疗后心电图总疗效分别为68.75%和53.13%，两组患者治疗后心电图疗效无统计学差异（$P>0.05$）。说明两组药物治疗围绝经期稳定型心绞痛在心电图疗效方面效果相当。

4. 硝酸甘油停减率疗效分析

在硝酸甘油停减率方面，试验组总停减率为87.50%，对照组总停减率为68.75%。两组治疗后硝酸甘油用量上均有下降，但试验组疗效明显优于对照组（$P<0.05$），说明生柴调更汤在降低患者使用硝酸甘油的频率方面明显优于对照组。

5. 西雅图心绞痛量表疗效分析

两组治疗后 SAQ 评分均显著增加（$P<0.01$）。两组治疗后 PL 评分组间比较有统计学差异（$P<0.05$）；AS、AF、TS、DP 评分组间比较有显著差异（$P<0.01$），且试验组高于对照组，表明试验组在改善患者机体功能、提高生活质量方面优于对照组。

6. 围绝经期综合征疗效分析

试验后，两组病例改良 Kupperman 评分均显著降低（$P<0.01$），但试验组疗效优于对照组（$P<0.01$）；试验组与对照组围绝经期综合征总有效率分别为 84.4% 和 56.3%；两组间比较有显著差异（$P<0.01$），表明试验组在改善围绝经期综合征疗效方面明显优于对照组。

7. 血脂疗效分析

两组治疗前 TG、TC、LDL-C、HDL-C 比较均无统计学差异（$P>0.05$）；治疗后，试验组、对照组的 TG、TC、LDL-C 均降低，组内比较均有统计学差异（$P<0.05$），试验组 HDL-C 升高（$P<0.05$），对照组 HDL-C 未见明显升高（$P>0.05$），表明试验组可以显著降低 TG、TC、LDL-C，效果与对照组比较无明显差异，且试验组可显著升高 HDL-C，效果优于对照组；两组治疗前后脂蛋白（a）均无统计学差异（$P>0.05$），试验组降幅略大于对照组，由于样本量小，中医药改善脂蛋白（a）的疗效需要进一步研究。

（五）安全性分析

两组病例治疗前后血、尿、便常规未见明显异常，肝功能、肾功能相关指标均无明显差异（$P>0.05$），用药后未出现不良反应，无不良事件发生，说明本研究所用两组药物均具有较好的安全性。

第二十六章　桃红半蒌汤治疗痰瘀互结型老年心房颤动的临床研究

房颤是以心房不协调活动而引起心房机械功能恶化为特征的非良性心律失常。房颤作为一种独立的心血管疾病，是卒中、血栓栓塞、心肌病及充血性心力衰竭的重要危险因素，与心血管病死率和全因死亡率密切相关。房颤发病率逐年增高，且老年人为发病的主要群体，其中 65 岁以上人群发病率约为 5%，75 岁以上人群发病率约为 10%。高龄已然成为房颤发病的独立危险因素之一。鉴于老年人冠心病、高血压等基础疾病多，以及脏腑功能差的生理病理特点，发生房颤后更易产生晕厥、心力衰竭、栓塞等并发症。研究表明，房颤可使脑卒中的风险提高 5 ~ 7 倍，心力衰竭的风险提高 3 倍，死亡的风险提高 2 倍，且这一系列风险均随着年龄的增大而增加。目前，房颤发病机制未完全阐明，西医治疗房颤有抗凝、控制心室率、转复和维持窦性心律等药物手段，以及外科迷宫术、电复律、导管射频消融等措施。抗凝药出血风险高，抗心律失常药本身有致心律失常及非心血管毒性的作用；导管射频消融、外科迷宫术等需要依靠丰富的个人经验和先进的技术支持，治疗效果大打折扣，患者依从性差，费用昂贵，推广存在问题。

房颤属于中医心系疾病中的“心悸”“怔忡”范畴。中医学认为心系病证迁延不愈，导致气、血、阴、阳不足，在此基础上形成气滞、血瘀、痰浊、水饮等病理产物，促使或诱发房颤的发生。痰饮可因情志不遂、饮食不节、感受外邪等引起，与肺、脾、肾、肝、三焦功能失常密切相关；瘀血可由气血阴阳亏虚、气机郁滞、寒凝经脉、热邪灼津等导致，其产生与心、肺、肝、脾四脏密切相关。痰、瘀每易互化，痰可随气流行全身，阻滞于经脉，形成瘀血；瘀血亦会使气机郁滞，加重津液代谢障碍，化生痰浊。如此痰瘀互结于脉道，相互兼夹，使疾病缠绵难愈。老年人年高气衰，基础疾病多，正气不足，每易产生痰、瘀等病理产物，因此痰瘀互结型老年房颤发生率更高，临床较为常见。

冯晓敬教授近 30 年来从事心血管疾病防治工作，具有扎实的理论基础和丰富的临床经验，对于中医辨治老年房颤具有独到见解。她认为老年房颤患者年高气衰，易于产生痰、瘀等病理产物，所以痰瘀互结型老年房颤发生率更高，故治疗以祛瘀化痰为治则。冯晓敬教授结合中医经典方药理论及自身临床经验，对血府逐瘀汤与二陈汤加减进行化裁，自成桃红半蒌汤，效果显著。为密切观察本方的临床疗效，分析其有效性、安全性，遂开展本研究，为老年房颤的中医药治疗探寻新的治疗方法和研究思路，更好地指导临床治疗。

一、病例选择标准

（一）病例来源

病例源于2019年1月—2020年12月济南市中医医院心血管病科门诊及病房，收集符合纳入排除标准的老年房颤患者68例，按1∶1的比例随机分为试验组和对照组。

（二）诊断标准

1. 西医诊断标准

（1）心房颤动诊断标准

主要参考人民卫生出版社出版的第9版《内科学》教材制定。

1）症状：常见症状有心悸、乏力、胸闷、胸痛、运动耐量下降等，部分患者可无任何临床症状。

2）体征：听诊第一心音强弱不定，心律极不规则，每于心室率快时出现脉搏短绌。

3）心电图表现：①P波消失，代之以大小、形态、振幅均不一致的心房颤动波（f波）；②f波频率为350～600次/分；③绝对不规则的QRS波群间距，通常伴随着不规则的形态和振幅。

（2）心房颤动相关症状分级诊断标准

参照《2016 ESC房颤管理指南精要（106）》关于房颤相关症状的分级拟定。

1）EHRA1：无任何症状。

2）EHRA2a：症状轻，日常生活不受困扰。

3）EHRA2b：症状中等，日常生活不受限，但受房颤症状影响。

4）EHRA3：症状重，日常生活受限。

5）EHRA4：症状致残，无法正常生活。

（3）心房颤动分类诊断标准

参照 2019 年《AHA/ACC/HRS 心房颤动患者管理指南更新》。

首次诊断心房颤动：无论相关症状的有无，无论持续时间的久暂，将首次出现心房颤动的每位患者定为首次诊断心房颤动。

阵发性心房颤动：持续时间不超过 7 天，可经干预终止或自行终止。

持续性心房颤动：持续时间超过 7 天，需要用药物或直流心脏电复律来转复。

长程持续性心房颤动：持续 1 年以上，患者有转复愿望。

永久性心房颤动：持续超过 1 年，不能控制或控制后又复发，患者无转复愿望。

2. 中医诊断标准

参照《中医病证诊断疗效标准》《实用中医内科学》《中医内科常见病诊疗指南》拟定心悸痰瘀互结证型的辨证标准。

主症：心悸不安，甚至不能自主。

次症：胸闷、胸痛、口唇青紫、呕吐痰涎、口黏、肢体困重、纳呆脘胀。

舌象：舌质紫暗或有瘀斑、瘀点，舌苔浊腻或黄腻。

脉象：脉滑数或结或代，也可见涩脉。

具备主症，并符合次症中的 2 项及以上症状，同时舌脉支持者，综合分析，判定为痰瘀互结者，即可诊断。

3. 中医症状积分量化标准

参照 2002 年版《中药新药临床研究指导原则》的症状分级量化标准而制定，见表 26-1。

表 26-1　中医证候积分量化表

症状	评分方法
心悸	0 分：无症状； 2 分：偶有心慌，不适感轻微； 4 分：心慌时有发生，持续时间较长，不适感明显； 6 分：心慌频发，难以平静，严重影响生活

续表

症状	评分方法
胸闷	0分：无症状； 1分：略有胸闷； 2分：明显感到胸闷，但未影响日常工作和生活； 3分：胸闷如窒，似有物堵，严重影响日常工作和生活
胸痛	0分：无症状； 1分：胸痛偶发，发作时间较短，经休息可缓解，不影响日常生活； 2分：胸痛时作，发作时间在几分钟左右，含服硝酸甘油可缓解，缓解后能继续正常活动； 3分：胸痛频发，持续时间较长，需多次含服硝酸甘油，影响正常生活
呕吐痰涎	0分：无症状； 1分：恶心欲吐，时有流涎，质稀； 2分：干呕，经常痰涎如唾，难以自制； 3分：呕吐泛溢痰涎，量多
口黏	0分：无症状； 1分：微感口中黏腻，晨起较明显，唾液偏稠； 2分：整日口中黏腻不适，唾液发黏； 3分：整日口中黏腻难忍，唾液黏稠
口唇青紫	0分：无口唇青紫； 1分：口唇隐见青紫，不甚明显； 2分：口唇青紫较明显，几乎没及整个口唇； 3分：口唇青紫严重，持续不退，没及整个口唇
肢体困重	0分：无症状； 1分：上楼时即感肢体困重； 2分：平地行走稍多则感肢体困重； 3分：起步时即觉下肢困重明显，难以抬起

续表

症状	评分方法
纳呆脘胀	0 分：无症状； 1 分：纳入正常量即胀满，活动后显著减轻，常持续不到 1 小时； 2 分：纳入正常量 2/3 即胀满不舒，活动后略微减轻，常持续大约 2 小时； 3 分：稍食则胀满不舒，活动后仍不减，减不足言，常持续至下餐
舌象	0 分：正常； 1 分：舌质紫黯或有瘀斑、瘀点，舌苔浊腻或黄腻
脉象	0 分：正常； 1 分：脉滑数或结或代或涩

4. 中医病情分级标准

各项症状评分之和为总分。

（1）轻度：中医证候总积分≤10 分。

（2）中度：中医证候总积分为 11～20 分。

（3）重度：中医证候总积分≥20 分。

（三）病例选择标准

1. 纳入标准

（1）年龄在 65～80 岁。

（2）符合房颤的西医诊断标准，未服用其他抗心律失常药物 2 周及以上。

（3）符合中医心悸痰瘀互结证型诊断标准。

（4）房颤相关症状 1～3 级（EHRA 分级）。

（5）自愿参加本试验并签署知情同意书。

（6）高血压、冠心病、2 型糖尿病、脑血管疾病、高脂血症等合并症病情稳定。

2. 排除标准

（1）年龄＜65 岁或＞80 岁，或对本试验所用药物过敏者。

（2）不符合房颤西医诊断标准者。

（3）不符合中医心悸痰瘀互结证型诊断标准者。

（4）有室性心动过速等恶性心律失常，或重度心功能不全的患者。

（5）有脑血管、肝、肾、造血系统及其他各种严重原发性疾病，或有精神异常病史的患者。

（6）同时参加其他医学试验的受试者。

（7）相关资料不全，无法对药物的有效性和安全性做出确切评价的患者。

3. 剔除、终止与脱落标准

（1）剔除与终止标准：①纳入后病情发生变化，不再符合入选标准，或本不符合入选标准而因各种人为原因误纳入者；②依从性差，不遵医嘱服用药物，影响试验进程者；③试验期间出现严重肝肾功能损害或其他并发症、严重不良反应者。

（2）脱落标准：①依从性差，未完成试验者；②观察和随访中自然脱落、失访、自行退出者。特殊情况处理如下：①因疗效不理想而自行中断者，按“无效”统计疗效，不作为脱落病例；②试验未终止即痊愈，按“有效”处理，亦不作为脱落病例。

二、研究方法

（一）治疗方案

1. 治疗方法

（1）一般治疗：对于基础疾病继续按原方案服药，嘱低盐低脂饮食，禁烟酒、咖啡、浓茶，起居适宜，适当锻炼，调畅情志。

（2）对照组用药如下。①控制心室率：琥珀酸美托洛尔缓释片47.5 mg/次，每日1次；②降脂：阿托伐他汀钙片5 mg/次，每晚1次；③抗凝：根据CHA_2DS_2-VASc评分，当男性≥2或女性≥3时，给予华法林2.5 mg/次，每日1次，或利伐沙班20 mg/次，每日1次。上述各药物均根据患者具体情况灵活调整用量。

（3）治疗组：在对照组治疗方案基础上，另外给予桃红半蒌汤。组成：桃仁15 g，瓜蒌15 g，半夏9 g，红花15 g，胆南星12 g，陈皮12 g，当归12 g，川芎12 g，党参12 g，茯苓12 g，枳壳12 g，甘草6 g（中药饮片均来源于济南市中医医院中药房）。以上中药加水400 mL，煎汁200 mL，复煎取汁 200 mL，两次药汁混合，分早晚两次温服。

注：试验中若出现恶性心律失常、心肌梗死等危急重症，马上予以急诊处理。

2. 疗程

试验组与对照组疗程均为 4 周。

（二）观察指标

1. 疗效性指标观察

（1）治疗前后中医症状积分、证候总积分和证候疗效的变化。

（2）24 小时动态心电图治疗前后平均心室率的变化情况及转复情况。

（3）心脏彩超治疗前后左房内径和 LVEF 变化情况。

（4）治疗前后分别查血 D－二聚体水平变化。

（5）治疗前后各做 1 次 6 分钟步行距离测试。

2. 安全性指标观察

（1）实验室检查：试验前后各做 1 次血、尿、便常规及肝功能（ALT、AST）、肾功能（Cr、BUN）检查。

（2）不良反应：及时记录试验中出现的不良反应。

（三）疗效判定

1. 疾病疗效判断标准

参照《常见心律失常病因、严重程度及疗效参考标准》《临床疾病诊断依据治愈好转标准》制定。

显效：心悸症状完全消失，阵发性房颤不发或偶发；持续性房颤转复成窦性心律或变为偶发的阵发性房颤，或静息状态下心室率控制在 90 次/分以下。

有效：心悸症状大部分消失，阵发性房颤发作降低 60% 以上；持续性房颤转为阵发性房颤，或静息状态下心室率控制在 100 次/分以下。

无效：不符合显效或有效标准者。

2. 中医证候疗效判定标准

参照《中药新药临床研究指导原则》，以疗效指数为衡量标准。疗效指数＝[（治疗前总积分－治疗后总积分）/治疗前总积分]×100%。

显效：临床症状、体征显著改善，疗效指数≥70%。

有效：临床症状、体征有一定程度的好转，疗效指数≥30%。

无效：临床症状、体征无明显改观，或反见加重，疗效指数<30%。

3. 中医单项症状疗效判定标准

参照《中药新药临床研究指导原则》进行评定。

显效：治疗后症状完全消失或较前明显改善，单项症状积分降低2级。

有效：治疗后症状较前好转，单项症状积分降低1级。

无效：治疗后症状未见明显变化。

4. 6分钟步行试验

参照《6分钟步行试验》制定。治疗前后各进行1次，记录试验中呼吸频率、心率、血压、外周血氧饱和度等数值，并测量6分钟步行距离，进而评定两组的疗效差异。

5. 安全性评价标准

将血、尿、便常规，肝功能、肾功能作为治疗前后安全性评价指标。

1级：安全，无任何不良反应，上述指标检查未见异常。

2级：较为安全，有轻度不良反应，上述指标检查未见异常。

3级：存在安全问题，存在中度不良反应，上述指标检查轻度异常。

4级：出现重度不良反应，上述指标明显异常，需立即终止研究。

（四）统计学方法

所有资料均采用SPSS 25.0统计软件进行处理，根据观察指标和数据的不同，分别选用不同的检验方法。符合正态分布的计量资料采用t检验，以均数±标准差（$\bar{x} \pm s$）表示，计数资料选用卡方检验，等级资料选用秩和检验。以$\alpha = 0.05$为检验水准，$P < 0.05$表示差异有统计学意义，$P < 0.01$表示差异有显著统计学意义。

三、研究结果

（一）基线资料

本研究采用随机分组的方法，最终收集67例符合标准的患者，其中试验组34例，对照组33例，治疗过程中脱落3例（试验组2例、对照组1例，患者因私人问题未能坚持治疗），最终入选患者共64例，试验组和对照组各32例。两组患者治疗前基线资料经χ^2检验、t检验或秩和检验，差异无统计学意义（$P>0.05$），具有可比性，具体如下。

1. 一般资料

（1）年龄：两组患者年龄经 t 检验差异无统计学意义，有可比性（$P>0.05$），见表26-2。

表 26-2 两组年龄基线比较 单位：例

组别	例数	年龄最大值/岁	年龄最小值/岁	平均年龄/岁（$\bar{x}\pm s$）	t	P
试验组	32	80	65	72.28 ±4.15	-0.03	0.976
对照组	32	80	65	72.31 ±4.16		

（2）性别：两组患者性别经 χ^2 检验差异无统计学意义，有可比性（$P>0.05$），见表26-3。

表 26-3 两组性别分布比较 单位：例

组别	例数	男	女	χ^2	P
试验组	32	15（46.88%）	17（53.13%）	0.000	1.000
对照组	32	17（53.13%）	15（46.88%）		

2. 病情资料

（1）病程：两组患者病程经 t 检验差异无统计学意义，有可比性（$P>0.05$），见表26-4。

（2）合并疾病：两组患者合并疾病经 χ^2 检验差异无统计学意义，有可比性（$P>0.05$），见表26-5。

（3）房颤症状分级：两组患者房颤症状分级经 χ^2 检验差异无统计学意义，有可比性（$P>0.05$），见表26-6。

表 26-4 病程分布以及平均病程比较 单位：例

组别	例数	病程分布/年			平均病程/年（$\bar{x}\pm s$）	t	P
		a≤4	4<a<8	a≥8			
试验组	32	10	18	4	5.31 ±2.72	0.834	0.407
对照组	32	12	15	5	4.78 ±2.37		

注：a，指代病程。

表 26-5　两组合并疾病情况比较　　单位：例

组别	例数	冠心病	高血压	糖尿病	脑血管病	高脂血症	χ^2	P
试验组	32	26	22	14	12	13	0.454	0.978
对照组	32	24	23	16	10	14		

表 26-6　房颤症状分级比较　　单位：例

组别	例数	1	2a	2b	3	χ^2	P
试验组	32	0	10	19	3	1.518	0.468
对照组	32	0	11	15	6		

（4）房颤类型：两组患者房颤类型经 χ^2 检验差异无统计学意义，有可比性（$P>0.05$），见表 26-7。

表 26-7　两组房颤类型比较　　单位：例

组别	例数	首次诊断心房颤动	阵发性房颤	持续性房颤	永久性房颤	χ^2	P
试验组	32	3	14	7	8	1.100	0.777
对照组	32	2	18	5	7		

（5）抗凝药物选择：两组患者在抗凝用药选择上经 χ^2 检验差异无统计学意义，有可比性（$P>0.05$），见表 26-8。

表 26-8　抗凝药物选择比较　　单位：例

组别	例数	华法林	利伐沙班	无	χ^2	P
试验组	32	18	9	5	0.261	0.878
对照组	32	16	10	6		

（6）中医证候：两组患者在治疗前中医症状病情分布与中医证候积分分别采用 χ^2 检验及 t 检验，结果示无统计学差异，有可比性（$P>0.05$），见表 26-9。

（7）中医单项症状：两组患者试验前心悸、胸闷、胸痛、呕吐痰涎、口黏、口唇青紫、肢体困重、纳呆脘胀等各项症状经 Wilcoxon 秩和检验 P 值均大于 0.05，具有可比性，见表 26-10。

表 26-9　两组治疗前中医证候比较　　单位：例

组别	例数	轻度	中度	重度	χ^2	P	积分（$\bar{x} \pm s$）	t	P
试验组	32	5	24	3	0.254	0.881	14.22 ± 3.29	−0.594	0.555
对照组	32	4	24	4			14.72 ± 3.45		

表 26-10　试验前中医单项症状比较　　单位：例

症状	试验组				对照组				Z	P
	例数	轻	中	重	例数	轻	中	重		
心悸	32	17	12	3	32	12	15	5	−1.289	0.197
胸闷	29	13	12	4	30	13	13	4	−0.075	0.941
胸痛	27	11	15	1	31	16	14	1	−0.797	0.425
呕吐痰涎	23	10	11	2	28	16	11	1	−1.056	0.291
口黏	28	11	15	2	28	11	16	1	−0.159	0.874
口唇青紫	31	8	20	3	27	11	12	4	−0.708	0.479
肢体困重	24	18	5	1	23	14	7	2	−1.055	0.292
纳呆脘胀	24	14	6	4	23	13	7	3	0.000	1.000

（8）舌苔、脉象：两组患者试验前舌苔、脉象经 χ^2 检验差异无统计学意义，有可比性（$P > 0.05$），见表 26-11。

表 26-11　试验前舌苔及脉象比较　　单位：例

症状	试验组			对照组			χ^2	P
	例数	正常	异常	例数	正常	异常		
舌苔	32	9	23	32	11	21	0.291	0.590
脉象	32	6	26	32	5	27	0.110	0.740

（9）平均心室率：两组患者治疗前平均心室率经 t 检验差异无统计学意义，有可比性（$P > 0.05$），见表 26-12。

表 26-12　两组治疗前平均心室率比较

组别	例数	平均心室率/(次/分)	t	P
试验组	32	100.78 ± 20.03	−0.773	0.442
对照组	32	104.09 ± 13.64		

（10）左房内径：两组患者治疗前左房内径经 t 检验差异无统计学意义，有可比性（$P>0.05$），见表 26–13。

表 26–13　两组治疗前左房内径比较

组别	例数	左房内径/cm	t	P
试验组	32	4.51 ± 0.56	−0.448	0.656
对照组	32	4.57 ± 0.53		

（11）射血分数：两组患者治疗前左室射血分数经 t 检验差异无统计学意义，有可比性（$P>0.05$），见表 26–14。

表 26–14　两组治疗前左室射血分数比较

组别	例数	左室射血分数/%	t	P
试验组	32	52.83 ± 3.84	−0.532	0.517
对照组	32	51.93 ± 3.41		

（12）D－二聚体：两组患者治疗前 D－二聚体经 t 检验差异无统计学意义，有可比性（$P>0.05$），见表 26–15。

表 26–15　两组治疗前 D－二聚体比较

组别	例数	D－二聚体/(mg/mL)	t	P
试验组	32	1.30 ± 0.86	0.080	0.937
对照组	32	1.28 ± 1.04		

（二）疗效性比较

1. 疾病疗效

经 Wilcoxon 秩和检验，试验组和对照组疾病总有效率分别为 87.50% 和 71.88%，两组间比较有统计学意义（$P<0.05$），表明试验组总疗效优于对照组，见表 26–16 及图 26–1。

表 26–16　两组疾病疗效比较　　单位：例

组别	例数	显效	有效	无效	总有效率	Z	P
试验组	32	11	17	4	87.50%	−2.488	0.013
对照组	32	3	20	9	71.88%		

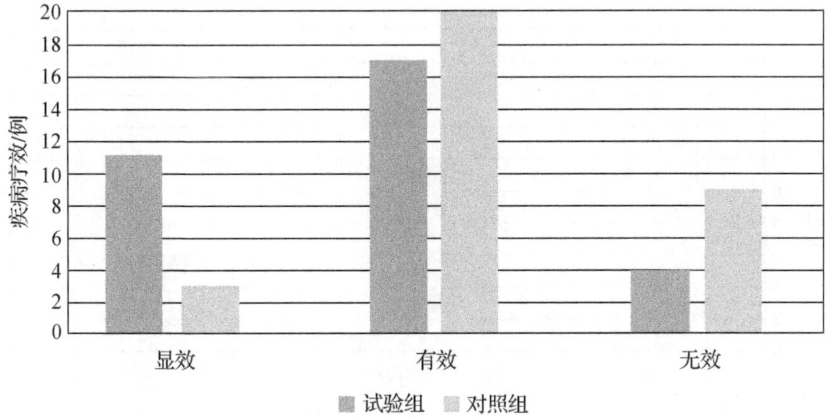

图 26-1　两组疾病疗效比较

2. 中医证候疗效

（1）中医证候积分疗效：经 t 检验，两组治疗后中医证候积分均显著降低（组内 $P<0.01$），组间比较有显著统计学差异（组间 $P<0.01$），表明试验组疗效优于对照组，见表 26-17。

表 26-17　两组治疗后中医证候总积分比较

组别	治疗前总积分	治疗后总积分	组内 P	组间 t	组间 P
试验组	14.22 ± 3.29	5.00 ± 3.41	0.000	-5.068	0.000
对照组	14.72 ± 3.45	9.50 ± 3.69	0.000		

（2）中医证候总疗效：经 Wilcoxon 秩和检验，试验组和对照组中医证候总有效率分别为 81.25% 和 62.50%，两组间比较有显著统计学意义（$P<0.01$），表明试验组总疗效优于对照组，见表 26-18 及图 26-2。

表 26-18　两组治疗后中医证候总疗效比较　　单位：例

组别	例数	显效	有效	无效	总有效率	Z	P
试验组	32	14（43.75%）	12（37.50%）	6（18.75%）	26（81.25%）	-2.646	0.008
对照组	32	4（12.50%）	16（50.00%）	12（37.50%）	20（62.50%）		

（3）中医单项症状疗效：经 Wilcoxon 秩和检验，试验组在改善中医各单项症状上均有优势，其中试验组在心悸、呕吐痰涎、口唇青紫方面疗效优

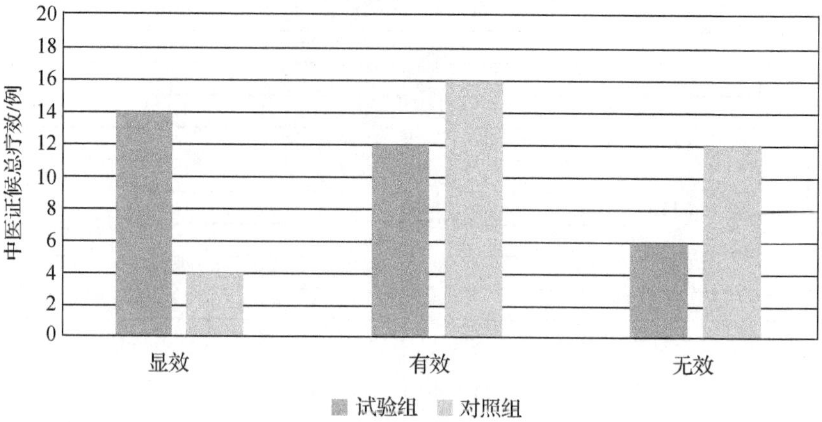

图 26-2　两组治疗后中医证候总疗效比较

于对照组，有显著统计学意义（$P<0.01$），试验组在胸闷、胸痛、口黏、肢体困重、纳呆脘胀方面疗效优于对照组，有统计学意义（$P<0.05$），见表 26-19 及图 26-3。

表 26-19　两组治疗后中医单项症状疗效比较　　单位：例

症状	组别	例数	显效	有效	无效	总有效率	*Z*	*P*
心悸	试验组	32	9	16	7	78.13%	-2.988	0.003
	对照组	32	1	15	16	50.00%		
胸闷	试验组	29	8	13	8	72.41%	-2.415	0.016
	对照组	30	2	12	16	46.67%		
胸痛	试验组	27	8	13	6	77.78%	-2.324	0.020
	对照组	31	1	18	12	61.29%		
呕吐痰涎	试验组	23	6	12	5	78.26%	-2.872	0.004
	对照组	28	3	7	18	35.71%		
口黏	试验组	28	9	14	5	82.14%	-2.472	0.013
	对照组	28	2	15	11	60.71%		
口唇青紫	试验组	31	15	13	3	90.32%	-2.882	0.004
	对照组	27	4	15	8	70.37%		

续表

症状	组别	例数	显效	有效	无效	总有效率	Z	P
肢体困重	试验组	24	1	19	4	83.33%	-2.074	0.038
	对照组	23	1	11	11	52.17%		
纳呆脘胀	试验组	24	8	14	2	91.67%	-2.171	0.030
	对照组	23	2	16	5	78.26%		

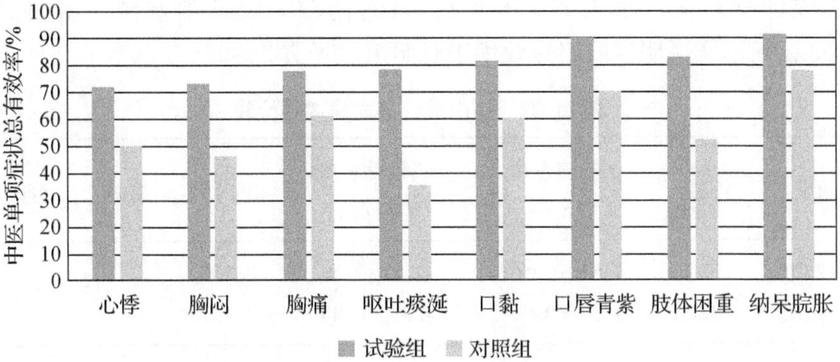

图 26-3　两组治疗后中医单项症状总有效率比较

3. 动态心电图疗效

（1）平均心室率疗效：经 t 检验，两组治疗后平均心室率均显著降低（组内 $P<0.01$），且组间比较有显著统计学差异（组间 $P<0.01$），表明试验组较对照组更有优势，见表 26-20。

（2）转复率疗效：经 χ^2 检验，试验组和对照组转复率分别为 25%、9.38%，两组比较有统计学差异（$P<0.05$），表明试验组疗效优于对照组，见表 26-21。

表 26-20　两组治疗后平均心室率比较

组别	例数	试验前平均心室率/(次/分)	试验后平均心室率/(次/分)	组内 P	组间 t	组间 P
试验组	32	100.78±20.03	81.81±12.24	0.00	-2.728	0.008
对照组	32	104.09±13.64	90.97±14.51	0.00		

表 26-21　两组转复率比较　　单位：例

组别	例数	转复人数	未转复人数	转复率	χ^2	P
试验组	32	8	24	25.00%	4.267	0.039
对照组	32	3	29	9.38%		

4. 心脏彩超疗效

（1）左房内径疗效：经 t 检验，试验组与对照组治疗前后左房内径改变均无统计学意义（组内 $P>0.05$），组间比较无统计学差异（组间 $P>0.05$），尚不能说明试验组疗效优于对照组，见表 26-22。

表 26-22　两组治疗后左房内径比较

组别	例数	试验前左房内径/cm	试验后左房内径/cm	组内 P	组间 t	组间 P
试验组	32	4.51 ±0.56	4.28 ±0.50	0.106	-0.625	0.497
对照组	32	4.57 ±0.53	4.39 ±0.48	0.151		

（2）左室射血分数疗效：经 t 检验，试验组治疗后左室射血分数显著增高（组内 $P<0.01$），对照组治疗前后左室射血分数改变无统计学意义（组内 $P>0.05$），组间比较有统计学差异（组间 $P<0.05$），表明试验组疗效优于对照组，见表 26-23。

表 26-23　两组治疗后左室射血分数比较

组别	例数	试验前 LVEF/%	试验后 LVEF/%	组内 P	组间 t	组间 P
试验组	32	52.83 ±3.84	57.14 ±3.98	0.002	-2.184	0.032
对照组	32	51.93 ±3.41	53.19 ±3.66	0.137		

5. D－二聚体疗效

经 t 检验，试验组治疗后 D－二聚体显著降低（组内 $P<0.01$），对照组治疗后 D－二聚体降低且有统计学意义（组内 $P<0.05$），组间比较有统计学差异（组间 $P<0.05$），表明试验组疗效优于对照组，见表 26-24。

表 26-24　两组治疗后 D－二聚体比较

组别	例数	治疗前 D－二聚体/(mg/mL)	治疗后 D－二聚体/(mg/mL)	组内 P	组间 t	组间 P
试验组	32	1.30±0.86	0.57±0.33	0.000	－2.042	0.045
对照组	32	1.28±1.04	0.82±0.63	0.039		

6. 6 分钟步行试验疗效

经 t 检验，试验组治疗后 6 分钟步行距离显著增加（组内 $P<0.01$），对照组治疗后 6 分钟步行距离增加且有统计学意义（组内 $P<0.05$），组间比较有显著统计学差异（组间 $P<0.01$），表明试验组疗效优于对照组，见表 26-25。

表 26-25　两组治疗后 6 分钟步行距离比较

组别	例数	治疗前/cm	治疗后/cm	组内 P	组间 t	组间 P
试验组	32	307.93±20.27	342.99±29.38	0.000	3.159	0.002
对照组	32	309.34±16.45	321.81±23.99	0.018		

（三）安全性比较

1. 血、尿、便常规

各组治疗前后血、尿、便常规均未出现异常，见表 26-26。

表 26-26　两组治疗前后血、尿、便常规比较　　单位：例

指标	例数（试验组）	试验前		试验后		例数（对照组）	试验前		试验后	
		正常	异常	正常	异常		正常	异常	正常	异常
血常规	32	32	0	32	0	32	32	0	32	0
尿常规	32	32	0	32	0	32	32	0	32	0
便常规	32	32	0	32	0	32	32	0	32	0

2. 肝功能、肾功能

整个试验过程中，各组肝功能、肾功能指标未见异常。经 t 检验，治疗前后无明显变化（$P>0.05$），说明两组药物安全性均较好，见表 26-27。

表 26-27　两组治疗前后及组间肝功能、肾功能比较（$\bar{x} \pm s$）

指标	试验组		对照组	
	治疗前	治疗后	治疗前	治疗后
AST/(U/L)	27.05 ± 4.53	26.53 ± 4.85	29.39 ± 4.68	29.18 ± 4.27
ALT/(U/L)	31.46 ± 3.98	29.74 ± 4.35	27.83 ± 5.45	27.35 ± 6.47
Cr/(μmol/L)	67.41 ± 8.95	69.37 ± 9.51	66.27 ± 10.28	68.10 ± 10.56
BUN/(mmol/L)	5.38 ± 1.63	4.86 ± 1.34	5.21 ± 1.48	4.98 ± 1.59

四、讨论

（一）中医对心房颤动的认识

1. 病名沿革

在中医学中，并无心房颤动病名。根据患者临床中常见的心中悸动不安、甚则不能自主的特点，将其归属于“心悸”“怔忡”的范畴。最早谈及心悸相关理论的是《黄帝内经》，该书虽未涉及“心悸”“惊悸”“怔忡”等字眼，但其中“惊”“惕”“惊骇”“惊狂”等与心悸症状相对应，如《素问·举痛论》曰：“惊则心无所倚，神无所归，虑无所定，故气乱矣。”东汉张仲景首次提出“惊悸”一词，指出“寸口脉动而弱，动即为惊，弱则为悸”，一直被后人沿用。宋代王衮在《博济方》中首言“怔忡”，曰：“胸膈痞满……心多怔忡。”明清时代医学体系高度成熟，对于心悸的命名已非常规范化，文献中往往只见“惊悸”与“怔忡”，并且许多医家都将两者列在一门中进行论述，如清代刘默在《证治百问·惊悸怔忡健忘》中曰“悸者，恐怯之谓”“盖怔忡者，心中有如物撞”。

2. 病因病机的认识

《黄帝内经》对心悸的病因有一定的阐发，明确指出的有猝受惊恐、心脉不畅、宗气外泄等。其后历代医家多有论述，理论不断完善。《金匮要略》曰“食少饮多，水停心下，甚者为悸”，认为水饮停聚心下，扰乱心神可导致心悸的发生。《诸病源候论》言“风惊悸者，由体虚，心气不足，心之府为风邪所乘，或恐惧忧迫，令人气虚”，认为正虚风邪乘虚而入为病机之关键。金元时期，名家辈出，丰富了心悸的理论体系，其中朱丹溪独倡痰与虚致病说，如《丹溪心法》曰："怔忡者血虚，怔忡无时，血少者多，有思虑便动属虚，时作时止者，痰因火动。"刘完素在《素问玄机原病式》中提出水衰火旺为惊悸的主要病理改变。明张景岳开创了阴虚致悸的先河，曰"怔忡之病……此证惟阴虚劳损之人乃有之"。清代王清任《医林改错》血府逐瘀汤目下曰："心跳、心悸，用归脾安神等方不效，用此方百发百中。"提示了久病血瘀脉络是心悸发展到一定时期的主要矛盾，创立了活血化瘀法治疗心悸的理论。

综上，心悸的病因有外感邪气、饮食不节、情志不遂、禀赋不足等。其病位在心，病机为气血阴阳虚损，心神失养，或痰、饮、火、瘀等实邪痹阻心脉，扰乱心神，而致心悸。

3. 中医房颤的辨证论治

心悸的辨治当审证求因，追根溯源，历代医家多有著述。

（1）经典古方：张仲景在《伤寒杂病论》中条分缕析，详述了太阳病误汗、误下后正气亏损，心无所主而致悸的情况，列出了桂枝甘草汤、真武汤等验方，如"太阳病发汗，汗出不解，其人仍发热，心下悸，头眩，身瞤动，振振欲擗地者，真武汤主之""伤寒二三日，心中悸而烦者，小建中汤主之""伤寒厥而心下悸，宜先治水，当服茯苓甘草汤"。另外，心悸作为或然证出现于小柴胡汤、四逆散条文中，分别为少阳枢机不利、少阴阳气郁遏所致，又为临床辨治心悸提供了不一样的思路。《肘后备急方》独辟蹊径地提到了心悸的食疗方法，如"白雄鸡一头（治如食），真珠四两（切），薤白四两，以水三升，煮取二升。宿勿食，旦悉食鸡等及饮汁尽"。《千金要方》提出了伏邪致悸的理论，治疗上善用风药，创防风丸、大远志丸、大定心汤、镇心汤等方剂，为后世留下了宝贵的财富。

（2）经典古方的现代研究：中医典籍浩如烟海，从中搜寻经典方剂并加以发掘利用意义重大。文鸿旭运用炙甘草汤治疗慢性心房颤动，与美托洛尔组进行比对，发现心排血量、左室射血分数及治疗总有效率明显提高。张玉华等指出，血府逐瘀汤广泛应用于心血管疾病，其微观机制有调节血脂分布与代谢，防止动脉粥样硬化，改善内皮细胞功能，增加冠状动脉血流量，缓解心肌细胞缺血，保护心肌细胞免受损伤等。王海成观察补阳还五汤治疗气虚血瘀型老年阵发性房颤的效果，发现患者的病情和症状均有明显的改善。

（3）现代名医经验：现代医家在勤求古训的基础上，提出了自己独到的见解，丰富与完善了心悸病的理论体系，留下了宝贵的学术财富。

王阶教授认为房颤以气、阳亏损为本，以痰浊、水饮、瘀血为标。治疗上以温阳、补气、化痰、活血为主，同时，亦十分重视补肾法的应用，强调辨证施治。心气不足者治以桂枝加龙骨牡蛎汤，心阳不振者治以保元汤，水饮内停者治以五苓散，痰浊内蕴者治以温胆汤，每获良效。名中医丁书文教授认为房颤的核心病机是全身（尤其心脏局部）的气血阴阳失调，进而产生阳亢、火旺、痰湿、痰热等病理因素，扰乱心脉。治疗上阴虚火旺型采用当归六黄汤合酸枣仁汤加减，气阴两虚型采用炙甘草汤合黄芪生脉散加减，痰热扰心型采用黄连温胆汤加减。徐承秋教授指出房颤以心肾阴虚、虚热内盛为主要病理特点，日久易形成瘀血，终致瘀热互结。治疗应以养阴清热为先，多采用增液汤、生脉散和三甲复脉汤加减，同时适当佐以活血化瘀之品。徐浩教授认为房颤应从“内风”进行论治，房颤心率增快及心房肌颤动与风性主动特性相契合，房颤之时发时止与风性善行而数变之性相似，治疗上应着重平肝息风。

（4）自拟方：许多医家不拘泥于古方，结合多年临床经验自创方剂，多能取得满意效果。张艳教授认为房颤的病机为气阴两虚，因此自拟益气养阴之定心汤，其药物组成为丹参 30 g，生地黄 30 g，麦冬 20 g，黄芪 25 g，炙甘草 15 g，酸枣仁 25 g，生龙骨 30 g，煅牡蛎 30 g。经临床观察，定心汤在心室率及血脂控制上明显优于西药对照组。戴梅等运用首都名医魏执真教授自拟方清凉滋补调脉汤治疗阵发性房颤，发现其临床疗效与胺碘酮比较无显著性差异，但在改善心悸、胸闷、气短、头晕、乏力、口干等症状的效果上优于胺碘酮。樊瑞红教授以“心不补则火不能熄，补心而又加去火药则得生矣”为理论依据，自拟调律汤治疗阵发性房颤，临床应用屡试不爽。

（5）中成药：治疗房颤常用的中成药有参松养心胶囊、稳心颗粒、宁心宝胶囊、复方血栓通胶囊、定心颗粒、通心络胶囊等。一项对于参松养心胶囊疗效与安全性评价的 Meta 分析表明，参松养心胶囊合用西药治疗阵发性房颤的疾病总有效率优于纯粹西药治疗，对房颤发作频率、心脏结构、心电图及运动耐量等均有明显改善，应该进行推广。研究证实，参松养心胶囊可能通过与离子通道上的特异蛋白相结合，降低心肌细胞的自律性，并延长动作电位持续时间，干扰折返冲动，最终实现与胺碘酮类似的治疗房颤的作用。王联德运用胺碘酮结合宁心宝胶囊治疗阵发性房颤，发现其较单用胺碘酮更能提高房颤患者转复率，提示了宁心宝胶囊的应用价值。

（6）针刺：针刺通过多因素、多层次、多方位的调节而纠正心律失常，可能依赖于神经通路的信息传递、细胞内信号的转导及基因表达或心脏局部的调节等。许宏珂等研究发现针刺治疗组较胺碘酮对照组房颤转复率更高，在改善症状方面更具优势。

（7）中药针剂：近年来中药针剂发展迅速，李建光等发现生脉注射液治疗快速型房颤安全有效，极具临床应用价值。徐云校等指出，参麦注射液治疗多种原因引起的房颤效果满意，且不良反应少，值得临床推广。有文献称，房颤时在西医转复基础上加用参附注射液可以提高转复成功率，缩短转复时间。

（8）其他：范祖成应用心理治疗结合营养支持疗法治疗房颤取得了满意的疗效；杨志新等通过长期实验认为，心安宁滴鼻剂治疗持续性房颤可以避免肝肠首过效应，方便快捷，且见效神速；陈力等发现穴位埋线可以控制房颤心室率及其发作次数，且对患者的症状有显著改善作用。

（二）西医对心房颤动的研究

1. 房颤的病因和发病机制

房颤是指心房丧失规则有序的电活动，反而以快速无序的颤动波代之，是心房电活动紊乱的最严重类型。房颤多在肥胖、遗传、手术、饮酒等危险因素作用下，因其他疾病发展而来，包括心衰、冠心病、高血压、先天性心脏病、心脏瓣膜病、甲状腺功能亢进症、慢性阻塞性肺疾病等。目前机制尚未完全明确，一般认为是多种机制共同作用导致心房结构或功能异常，继而引发电生理、收缩功能和结构紊乱，并引起异常激动的形成与传播而产生。房颤的发生需要两点，一者，触发活动引起局灶性异位放电和形成折返环路；二者，通过缩短心房的不应期、减慢传导和单向传导阻滞来维持。目前房颤的机制主要有多子波假说、异位局灶触发机制、自主神经机制、心房重构机制、遗传机制等，它们并非彼此对立，都能合理解释房颤的发生原理。

2. 房颤的治疗

房颤的治疗强调综合管理，提倡在治疗原发疾病和诱因的基础上，积极施行抗凝、控制心室率、转复和维持窦性心律等处理措施。

（1）抗凝治疗：鉴于房颤容易并发血栓栓塞，抗凝治疗至关重要。欧洲心脏病学会发布的指南推荐瓣膜性房颤患者均口服华法林抗凝，非瓣膜性房颤患者在综合评估卒中风险与抗凝出血风险的基础上，选择性启动抗凝措施。华法林可使房颤卒中的风险降低 64%，但治疗窗窄，且疗效受食物、药物影响明显，出血风险高，给患者带来极大困扰。新型抗凝药克服了华法林的诸多不足，如有研究表明，达比加群酯与华法林相比，在出血风险、脑卒中发生率、血栓栓塞发生率等方面均明显下降。另外，左心耳封堵术作为新的治疗方法正蓬勃发展，为房颤的抗凝治疗提供了新的思路。

（2）控制心室率：长期快速而无规律的心室率会引起心脏结构的改变与心功能的损伤，对患者的生命健康产生极大危害，因此控制心室率在房颤的治疗中占据极重要的地位。指南推荐，对于无症状的房颤患者，控制目标为静息心室率 <110 次/分；症状严重甚至出现心动过速心肌病者，调整控制目标为静息心室率 <80 次/分。目前多采用 β 受体阻滞剂、钙通道阻滞剂、地高辛等来控制心室率。

（3）转复和维持窦性心律

1）电复律：部分房颤患者可自行终止而恢复窦性心律，但绝大多数需电复律或药物复律。对于血流动力学不稳定者首选电复律，血流动力学稳定者可行药物复律后再予电复律。电复律主要包括经胸体外电复律、经静脉心腔内导管电复律等，前者为传统的直流电方式，成功率相对较低，只有 5%~50%；后者技术先进，成功率高，对于阵发性房颤的有效率可达 92%~100%。

2）药物治疗：转复窦性心律后，仍需口服抗心律失常药以维持窦性心律。复律常用药物有氟卡尼、普罗帕酮、胺碘酮、伊布利特、多非利特等，维持窦性心律常用药物有胺碘酮、多非利特、普罗帕酮、索他洛尔、决奈达隆等。指南推荐，无器质性心脏病及心衰患者可选用普罗帕酮；合并器质性心脏病或心衰患者可选用胺碘酮或多非利特；无论有无器质性心脏病还是心功能不全，均可静脉应用胺碘酮。

（4）导管射频消融术：随着对房颤认识的逐步深入及科技水平的不断提高，导管消融术已愈发成熟。对于症状明显但药物治疗无效的阵发性房颤患者，导管消融可考虑作为一线治疗；对于病史短暂、药物治疗无效且无明显心脏器质性改变的持续性房颤患者或 LVEF 降低且症状较明显的心衰合并房颤患者，亦可行导管消融术。文献指出，导管消融术能显著降低房颤患者的卒中率和死亡率。虽然导管消融术给患者带来了莫大的福音，但终究属于有创方法，存在其不足和局限性，仍需不断摸索与完善。

（5）迷宫手术：外科迷宫手术为最具代表性的微创手术，具有简单、安全、高效的特点。但是此类手术难度较大，其成败与术者临床经验及相关技术密切相关，目前仍难以推广。

（三）桃红半蒌汤治疗老年房颤方药分析

1. 立法思想——祛瘀化痰为治疗大法

王肯堂《证治准绳》言“其停饮者，由水停心下，心为火而恶水，水既内停，心不自安，故为悸也”，李用粹《证治汇补》云“心血一虚，神气失守，神去则舍空，舍空则郁而停痰，痰居心位，此惊悸之所以肇端也”，朱丹溪《丹溪心法》曰“惊悸病本为心虚，在惊为痰，在悸为饮”，均指出了痰饮会导致心悸的发生。而王清任在《医林改错》中提出了瘀血是房颤的重要病机的观点。更有《医学正传》言“津液稠黏，为痰为饮，积久渗入脉中，血为之浊”，《血证论》曰“痰水之壅，由瘀血使然”，阐释了痰瘀相关、相互转化的特点，痰阻则生瘀，血瘀亦酿痰。综上，古代医家对于痰瘀导致心悸及痰瘀关系的散在论述对后世医家产生了深远影响，推动了痰瘀互结证的提出。

痰、瘀是体内常见的病理产物，往往产生于疾病过程中，又会反过来作用于人体，使病情加重。痰为痰饮之稠浊者，痰饮是由水液代谢失常形成的，可因情志不遂、饮食不节、感受外邪等引起。其产生与肺、脾、肾、肝、三焦功能失常密切相关：肺居上焦，主宣发肃降，敷布津液，若肺脏不利，则津液失布而聚为痰饮；脾居中焦，主运化水液，若脾虚不运，则湿聚为痰；肾居下焦，主气化水液，若肾阳不足，水液失于蒸化，水湿泛滥，则酿生痰饮；肝主疏泄气机，肝气郁滞，气不布津，亦化为痰饮；三焦主司全身气化，为水液运行之道路，若三焦功能异常，则水液停积而为痰。瘀是指血液运行失畅甚至瘀而不通的病理状态，可由气血阴阳亏虚、气机郁滞、寒凝经脉、热邪灼津等导致。因心主血脉，肺主治节，脾主统血，肝主藏血，故其产生与心、肺、肝、脾四脏密切相关。此外，痰、瘀每易互化，痰可随气流行全身，若阻滞于经络，每使气血运行不畅而形成瘀血；反之，瘀血亦会使气机阻滞，减弱气对津液的推动与调控作用，加重津液的代谢障碍，从而化生痰浊。如此痰瘀互结于脉道，相互兼夹，使疾病缠绵难愈。

林钟香教授指出，很多顽固性心律失常可从痰瘀互结着手，临床提倡痰瘀同治。陈可冀教授根据多年临床经验总结出房颤应从“虚、瘀、痰、火”论治，由虚致瘀化痰为房颤的主要病机演变。上述医家均指出了痰瘀互结证在房颤中的重要地位。老年人年高气衰，基础疾病多，正气不足，每易产生痰、瘀等病理产物，因此老年人痰瘀互结证型房颤发生率更高，且多为本虚标实之证。正虚会形成痰、瘀，反之，痰、瘀为实邪，每易耗伤正气。如此邪实正虚相互影响，导致病情循环往复，如环无端。

《黄帝内经素问·至真要大论》曰“实者泻之”“结者散之”，痰、瘀为有形之邪，留积于体内而不去，治应以消散为主，故以祛瘀化痰为总的治疗原则。冯晓敬教授根据本病的基本病机并结合多年的临床经验，由血府逐瘀汤合二陈汤化裁，拟桃红半蒌汤为经验方治疗痰瘀互结证型老年房颤。

2. 方药组成

君药：桃仁 15 g，瓜蒌 15 g；臣药：半夏 9 g，红花 15 g，胆南星 12 g，陈皮 12 g，当归 12 g，川芎 12 g；佐药：党参 12 g，茯苓 12 g，枳壳 12 g；使药：甘草 6 g。

3. 单味中药功效及药理作用

桃仁：苦，平。归心、肝、肺、大肠经。功善活血化瘀、润肠通便。《本草经解》曰：“桃仁甘以和血，苦以散结，则瘀者化，闭者通，而积者消矣。”研究表明，桃仁水提醇沉制剂具有很好的扩血管作用，可以显著提高动脉血流量，降低血管阻力。朱萱萱等发现，桃仁中的提取物（以桃仁水提物、桃仁苦杏仁苷、桃仁脂肪油为代表）均可以不同程度地抑制 ADP 诱导的血小板聚集。此外，桃仁还有改善血液流变学及抗心肌缺血的作用。

瓜蒌：甘、微苦，寒。归肺、胃、大肠经。功善清肺化痰、利气宽胸、导痰浊下行而散结。《本草经集注》曰：“主胸痹，悦泽人面。”叶天士言：“甘寒之性，能解阳邪，所以主伤寒阳邪结胸也。”研究指出，瓜蒌皮提取物能显著提高低密度脂蛋白诱导的大鼠血清一氧化氮水平，降低二甲基精氨酸水平，具有保护血管内皮的作用。同时，瓜蒌皮提取物还可以抑制同型半胱氨酸所诱导的大鼠的动脉粥样硬化。此外，还具有抗肿瘤、降血脂、降血糖等作用。

半夏：辛，温，有毒。归脾、胃、肺经。为燥湿化痰之良药，多用于脏腑湿痰。尤善燥化中焦痰湿并助脾胃运化。《神农本草经》曰：“主伤寒，寒热，心下坚，下气，喉咽肿痛，头眩胸胀，咳逆肠鸣，止汗。”研究表明，半夏可通过增加超氧化物歧化酶活力、降低丙二醛及 β－半乳糖苷酶水平而抗动脉粥样硬化。此外，半夏抗心律失常作用突出，使用半夏浸剂治疗室性期前收缩模型犬，有效率高达 97.5%。

红花：辛，温。归心、肝经。具有活血祛瘀、通经的功效。《雷公炮制药性解》曰："逐腹中恶血而补血虚。除产后败血而止血晕，疗跌仆损伤，疮毒肿胀……"黄元御谓其"专行血瘀，最止腹痛"。药理研究证实，红花能使凝血时间、凝血酶原时间延长，并对抗血小板聚集，使血小板微血栓、脑循环障碍等得到显著改善。陈沫等研究发现，红花黄色素注射液能显著降低高脂血症大鼠血清低密度脂蛋白水平，升高高密度脂蛋白水平，具有明显的调节血脂作用。

胆南星：苦、微辛，凉。归肺、肝、脾经。功善清热化痰、息风定惊。可化湿痰，更善祛风痰。多用于治疗痰热咳嗽、中风痰迷、癫狂惊痫等。《本草从新》曰："治惊痫风眩……破结下气，利水堕胎，性更烈于半夏。"现代药理研究证实，胆南星具有很好的清热、抗氧化、抗惊厥、抗炎镇痛等作用。

陈皮：辛、苦，温。归脾、肺经。功善理气健脾、燥湿化痰。为治疗痰湿兼见气滞的常用药。因入肺走胸，辛行温通，故尤善通痹而治胸痹。《药性论》曰："清痰涎，开胃。治上气咳嗽，主气痢，破癥瘕痃癖，治胸膈间气。"研究表明，陈皮的有效成分黄酮化合物具有较强的抑制有机自由基DPPH和羟自由基的作用，且随着浓度的增加，其抗氧化活性逐渐增强。此外，陈皮还可以抗动脉粥样硬化，抗心肌细胞凋亡并防止心肌细胞损伤。

当归：甘、辛，温。归心、肝、脾经。长于补血，为补血之圣药。既能活血又能补血，血虚、血瘀有寒者尤宜用之。《名医别录》曰："主温中，止痛，除客血内塞，中风痉，汗不出，湿痹，中恶，客气虚冷，补五脏，生肌肉。"文献指出，当归及其成分（阿魏酸）可以有效抑制脂质沉积于血管壁而抗动脉粥样硬化，并可抵抗诱导剂引起的血小板释放与聚集；当归挥发油可以拮抗血小板所释放的TXA2而扩张血管，并显著抑制心肌兴奋性，对乙酰胆碱、肾上腺素等引起的心律失常有一定作用。

川芎：辛，温。归肝、胆、心包经。既能活血祛瘀，又能理气通滞，为"血中气药"，是治疗气滞血瘀诸痛证的要药。并能祛风止痛，治疗头痛多选用之。《神农本草经》曰："主中风入脑，头痛，寒痹，筋挛，缓急，金创，妇人血闭，无子。"贾彩霞等指出，川芎可通过延缓细胞凋亡、抑制炎症过程、提高血管收缩力等来改善心功能，从而治疗心力衰竭。此外，还可以抑制血栓的形成，舒张血管平滑肌，增强心肌收缩力。

党参：甘，平。归脾、肺经。具有健脾益肺、养血生津之功效，主治咳嗽虚喘、心悸气短、内热消渴等疾病，临床应用广泛，实为气血双补之良药。《本草从新》言："补中益气，和脾胃，除烦渴。中气微虚，用以调补，甚为平妥。"研究表明，党参能显著增强心肌的收缩和舒张功能，并促进心肌缺血/再灌注模型大鼠心排血量、冠状动脉流量及心率等的恢复。另有实验证明，党参提取物具有明显改善血脂和抗氧化的作用。

茯苓：甘、淡，平。归心、肺、脾、肾经。本药健脾利水，攻而兼补，为消肿利水之要药。宁心之力亦十分显著，痰饮及气血不足之心悸尤宜选用。李中梓曰："主补脾气，利小便，止烦渴，定惊悸，久服延年。"现代药理研究证实，茯苓可以改善慢性心力衰竭大鼠尿潴留和心脏功能。茯苓素具有醛固酮受体拮抗剂样作用，因而发挥利尿功效。

枳壳：苦、辛、酸，微寒。归脾、胃经。功善理气宽胸、行气消胀。主治胸胁气滞、胀满疼痛、食积不化、痰饮内停等症。《本草便读》曰："利膈宽胸，辛苦性寒破气滞，行痰逐水，和中化食入阳明。"文献指出，枳壳有效成分可以间接促进 β－肾上腺素的分泌，从而增加心排血量和外周阻力，升高血压。此外，还具有改善血脂水平、防止动脉粥样硬化的作用。

甘草：甘，平。归心、肺、脾、胃经。功善益气复脉、补益心气，常用于心气不足之心悸气短诸证。此外，尚能缓和药性，有调和百药之功。《长沙药解》曰："备冲和之正味，秉淳厚之良资，入金木两家之界，归水火二气之间，培植中州，养育四旁，交媾精神之妙药，调济气血之灵丹。"现代药理研究证实，甘草具有抗氧化、保护神经、降糖、降胆固醇等作用。

4. 组方配伍特点

桃仁入心经，功善活血化瘀；瓜蒌化痰之力显著，亦专宽胸理气，《本草思辨录》曰"瓜蒌实之长，在导痰浊下行，故结胸胸痹，非此不治"，上两味合用以除痰瘀之致病因素，为君药。半夏、胆南星、陈皮助君药化痰之力，且陈皮有健脾之功，使脾健则痰自化，《神农本草经》云"陈皮主瘕热逆气，利水谷"；红花、当归、川芎活血化瘀，以加强桃仁的作用，且当归入心经，为血药，可补血以防耗血之弊，川芎又能理气，有助痰瘀之化，正所谓气化则湿亦化，气行则血行，以上诸药共用为臣。党参、茯苓益气健脾，一者以防诸理气药、活血药破气之虞；二者以治老年人气虚之本，且茯苓利水宁心，为治痰饮心悸之要药；枳壳理气宽胸，配伍瓜蒌、陈皮则效益彰，上三味是为佐药。甘草调和诸药并增强补气化痰之功，用以为使。

本方配伍特点：①标本同治，攻补兼施。既治痰瘀之标，又治气虚之本，使攻邪而不伤正，扶正而不恋邪。②气血同治，活血行气并用，既行血分之瘀，又解气分之郁。③祛瘀养血同施，俾旧血去而新血生，畅达一身之血而无后顾之忧。④清温并用。因痰、瘀为阴邪，整方以温热药物居多，如半夏、陈皮、川芎、当归等，又配伍瓜蒌、枳壳性偏寒之品，以制药性之偏，防止热性太过反耗伤气阴。纵观整方，配伍精当，寓攻于补，多管齐下，共奏祛瘀化痰之功。

（四）6 分钟步行试验

6 分钟步行试验起源于美国，是目前应用较广泛的次极量运动试验。起初主要用于肺功能的测量，现已逐渐拓展至对心功能的评价，尤其适用于老年人。惠海鹏等研究发现，对于心功能不全患者，6 分钟步行试验简便、无创、安全、重复性良好，具有很强的可行性和极高的临床应用价值。试验前让患者做好准备，充分休息，穿适合行走的鞋，准备好平时走路所需的辅助用具（如拐杖、助行器等）。试验开始后，令患者沿 50 米道路尽可能快地行走，时间为 6 分钟，并于试验前后分别测量患者的血压、心率、呼吸频率、血氧饱和度等。若 1 个月内有不稳定型心绞痛或心肌梗死病史，应禁止进行运动。

（五）疗效分析

1. 疾病疗效

试验组疾病疗效总有效率为 87.50%，对照组总有效率为 71.88%，说明两组经过治疗后均有不错的效果。两组间比较 $P<0.05$，说明试验组疗效较对照组更好，治疗方式更佳。

2. 中医证候疗效

试验组治疗前中医证候总积分为 14.22 ±3.29，治疗后总积分为 5.00 ±3.41，组内 $P<0.01$。对照组治疗前中医证候总积分为 14.72 ±3.45，治疗后总积分为 9.50 ±3.69，组内 $P<0.01$。两组间比较 $P<0.01$。说明两组治疗前后中医证候积分均有明显改善，治疗组相较对照组更具优势。

试验组中医证候总有效率为 81.25%，其中显效率为 43.75%，有效率为 37.50%，无效率为 18.75%，对照组中医证候总有效率为 62.50%，其中显效率为 12.50%，有效率为 50.00%，无效率为 37.50%，两组间比较 $P<0.01$。说明两组均可以明显改善中医证候积分，且试验组相对于对照组具有

显著的优势，体现了桃红半蒌汤的效力。

试验组在所有症状疗效上均优于对照组，体现了较高的价值。其中心悸、呕吐痰涎、口唇青紫方面疗效显著优于对照组（$P<0.01$），胸闷、胸痛、口黏、肢体困重、纳呆脘胀方面疗效优于对照组（$P<0.05$）。

3. 动态心电图疗效

试验组治疗前平均心室率为（100.78 ± 20.03）次/分，治疗后平均心室率为（81.81 ± 12.24）次/分，组内 $P<0.01$，对照组治疗前平均心室率为（104.09 ± 13.64）次/分，治疗后平均心室率为（90.97 ± 14.51）次/分，组内 $P<0.01$，两组间比较 $P<0.01$。说明两组均能显著降低心室率，并且试验组相对于对照组效果更佳。

试验组转复人数为 8 人，转复率为 25%，对照组转复人数为 3 人，转复率为 9.38%，两组间比较 $P<0.05$，说明试验组在转复率上更优。

4. 心脏彩超疗效

试验组治疗前左房内径为（4.51 ± 0.56）cm，治疗后为（4.28 ± 0.50）cm，组内 $P>0.05$，对照组治疗前左房内径为（4.57 ± 0.53）cm，治疗后为（4.39 ± 0.48）cm，组内 $P>0.05$，两组间比较 $P>0.05$。说明两组治疗前后在降低左房内径上均无统计学意义，尚不能认为试验组疗效优于对照组。

试验组治疗前左室射血分数为（52.83 ± 3.84）%，治疗后为（57.14 ± 3.98）%，组内 $P<0.01$，对照组治疗前左室射血分数为（51.93 ± 3.41）%，治疗后为（53.19 ± 3.66）%，组内 $P>0.05$，两组间比较 $P<0.05$。说明试验组可以显著增加左室射血分数，改善射血功能，而对照组无明显效果，试验组相较于对照组更具优势。

5. D－二聚体疗效

试验组治疗前 D－二聚体为（1.30 ± 0.86）mg/mL，治疗后为（0.57 ± 0.33）mg/mL，组内 $P<0.01$；对照组治疗前 D－二聚体为（1.28 ± 1.04）mg/mL，治疗后为（0.82 ± 0.63）mg/mL，组内 $P<0.05$，两组间比较 $P<0.05$。说明试验组可以显著降低 D－二聚体水平，对照组可以降低 D－二聚体水平，且试验组较对照组更具优势，更能改善房颤患者的高凝状态。

6. 6 分钟步行试验疗效

试验组治疗前 6 分钟步行距离为（307.93 ± 20.27）米，治疗后为（342.99 ± 29.38）米，组内 $P<0.01$；对照组治疗前 6 分钟步行距离为

(309.34 ± 16.45) 米，治疗后为 (321.81 ± 23.99) 米，组内 $P < 0.05$，两组间比较 $P < 0.01$。说明试验组 6 分钟步行距离得到显著改善，对照组 6 分钟步行距离得到改善，且试验组较对照组更有优势，证明了桃红半萎汤可以提高患者运动耐量。

（六）安全性分析

两组治疗前后血、尿、便常规，以及肝功能（AST、ALT）、肾功能（Cr、BUN）均未发现异常，试验过程中未出现严重不良反应，说明两组药物均具有较好的安全性。本研究的安全性等级为 1 级。

第二十七章　桂蒌定心汤治疗快速型心房颤动的临床研究

房颤是一种临床常见的非良性心律失常，过快的心室率可引起血流动力学异常，出现低血压、心绞痛、心力衰竭及心动过速性心肌病。房颤使脑卒中风险增加 5 倍，由此致脑卒中死亡风险增加了 2 倍。Framingham 通过研究证实房颤可使患者死亡率增加 2 倍。西医对于房颤的治疗主要包括抗凝、控制心室率、转复心律、导管射频消融、微创手术等。传统抗凝药物出血风险高，治疗窗口窄，需要常规监测凝血指标，且易受食物和药物影响，因此患者依从性差，虽然新型抗凝药的研究颇有成效，但价格不菲使其应用受限；控制心室率及转复心律的药物本身就有致心律失常及非心血管毒性作用；目前对房颤发病机制的认识局限，使导管射频消融治疗效果大打折扣；微创手术需要依靠丰富的个人经验及先进的技术支持，目前推广困难。由此防治房颤成为 21 世纪一大挑战。

房颤属于中医心系疾病中的“心悸”“怔忡”范畴。心悸虽属心系疾病，但心悸的发病与五脏都有着密切关系。根据中医传统五行学说，脾属土为心火之子，心属火为脾土之母，临床疾病发生多由母病及子或子病及母，若戊土劳伤，纳运失司，精微化生不及，生血乏源；水谷不化而为浑水浊津，日久胶结作痰；痰饮阻于脉络，气血不畅，停而成瘀，痰瘀痹阻心脉，则发为心悸。而湿为阴邪，易伐伤阳气，虚耗心阳，心阳不振，气化无力，无法鼓动气血运行，致使气血凝滞瘀结，痰瘀反之也会阻滞气机，气不行则湿不化，如环无端，往复不休，出现心慌、胸闷、畏寒等症状。综上所述，痰瘀互结兼心阳不振证的房颤患者在临床上较为常见。

冯晓敬教授从事心血管领域工作 30 余年，具有坚实的理论基础、丰富的临床经验，对快速型房颤的中医诊疗研究深入。她认为本病的病机跟痰瘀互结、日久导致心阳不振有关，故治疗以活血化瘀、祛痰定悸、温通心阳为主。冯晓敬教授结合中医经典方药理论及自身临床经验，对桂枝甘草龙骨牡蛎汤与瓜蒌薤白半夏汤进行加减，自成桂蒌定心汤，效果显著。为密切观察本方改善患者病证不适的疗效，消弭西药所生之不良反应，遂决定进行临床观察研究，希望为本病提供一种切实有效的治疗方法。

一、临床资料

（一）病例入组分布

病例入组分布见表27-1。

表27-1　病例入组分布　　单位：例

试验组			对照组			合计		
入选	意向性治疗	遵循研究方案治疗	入选	意向性治疗	遵循研究方案治疗	入选	意向性治疗	遵循研究方案治疗
33	33	30	32	32	30	65	65	60

（二）病例脱落原因

病例脱落原因分布见表27-2。

表27-2　病例脱落原因

	治疗组	对照组	合计
失访/剔除	1/2	1/1	2/3

二、病例选择标准

（一）西医诊断标准

1. 快速型房颤心电图诊断标准

P波消失；心室搏动率完全不规则；在各导联中基线为不规则低振幅波动，系大小不同、形态各异、间隔不均的f波，其频率为350～600次/分。心室率>100次/分。

2. 房颤相关症状分级诊断标准

参照《2016 ESC房颤管理指南精要（106）》关于房颤相关症状的分级（EHRA评分）。

（1）EHRA1：无任何症状。

（2）EHRA2a：症状轻，日常生活不受影响。

（3）EHRA2b：症状中，日常生活不受限，但受房颤症状影响。

（4）EHRA3：症状重，日常生活受限。

（5）EHRA4：症状致残，无法正常生活。

（二）中医诊断标准

主症：心慌，胸闷如窒，胸刺痛。

次症：畏寒肢冷，呕吐痰涎，身体困重，失眠。

舌象：舌质紫暗边有瘀点，苔白或腻。

脉象：脉沉滑或涩、结、代、促。

凡有主症及次症中的2项或2项以上临床表现者，同时结合舌苔、脉象综合辨证分析，属痰瘀互结、心阳不振者，即符合中医诊断标准。

（三）中医证候评分标准及病情轻重分级

1. 中医单项证候评分标准

（1）心悸。0分：无；轻度（2分）：偶尔发生，不适感轻微；中度（4分）：时有发生，持续时间较长，不适感较明显；重度（6分）：经常发生，惕惕而动，难以平静，甚则影响生活。

（2）胸闷。0分：无；轻度（2分）：轻微胸闷；中度（4分）：胸闷明显，有时叹息样呼吸；重度（6分）：胸闷如窒。

（3）胸痛。0分：无；轻度（2分）：胸部隐隐刺痛；中度（4分）：胸部刺痛时作时止；重度（6分）：胸部刺痛明显。

（4）畏寒肢冷。0分：无；轻度（1分）：四肢末梢轻微发冷；中度（3分）：四肢发冷，需加衣被；重度（5分）：周身畏冷，添衣加被仍不缓解。

（5）呕吐痰涎。0分：无；轻度（1分）：恶心，口中偶有清涎稀唾；中度（3分）：干呕，时有口吐痰涎；重度（5分）：呕吐痰涎量多。

（6）身体困重。0分：无；轻度（1分）：肢体稍感困重；中度（3分）：四肢困重，不愿活动；重度（5分）：肢体困倦，沉重难动。

（7）失眠。0分：无；轻度（1分）：睡而不安，不当醒而醒，但不影响工作；中度（3分）：夜卧不足4小时，但尚能坚持工作；重度（5分）：

彻夜不寐，工作难以为继。

（8）舌象。0 分：正常；不典型（2 分）：舌暗，苔薄白或厚；典型（4 分）：舌质紫暗边有瘀点，苔白或腻。

（9）脉象。0 分：正常；不典型（2 分）：脉沉滑或涩；典型（4 分）：脉沉滑或涩、结、代、促。

2. 中医证候病情分级标准

轻度：中医证候积分≤12 分。

中度：中医证候积分为 13～29 分。

重度：中医证候积分≥30 分。

（四）试验病例标准

1. 纳入病例标准

（1）有房颤病史，年龄在 45～75 岁，男女均可，门诊及住院受试者。

（2）符合中医痰瘀互结兼心阳不振证诊断标准。

（3）符合以上西医诊断标准及未服用其他抗心律失常药物 2 周及以上。

（4）房颤相关症状为 1～3 级（EHRA 分级）。

（5）合并症如高血压、冠心病、2 型糖尿病、脑血管疾病、高脂血症、老年性心脏瓣膜病，其病变均控制在理想范围内且病情相对平稳。

2. 排除病例标准

（1）凡年龄不符合标准者，正处于妊娠或哺乳期的女性，以及对本试验所用药过敏者。

（2）不符合上述房颤西医临床症状和中医痰瘀互结兼心阳不振证症状表现者。

（3）严重的心衰患者（心功能为Ⅲ级、Ⅳ级），或有严重的电解质紊乱者，以及血流动力学不稳定的恶性心律失常患者。

（4）同时有脑血管、肝、肾、造血系统等严重原发疾病，以及精神分裂等精神异常的患者。

（5）同时参加其他医学试验的受试者。

（6）相关资料不全，无法对药物的有效性和安全性做出确切的评价者。

（五）病例剔除标准

（1）本不符合纳入标准而因某些原因被错误纳入者。

（2）治疗依从性差，不能按医嘱完成药物疗程或未能坚持服用药物者。

（3）某些因素干扰疗效和安全性指标，结果无从判断者。

（六）病例脱落标准

（1）依从性差，不遵从医师的医嘱，从而干扰或影响试验进而导致结果的有效性者。

（2）试验过程中，发生严重不良事件、并发症或特殊生理变化（如女性月经期等）而不宜继续接受试验者。

（3）无论任何时间、任何原因自行要求退出者。

（4）疗程未结束但无法取得联系者。

（5）个人信息资料不完整，导致试验结果无效者。

三、临床观察方法

（一）病例分组及治疗方法

1. 病例分组

入选的60例患者均为济南市中医医院门诊及住院患者，随机分为试验组（30例）和对照组（30例）。

2. 研究方法

（1）治疗期

1）基础治疗：低盐低脂饮食，避免烟酒、咖啡、浓茶等，适当的运动，继续服用治疗基础疾病的药物。

2）分组治疗：两组均给予美托洛尔缓释片47.5 mg，1天1次；阿司匹林肠溶片100 mg，1天1次；瑞舒伐他汀5 mg，1天1次。试验组在此基础上予桂蒌定心汤（中药饮片均来源于济南市中医医院中药房，住院及门诊患者服用的中药汤剂均由济南市中医医院药剂科煎药），组方：桂枝6 g，瓜蒌18 g，丹参30 g，薤白12 g，半夏9 g，地龙10 g，全蝎6 g，龙骨18 g，牡蛎18 g，延胡索15 g，党参6 g，甘草6 g。口服，每次250 mL，早晚分服。

3）试验期间，不得使用其他抗心律失常药物，若出现恶性心律失常事件，则随时作急诊处理。

（2）疗程：均为4周。

（二）观察指标

1. 安全性指标观察

（1）实验室检查：试验前后各做1次血常规、尿常规、便常规、肝功能、肾功能检查。

（2）不良反应：密切注意受试者服用本试验药物后的情况，并根据实验室检查观察有无药物不良反应。

2. 疗效性指标观察

（1）试验前后中医临床症状表现及体征的变化各记录1次。

（2）心电图、24小时动态心电图试验前后各做1次。

（三）疾病疗效判定标准

显效：心悸症状完全消失，阵发性房颤不发作或偶发，持续性房颤转复成窦性心律或变为偶发的阵发性房颤；或静息状态下心率<90次/分。

有效：心悸症状大部分消失，阵发性房颤发作减少60%以上，持续性房颤转为阵发性房颤；或静息状态下心率<100次/分。

无效：达不到显效或有效标准。

（四）中医证候疗效判定标准

显效：临床症状、体征治疗后均明显好转，证候积分较治疗前减少≥70%。

有效：临床症状、体征治疗后均有好转，证候积分较治疗前减少≥30%。

无效：临床症状、体征治疗后无明显改善，甚或加重，证候积分较治疗前减少<30%。

（五）中医单项症状疗效判定标准

显效：治疗后症状完全消失或者较前明显改善，单项症状积分降低2级。

有效：治疗后症状较前好转，单项症状积分降低1级。

无效：治疗后症状未见明显变化。

（六）中止试验标准

试验过程中出现严重不良反应或病情加重者应中止试验，并及时对症治疗。

（七）安全性标准

1 级：安全，试验过程中无不良反应，安全性指标检查未见异常。

2 级：比较安全，出现轻度的不良反应，无须处理可继续试验用药，安全性指标检查正常。

3 级：有安全性问题，试验过程中出现中等程度的不良反应，或者是安全性指标检查存在轻度异常，经过处理后仍可继续给药。

4 级：试验过程中出现严重不良反应，应及时中止试验，或者安全性指标检查存在明显异常。

四、统计学方法

所有资料均进行统计学处理，采用 SPSS 22.0 统计软件，根据观察指标和数据的不同，分别采用 t 检验、χ^2 检验、秩和检验。以 $P<0.05$ 为差异有统计学意义。

五、临床资料

选取 2015 年 10 月—2018 年 1 月于济南市中医医院门诊及病房就诊的患者（年龄为 45～75 周岁），根据中医辨证属于痰瘀互结兼心阳不振证型的快速性心房颤动患者 60 例，随机分为试验组 30 例和对照组 30 例。

（一）两组性别构成比较

两组性别构成比较见表 27-3。

表 27-3　性别构成比较

组别	例数	男性		女性	
		n	占比/%	n	占比/%
试验组	30	13	43.33	17	56.67
对照组	30	8	26.67	22	73.33

结论：经检验，说明性别构成比例具有可比性（$P>0.05$）。

（二）两组病例年龄分布及平均年龄比较

两组病例年龄分布及平均年龄比较见表 27-4。

表 27-4 年龄分布及平均年龄比较 单位：例

组别	例数	45～55 岁	56～65 岁	66～75 岁	平均年龄/岁
试验组	30	8	10	12	60.19±8.51
对照组	30	7	13	10	59.77±7.01

结论：经检验，说明年龄分布及平均年龄具有可比性（$P>0.05$）。

（三）两组病例合并疾病比较

两组病例合并疾病比较见表 27-5。

表 27-5 合并疾病比较 单位：例

组别	合并疾病					
	冠心病	高血压	2 型糖尿病	脑血管疾病	老年性心脏瓣膜病	高脂血症
试验组	25	26	15	10	5	20
对照组	27	24	14	8	6	16

结论：经检验，说明合并疾病具有可比性（$P>0.05$）。

（四）两组病例房颤类型比较

两组病例房颤类型比较见表 27-6。

表 27-6 房颤类型比较 单位：例

组别	阵发性房颤	持续性房颤	永久性房颤	P
试验组	13	6	11	0.42
对照组	10	4	16	

结论：经检验，两组房颤类型比较具有可比性（$P>0.05$）。

（五）两组病例房颤症状分级比较

两组病例房颤症状分级比较见表 27-7。

表 27-7 房颤症状分级比较 单位：例

组别	1	2a	2b	3	4	P
试验组	1	6	20	3	0	0. 39
对照组	2	2	22	4	0	

结论：经检验，两组房颤症状分级比较具有可比性（$P>0.05$）。

（六）两组病例试验前中医单项症状比较

两组病例试验前中医单项症状比较见表 27-8。

表 27-8 试验前中医单项症状比较 单位：例

症状	试验组				对照组				Z	P
	例数	轻	中	重	例数	轻	中	重		
心悸	30	8	17	5	30	5	19	6	-0. 82	0. 41
胸闷	29	5	21	3	29	3	21	5	-0. 99	0. 32
胸痛	27	7	18	2	26	4	18	4	-1. 19	0. 23
畏寒肢冷	23	5	15	3	24	6	16	2	-0. 46	0. 65
呕吐痰涎	21	10	10	1	21	6	14	1	-1. 15	0. 25
身体困重	25	6	18	1	25	9	14	2	-0. 61	0. 54
失眠	28	3	20	5	24	1	19	4	-0. 35	0. 73

结论：经检验，两组患者试验前在心悸、胸闷、胸痛、畏寒肢冷、呕吐痰涎、身体困重、失眠这 7 个主、次症比较，P 值均大于 0. 05，说明中医单项症状试验前具有可比性。

（七）两组病例试验前舌苔、脉象比较

两组病例试验前舌苔、脉象比较见表 27-9。

表 27-9　试验前舌苔及脉象比较　　单位：例

症状	试验组			对照组			P
	样本	典型	不典型	样本	典型	不典型	
舌苔	30	22	8	30	20	10	0.78
脉象	30	28	2	30	26	4	0.67

结论：经检验，两组试验前舌苔及脉象具有可比性（P 值均大于 0.05）。

（八）两组病例病程分布及平均病程比较

两组病例病程分布及平均病程比较见表 27-10。

表 27-10　病程分布及平均病程比较　　单位：例

组别	m≤12 个月	12 个月＜m＜24 个月	m≥24 个月	平均病程/月
试验组	8	12	10	19.19±8.64
对照组	9	15	6	17.57±8.31

注：m，指代病程。

结论：经检验，病程分布及平均病程具有可比性（$P>0.05$）。

（九）两组病例试验前平均心室率比较

两组病例试验前平均心室率比较见表 27-11。

表 27-11　试验前平均心室率比较

组别	例数	平均心室率/(次/分)	P
试验组	30	130.90±12.82	$P>0.05$
对照组	30	128.67±12.58	

结论：经检验，两组病例试验前平均心室率比较具有可比性（$P>0.05$）。

六、研究结果

（一）受试者分配情况分析

2015 年 10 月—2018 年 1 月，按照病例纳入标准和剔除标准，共有 65 例受试者入选本试验。试验组 33 例，对照组 32 例。共脱落剔除 5 例，试验组 3 例，对照组 2 例。详情见表 27–12。

表 27–12　受试者分布表　　单位：例

试验组			对照组			合计		
意向性治疗	遵循研究方案治疗	失访/剔除	意向性治疗	遵循研究方案治疗	失访/剔除	意向性治疗	遵循研究方案治疗	失访/剔除
33	30	1/2	32	30	1/1	65	60	2/3

（二）两组疾病疗效比较

两组疾病疗效比较见表 27–13。

表 27–13　疾病疗效比较　　单位：例

组别	例数	显效	有效	无效	总有效率	P
试验组	30	6	20	4	86.67%	$P<0.05$
对照组	30	5	17	8	73.33%	

结论：经检验分析，两组相比较（$P<0.05$），试验组疗效优于对照组。

（三）中医证候疗效

1. 两组病例中医证候疗效比较

两组病例中医证候疗效比较见表 27–14。

结论：经检验分析，试验组在改善中医证候疗效方面优于对照组（$P<0.05$）。

2. 两组病例中医证候总积分试验前后比较

两组病例中医证候总积分试验前后比较见表 27–15。

表 27-14　中医证候疗效比较　　单位：例

组别	例数	显效	有效	无效	总有效率	P
试验组	30	4	23	3	90.00%	0.03
对照组	30	2	18	10	66.67%	

表 27-15　中医证候总积分试验前后比较

组别	例数	试验前证候积分	试验后证候积分	组内 P	组间 P
试验组	30	19.57 ± 2.01	12.43 ± 1.83	$P<0.00$	$P<0.00$
对照组	30	20.07 ± 2.30	14.07 ± 2.30	$P<0.00$	

结论：经检验，两组中医证候治疗前后相比均显著降低（$P<0.01$），但经过试验后，试验组在治疗中医证候方面较对照组有显著优势（$P<0.01$）。

3. 两组病例中医单项症状疗效比较

两组病例中医单项症状疗效比较见表 27-16。

表 27-16　试验后中医单项症状疗效比较　　单位：例

症状	试验组				对照组				Z	P
	例数	显效	有效	无效	例数	显效	有效	无效		
心悸	30	6	20	4	30	2	13	15	-3.04	0.00
胸闷	29	4	20	5	29	4	8	17	-2.56	0.01
胸痛	27	3	11	13	26	7	6	13	-0.45	0.66
畏寒肢冷	23	5	15	3	24	5	5	14	-2.29	0.02
呕吐痰涎	21	3	10	8	21	2	3	16	-2.23	0.03
身体困重	25	2	5	18	25	5	5	15	-1.04	0.30
失眠	28	6	12	10	24	3	4	17	-2.26	0.02

结论：经检验，试验组在改善心悸、胸闷、畏寒肢冷、呕吐痰涎、失眠方面优于对照组（$P<0.05$），而在胸痛及身体困重方面与对照组无明显的差异（$P>0.05$）。

（四）两组平均心室率试验前后比较

两组平均心室率试验前后比较见表 27-17 及图 27-1。

表 27–17　平均心室率试验前后比较

组别	例数	试验前平均心室率/（次/分）	试验后平均心室率/（次/分）	组内 P	组间 P
试验组	30	130.90 ± 12.82	78.44 ± 5.55	0.00	0.03
对照组	30	128.67 ± 12.58	81.30 ± 4.08	0.00	

结论：经检验，两组平均心率试验前后相比均显著降低（$P<0.01$），但试验组在降心室率方面较对照组有明显优势（$P<0.05$）。

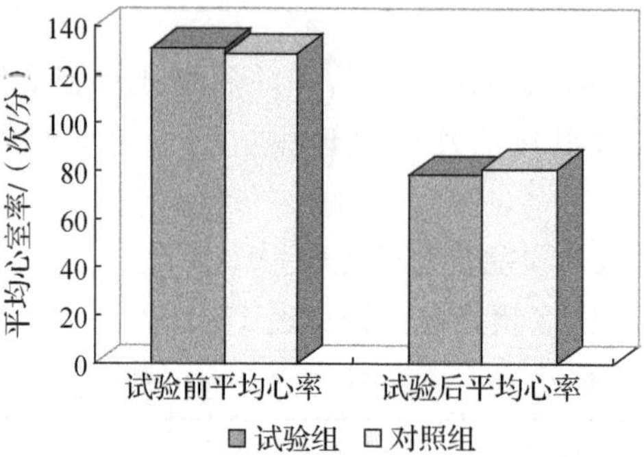

图 27–1　平均心室率试验前后比较

（五）两组病例试验后房颤转复情况比较

两组病例试验后房颤转复情况比较见表 27–18。

表 27–18　试验后房颤转复情况比较

组别	例数	转复人数/例	转复率/%
试验组	30	12	40.00
对照组	30	9	30.00

结论：试验后，试验组房颤转复效果较对照组更有效。

（六）安全性指标检测

在本临床试验过程中，对 60 例患者用药前后进行了安全性指标检查，均未出现异常的结果，结果见表 27–19。

表 27-19 两组试验前后血常规、尿常规、便常规及肝功能、肾功能比较

单位：例

项目	试验组					对照组				
	例数	试验前		试验后		例数	试验前		试验后	
		正常	异常	正常	异常		正常	异常	正常	异常
血常规	30	30	0	30	0	30	30	0	30	0
尿常规	30	30	0	30	0	30	30	0	30	0
便常规	30	30	0	30	0	30	30	0	30	0
肝功能	30	30	0	30	0	30	30	0	30	0
肾功能	30	30	0	30	0	30	30	0	30	0

结论：患者试验结束时各安全性指标项目没有发现异常。

七、讨论

（一）中医学对房颤的认识

房颤是一种以心房不协调活动而导致心房机械功能恶化为特征的快速型心律失常，常发生于有器质性心脏病的患者，也可以孤立发生，或合并其他心律失常。房颤一般属于传统医学“心悸”“怔忡”等范畴，中华中医药学会中医诊断学分会将房颤定名为“心动悸”。历代医家对心悸多有著述，使我们对心悸的认识更加深入而全面。

1. 中医学对心悸病名的认识

《内经》中以“心掣”“心下鼓”“惊骇”等词描述心悸。“惊”“悸”首次被定义为病可追溯到张仲景的《金匮要略》，曰：“虚劳里急，悸……小建中汤主之。”巢元方在《诸病源候论》中曰“悸者，动也，谓心下悸动也”，将心悸作为证候来论述，并明确用惊悸来命名心悸的症状。“忪悸”“心忪”等亦指“心悸”，最早见于孙思邈的《备急千金要方》。《太平圣惠方》作为首部官方大型综合类方书，“惊悸”等词亦被录入其中并作为心悸病名使用，如《太平圣惠方·治伤寒后心虚惊悸诸方》所言“夫伤寒后虚损，心气不足，致多惊悸”。“怔忡”第一次出现是在宋代王衮的《博济方》当中：“治妇人血风劳气攻刺疼痛……心多怔忡。”朱丹溪则将心悸分为

“惊悸”“怔忡”加以论述，《丹溪心法》曰：“惊悸者血虚，惊悸有时……怔忡者血虚，怔忡无时。”清代医家如王清任、唐容川分别在其著作中以“心跳”等口语化词汇代表“怔忡”。

2. 中医学对心悸病位的认识

《素问·痹论》曰：“脉痹不已，复感于邪，内舍于心。”指出心悸为外在的邪气克伐于心，其根本在心。《素问·平人气象论》云：“左乳下，其动应衣……”明确了心悸发病部位为“左乳下”。

3. 中医学对心悸脉象的认识

《素问》中载：“参伍不调者病。”王叔和在《脉经》中指出：“弱为虚、为悸。”黄元御的《四圣心源·脉法解》说：“惊悸之家脉多促结。”由此可以看出古代医家对于心悸脉象的基本特征已有研究，并认识到严重心律失常是致死的重要原因。

4. 中医学对心悸病因、病机的认识

（1）心悸病因

1）感受外邪：《诸病源候论》有“风邪搏于心，则惊不自安。惊不已，则悸动不定”的记载；陈无择认为“或冒寒暑湿……中脘忪悸，此乃外邪”。

2）情志因素：葛洪《肘后备急方》有：“治惊忧怖迫逐……或激愤惆怅，致志气错越，心行违僻不得安定者……”的记载；华佗《中藏经》认为：“思虑过多则怵惕”；虞抟的《医学正传》载“夫怔忡惊悸之候，或因怒气伤肝……或遇事繁冗，思想无穷”。

3）体虚劳倦：孙思邈在《备急千金要方》中记载：“虚劳损羸乏，咳逆短气……心悸。”《景岳全书·怔忡惊恐》曰：“此证惟阴虚劳损之人乃有之……”

4）五脏致悸：《素问》云“脾移热于肝，则为惊衄”；王九峰《王九峰医案》有“肾水下亏，心火上炽，水火不济，神志不安，宗气上浮，虚里穴动”的记载。

（2）心悸病机

1）因虚致悸。①阳虚：王肯堂《证治准绳·神志门》载：“气虚者由阳气内虚……而为悸也。”叶桂在《临证指南医案》中记载：“汗为心之液。阳虚卫弱……汗泄阳伤……而心悸怔忡者。”②阴虚：孙思邈《备急千金要方》：“阳气外击，阴气内伤，伤则寒，寒则虚，虚则惊掣心悸。”③血虚：

《丹溪心法》曰："心血一虚，神气不守，此惊悸之所肇端也。"龚居中在《红炉点雪》中指出惊、悸、怔忡"其三症病同而名异，其原皆由心血虚……"吴昆《医方考》曰："心主血而藏神……名曰神室。神室血少而空虚……令人如有惊悸而怔怔忡忡不自宁也。"④气虚：孙思邈在《备急千金要方》中载："补心汤。主心气不足，其病苦惊悸汗出，心中烦闷短气……"《太平惠民和剂局方》记载诸多治疗"虚悸"方药，如"定志圆。治心气不定，五脏不足……"

2）邪实致悸。①火热之邪：刘完素在《素问玄机原病式》中有"惊，心卒动而不宁也。火主于动，故心火热甚也"的论述。李杲《东垣试效方》载："……治心病……怔忡……皆膈上血中伏火蒸蒸而不安。"②痰饮之邪：《丹溪手镜》载："有停饮者，饮水多必心下悸。"张介宾《景岳全书》论："痰者，脾胃之津液……游行周身，无所不至……迷于心，则怔忡恍惚。"③瘀血内阻：《脉诀汇辨》从脉象分析心悸病因为"促脉之故……或因血凝"。王清任著《医林改错》，创制血府逐瘀汤治疗心悸，谓："心跳心忙……用此方百发百中。"

（二）西医对于房颤的研究

1. 房颤的病因及发病机制

房颤属于一种常见的恶性心律失常，房颤发作时会使心房失去正常的收缩泵血功能，长期房颤还可引发血栓、心力衰竭等，甚至危及生命。据统计，我国房颤的患病率达 0.77%，男性明显高于女性，而且，房颤的患病率与年龄呈正相关，特别是 70 多岁的老年患者，房颤患病率达 14.1%。因此，房颤的发病原因及发病机制越来越受到关注，并且相关研究也一步步深入。

房颤一般认为与肥胖、情绪因素、咖啡、饮酒及甲状腺功能亢进、器质性心脏病等有关。其发病多认为是由自主神经机制、心房电重构、心房组织重构、肾素-血管紧张素系统、分子遗传机制等共同作用的结果。近年来，炎症性因素导致房颤的发生受到重视，麻明等通过分析国内外文献发现，除 C 反应蛋白外，半乳糖凝集素-3、Ⅲ型前胶原氨基端肽等新型炎症因子亦被证实与房颤发生及心房重构有关系。

2. 房颤的治疗

房颤总的治疗原则：①恢复窦性心律。这不仅是任何房颤患者均应该采取的诊疗措施，也是实现完全根治房颤的诊疗方法。②控制心室率。房颤患者如果不能转复为窦性心律，则应使用药物控制房颤较快的心室率。③预防血栓形成和脑卒中。在不能转复为窦性心律时，抗凝药的使用成为预防血栓形成及脑卒中发生的重要治疗手段。

（1）心室率及心脏节律的控制：房颤由于快速的心室率及心律不齐，容易导致心脏无序地跳动，严重影响正常生活。因此，控制心室率及节律可以改善心室充盈异常，避免心脏缺血的发生，稳定血流动力学。目前，临床上多采用 β 受体阻滞剂、地高辛等来控制心室率。此外，决奈达隆作为新一代控制心室率的药物，与以往药物比更加安全有效，并能降低患者住院率及死亡率。对于不能自行转复的患者，口服药物常常作为首选，氟卡尼、普罗帕酮、胺碘酮等药物是比较常用的转复心律的药物，虽然在控制心室率及控制节律方面有多种药物选择，但是这些药物本身又存在导致甚至加重心律失常、低血压及增加心室率等的风险。

（2）抗凝治疗：房颤容易导致血栓形成，从而引起脑卒中等并发症，具有较高的致残率甚至是死亡率，因此抗凝治疗受到重视。华法林仍是目前使用较为广泛的抗凝药，对 90 例坚持口服华法林抗凝治疗的高血栓栓塞风险房颤患者进行临床观察，指出坚持服用华法林治疗可明显降低患者血栓栓塞概率，对维护患者生命安全有重要作用。达比加群酯、利伐沙班等新型口服抗凝药，相较于传统口服抗凝药，具有吸收快、生物利用度高等特点。除了口服药物预防血栓，经皮左心耳封堵术被认为是预防房颤血栓的新手段，欧美等国家已经开始实施治疗，与口服华法林的患者相比较，封堵术可使患者心血管死亡等发生率降低。虽然抗凝的方法及药物多样，但是传统抗凝药存在高出血风险，需要随时检测国际标准化比值；新型药物价格昂贵，某些药物具有肾毒性，安全性方面尚不十分明确；左心耳是人体重要的内分泌器官，封堵术对于内分泌的影响及长期安全性方面还有待进一步研究。

（3）导管射频消融术：转复窦性心律可消除患者房颤临床症状，提高生活质量，也可降低血栓栓塞风险，除了药物转复，导管消融术目前也已成功应用于房颤患者的治疗。但是如果消融线不连续、精确度有问题则会造成转复失败，甚至是诱发心律失常。

（4）其他治疗：外科迷宫Ⅲ型手术是由 Cox 等开创设计的，治疗房颤的总成功率为 99%，但是由于操作复杂，远期效果理论证据不足，并未得到广泛推广应用。机器人辅助房颤手术提高了手术的精确度，但机器人手臂价格高昂、手术时间长等仍是需要解决的问题。

房颤可引起患者心悸、胸闷等症状，严重者会出现脑栓塞、心力衰竭，甚至猝死等并发症。快速型房颤的患者，过快的心室率可引起血流动力学异常及心动过速性心肌病，使患者生活质量下降甚至危及生命。因此，快速性房颤的治疗对于患者的生命健康具有极其重要的意义。

（三）现代中医对心悸的认识

近现代医家在继承前人学术思想的基础上开拓创新，在对该病病因病机的认识、诊治技术上取得长足进步。

1. 现代医家研究

刘渡舟教授精于伤寒学说，运用经方通过温补心阳法、滋养心阴法、气血同调法、阴阳双补法、安神定悸法、清热化痰法、疏调气机法、活血化瘀法、利水平冲法 9 种治法治疗心悸，疗效惊人。邓铁涛教授在总结历代学术思想及自身经验的基础上，提出心悸治疗从心脾、痰瘀着手可有不错疗效。颜德馨教授以“气血失衡”理论为指导，认为瘀血是心悸的基本病机，治疗上分为初期、中期、后期、末期，根据症状辨证论治。张伯礼教授总结多年临床经验，强调心悸的治疗应注重以下 3 个方面：①治病求本，标本兼治；病证结合，重在心血。②谨守病机，调和阴阳；精借药理，善用对药。③察言观色，因人制宜；预防为主，注重调护。吕继维认为心悸分为心阳不足，阴阳两虚，心脾两虚，心肾不交，心肝同病，肾阳不足、水气凌心，肺气郁闭，胆胃不和、痰火扰神 8 种证型。张进进等在综合各家对心悸的论治及临床经验的基础上提出心悸从肝、脾、风、气郁及热毒 5 方面论治，取得令人满意的疗效。甄耀辉通过临床跟诊总结治疗心悸 4 法：益气养阴、涤痰通络、解郁行滞、活血通络。吴洁将心悸证治分为心虚胆怯型、气阴两虚型、痰火扰心型、心血瘀阻型、心阳不振型 5 种，并对证应用中药治疗，通过与单纯西药治疗心悸进行对照观察，结果显示了中医在治疗心悸方面的优势。周仲瑛主编的《中医内科学》教材将心悸分为心虚胆怯证、心血不足证、阴虚火旺证、心阳不振证、水饮凌心证、瘀阻心脉证、痰火扰心证 7 种。

2. 经方治疗

经方在临床上的运用已经越来越受到重视，效果有目共睹，其中比较经典的治疗心悸的经方首推炙甘草汤。赵永攀运用加味炙甘草汤治疗心悸与单纯用美托洛尔治疗比较，结果显示加味炙甘草汤在改善心悸临床疗效方面效果显著。石继正等结合中医传统藏象理论及五行学说认为，通过准确辨证可以从脾论治心悸，其运用小建中汤治疗心悸收到较好疗效。刘蓓在临床上运用桂枝甘草龙骨牡蛎汤治疗心阳虚型心悸效果理想，指出如果辨证准确，根据病情灵活加减，可以达到治愈心悸的目的。

3. 中成药治疗

杜浩等运用稳心颗粒治疗房颤分析得出：此药不仅提高临床治疗效果，患者心室率亦可得到控制。王越等对参松养心胶囊治疗房颤进行分析，指出在常规治疗基础上加用此药对减少患者房颤的发作次数及缩小左心房内径等方面有较好疗效。

4. 中药针剂治疗

李建光等用生脉注射液治疗快速性房颤患者，发现其可以抑制异位起搏点自律性，提高射血分数，减少血小板聚集。注射用益气复脉治疗气阴两虚证的房颤患者，可减慢患者心室率，提升患者生活质量，且安全可靠。

5. 其他治疗

李志道教授在治疗心悸方面有独到的见解。梁冰洁等总结指出，通过选取背俞穴及心经相关穴位，运用穴位透刺手法，再配合补“三气穴”可止悸安神。杜小玉运用穴位贴敷的方法通过对46例患者进行疗效观察发现，穴位贴敷可明显缓解患者心前区不适，值得临床推广。李杰等通过常规药物治疗心悸，再配以耳穴压豆治疗，结果发现此法对心悸改善明显，并且经济实惠、安全有效，无西药治疗的不良反应。

前辈们洞幽烛微，见解独到，为我们今后进一步的研究奠定了坚实的理论、临床基础。

（四）桂蒌定心汤治法方药分析

1. 活血化瘀、祛痰定悸、温通心阳为治疗大法

《内经》云：“心者，五脏六腑之大主也。”心的调节功能失常，使心脏活动的规律失常，发为心悸。心主血脉，生理状态下，气血通调；病理状态下，气血不和，脉道阻滞，出现脉结代、心动悸。

根据五行学说，脾属土为心火之子，心属火为脾土之母，临床疾病发生多由母病及子或子病及母，《灵枢·经脉》曰：“脾足太阴之脉……其支者，复从胃，别上膈，注心中。”脾胃功能失常，中焦不运，则百病由生。若戊土劳伤，纳运失司，精微化生不及，则生血乏源；水谷不化而为浑水浊津，日久则胶结作痰；痰饮阻于脉络，则气血不畅，停而成瘀。痰瘀痹阻心脉，则发为心悸，加之平素思虑过度，暗耗心血，又可加重脾胃运化失司，正如李东垣在《脾胃论·脾胃胜衰论》中云“百病皆由脾胃衰而生也”。

冯晓敬教授诊疗疾病一向重视整体观念，强调“治病求本”和辨证论治原则，她参阅古代大量医学文献及结合多年临床经验，认为中国近40年，经济高速发展，人民生活富足，人均寿命在延长，而房颤及其他心血管疾病的发病率却呈逐年上升趋势，究其原因，与工作生活紧张、压力增大、饮食结构改变而出现饮食不节（过食肥甘厚味、嗜酒无度、过饱等）有关。《内外伤辨惑论·饮食劳倦论》载：“饮食失节，寒温不适，则脾胃乃伤。”嗜食肥甘壅塞腹中，戊土运化不及，食腐而为秽浊之物，聚而为湿为痰；嗜酒无度则可克伐中土而致戊己二土枢机失司；过度饱食则食滞中焦，久则聚湿成痰，阻碍中土运化功能。“饮食自倍，肠胃乃伤”是《素问·痹论》对此现象的真实概括。人们在激烈竞争的环境下，学习的紧张、生活的不易会滋生不良情志，若宣泄不及则内伤于体，肝气乘脾，气机阻滞，血脉瘀阻。

综合以上因素，脾虚则水津布散失常，生湿生痰，湿性黏滞，阻碍气血运行，加之脾郁则气滞血瘀，出现痰湿互结、脾病及心，而湿为阴邪，易伐伤阳气，虚耗心阳；心阳不振，气化无力，无法鼓动气血运行，致使气血凝滞瘀结，痰瘀反之也会阻滞气机，气不行则湿不化，如环无端，往复不休，使患者病情缠绵难愈。

本病病位在心，证属虚实夹杂，发病之初为痰瘀互结，迁延日久心阳损伤，复因邪扰而心火不安，血脉受其乱而心脉颤乱，所以临床上表现为心慌、胸闷如窒、胸刺痛、畏寒肢冷、呕吐痰涎、身体困重、失眠等痰瘀互结兼心阳不振之证。遵循“治病必求于本”“脏腑相关”的原则，在治疗上以活血化瘀、祛痰定悸、温通心阳为治疗大法，应用桂蒌定心汤治疗该病效如桴鼓。

2. 药物功效及现代药理研究分析

桂枝，辛、甘，温。功用温通经脉。古代医家对其温经通脉之性多有表述。张寿颐谈道：“桂枝……芬芳馥郁，轻扬升散……立中州之阳气……宣通经络，上达肩臂……下定奔豚。”王好古言：“桂枝辛甘大热，能宣导百药，通血脉。”《长沙药解》云桂枝“入肝家而行血分，走经络而达营郁……通经络而开痹涩，甚去湿寒。能止奔豚，更安惊悸”。韩春燕通过研究发现桂枝上可补心中阳气，下可引水，减轻患者心脏负荷，通畅血脉，提高疾病治愈率。药理研究表明桂枝提取物桂皮油具有健胃消食、利小便、强心脏的作用；桂皮醇有抗惊厥、镇惊、缓解疼痛的作用；桂皮醛具有抗凝、抗血栓的作用。

瓜蒌，甘、微苦，寒。功用化痰利气，宽胸散结。《名医别录》云："治胸痹。"《本草思辨录》认为瓜蒌可导痰浊下行，故仲景创立瓜蒌薤白白酒汤、瓜蒌薤白半夏汤等方治疗胸痹证。《本草正义》云："盖蒌实能通胸痹之痹塞，而子善涤痰垢黏腻……"《品汇精要》曰："消结痰，散痈毒。"现代药理研究表明瓜蒌提取物可阻滞钙通道、增加冠状动脉血流、保护心肌及抗凝。

丹参，苦，微寒。功用活血祛瘀止痛，除烦安神。《本草便读》云："丹参……能祛瘀以生新……活血之功有余，为调理血分之要药。"另外，《滇南本草》认为丹参补心定志，安神宁心，治健忘怔忡，惊悸不寐。药理研究表明丹参酮ⅡA 可降低心肌细胞内的 Ca^{2+}，而 Ca^{2+} 超载是引发心律失常的重要原因，因此丹参酮ⅡA 有抗心律失常的作用。

薤白，辛、苦，温。功用通阳散结，行气导滞。《本草纲目》中记载："温补，助阳道。"《名医别录》述薤白可温中散结。《用药心法》："治泄痢下重，下焦气滞。"药理研究显示，薤白提取物对胶原蛋白-肾上腺素血栓模型小鼠有保护作用，证明其有抗血栓的功效。吴波等通过研究证实薤白提取物中的乙醇溶解成分对血管收缩有很强的拮抗作用。

半夏，辛，温。功用燥湿化痰，消痞散结。《药性论》云："消痰涎……去胸中痰满。"《主治秘要》云半夏可燥胃湿、化痰。药理研究显示，给犬室性心动过速及室性期前收缩动物模型施以半夏煎剂，其能降低心率及减少室性期前收缩，并可降低 TC、LDL-C 及 TC/TG、LDL-C/HDL-C 比值。

地龙，咸，寒。功用清热息风，通络。全蝎，辛，平。功用息风镇痉，通络止痛。《本草便读》曰："凡一切大热狂乱……皆可用此下导。"《滇南本草》记载地龙可以治疗口眼歪斜，有强筋作用。《本草衍义》载："蝎……治小儿惊风，不可阙也。"《得配本草》载："对于风木所导致的疾病均可用全蝎治疗。"《玉楸药解》曰："穿筋透节，逐湿透风。"现代药理研究显示，地龙粉对血液有很强的稀释作用，可降低红细胞压积，改善微循环。刘文雅等研究表明地龙中的蚓激酶具有抗凝、降低纤维蛋白原作用，地龙注射液可抑制大白鼠氯仿-肾上腺素模型的异位心律。刘晓亚等发现全蝎的蝎毒具有镇痛作用，而蝎毒纤溶活性肽可使聚集的血小板解聚。侯天德等通过实验研究发现全蝎提取液可强烈地抑制离体蛙心脏的收缩活动，蝎毒则可显著降低心跳频率。

龙骨，甘、涩，平。牡蛎，咸、涩，凉。清代张锡纯善用二药，认为龙骨“具有翕收之力，故能收敛元气，镇安精神。”《现代实用中药》认为牡蛎能治“心悸动惕，肉瞤等。”《神农本草经读》认为“痰，水也，随火而升”，龙骨性善利痰，引逆上之火、泛滥之水，收敛之中仍有开通之力，牡蛎有软坚化痰清热之功，二者同用，为治痰之神品。由此可见，龙骨偏于收敛元气安神定悸；牡蛎重在化痰软坚，清热除湿，止丁火戊土之气病（《本草纲目》）更胜，二者相配宁神镇惊、豁痰除湿相得益彰。现代药理研究显示，龙骨水煎液可延长大鼠慢波睡眠Ⅱ期，从而对睡眠起到改善作用；牡蛎的提取物牡蛎糖胺聚糖对血管内皮有保护作用，可有效避免与内皮损伤相关的心脏疾病。

延胡索，辛、苦，温。功用活血行气、止痛。《日华子本草》述：“除风，治气……仆损瘀血。”《开宝本草》言其主破血。《医学启源》载延胡索可散结滞的戊己二土之气，善疗心腹疼痛等。研究显示四氢帕马丁等成分具有减慢心率、扩张冠状动脉、增加冠状动脉血流量等作用。

党参，甘，平。功用补中，益气。《本草从新》总结其特点“补中、益气、和脾胃……”《本草正义》更进一步论其与人参相比较，二者都可“补脾养胃……健运中气。”党参的特点为“健脾运而不燥，滋胃阴而不湿……鼓舞清阳，振动中气，而无刚健之弊”，实为“补中州而润泽四隅也”。现代研究显示党参可使胃黏膜的屏障与保护功能加强，防治冠心病等。

甘草，甘，平。功用：①补虚。《汤液本草》中记载：“甘以补脾，能缓之也，故汤液用此以建中。”《本草蒙筌》与《本草纲目》均提到甘草有益助中土的作用。②缓急止痛。《神农本草经疏》载：“肝为将军之官，言不受制者也。急则有摧折之意焉……缓之，是使遂其性也。甘可以缓，甘草之属是也。”《本经疏证》载：“特甘性缓……凡一身之气，因急疾为患者能调之。”《要药分剂》载：“借其甘味而止痛。”③调和诸药。《本草经集注》解释其有安和草石的作用。《本草汇言》载：“寒热相杂之药，必用甘草以和其性。”现代研究显示甘草中的甘草黄酮、甘草次酸可抵抗心律失常；甘草酸、甘草多糖对某些病毒具有较好的抑制作用，并有不错的抗菌、抗炎效果。

3. 组方配伍特点

桂蒌定心汤由桂枝、瓜蒌、丹参、薤白、半夏、地龙、全蝎、龙骨、牡蛎、延胡索、党参、甘草12种药物组成。基于心以阳气为用的理论，遵循“阳宜宣而通之，通阳必以辛温”之理，用桂枝温通心阳，以解痰瘀之痹阻，犹“离照当空，阴霾四散”；瓜蒌利气宣痹，清热豁痰；丹参活血祛瘀，清心除烦，养血安神；桂枝辛温，通行血脉，助丹参活血祛瘀，而且桂枝得丹参、瓜蒌则温通而不助热，丹参、瓜蒌得桂枝则寒下又不凉遏，三药从三个角度主攻本病，同时又相反相成，共为君药。痰瘀胶结，痰停则血运受阻，血液瘀积则痰湿化之不易。《本草思辨录》中阐述瓜蒌可导痰浊，但其性柔，需配合刚性药物以达逐痰下行之力。故伍以薤白苦辛迅利之品以取长补短；半夏增其化痰湿散结之力；地龙、全蝎助丹参活血通络，共为臣药。龙骨、牡蛎为对药，入心肝经，主重镇安悸；延胡索本具走窜之性，既入气又走血，气血并调；党参补助中州，健运中气，祛痰行血，以杜绝生痰之源。四药合用以佐助臣药。甘草既有引经之功，又有调和之用，为使药。诸药合用，痰祛瘀化，阳气宣通，心动悸等症皆得平息。

综上所述，本方有以下配伍特点：①标本兼治。本病以痰瘀互结为标，心阳不振为本，在使用瓜蒌、丹参、半夏、地龙等药化痰祛瘀通络的同时，配以桂枝、薤白、党参等温通心阳、健运脾气的药物，再加上龙骨、牡蛎镇惊定悸，从而达到标本兼治的目的。②祛痰瘀与温通共用。方中瓜蒌、丹参等药化痰活血祛瘀，地龙、全蝎通络，而桂枝辛温通脉，既可防止苦寒凉血之弊，又可增强通络之效，使血脉通畅，痰瘀尽去。

（五）疗效分析

1. 中医症状改善分析

通过试验可以看出，在中医证候疗效方面，试验组总有效率为90.00%，对照组总有效率为66.67%，试验组中医证候疗效优于对照组（$P<0.05$）；试验组可明显改善心悸、胸闷、畏寒肢冷、呕吐痰涎的症状（$P<0.05$），而在胸痛及身体困重方面两组无明显的差异（$P>0.05$）。由此可以看出，桂蒌定心汤可明显改善患者症状。

2. 疾病疗效改善分析

在疾病疗效方面，试验组总有效率为86.67%，对照组总有效率为73.33%，试验组疾病疗效相比对照组更有优势（$P<0.05$）；在房颤转复方

面，试验组转复率为 40.00%，对照组为 30.00%，试验组转复效果优于对照组；在降低心室率方面，试验组与对照组均可降低心室率（$P<0.05$），但试验组相较于对照组在降低心室率方面有更明显的优势（$P<0.05$）。说明桂蒌定心汤可提高患者的房颤转复率，有效降低患者心室率，从而改善患者房颤相关临床症状。

（六）安全性分析

两组患者治疗前后均检查血、尿、便常规，肝功能、肾功能，未发现异常，用药后也无不良反应。

第二十八章　基于中医传承辅助平台的中医治疗心房颤动用药规律分析

心房颤动是临床最常见的心律失常之一，其发病率及治疗费用都在迅速增长。心房颤动易增加血栓栓塞、脑卒中、心力衰竭等的发生率，严重者可引起猝死。近几年有关指南的关注点逐渐聚焦于脑卒中以外的心力衰竭，体循环栓塞等心血管病风险。西医治疗心房颤动包括抗凝、控制心室率、转复心律和维持窦性心律等内科方法及外科迷宫术、导管射频消融等新型技术。内科治疗效果有限，易于复发；新型技术尚不成熟，患者依从性差，费用昂贵。研究表明，中医药优势突出，能够显著降低心房颤动复发率，减少不良事件的发生。本研究借助中医传承辅助平台软件，遴选中国知网（CNKI）中关于治疗心房颤动的中药方，挖掘分析用药规律，以期为临床提供新的思路。

一、资料与方法

（一）处方来源

进入 CNKI，选择“高级检索”，检索项为“主题”，检索时限为 2004 年 1 月 1 日—2019 年 11 月 27 日，检索策略：“房颤”并“中医”，或“房颤”并“中药”。共得到相关文献 378 篇。

（二）文献筛选

纳入标准：以心房颤动为主要西医诊断；心房颤动治疗的医案类、经验类、临床研究类等文献；剂型为汤剂或免煎颗粒；明确说明方剂临床有效或经研究证明有切实效果；处方涉及中药均有明确用量。所纳入文献必须同时具备上述 5 条。排除标准：综述及动物实验类文献；丸剂、散剂、膏剂等非汤剂、非免煎颗粒剂型；重复或高度相似的方剂；无有效临床效果，或临床效果模棱两可的文献；药物组成、药物剂量不完整的文献。最终筛选出符合条件的文献81篇、处方92首。

（三）药物规范

参照《中华人民共和国药典》（2015年版）规范中药名称：名称不同、实为同种药物的统一命名，如云苓、茯苓统一为茯苓；对于区分产地的药物统一规范，如北柴胡与柴胡同记为北柴胡，南柴胡独列，关白附等同于白附子；因炮制方法不同而功效差异甚大者分开录入，如龙骨、煅龙骨，生地黄、熟地黄等；炮制方法不同而功效相差不大时，则统一命名，如清半夏、法半夏、姜半夏统一为半夏，附子、制附子统一为附子。

（四）数据分析

采用中国中医科学院中药研究所创立的“中医传承辅助平台（V2.5.0）”软件，将筛选出的81篇文献共92首方剂逐方逐药录入中医传承辅助平台的“平台管理”——“方剂管理”版块，建立数据库。完成后，由两人对录入的方剂与原始文献反复核对，以确保数据的准确性、可靠性。进入中医传承辅助平台，点击“统计报表”“数据分析”，依次进行药物归经、四气五味、频次及组方规律、新方分析等数据的统计。

二、结果

（一）基本信息统计

选择“统计报表”——“基本信息统计”，依次点击归经统计、四气统计、五味统计、药物频次，导出Excel表，并计算出每行的频率，归经、四气、五味频率=频次/总药次（总药次=1026），药物频率=频次/方剂数（方剂数=92）。最终制作出相应的统计表。

（二）药物归经

药物归经分布见表28-1。

表28-1 92首方剂中药物归经分布（$n=1026$）

归经	频次/次	频率/%	归经	频次/次	频率/%
心	546	53.2	胆	146	14.2

续表

归经	频次/次	频率/%	归经	频次/次	频率/%
肝	486	47.4	大肠	100	9.7
脾	375	36.5	膀胱	71	6.9
肺	369	36.0	心包	48	4.7
肾	273	26.6	小肠	11	1.1
胃	262	25.5	三焦	10	1.0

（三）药物四气五味

药物四气五味分布见表28–2。

表28–2　92首方剂中药物四气五味分布（$n=1026$）

五味			四气		
分类	频次/次	频率/%	分类	频次/次	频率/%
甘	588	57.3	温	356	34.7
苦	425	41.4	寒	336	32.7
辛	303	29.5	平	264	25.7
酸	105	10.2	凉	18	1.8
咸	56	5.5	热	10	1.0
涩	35	3.4			

（四）药物频次

药物频次统计见表28–3。

（五）常用药对

进入数据分析系统，点击“方剂分析”下的“组方规律”。设置支持度为16，置信度为0.6。选择“用药模式”，共得到17个常用药对，包含中药12味，按频次高低制成统计表。详见表28–4。

表 28-3　药物频次统计（频次≥15 次，n =92）

序号	药物	频次/次	频率/%	序号	药物	频次/次	频率/%
1	麦冬	46	50.0	13	黄连	24	26.1
2	丹参	44	47.8	14	甘草	23	25.0
3	生地黄	35	38.0	15	赤芍	23	25.0
4	当归	35	38.0	16	龙骨	22	23.9
5	五味子	35	38.0	17	牡蛎	22	23.9
6	炙甘草	35	38.0	18	红花	19	20.7
7	酸枣仁	33	35.9	19	白芍	18	19.6
8	黄芪	30	32.6	20	半夏	17	18.5
9	党参	29	31.5	21	甘松	16	17.4
10	川芎	28	30.4	22	桃仁	15	16.3
11	桂枝	26	28.3	23	苦参	15	16.3
12	茯苓	24	26.1				

表 28-4　常用药对

序号	药对	频次/次	序号	药对	频次/次
1	麦冬，五味子	34	10	川芎，丹参	17
2	炙甘草，麦冬	23	11	炙甘草，五味子	16
3	麦冬，生地黄	22	12	炙甘草，麦冬，五味子	16
4	麦冬，丹参	21	13	炙甘草，丹参	16
5	龙骨，牡蛎	20	14	生地黄，五味子	16
6	炙甘草，党参	18	15	麦冬，酸枣仁	16
7	生地黄，当归	17	16	麦冬，生地黄，五味子	16
8	麦冬，党参	17	17	当归，酸枣仁	16
9	黄芪，当归	17			

（六）药物组合关联规则

点击“规则分析”，共提取出 10 个药物组合关联规则，按置信度降序排列，保留小数点后两位，详见表 28-5。通过“网络展示”得到 17 个常用药对的网络展示，详见图 28-1。

表 28-5　药物组合关联规则

序号	规则	置信度
1	五味子—麦冬	0. 97
2	牡蛎—龙骨	0. 91
3	龙骨—牡蛎	0. 91
4	麦冬—五味子	0. 74
5	麦冬—生地黄—五味子	0. 73
6	炙甘草—麦冬—五味子	0. 70
7	炙甘草—麦冬	0. 66
8	生地黄—麦冬	0. 63
9	党参—炙甘草	0. 62
10	川芎—丹参	0. 61

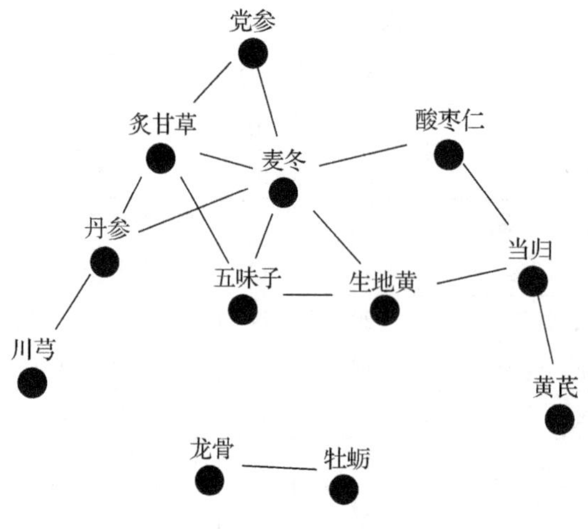

图 28-1　常用药对网络展示

（七）新方聚类的核心组合

进入数据分析系统，点击“方剂分析”下的“新方分析”版块，设置相关度为8、惩罚度为2。选择“聚类”按钮，点击“提取组合”，基于复杂系统的熵聚类，共提取出用于新方聚类的 3 味药或 4 味药核心组合 18 个，详见表 28–6，网络展示见图 28–2。

表 28–6　新方聚类的核心组合

序号	核心组合	序号	核心组合
1	竹茹，陈皮，五味子	10	陈皮，五味子，白术
2	龟甲，熟地黄，黄柏	11	龟甲，熟地黄，鳖甲
3	白芍，牡蛎，天竺黄	12	白芍，牡蛎，龙骨，灵芝
4	麦冬，五味子，太子参	13	麦冬，五味子，白术
5	熟地黄，黄芩，黄柏	14	黄芩，磁石，大黄
6	大枣，当归，黄芪	15	大枣，生姜，阿胶，火麻仁
7	生地黄，半夏，茯苓	16	半夏，石菖蒲，瓜蒌
8	半夏，枳实，石菖蒲	17	半夏，茯苓，白术
9	黄连，桃仁，酸枣仁	18	枳壳，桃仁，赤芍，酸枣仁

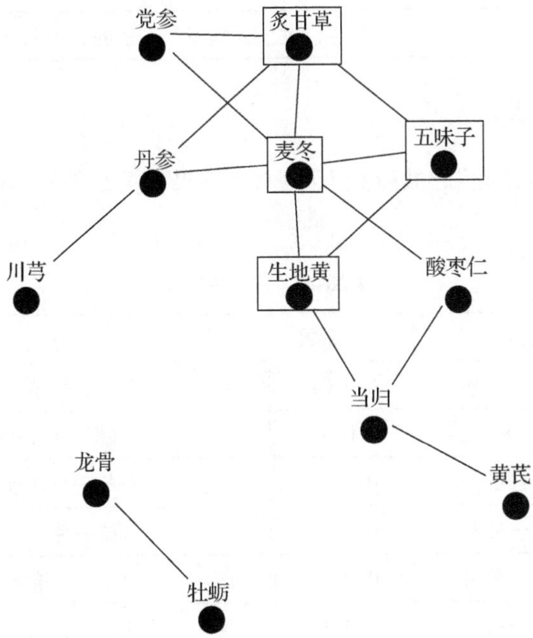

图 28–2　核心组合网络展示

（八）新方组合

在“提取组合”中，可见系统在核心组合基础上，继续进行复杂运算得出9个新处方，详见表28-7，网络展示见图28-3。

表28-7　新方组合

序号	新方组合
1	竹茹，陈皮，五味子，白术
2	龟甲，熟地黄，黄柏，鳖甲
3	白芍，牡蛎，天竺黄，龙骨，灵芝
4	麦冬，五味子，太子参，白术
5	熟地黄，黄芩，黄柏，磁石，大黄
6	大枣，当归，黄芪，生姜，阿胶，火麻仁
7	生地黄，半夏，茯苓，石菖蒲，瓜蒌
8	半夏，枳实，石菖蒲，茯苓，白术
9	黄连，桃仁，酸枣仁，枳壳，赤芍

（九）药物关联度

选择“药对系数”，共得到10 048个结果，关联系数>0.03的15个药对详见表28-8。

表28-8　药物关联度

序号	药对	关联系数	序号	药对	关联系数
1	枳壳—丹参	0.0401	9	赤芍—太子参	0.0321
2	半夏—五味子	0.0382	10	牡蛎—薤白	0.0319
3	半夏—桃仁	0.0367	11	麦冬—炙甘草	0.0307
4	枳壳—甘草	0.0343	12	竹茹—莲子心	0.0306
5	赤芍—香附	0.0343	13	附子—炙麻黄	0.0306
6	赤芍—炙甘草	0.0328	14	附子—蒲黄	0.0306
7	五味子—仙鹤草	0.0324	15	炙甘—草茯苓	0.0302
8	川芎—苦参	0.0323			

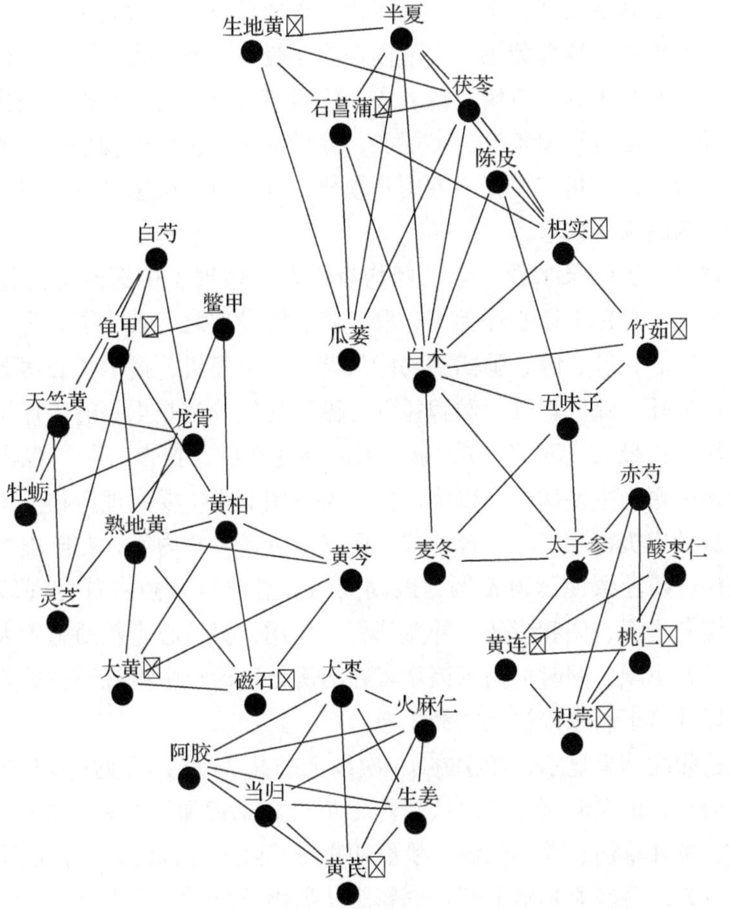

图 28-3 新方组合网络展示

三、讨论

中医没有关于心房颤动的病名记载，按其症状多归属于“心悸”范畴。有关“心悸”的论述由来已久，《内经》首提“惊”“惕”，并认识到其病因有宗气外泄、心脉不通、突受惊恐、复感外邪等；《金匮要略》曰“食少饮多，水停心下，甚者则悸”，认为饮停心下、扰乱心神是心悸发生的关键；朱丹溪倡导痰与虚致病，《丹溪心法》云“怔忡者血虚，怔忡无时，血少者多，有思虑便动属虚，时作时止者，痰因火动”；张景岳开阴虚致悸的先河，曰“怔忡之病……此证惟阴虚劳损之人乃有之”；清代瘀血导致心悸的理论得到了高度发展，至今对临床仍有重要启发。现代研究认为心悸的发生多因体质虚弱、饮食劳倦、七情内伤、感受外邪及药食不当等，以致气血阴阳亏损，心神失养，或痰、饮、火、瘀阻滞心脉，扰乱心神。当代医家对心房颤动的论治可谓多角度、多层次，兹借助中医传承辅助平台，通过统计出的各项数据，分析挖掘其组方用药规律，并与有关医家论点、研究成果相互印证，为临床提供参考。

从归经分析结果来看，十二经均有涉及，体现了中医辨证论治的灵活性、多样性，总体上以心经为主，肝、脾、肺经次之，表明了心房颤动以心为病位，以心、肝、脾、肺四脏功能失调为重要契机，揭示了心房颤动除可以从心论治外，疏肝理气、健脾益气、温肺化饮等亦是重要的治疗思路。四气中温药占比最大（34.7%），温药可以温通血脉、振奋心阳，也说明了心房颤动多以寒为主要病机，以痰、饮、瘀等阴邪为主要病理产物。严永琴认为心房颤动病机责之于心、肾、脾，阳气虚衰，阴寒内盛，在阳虚的基础上兼夹血瘀、痰浊致使脉道不畅，鼓动无力。五味以甘独占首位（57.3%），取甘味缓急止痛、调和诸药、补益脾胃等作用，提示心房颤动患者大多起病急骤，不容小觑；同时也揭示诸学者在心房颤动治疗中重视补益后天、标本兼顾，以及培土制水以祛痰饮的思想。

用药频次结果显示，频次在15次以上的共23味，可见这23味药为临床医家治疗心房颤动所青睐。从诸药中可以窥见譬如桂枝甘草龙骨牡蛎汤、生脉散、炙甘草汤、酸枣仁汤、桃红四物汤等经典方剂的影子，说明医家重视发掘古方，在经典基础上开拓创新。从药物功效看，多为补气、滋阴、活血化瘀、安神类药，反映了医家治疗上标本兼顾的特色，既不忘治气阴虚之本，又不忘治瘀血之标，同时佐加安神以调摄心神，使心神得养，与张艳教授根据营卫气血理论得出的心房颤动主要病机为心气阴两虚伴瘀血内扰不谋而合。前10味药中补虚药占7个（麦冬、生地黄、当归、五味子、炙甘草、黄芪、党参），可见总体上以扶正为主、祛邪为辅，体现了养正则邪自除及治病求本的中医理念。

17个常用药对为临床配伍组合提供了参考，其中频率最高的药对为麦冬—五味子。麦冬、五味子组合实为生脉散化裁，麦冬味甘性微寒，养阴润肺、益胃生津、清心除烦，五味子味酸甘性温，敛肺止汗、益气生津、补肾宁心，二者配伍，寒温并用，一润一敛，酸甘化阴，使阴液得生而不肆意耗散，一清心一宁心，使心神安宁而无乱象。窦新宇等研究发现，益气复脉注射液治疗气阴两虚型心房颤动效果显著，证明了麦冬、五味子相配伍治疗心房颤动的价值。药物组合关联规则是在 17 个药对中筛选出置信度大于 0.6 的药对，置信度越大说明前后 2 种或 3 种药物同时出现的概率越大。置信度前 4 位的依次为五味子—麦冬、牡蛎—龙骨、龙骨—牡蛎、麦冬—五味子，结合常用药对前 10 位，认为五味子—麦冬、龙骨—牡蛎为治疗心房颤动的核心药物组合。龙骨、牡蛎相配镇潜固涩、养阴摄阳，一入心经，一入肝经，既能镇惊安神，又能平肝潜阳，《医学衷中参西录》云“……是龙骨、牡蛎，固为补魂魄精神之妙药也”，龙骨、牡蛎的高频率组合运用也从侧面说明了心房颤动多属于中医“神志病”的范畴。

通过新方聚类得到的 18 个核心组合，是用来合成新处方的潜在组合。从功效看，除前述益气养阴、活血化瘀、安神药外，尚有黄芩、黄柏等清热解毒药，竹茹、陈皮、瓜蒌、半夏、石菖蒲等化痰祛湿药，提示了除“虚”“瘀”外，“热”“痰”亦为心房颤动的重要致病因素。王振涛教授认为心房颤动的病机需抓住“虚”“热”“瘀”，倡导养心安神法治疗本病，与该分析相契合。由 18 个核心组合演变出 9 个新的处方。其中新方 1 是大补阴丸易知母为鳖甲，鳖甲与知母均能滋阴清热，鳖甲另可潜阳以防心阳耗散，《本草经解》曰鳖甲“气味俱降，阴也”。纵观全方，熟地黄滋阴生髓以充先天，黄柏泄热之力显著，《药品化义》曰黄柏“专泻肾与膀胱之火”，鳖甲、龟甲助熟地黄以养阴，同时又增强了黄柏退热的功效，全方补泻并施、培本清源，具有滋阴泻火的功效，提示可能用于治疗阴虚火旺、相火妄动之心房颤动。新方 2 为生脉散化裁，全方具有益气养阴的功效，可能适用于气阴两虚的心房颤动患者。新方 3 为泻心汤加熟地黄、磁石，全方泻火解毒、滋阴安神，提示用于火邪炽盛伤阴之心房颤动的可能性。新方 6 为当归补血汤合炙甘草汤加减而来，有益气养血滋阴的作用，或许适合气血两虚的心房颤动患者。新方 4 为枳术汤加半夏、茯苓、石菖蒲而成，《金匮要略》曰：“心下坚，大如盘，边如旋盘，水饮所作，枳术汤主之”，白术与枳实配伍，一健脾益气，一逐饮消痞，攻补兼施，加半夏、茯苓、石菖蒲以补气、燥湿化痰，共奏益气健脾、祛除痰饮之功，适合气虚痰饮停聚的心房颤动患者。药物关联度则是描述药物与药物之间相关性的定量分析，可以是线性关系或非线性关系，具有复杂的运算过程。关联度最高的为枳壳—丹参，从功效看，说明理气与活血具有高度相关性，印证了气为血之帅、气行则血行的中医理论。

综上所述，本研究借助中医传承辅助平台，在查阅文献的基础上，整理了当代医家治疗心房颤动的方剂共92个，分别对方药的归经、四气五味、用药频次、组方规律及新方分析进行了统计归纳。利用新方聚类合成的新方具备一定参考价值，对临床开拓新药有一定的提示作用。但通过运算得到的信息存在机械化特征，缺乏临床诊病治病的多样性、灵活性，合成新方的临床实效及可行性尚待进一步研究，并且新方没有说明君臣佐使，亟须改进。

第二十九章　注射用益气复脉（冻干）治疗心房颤动气阴两虚证的临床观察

房颤是一种常见的心律失常，普通人群发生率为1%～2%，而80岁以上人群发病率高达5%～15%，可诱发心力衰竭、心绞痛，形成血栓，使脑卒中风险增加5～7倍。西医抗心律失常药物的不良反应影响房颤的治疗。注射用益气复脉（冻干）治疗房颤收到较好效果，现报道如下。

一、资料与方法

（一）一般资料

60例患者均系济南市中医医院2014年9月—2016年9月心血管病科住院及门诊病例，随机分为两组，各30例。治疗组男13例，女17例；年龄45～75岁，平均年龄（59.77±9.15）岁；病程1～30年，平均病程（15.50±8.80）年；伴冠心病15例，高血压10例，风湿性心脏病5例。对照组男16例，女14例；年龄46～74岁，平均年龄（60.33±8.56）岁；病程2～25年，平均病程（13.63±7.00）年；伴冠心病14例，高血压9例，风湿性心脏病7例。两组患者性别、年龄、病程、原发病等一般资料比较，差异均无统计学意义（$P>0.05$），具有可比性。

（二）诊断标准

1. 西医诊断标准

参照陈新《黄宛临床心电图学（第6版）》持续性房颤心电图诊断标准：P波消失；心室搏动率完全不规则；在各导联中基线为不规则低振幅波动，系大小不同、形态各异、间隔不均的f波，其频率为350～600次/分。

2. 中医诊断标准

参照周仲英等主编的《中医内科学》、2002年版《中药新药临床研究指导原则》。中医辨证：气阴两虚证；主症：心悸；次症：胸闷，胸痛，乏力，气短，失眠，盗汗；舌、脉象：舌质偏红少苔，脉弱而细数或结代。

（三）纳入和排除标准

纳入标准：符合以上西医诊断标准；符合上述中医辨证标准；未服用其他抗心律失常药物2周及以上。

排除标准：经检查证实为甲状腺功能亢进症；或合并重度高血压，重度心肺功能不全，重度心律失常，肝、肾等严重原发性疾病；妊娠或哺乳期女性；过敏体质及对多种药物过敏者。

（四）治疗方法

两组均给予休息、吸氧、口服阿司匹林肠溶片及静脉注射腺苷三磷酸、辅酶A等基础治疗，合并冠心病、高血压等同时予以对症治疗。治疗组在此基础上联合注射益气复脉（冻干），每次5.2 g，加入250 mL生理盐水溶解后静脉滴注，每日1次。两组疗程均为14天。

（五）观察指标及方法

观察中医临床症状及体征前后变化，症状按无、轻、中、重分别记为0分、1分、2分、3分；24小时动态心电图、血常规、尿常规、便常规、肝功能、肾功能治疗前后各做1次，记录变化情况。

（六）疗效判定标准

心电图疗效判定标准参照2002年版《中药新药临床研究指导原则》及其相关文献。

（1）显效：持续性房颤转为窦性心律或变为偶有发作的阵发性房颤，或静息状态下心率<80次/分。

（2）有效：持续性房颤转为阵发性房颤，或静息状态下心率<90次/分。

（3）无效：达不到显效或有效标准。

中医证候疗效判定标准参照2002年版《中药新药临床研究指导原则》。

（1）显效：临床症状、体征明显改善，证候积分减少≥70%。

（2）有效：临床症状、体征均有好转，证候积分减少≥30%。

（3）无效：临床症状、体征无明显改善，甚或加重，证候积分减少

<30%。

（七）统计学处理

采用 SPSS 19.0 统计软件进行分析，计量资料以均数 ± 标准差（$\bar{x} \pm s$）表示，采用 t 检验；计数资料比较采用 χ^2 检验；等级资料采用秩和检验。以 $P<0.05$ 为差异有统计学意义。

二、结果

（一）两组心电图疗效比较

心电图疗效治疗组优于对照组，差异有统计学意义（$P<0.05$），见表 29-1。

表 29-1　两组心电图疗效比较　　单位：例

组别	例数	显效	有效	无效	总有效率
治疗组	30	8	12	10	66.67%①
对照组	30	5	9	16	46.67%①

注：①表示与对照组比较，$P<0.05$。

（二）两组中医证候疗效比较

中医证候疗效治疗组优于对照组，差异有统计学意义（$P<0.05$），见表 29-2。

表 29-2　两组中医证候疗效比较　　单位：例

组别	例数	显效	有效	无效	总有效率
治疗组	30	6	20	4	86.67%①
对照组	30	1	15	14	53.33%

注：①表示与对照组总有效率比较，$P<0.05$。

（三）治疗组中医单项症状积分比较

心悸、气短、乏力、不寐治疗前后比较，差异有统计学意义（P <

0. 05)，见表29-3。

表29-3 治疗组中医单项症状积分比较（$\bar{x} \pm s$）

症状	例数	治疗前	治疗后	P
心悸	30	2. 33 +0. 76	1. 63 +1. 10	<0. 05
胸痛	26	1. 93 +1. 01	1. 33 +1. 03	>0. 05
胸闷	28	2. 20 +0. 85	1. 20 +0. 89	>0. 05
气短	29	2. 23 +0. 77	1. 40 +1. 00	<0. 05
乏力	30	2. 30 +0. 65	1. 57 +1. 00	<0. 05
不寐	30	2. 23 +0. 74	1. 47 +1. 04	<0. 05

（四）不良反应

两组患者在治疗过程中均未出现明显不良反应。血、尿、便常规，肝功能、肾功能检查均未发现明显异常。

三、讨论

房颤属中医“心悸”范畴，本虚标实是其基本病机。《景岳全书》曰：“怔忡之病，心胸筑筑振动，惶惶惕惕，无时得宁者是也。”唐宗海认为“血不养心，则神浮而悸”，阴血亏损，心失所养，不能藏神，故神不安而志不宁。清代陈士铎《辨证录·惊悸门》将惊悸的病机归为“心肝血虚”。刘永家认为“惊悸”为“心虚胆怯之所致也”，心神不宁为其病理特点，辨证论治重视宁心安神，治宜“宁其心以壮其胆气”，正如《景岳全书》所谓“惊悸宜安养心神”。邓铁涛教授认为心悸是一个本虚标实之证，心气虚和心阴虚是本病的内因，故补虚固本为房颤治疗大法。

本研究针对房颤气阴两虚证候特点，治以益心气、养心阴。生脉散出自《内外伤辨惑论》，《医方考》谓之“一补，一清，一敛，养气之道毕矣”，历代临床应用广泛，沿用不衰。注射用益气复脉（冻干）据此并经现代研究而得，红参味甘，大补元气，固脱生津安神，可“补五脏，安精神，定魂魄，止惊悸”，为君药；麦冬甘寒，“可养阴生津，止消渴，麦冬常用于治疗心烦失眠等”，为臣药；五味子，酸以化阴，收敛躁扰之浮阳，宁心安神，为佐药，三药合用，益气养阴生津，使气复津生、气充脉复。现代药理研究表明，红参能改善心脏功能，增强心肌收缩力，增加心排血量与冠状动脉血流量，对抗心肌缺血和心律失常；麦冬所含的麦冬总皂苷能使结扎犬冠状动脉室性心律失常发生率降低，说明其具有抗心律失常的作用；五味子提取物注射液可使蛙心单相动作电位频率减慢、幅度减少，平台期下移、缩短，心肌收缩力减弱，对缺氧及急性心肌缺血损伤有较强的保护作用。

临床研究表明，注射用益气复脉（冻干）可降低房颤患者心率、减少发作次数、提高生活质量及改善心电图等，未发现不良反应，具有安全性和可靠性。

第三十章　调肝定悸颗粒治疗肝郁化火型室性期前收缩的临床观察

室性期前收缩是一种常见的心律失常，发病人群广、易反复发作，严重室性期前收缩会促发室性心动过速，危及生命。长期室性期前收缩可致心肌病、心功能下降。室性期前收缩是评估重大心血管疾病猝死风险的重要指标。西医治疗包括抗心律失常药物和导管射频消融，前者有致心律失常风险，限制了临床疗效；后者复发率高、价格昂贵，患者接受率较低。本研究采用调肝定悸颗粒治疗肝郁化火型室性期前收缩 32 例，取得良好疗效，现报道如下。

一、资料与方法

（一）一般资料

回顾性分析 2016 年 1 月—2018 年 12 月济南市中医医院心内科门诊及住院的 64 例肝郁化火型室性期前收缩患者。纳入标准：符合西医室性期前收缩诊断标准；符合中医心悸诊断标准和肝郁化火型辨证标准；年龄 18 ~ 70 岁；未进行过抗心律失常治疗，或观察开始前 2 周停服抗心律失常药物；签署知情同意书者。排除标准：年龄 <18 岁或 >70 岁，妊娠期或哺乳期女性，过敏体质及对本药过敏者；半年内有脑卒中病史，严重电解质紊乱，合并其他系统严重疾病需要治疗者；合并严重心律失常如室上性心动过速、室性心动过速、心房颤动、心房扑动，以及Ⅱ、Ⅲ度房室传导阻滞等，合并心血管系统急危重症者（急性心肌梗死、不稳定型心绞痛、急性及中重度心功能不全等）；甲状腺功能亢进、药物影响等引起的室性期前收缩；合并严重凝血、肝肾功能障碍，精神分裂等精神异常患者。根据随机数字表法将研究对象分为两组，试验组 32 例，男 16 例，女 16 例；年龄（53.03 ± 9.10）岁。对照组 32 例，男 18 例，女 14 例；年龄（52.88 ± 7.14）岁。两组年龄、性别经比较，差异无统计学意义（$P > 0.05$），具有可比性。本研究经过医学伦理委员会批准后实施。

（二）诊断标准

1. 西医诊断标准

参照第8版《内科学》拟定。心脏听诊心律不规则，提前出现心搏后有较长代偿间歇，第一心音增强、第二心音减弱或消失。触诊脉律不齐。提前出现的宽大畸形的QRS波群，时限＞120 ms，T波方向多与主波相反，ST段随T波移位；前无伴随的P波；窦性节律规则时代偿间歇呈完全性，如室性期前收缩侵入窦房结导致周期重建时代偿间歇可不完全；经心电图检查证实，并动态心电图检查提示24小时室性期前收缩次数为556～8794次，24小时心率为55～97次/分。

2. 中医诊断标准

参照《中医内科学》、2002年版《中药新药临床研究指导原则》制定。诊断：心悸（肝郁化火型）；主症：心悸或自觉心中悸动不安，不能自主，胸胁胀痛，头晕或头胀痛，烦躁，口苦，口干，失眠多梦，尿赤，便秘，舌红苔黄，脉弦数或促、代。

（三）治疗方法

两组入院后均先完善各项检查，包括超声心动图、12导联心电图、甲状腺功能、血常规、尿常规、肝功能、肾功能等。对照组口服琥珀酸美托洛尔缓释片，每次23.75 mg，每日早晨1次，温水送服，随症加减。试验组在对照组基础上给予调肝定悸颗粒治疗。药物组成：牡丹皮12 g，栀子10 g，柴胡12 g，当归10 g，白芍10 g，薄荷12 g，苦参10 g，甘松10 g，酸枣仁30 g，夜交藤15 g，檀香3 g，延胡索10 g，炙甘草6 g。将上方颗粒剂一包倒入杯中，加沸水400 mL冲化搅拌调匀，早晚饭后30分钟温服。两组疗程均为4周，治疗期间严密监测心电图变化。

（四）观察指标及疗效评定标准

①中医证候积分参照2002年版《中药新药临床研究指导原则》评定，疗效指数＝[（治疗前总积分－治疗后总积分）/治疗前总积分]×100%。临床痊愈：治疗后证候疗效指数≥90%；显效：70%≤治疗后证候疗效指数＜90%；有效：30%≤治疗后证候疗效指数＜70%；无效：治疗后证候疗效

指数＜30%。②24 小时动态心电图室性期前收缩次数评定，显效：治疗后 24 小时动态心电图室性期前收缩次数减少≥90%；有效：50%≤治疗后 24 小时动态心电图室性期前收缩次数较治疗前减少＜90%；无效：治疗后 24 小时动态心电图室性期前收缩次数较治疗前减少＜50% 或增加。③心率变异性。检测全部正常窦性 R-R 间期标准差（SDNN）、全程相邻 R-R 间期差的均方根（rMSSD），全部 R-R 间期中相邻 R-R 间期差＞50 ms 的个数占总 R-R 间期个数的百分比（pNN50）等指标。

（五）统计学处理

采用 SPSS 22.0 统计软件处理。定量资料符合正态分布以均数 ± 标准差（$\bar{x} \pm s$）表示，组间比较采用独立样本 t 检验，组内比较采用配对样本 t 检验；定性资料用率（%）表示，比较采用 χ^2 检验。以 $P<0.05$ 为差异有统计学意义。

二、结果

（一）两组中医证候疗效比较

试验组总有效率为 87.50%，对照组为 62.50%，两组比较差异有统计学意义（$P<0.05$），见表 30-1。

表 30-1　两组治疗后中医证候疗效比较　　单位：例

组别	例数	临床痊愈	显效	有效	无效	总有效
试验组	32	3（9.38%）	9（28.13%）	16（50.00%）	4（12.50%）	28（87.50%）
对照组	32	1（3.13%）	4（12.50%）	15（46.88%）	12（37.50%）	20（62.50%）

注：两组总有效率比较，$P<0.05$。

（二）两组动态心电图室性期前收缩疗效比较

试验组总有效率为 84.38%，对照组为 59.38%，试验组室性期前收缩疗效优于对照组（$P<0.05$），见表 30-2。

表 30-2　两组治疗后室性期前收缩疗效比较　　单位：例

组别	例数	显效	有效	无效	总有效
试验组	32	12（37.50%）	15（46.88%）	5（15.63%）	27（84.38%）
对照组	32	4（12.50%）	15（46.88%）	13（40.63%）	19（59.38%）

注：两组总有效率比较，$Z=-2.723$，$P=0.006$。

（三）两组心率变异性比较

治疗后两组心率变异性各指标均较治疗前升高（$P<0.01$），治疗后两组间 SDNN、rMSSD 比较差异有统计学意义（$P<0.05$），pNN50 两组间比较差异无统计学意义（$P>0.05$）。详见表 30-3。

表 30-3　两组治疗前后心率变异性指标比较（$\bar{x}\pm s$）

组别	例数	时间	SDNN/ms	rMSSD/ms	pNN50/%
试验组	32	治疗前	102.28±21.41	28.94±12.09	7.53±5.09
		治疗后	131.25±30.25①	45.13±15.67①	10.25±6.23②
		t 值	−11.35	−8.88	−4.27
		P	<0.01	<0.01	<0.01
对照组	32	治疗前	100.25±20.40	27.66±10.68	7.13±4.07
		治疗后	114.41±23.77	36.75±14.96	9.44±4.77
		t 值	−7.21	−5.39	−6.32
		P	<0.01	<0.01	<0.01

注：①代表与对照组治疗后比较，$P<0.05$；②代表与对照组治疗后比较，$P>0.05$。

三、讨论

室性期前收缩属于中医学“心悸”范畴。历代医家对心悸病的治疗从气虚、血虚、痰火、阴虚、心火旺盛等方面入手，现代医家则认为心悸的发生多因气血阴阳亏损、心神失养，或痰、饮、火、瘀阻滞心脉，扰乱心神所致。张介宾指出：“心为五脏六腑之大主，而总统魂魄，兼该意志，故忧动于心则肺应，思动于心则脾应，怒动于心则肝应，恐动于心则肾应，此所以五志惟心所使也。”情志分属五脏而归于心，情志过极首伤心神，次伤相应脏腑，脏腑又累及于心，心神不宁发为心悸。情志所伤，气郁为先，《丹溪心法》提出“气血冲和，万病不生，一有怫郁，诸病生焉，故人身诸病，多生于郁”。肝气郁结一方面致心气郁结；另一方面疏泄太过化生为火。刘完素认为“五志过极皆从火化”“气有余便是火”。肝火妄动，扰乱心神，母病及子，或心火亢盛，子病犯母，心累及于肝，使木火同病，心肝火旺，心神不宁，发为心悸，正如《类经》提出“情志之伤，虽五脏各有所属，然求其所由，则无不从心而发”。冯晓敬教授在继承前人经验的基础上分析现代社会环境因素特点，认为心悸发病多与情志有关，因此，采用清肝泻火、解郁宁心安神的治疗原则自拟调肝定悸颗粒治疗本病。

调肝定悸颗粒由丹栀逍遥散加减化裁，柴胡疏肝解郁、宣畅气血，使肝郁得以条达；牡丹皮以清血中之伏火；栀子善清肝火、泻火除烦，共为君药。白芍酸寒收敛，收阳气而泄邪热，养血柔肝，泄肝之邪热；当归养血和血；柴胡、当归、白芍同用，补肝体而助肝用；檀香、延胡索行气活血止痛，共为臣药。苦参、甘松养心定悸，酸枣仁、夜交藤宁心安神，少量薄荷疏散郁遏之气、透达肝经郁热，共为佐药。诸药合用使肝气得疏、郁火得解、心神得安，肝心同治，气血调顺，共奏疏肝清热、宁心安神之功。现代药理研究证明柴胡具有镇静、安定的功效，有改善患者焦虑等效果；牡丹皮、栀子、白芍均有解热镇痛的作用；当归、延胡索、甘松、炙甘草皆能减少心律失常的发生；檀香茶叶水提醇沉液在不同浓度时可以增强离体蛙心的正性肌力，并对家兔主动脉平滑肌产生明显的收缩作用。

现代研究表明，心血管疾病患者常伴有紧张、焦虑、抑郁或愤怒等情绪，存在情绪应激的患者多伴有心脏交感神经功能亢进，心脏交感神经密度增加则促进了室性心律失常的发生。心率变异性产生于自主神经系统对于心脏窦房结的支配及调节，反映逐次心搏周期的差异变化情况，是评价心脏自主神经功能、预测心源性猝死和心律失常的重要指标。本研究结果显示，两组治疗后心率变异性指标 SDNN、rMSSD 升高，治疗后两组间 SDNN、rMSSD 比较差异有统计学意义（$P<0.05$），pNN50 两组间比较差异无统计学意义（$P>0.05$），试验组疗效优于对照组。提示调肝定悸颗粒联合琥珀酸美托洛尔缓释片较单用琥珀酸美托洛尔缓释片能有效改善心率变异性，抑制交感神经兴奋，减少室性期前收缩发生次数。

综上所述，调肝定悸颗粒依据中医学辨证论治原则，可改善室性期前收缩患者自主神经功能，加强心血管系统的调节能力，通过整体调节改变易发室性期前收缩的病理状态，改善症状，减少室性期前收缩，在降低心律失常风险方面效果更佳，可以为临床治疗室性期前收缩提供借鉴。

第三十一章　归脾汤加味治疗冠心病室性期前收缩心脾两虚证的临床研究

室性期前收缩是由希氏束分叉以下的异位节律点所引起的，可见于冠心病、高血压、心肌病、风湿性心脏病与二尖瓣脱垂患者，是冠心病最常见的心律失常，不仅影响患者的劳动能力与生活质量，而且与猝死密切相关。在冠状动脉粥样硬化的病理基础上，冠状动脉狭窄或痉挛造成心肌缺血、缺氧，甚至坏死，从而使心肌纤维化造成心室肌细胞的电传导紊乱，引发心律失常。

现代医学对于室性期前收缩频发或持续发生的患者采用抗心律失常药物治疗，目前临床上常用的Ⅰ～Ⅳ类抗心律失常药物在治疗心律失常的同时又有致心律失常的不良反应；射频消融等非药物疗法具有一定的创伤性且价格昂贵，应用范围狭窄。诸多原因导致室性期前收缩患者的治疗得不到理想效果。

中医学根据冠心病室性期前收缩症状的不同将其归属于“心悸”“惊悸”“怔忡”等范畴，对其病因病机的认识较为复杂，认为本病的发生多与体质虚弱、饮食劳倦、七情所伤、感受外邪及药食不当等有关，根本病机是本虚标实，本虚多为脏腑气、血、阴、阳亏虚，标实多为痰、热、瘀、毒等。张世亮认为冠心病室性期前收缩常见于中老年患者，这些患者多有心脾两虚、气血不足的表现，故健脾养心、益气养血应是治疗冠心病室性期前收缩的根本大法。

中老年人冠心病室性期前收缩以心脾气血两虚证多见，而归脾汤具有益气补血、健脾养心的作用，结合多年临床经验，在归脾汤的基础上进行加减，稍佐行气活血之品，治疗心脾气血两虚证有良好的效果。同时避免了单纯使用抗心律失常药物带来的不良反应，改善了患者的症状，提高了患者的生活质量，发挥了中医药治疗心律失常的优势。

一、病例选择和诊断标准

（一）病例选择

所有病例均来自 2015 年 2—12 月山东中医药大学附属医院心内科病房或门诊患者。

（二）诊断标准

1. 冠心病诊断标准

参照 2010 年《冠状动脉粥样硬化性心脏病诊断标准》制定。

（1）典型心绞痛症状发作的特点，患者存在的心血管危险因素，要除外其他原因所致的胸痛。

（2）胸痛发作时有心电图缺血性 ST-T 动态改变，或心电图运动负荷试验为阳性。发作时心电图检查如能发现在以 R 波为主的导联中，ST 段下移，T 波低平或倒置，症状缓解后能逐渐恢复则有助于确立诊断。对于心电图无改变的患者可进行心电图运动负荷试验，如运动负荷试验能够诱发心绞痛或心电图缺血性改变亦可确诊。

（3）对于诊断困难的存在心血管危险因素的中高危患者，症状不典型时可考虑冠状动脉 CTA 和（或）冠状动脉造影检查。

2. 室性期前收缩诊断标准

（1）室性期前收缩的心电图诊断标准：参照人民卫生出版社出版的黄宛主编的第 6 版《临床心电图学》。①提前出现宽大畸形的 QRS 波（时限≥0. 12 s）；伴有继发性 ST-T 改变。②激动前向传导激动心室，QRS 波前后无 P 波。③激动逆向传导激动心房，产生逆行 P′波。④室性期前收缩后多伴有完全性代偿间歇。⑤室性期前收缩可呈单源性、多形性、多源性、成对性、间位性等多种表现形式。

（2）室性期前收缩临床分类标准：参照北京医科大学出版社出版的陈明哲主编的《心脏病学》。①按期前收缩发生频率分为偶发（<5 次/分或<30 次/小时）、多发、频发（>5 次/分或>30 次/小时）。②按配对关系分为二联律（每个窦性搏动后跟随 1 个室性期前收缩）、三联律（每 2 个正常搏动后出现 1 个室性期前收缩）、成对室性期前收缩（连续发生 2 个室性期前收缩）、室性心动过速（连续 3 个或 3 个以上的室性期前收缩）。③按形态分为单形性室性期前收缩（同一导联内，室性期前收缩形态相同）、多形性或多源性室性期前收缩（同一导联内，室性期前收缩形态不同）。

（3）室性期前收缩频繁程度和形态分级标准：采用 Lown 分级方法。

0 级：无室性期前收缩。Ⅰ级：偶发室性期前收缩，30 次/小时或 <1 次/分。Ⅱ级：频发室性期前收缩，30 次/小时或 >6 次/分。Ⅲ级：多源性室性期前收缩。ⅣA：成对室性期前收缩，反复出现。ⅣB：成串的室性期前收缩（3 个或 3 个以上），反复出现。Ⅴ级：R-on-T 型室性期前收缩。

3. 中医辨证及积分标准

（1）中医辨证标准：根据中国中医药出版社出版的周仲瑛主编的《中医内科学》中心悸的有关内容及 2002 年版《中药新药临床研究指导原则》中治疗气虚证、血虚证的相关内容而制定。

主症：心悸。次症：胸闷、气短、神疲乏力、自汗、头晕眼花、失眠健忘、食少便溏、面色淡白或萎黄。舌脉：舌淡，脉细无力或结代。注：具备主症一项，次症两项或两项以上，辅以舌、脉，即可辨为此证。

（2）中医症状评分标准：参照中国中医药出版社出版的周仲瑛主编的《中医内科学》中心悸的有关内容及 2002 年版《中药新药临床研究指导原则》中治疗气虚证、血虚证的相关内容而制定。

1）主症。心悸：0 分：无心悸；2 分：心悸偶发，轻度不适，能自行缓解；4 分：心悸时发，明显不适，持续时间较长；6 分：心悸常发，持续不解，影响日常生活。

2）次症。

①胸闷。0 分：无；1 分：偶有胸闷，能自行缓解；2 分：经常胸闷，重度活动后明显，休息可缓解；3 分：稍动即作或胸闷如窒，持续不解，影响日常生活。②气短。0 分：无；1 分：剧烈活动后气短；2 分：轻度活动即气短；3 分：平素不活动即气短较重。③神疲乏力。0 分：无；1 分：精神不振，偶感乏力；2 分：精神疲惫，常感乏力，不影响工作；3 分：精神气力严重疲乏，难以缓解，影响日常工作。④自汗。0 分：无；1 分：剧烈活动后稍有汗出；2 分：轻微活动即有明显汗出；3 分：未从事体力活动即有明显汗出。⑤头晕眼花。0 分：无；1 分：偶有发生，时作时止；2 分：经常发生，视物旋转，不能行走；3 分：频繁发作，难以缓解，甚则不能站立。⑥失眠健忘。0 分：无；1 分：偶有失眠健忘，未影响正常工作；2 分：常有失眠健忘，尚可正常工作；3 分：失眠健忘频繁，影响正常工作。⑦食

少便溏。0分：无；1分：饮食稍有减少，偶有便溏；2分：饮食减少，常有便溏；3分：饮食明显减少，经常便溏。⑧面色淡白或萎黄。0分：无；1分：淡白；2分：淡白无华；3分：苍白或萎黄。⑨舌象。0分：正常；1分：舌淡白。⑩脉象。0分：正常；1分：脉细无力或结代。

（3）根据中医证候积分（Y），将病情严重性分为3个程度：轻度——Y≤12分；中度——13≤Y<26分；重度——Y≥26分。

（三）病例纳入标准

（1）符合冠心病的诊断标准。

（2）符合室性期前收缩诊断标准。

（3）中医辨证为心脾气血两虚。

（4）24小时动态心电图的室性期前收缩次数>30次/小时，Lown分级为Ⅱ~ⅣA级。

（5）年龄在40~80岁。

（6）知情同意并签署本研究协议书。

（7）停用其他具有抗心律失常作用的药物2周以上。

（四）病例排除标准

（1）合并其他心律失常如房颤、传导阻滞、室性心动过速、室上性心动过速、窦性心动过缓、病态窦房结综合征等。

（2）合并未经控制的严重高血压（收缩压≥180 mmHg，舒张压≥110 mmHg）、严重糖尿病（空腹血糖>7.5 mmol/L）、呼吸衰竭、心脏瓣膜病、梗阻性心肌病、缩窄性心包炎、肺栓塞、急性心肌梗死、血液病、甲状腺功能亢进等疾病者。

（3）扩张型心肌病及其他原因引起心力衰竭心功能3级以上者。

（4）严重肝功能、肾功能损害者。

（5）肿瘤、精神疾病患者。

（6）妊娠期及哺乳期女性。

（7）已知对方案中所用药物过敏者。

（8）未签署知情同意书者。

（五）病例剔除标准

（1）被纳入后未按规定完成治疗方案。
（2）试验期间又参与其他临床研究或服用其他药物，影响疗效判定者。
（3）受试者依从性差。

（六）病例脱落标准

（1）在试验过程中，患者中途退出。
（2）资料不完整，影响疗效判定。

（七）中止试验标准

（1）受试者在治疗期间出现严重不良反应。
（2）试验期间患者病情持续恶化，有可能发生危险事件。
（3）受试者不愿意继续此临床试验，主动提出中止。

二、研究方法

（一）分组方法

按本试验的纳入标准和排除标准选出入选者共60例，采用随机数字表法将入选者分为试验组和对照组，各组均为30例。两组患者的年龄、性别及试验前期前收缩次数无统计学差异。

（二）试验方法

冠心病基础治疗：单硝酸异山梨酯片20 mg，2次/日；阿司匹林肠溶片100 mg，1次/日；辛伐他汀片20 mg，1次/晚；伴有高血压者，给予盐酸贝那普利片10 mg，1次/日；伴有糖尿病者择情予盐酸二甲双胍片500 mg，1~3次/日。

对照组：在冠心病基础治疗上常规口服酒石酸美托洛尔片25 mg，2次/日。

试验组：在对照组基础上予中药归脾汤加味治疗（黄芪30 g，龙眼肉30 g，炒白术15 g，人参12 g，当归12 g，酸枣仁30 g，远志15 g，茯神12 g，木香12 g，麦冬30 g，丹参15 g，甘松15 g，炙甘草9 g）。每日1剂，水煎2次，取汁400 mL，分早晚餐后半小时温服，每次200 mL。根据患者不同病情，可对症加减。以上药物均由山东中医药大学附属医院药房提供，药源固定。治疗4周后，观察疗效及安全性。

原则上两组患者在试验期间不得使用其他具有抗心律失常作用的药物，但若病情不稳定，必要时可给予其他药物并及时记录相关情况。

三、观察方法

（一）观测指标

1. 主要症状、体征

（1）中医症状观察：包括心悸、胸闷、气短、神疲乏力、自汗、头晕眼花、失眠健忘、食少便溏、面色、舌象、脉象。于试验前及试验开始后每周观察记录1次。

（2）生命体征：包括血压、心率、体温、呼吸等，每天观察记录1次。

2. 辅助检查

（1）心电图：于试验前及试验开始后每周观察记录1次，观察比较期前收缩疗效及ST-T变化。

（2）24小时动态心电图：试验前后各进行1次，记录24小时室性期前收缩次数、平均心率及ST-T变化。

（3）血糖、血脂（血清总胆固醇、甘油三酯、低密度脂蛋白、高密度脂蛋白）：试验前后各记录1次。

3. 安全性指标

安全性指标包括肝功能、肾功能、电解质（血清钾浓度）检查，血常规、尿常规、便常规检查，于试验前后各记录1次。

（二）临床疗效判定指标

1. 中医证候疗效判定标准

根据临床症状及体征的改善情况而定，参照2002年版《中药新药临床研究指导原则》：疗效指数=[（治疗前指数－治疗后指数）/治疗前指数]×100%，即尼莫地平法。

（1）临床痊愈：疗效指数≥90%。

（2）显效：70%≤疗效指数<90%。

（3）有效：30%≤疗效指数<70%。

（4）无效：疗效指数<30%。

2. 中医单项症状疗效判定标准

（1）显效：治疗后症状消失，或较治疗前下降2级。

（2）有效：治疗后症状分级较治疗前下降1级。

（3）无效：治疗后症状分级较治疗前无变化。

3. 冠心病心电图疗效判定标准

根据1979年中西医结合治疗冠心病心绞痛及心律失常研究座谈会《冠心病心绞痛及心电图疗效评定标准》制定。

（1）显效：心电图恢复至“大致正常”或“正常心电图”。

（2）有效：治疗后降低的ST段回升0.05 mV以上，但尚未达到正常水平，主要导联倒置的T波变浅达25%以上或T波由平坦变为直立。

（3）无效：心电图与治疗前基本相同。

（4）加重：治疗后ST段比治疗前降低0.05 mV以上，主要导联倒置的T波加深达25%以上或T波由直立变平坦、由平坦变倒置，以及出现异位节律、室内传导阻滞或房室传导阻滞。

4. 室性期前收缩疗效判定标准

参照1979年《常见心律失常病因、严重程度及疗效参考标准》和1995年人民军医出版社出版的《现代动态心电图诊断学》制定。

（1）显效：治疗后症状明显改善，24小时动态心电图示期前收缩次数减少75%以上。

（2）有效：治疗后症状明显改善，24小时动态心电图示期前收缩次数较前减少75%以上，但仍有连发期前收缩；或24小时动态心电图示期前收缩次数减少50%~75%，均为单发、单一形态者。

（3）无效：治疗后未达到上述标准。

5. 安全性评价标准

（1）1级：安全；无任何不良反应；安全性指标检查无异常。

（2）2级：比较安全；有轻微不良反应，无须处理可继续给药；安全性指标检查无异常。

（3）3级：有安全性问题；有中等程度的不良反应；或安全性指标检查轻度异常，经处理后可继续给药。

（4）4级：不安全；因严重不良反应终止试验；或安全性指标检查明显

异常。

四、统计学方法

将所采集到的数据资料输入计算机数据库，统计分析采用 SPSS 17.0 软件。计量资料采用 t 检验，计数资料采用 χ^2 检验，等级资料采用秩和检验。$P>0.05$ 表示无差异，无统计学意义；$P<0.05$ 表示有差异，有统计学意义；$P<0.01$ 表示有显著差异。

五、临床资料分析

（一）一般资料分析

将符合纳入标准的 60 例患者随机分为试验组和对照组各 30 例，两组患者的性别、年龄比较如下。

1. 性别

性别构成比较见表 31–1。

表 31–1　两组病例性别构成比较　　单位：例

组别	例数	男性	女性	合计
试验组	30	14（46.7%）	16（53.3%）	30
对照组	30	13（43.3%）	17（56.7%）	30
合计	60	27（45.0%）	33（55.0%）	60

注：经 χ^2 检验，$\chi^2=0.067$，$P>0.05$（$P=0.795$），两组患者的性别分布无统计学意义，说明两组患者具有可比性。

2. 年龄

年龄分布比较见表 31–2。

3. 病程

病程分布比较见表 31–3。

（二）治疗前病情分析

1. 合并疾病

合并疾病比较见表 31–4。

表 31-2　两组病例年龄分布比较　　单位：例

组别	例数	40～50 岁	50～60 岁	60～70 岁	70～80 岁	最大年龄/岁	最小年龄/岁	平均年龄/岁（$\bar{x} \pm s$）
试验组	30	6	7	10	7	77	40	60.60 ± 10.87
对照组	30	6	6	11	7	76	42	61.00 ± 10.22

注：两组患者的年龄分布经 χ^2 检验，$\chi^2 = 0.125$，$P > 0.05$（$P = 0.989$），无统计学意义；两组患者的平均年龄以平均数 ± 标准差表示，两组患者平均年龄经 t 检验，$t = -0.147$，$P > 0.05$（$P = 0.884$），无统计学意义，说明两组患者具有可比性。

表 31-3　两组病例病程（Y）分布比较　　单位：例

组别	例数	Y≤2 年	2 年＜Y≤5 年	5 年＜Y≤10 年	Y＞10 年
试验组	30	6	12	7	5
对照组	30	5	14	6	5

注：经 χ^2 检验，$\chi^2 = 0.322$，$P > 0.05$（$P = 0.956$），无统计学意义，说明两组患者的病程分布无差异，具有可比性。

表 31-4　两组病例合并疾病比较　　单位：例

组别	例数	糖尿病	高血压	血脂异常
试验组	30	6（20.0%）	12（40.0%）	12（40.0%）
对照组	30	5（16.7%）	14（46.7%）	11（36.7%）

注：经 χ^2 检验，$\chi^2 = 0.288$，$P > 0.05$（$P = 0.866$），无统计学意义，说明两组患者合并疾病无差异，具有可比性。

2. 治疗前室性期前收缩严重程度分级比较

治疗前室性期前收缩严重程度分级比较见表 31-5。

表 31-5　治疗前两组病例室性期前收缩严重程度分级比较

单位：例

组别	例数	Ⅱ级	Ⅲ级	ⅣA 级
试验组	30	14（46.7%）	10（33.3%）	6（20.0%）
对照组	30	13（43.3%）	12（40.0%）	5（16.7%）

注：经 χ^2 检验，$\chi^2 = 0.310$，$P > 0.05$（$P = 0.857$），说明两组患者的病情无统计学差异，具有可比性。

3. 治疗前中医单项症状构成比较

室性期前收缩气阴两虚证患者的主要症状有心悸、胸闷、气短、神疲乏力、自汗、头晕眼花、失眠健忘、食少便溏、面色淡白或萎黄。两组患者症状分布见表 31-6。

表 31-6 治疗前两组病例中医单项症状构成比较 单位：例

症状	试验组（例）				对照组（例）				P
	无	轻	中	重	无	轻	中	重	
心悸	0	9	15	6	0	9	14	7	0. 946
胸闷	0	13	11	6	0	11	14	5	0. 734
气短	0	8	14	8	0	8	15	7	0. 951
神疲乏力	2	7	12	9	1	8	13	8	0. 919
失眠健忘	2	9	15	4	3	8	14	5	0. 939
头晕眼花	4	13	11	2	4	13	10	3	0. 970
自汗	3	12	10	5	4	14	10	2	0. 663
食少便溏	2	12	13	3	3	13	11	3	0. 939
面色淡白或萎黄	4	10	12	4	6	9	10	5	0. 862

注：治疗前两组患者的中医单项症状构成经 χ^2 检验，各项 P 值均 >0.05，说明其构成无统计学差异，具有可比性。

4. 治疗前中医证候严重程度分布

治疗前两组病例中医证候严重程度分布比较见表 31-7。

表 31-7 治疗前两组病例中医证候严重程度分布比较

单位：例

组别	例数	轻度	中度	重度
试验组	30	6（20. 0%）	16（53. 3%）	8（26. 7%）
对照组	30	8（26. 7%）	15（50. 0%）	7（23. 3%）

注：经 χ^2 检验，$\chi^2=0.385$，$P>0.05$（$P=0.825$），说明两组患者中医证候严重程度分布无统计学差异，具有可比性。

5. 治疗前两组患者舌象、脉象分布比较

室性期前收缩气血两虚证患者的舌象、脉象应为舌质淡白、脉细无力或结代。治疗前两组病例的舌象、脉象分布比较见表 31-8。

表 31-8 治疗前两组病例舌象、脉象分布比较 单位：例

组别	舌象		脉象	
	正常	舌质淡白	正常	脉细无力或结代
试验组	11（36.7%）	19（63.3%）	14（46.7%）	16（53.3%）
对照组	13（43.3%）	17（56.7%）	18（60.0%）	12（40.0%）

注：治疗前舌象经χ^2检验，$\chi^2=0.278$，$P>0.05$（$P=0.598$）；脉象经χ^2检验，$\chi^2=1.071$，$P>0.05$（$P=0.301$），说明两组患者舌象、脉象分布无统计学差异，具有可比性。

综上可知，经χ^2检验和t检验，试验组和对照组之间在性别、年龄、病程、合并疾病、治疗前室性期前收缩分级、中医单项症状构成及分级、舌象、脉象分布比较，均为$P>0.05$，无统计学差异，说明两组患者具有可比性。

六、研究结果

（一）室性期前收缩疗效比较

1. 治疗前后两组患者室性期前收缩次数比较

治疗前后两组患者室性期前收缩次数比较见表 31-9。

表 31-9 治疗前后两组病例室性期前收缩次数（$\bar{x}\pm s$）比较

组别	例数	治疗前/（次/24 小时）	治疗后/（次/24 小时）
试验组	30	6672.5333±3839.449 68	1234.7333±1090.956 49
对照组	30	5037.5667±3905.509 63	3049.7667±2892.898 66

注：治疗后两组间比较，经t检验，$P<0.01$（$P=0.002$），有显著差异。

2. 治疗后室性期前收缩心电图疗效比较

治疗后两组病例室性期前收缩心电图疗效比较见表 31-10。

表 31-10 治疗后两组病例室性期前收缩心电图疗效比较

单位：例

组别	例数	显效	有效	无效	总有效率
试验组	30	10（33.3%）	17（56.7%）	3（10.0%）	90.0%
对照组	30	4（13.3%）	17（56.7%）	9（30.0%）	70.0%

注：经秩和检验，$P<0.05$（$P=0.020$），有统计学意义，说明两组患者治疗后室性期前收缩心电图疗效有差异。

3. 治疗后两组患者冠心病心电图疗效比较

治疗后两组患者冠心病心电图疗效比较见表31–11。

表31–11 治疗后两组病例冠心病心电图疗效比较

单位：例

组别	例数	显效	有效	无效	加重	总有效率
试验组	30	8（26.7%）	17（56.7%）	3（10.0%）	2（6.7%）	83.3%
对照组	30	4（13.3%）	11（36.7%）	10（33.3%）	5（16.7%）	50.0%

注：经秩和检验，$P<0.05$（$P=0.013$），有统计学意义，说明两组患者治疗后心电图有差别。

4. 治疗前后两组患者ST段下移比较

治疗前后两组患者ST段下移比较见表31–12。

表31–12 治疗前后ST段下移（$\bar{x}\pm s$）比较

组别	例数	治疗前ST段下移/mV	治疗后ST段下移/mV	P值
试验组	30	0.212±0.0387	0.160±0.0509	0.000
对照组	30	0.201±0.0440	0.152±0.0551	0.000
P值		0.338	0.537	

注：经过t检验，两组治疗前后组内相比均为$P<0.01$，有统计学意义，说明两组经治疗后均能使下移的ST段得到明显改善；但两种治疗方法无明显差异（$P>0.05$）。

（二）中医证候疗效比较

1. 治疗后中医证候疗效比较

治疗后中医证候疗效比较见表31–13。

表31–13 两组病例治疗后中医证候疗效比较 单位：例

组别	例数	痊愈	显效	有效	无效	总有效率
试验组	30	9（30.0%）	17（56.7%）	2（6.7%）	2（6.7%）	93.3%
对照组	30	4（13.3%）	10（33.3%）	11（36.7%）	5（16.7%）	83.3%

注：经秩和检验后，$P<0.01$（$P=0.004$），有统计学意义，说明两组治疗后在此方面有显著差异。

2. 治疗前后中医症状积分比较

治疗前后中医症状积分比较见表31–14。

表 31-14　治疗前后两组患者中医症状积分比较（$\bar{x} \pm s$）

组别	例数	治疗前	治疗后	P 值
试验组	30	20.73 ±7.04	9.80 ±4.80	0.000
对照组	30	20.23 ±7.59	12.80 ±5.12	0.000
P 值		0.792	0.023	

注：经 t 检验，治疗前组间比较，$P>0.05$，治疗前后组内比较，均为 $P<0.05$，说明两种治疗都有效；治疗后组间比较，$P<0.05$，说明试验组优于对照组。

3. 治疗前后中医单项症状积分比较

治疗前后中医单项症状积分比较见表 31-15。

表 31-15　治疗前后两组患者中医单项症状积分比较（$\bar{x} \pm s$）

症状	试验组		对照组	
	治疗前	治疗后	治疗前	治疗后
心悸	6.80 ±1.521	1.07 ±1.142☆*	6.67 ±1.401	1.93 ±1.340△
胸闷	2.67 ±1.213	0.60 ±0.932☆**	2.70 ±1.337	1.80 ±1.125△
气短	2.73 ±1.610	1.07 ±1.361☆**	2.40 ±1.331	1.14 ±1.359☆
神疲乏力	1.78 ±0.633	0.47 ±0.572☆*	1.67 ±0.549	0.83 ±0.750△
失眠健忘	1.64 ±0.871	0.72 ±0.450☆*	1.80 ±0.801	0.99 ±0.556△
头晕眼花	1.18 ±0.746	0.53 ±0.570☆	1.30 ±0.784	0，87 ±0.619△
自汗	1.97 ±0.652	0.53 ±0.471☆*	1.81 ±0.731	0.91 ±0.510△
食少便溏	1.57 ±0.774	1.13 ±0.776△	1.47 ±0.819	1.36 ±0.765
面色淡白或萎黄	1.69 ±0.789	1.30 ±0.710*	1.60 ±0.758	1.37 ±0.67

注：经 t 检验，治疗后组内比☆$P<0.01$，△$P<0.05$；治疗后组间比，*$P<0.05$，**$P<0.01$。

4. 治疗后两组舌象、脉象比较

治疗后两组舌象、脉象比较见表 31-16。

（三）血脂、血糖疗效分析

治疗前后血脂、血糖的变化见表 31-17。

表 31-16　治疗后两组病例舌象、脉象比较　　单位：例

组别	舌象		脉象	
	正常	舌质淡红或红，苔薄或少苔	正常	脉沉细或细数无力或结代
试验组	22（73.3%）	8（26.7%）	19（63.3%）	11（36.7%）
对照组	11（36.7%）	19（63.3%）	21（70.0%）	9（30.0%）

注：治疗后两组舌象经 χ^2 检验，$P<0.05$（$P=0.004$），说明有差异；治疗后脉象经 χ^2 检验，$P>0.05$（$P=0.584$），无差异。

表 31-17　治疗前后两组病例血脂、血糖变化比较（$\bar{x}\pm s$）

项目/（mmol/L）	试验组		对照组	
	治疗前	治疗后	治疗前	治疗后
TC	5.02 ±0.919	4.04 ±0.705	4.87 ±0.876	3.99 ±0.619
TG	1.60 ±0.273	1.29 ±0.254	1.59 ±0.260	1.36 ±0.218
LDL-C	3.09 ±0.547	3.01 ±0.508	3.07 ±0.505	3.01 ±0.514
HDL-C	1.26 ±0.266	1.24 ±0.279	1.24 ±0.267	1.23 ±0.292
Glu	4.88 ±0.0.709	4.81 ±0.699	4.89 ±0.694	4.85 ±0.661

注：TC 为总胆固醇，TG 为甘油三酯，LDL-C 为低密度脂蛋白，HDL-C 为高密度脂蛋白，Glu 为血糖。经 t 检验，治疗前后组内比较，试验组、对照组的 TC、TG 的 $P<0.01$，有显著差异，LDL-C、HDL-C 的 $P>0.05$；组间比较治疗前均为 $P>0.05$，治疗后均为 $P>0.05$。Glu 经 t 检验，治疗前后组内比较 $P>0.05$，治疗前组间比较 $P>0.05$，治疗后组间比较 $P>0.05$，无显著差异。

（四）安全性观测

1. 安全性指标观测

安全性指标见表 31-18、表 31-19。

整个观察过程中患者的血压、心率、体温等安全性指标均未出现异常。

2. 不良反应及处理

临床观察过程中，试验组 3 例患者和对照组 2 例患者出现阵发性头痛，分析原因可能是单硝酸异山梨酯扩张脑血管所致，将其减量或停用后，头痛缓解；另有对照组 2 例患者出现心动过缓的情况，将酒石酸美托洛尔减量

表 31-18　治疗前后两组病例血常规、肝功能、肾功能及血清钾变化（$\bar{x} \pm s$）

指标	试验组		对照组	
	治疗前	治疗后	治疗前	治疗后
白细胞/(10^9/L)	6.65 ±0.83	6.56 ±0.78	6.45 ±0.97	6.38 ±0.88
红细胞/(10^{12}/L)	4.45 ±0.31	4.60 ±0.43	4.52 ±0.26	4.46 ±0.18
血小板/(10^9/L)	193.70 ±51.67	198.33 ±53.78	195.20 ±50.07	198.73 ±55.10
血红蛋白/(g/L)	136.75 ±7.08	135.89 ±7.10	137.92 ±8.43	139.02 ±7.67
谷丙转氨酶/(U/L)	26.93 ±10.04	26.77 ±11.62	26.93 ±12.03	26.73 ±12.29
谷草转氨酶/(U/L)	25.63 ±9.23	25.37 ±9.38	26.27 ±8.87	27.33 ±8.81
尿素氮/(μmol/L)	4.75 ±1.42	4.67 ±1.45	4.74 ±1.42	4.67 ±1.44
肌酐/(μmol/L)	70.67 ±21.91	68.43 ±21.25	72.33 ±20.33	69.57 ±20.00
血清钾/(mmol/L)	4.51 ±0.49	4.48 ±0.50	4.43 ±0.48	4.47 ±0.48

注：经 t 检验分析，治疗前后组内比较，$P > 0.05$，无差异；治疗前后组间比较，$P > 0.05$，无差异。

表 31-19　治疗前后两组病例二便常规比较　　　单位：例

指标	试验组				对照组			
	治疗前		治疗后		治疗前		治疗后	
	正常	异常	正常	异常	正常	异常	正常	异常
便常规	28	2	29	1	27	3	28	2
尿常规	26	4	28	2	27	3	26	4

注：经 χ^2 检验，治疗前后组内、组间比较，均为 $P > 0.05$，无差异。

后，情况好转，未予其他特殊处理，所有患者均无药物过敏反应。其他患者未有不适，按要求完成所有观察。

七、临床研究结论

本研究结果表明在常规西药基础上加用归脾汤加味治疗气血两虚型室性期前收缩效果显著，可以减少期前收缩次数，降低期前收缩的严重程度，改善心电图，明显缓解患者的各项症状，提高患者的生活质量，无不良反应发生。

八、讨论

（一）心悸气血两虚证病因病机探讨

心悸是以患者自觉心中悸动、惊惕不安，甚则不能自主为主要临床表现的一种病证，临床一般多呈发作性，每因情志波动或劳累过度而诱发，可伴有胸闷、气短、失眠健忘、头晕眼花等症状。中医学对心悸病因病机的认识可以追溯到秦汉时期，经过较长时间的历史沿革和发展逐渐臻于完善，认为心悸的发生与体质虚弱、饮食劳倦、七情所伤、感受外邪及药食不当等有关。虽然病因复杂，但病机不外虚实两端，虚为气血阴阳亏虚，心神失养；实为痰、饮、瘀、火等邪扰乱心神，心神不宁。病位在心，心藏神的功能失常，与肝、脾、肺、肾四脏关系密切。

临床上冠心病室性期前收缩患者常见心悸、胸闷、气短、神疲乏力、汗出、失眠健忘、头晕眼花、面色少华等症状。根据中医辨证可将此类患者归为气血两虚证。气和血是构成人体和维持人体正常生命活动的基本物质，如《内经》所言："人之所有者，血与气耳。"人体气血亏虚，脏腑组织器官失于濡养，必先累及五脏六腑之大主，则心主血脉、心藏神的功能失常而发为心悸。

冠心病室性期前收缩多见于40岁以上的中老年患者，随着年龄的增长，机体正气开始出现虚损，而气虚不能生血；或先天禀赋不足，素体气血亏虚；或久病伤正、思虑过度，耗伤气血；或因脏腑机能减退，加之饮食不节，损伤脾胃，气血生化不足，均可导致气血两虚，故早在《论语·季氏》中，孔子就已提出"及其老也，血气既衰"，认为人到老年气血就会出现亏虚。人有阴阳，即为血气，气为阳，主煦之，血为阴，主濡之，二者互根互用，密切相关。"气为血之帅"，气能生血、行血、摄血，推动血液在脉道中正常运行；"血为气之母"，血能载气，亦能养气，气依赖血运行至全身而发挥正常功能。气虚不生血，以致血虚日甚，或气虚不能行血而致心血瘀阻，心神失养；血虚不能养气使心脉鼓动无力。"心者，君主之官，神明出焉"，心藏神，主血脉，心脏有规律的搏动需赖于气血的濡养，而气血的正常运行必须以心气充沛、血液充盈、脉道通利为基本条件，气或血的亏虚均可导致气血运行失常，心失濡养，功能失常，心神失养，发为心悸。

（二）心悸气血两虚证的治法探讨

针对心悸气血两虚证的病机，当以益气养血为治疗大法，然有形之血不能速生，当以无形之气固之，应以益气为主，气充则血自生。气血两虚型心悸虽然病位在心，但与脾虚关系密切，“中焦受气取汁，变化而赤是为血”，脾胃为后天之本、气血生化之源，脾胃功能失健，则气血生化不足。因此补气养血的同时还应调理脾胃，培补后天之本。又因气或血的亏虚导致气滞、血瘀等病理变化，故稍佐行气活血之法使气行血活。由此，则气充血行，气血充盈，心脉通畅，心神得养，心悸自止。

（三）组方配伍及药物分析

1. 处方依据

结合多年临床经验总结，中老年患者脏腑虚损，脾胃作为后天之本、气血生化之源，功能失健，不能运化水谷精微化为营气和血液，气血亏虚，故临证处方用药以调理脾胃为主，脾胃健运，则气血充足，各脏腑器官功能得以正常发挥。气血两虚型心悸的病位在心，理当调理心之气血，而归脾汤心脾同调，益气补血，是治疗心脾气血两虚证的常用方，故以此方加减。归脾汤最早见于宋代严用和的《济生方》，书中记载无当归、远志二药，用以治疗思虑过度损伤心脾、健忘怔忡。至明代薛己在原方的基础上加当归、远志以增养血安神之效，一直沿用至今。

2. 药物组成及配伍分析

以归脾汤为基础方，去生姜、大枣，重用龙眼肉，加丹参活血、麦冬滋阴清热、甘松醒脾开郁，组方如下：人参 12 g，龙眼肉 30 g，炒白术 15 g，当归 12 g，酸枣仁 30 g，远志 15 g，茯神 12 g，木香 12 g，麦冬 30 g，丹参 15 g，甘松 15 g，炙甘草 9 g。

方中人参甘温，补五脏六腑之虚损，尤能补气健脾；龙眼肉甘平，补脾气，养心血，安神，二者重用为君药。炒白术为补气健脾之要药，配伍人参增强补气健脾之功；当归补血养心，酸枣仁养心安神，与龙眼肉配伍，补血安神之功益著，均为臣药。佐以茯神养心安神；远志安神益智；麦冬养阴清热，制约甘温补气之品温燥生热；丹参活血，使瘀血去新血生；甘松、木香理气醒脾开郁，与补益药相伍，可使其补而不滞。炙甘草补益心脾之气，并调和诸药，用为佐使。诸药配合，气血双补，以补气为重，气旺而血生；心脾同治，以补脾为主，脾运则气血生化有源；稍佐行气活血之品，使气行血行，补而不滞，宿血去，新血生，气血充盈，心脉通畅，心神得养。

3. 药物分析

人参，味甘、微苦，性微温，归脾、肺、心经。大补元气，补脾益肺，生津，安神益智。《神农本草经》记载人参有“补五脏、安精神、定魂魄、止惊悸、除邪气、明目、开心益智，久服轻身延年”等功效。《医学启源》中亦记载：“治脾肺阳气不足及肺气喘促，短气，少气，补中缓中，泻肺脾胃中火邪。”《名医别录》载人参尚能止消渴。《本草汇言》记载：“补气生血，助精养神之药也”。人参为治疗一切虚证之要药，用于元气虚脱、拯危救脱，尤善补心、脾、肺之气，亦能益气生津，治疗热病气虚津伤证。

龙眼肉，味甘，性温，归心、脾经。补益心脾，养血安神。甘温归脾，类似于大枣，补气之中更兼补血，益脾长智，养心保血，为心脾之要药，用于思虑过度、劳伤心脾、惊悸怔忡、失眠健忘。《神农本草经》：“主五脏邪气，安志，厌食，久服强魂，聪明，轻身，不老，通神明。”《雷公炮制药性解》记载龙眼肉主补血气，养肌肉，益虚羸，除健忘，治怔忡。

白术，味苦、甘，性温，归脾、胃经。健脾益气，燥湿利水，止汗，安胎。用于脾气虚、气虚自汗、脾虚胎动不安等证。李杲认为白术可除诸经湿邪而理脾胃。《医学启源》记载白术能除湿益燥，和中益气，温中，祛脾胃中湿……生津液，主四肢困倦，不思饮食等脾虚证，止渴，安胎。《本草汇言》：“白术，乃扶植脾胃，散湿除痹，消食除痞之要药也。脾虚不健，术能补之，胃虚不纳，术能助之。”

当归，味甘、辛，性温，归肝、心、脾经。补血活血，调经止痛，润肠通便。既能补血又能活血，既可通经又能活络，酒当归活血之力更峻。用于血虚、血瘀诸证，使补而不滞，祛瘀而不伤正，为补血之圣药。当归不同部位入药，其效果不同，头止血，身养血，尾破血，若全用，与参、芪配伍皆能补血。《本草新编》认为当归既补血亦能补气，入补气药中则补气，入补血药中则补血。《神农本草经》中记载当归尚能治疗咳逆上气，痈疽疮疡，跌打损伤。

酸枣仁，味甘、酸，性平，归肝、心、胆经。养心益肝，安神敛汗，生津。养心阴、益肝血而有安神之效，治疗心肝血虚所致虚烦不眠、惊悸怔忡。本品味酸收敛，有敛阴生津止渴之功效，用于自汗、盗汗，与养阴生津药配伍用于津伤口渴证。治疗虚烦不得眠多炒熟用，治疗多眠则生用。《本草汇言》记载酸枣仁“敛气安神，荣筋养髓，和胃运脾”。《名医别录》提到酸枣仁可主烦心不得眠……虚汗烦渴，有补中气、益肝气、助阴气等功效。

远志，味苦、辛，性温，归肺、心、肾经。安神益智，祛痰开窍，消散痈肿。开心气而宁心安神，为交通心肾、安神益智之佳品，用治惊悸、失眠健忘。《神农本草经》云：“主咳逆伤中，补不足，除邪气，利九窍，益智慧，耳目聪明，不忘，强志，倍力。”《名医别录》记载远志能定心气、止惊悸；《滇南本草》亦记载远志具有养心血以宁心镇惊之功效，尚能消散痰涎。

茯神，味甘、淡，性平，归心、脾经。有宁心安神、利水之效。用于治疗心神不安、惊悸、健忘失眠、小便不利。《名医别录》中记载茯神止惊悸，疗善忘，有开心益智、养精神之效。《本草再新》：“治心虚气短，健脾利湿。”

木香，味辛、苦，性温，归脾、胃、大肠、三焦、胆经。行气止痛，健脾消食，用于脾胃气滞，胸脘胀痛。本品气味芳香能醒脾开胃，用于补益药中有减轻补益药腻胃之弊。《日华子本草》记载木香理心腹之气滞，止泻，健脾消食。治疗霍乱痢疾，呕逆反胃，安胎。

麦冬，味甘、微苦，性微寒，归肺、胃、心经。养阴润肺，益胃生津，清心除烦。用于治疗肺、胃、心阴虚引起的鼻燥咽干、干咳少痰、口干口渴、心悸失眠等。《本草汇言》记载“麦门冬，清心润肺之药也。主心气不足，惊悸怔忡，健忘恍惚，精神失守……虚劳客热，津液干少；或脾胃燥涸，阴虚便结。”《珍珠囊》则记载麦冬有生脉保神之效。

丹参，味苦、性微寒，归心、心包、肝经。活血祛瘀、调经止痛、养血安神、凉血消痈。丹参虽有参名，但补血之力不足，活血之力有余，用于血瘀诸证，活血养血以安神定志，酒炙后活血化瘀之效更著。《滇南本草》载丹参补心定志，安神宁心。《日华子本草》载丹参有养神定志，通利关脉，破宿血、生新血，调妇人经脉不匀、血郁心烦，解疮痈肿毒等功效。

甘松，味辛、甘，性温，归脾、胃二经。理气止痛，醒脾开郁，主治脘腹胀痛，思虑伤脾。《日华子本草》载“治心腹胀，下气”。《本草纲目》曰：“甘松芳香，能开脾郁，少加入脾胃药中，甚醒脾气。”甘松为醒脾畅胃之药，有扶脾顺气、开胃消食之功。

甘草，味甘，性平，归心、肺、脾、胃经。补脾益气，祛痰止咳，缓急止痛，清热解毒，调和诸药。生用则寒，炙之则温，补上、中、下三焦之气，蜜炙药性微温，补益心脾之气倍增。用于心气不足所致的脉结代，心动悸；味甘，入中焦，补益脾气，与参芪配伍治疗脾虚证以增其效。《名医别录》曰："温中下气，烦满短气，伤脏咳嗽，止渴，通经脉，利血气，解百药毒。"《日华子本草》记载甘草补五劳七伤，主一切虚损、惊悸。甘草味甘性缓，善解诸急，调和诸药，相协而不争，故有"国老"之称。

（四）现代药理研究

1. 人参

人参对心肌的影响具有双向调节作用，即小剂量兴奋，大剂量抑制。在心肌严重缺氧的情况下人参皂苷能降低乳酸含量，能恢复缺氧时心肌环磷酸腺苷/环磷酸鸟苷的比值，保护心肌毛细血管内皮细胞。在心肌缺血－再灌注损伤时人参皂苷还能通过抑制血中和心肌内前列腺素 E_2 的升高，起到保护心肌的作用。人参皂苷对心肌电生理作用的影响是多方面的，其中最重要的一个方面就是人参皂苷的钙阻滞作用，其作用机制是缩短钙通道开放时间和减少开放概率。亦有临床研究证实人参总皂苷能够提高心内电极起搏时所诱发的心动过速的阈值，减少恶性心律失常的发生。张荣等认为人参皂苷能抑制血管内皮生长因子，舒张血管平滑肌，并且还能降低血液黏稠度，对心肌缺血再灌注损伤有保护作用。

2. 龙眼肉

作为一种药食两用中药，龙眼肉营养丰富，具有较高的应用价值，然而关于它的化学成分、药理毒理学等内容尚未见系统、规范的研究。目前临床研究认为龙眼肉的主要成分有糖类、脂类、核苷、氨基酸等，具有抗癌、抗焦虑、抗氧化和免疫调节的作用。

3. 白术

现代研究表明白术内酯Ⅰ有较好的抗炎、抗肿瘤作用，改善恶病质患者体内营养物质的代谢，通过激活肿瘤免疫发挥抗肿瘤作用，白术挥发油和白术多糖能抑制瘤细胞的黏附、运动，对肿瘤细胞的侵袭和转移有一定的预防作用；白术多糖可以提高抗氧化物酶的活性，减少自由基代谢产物，抗衰老，减轻局部脑缺血再灌注造成的脑水肿；白术糖复合物促进胃肠黏膜修复，改善受损的胰岛 β 细胞的功能。

4. 当归

药理研究证明当归化学成分分为挥发油部分和水溶性部分，其主要成分是挥发油部分。水溶性阿魏酸可提高心肌抗缺氧能力，增加心肌血流量从而保护心肌，阿魏酸可以提高血液中的抗氧化能力，保护心绞痛患者的血管内皮功能。挥发油中的藁本内酯通过抑制血小板释放血栓素 A2，抑制血管收缩，降低血压。当归具有一定的抗心律失常作用，还能通过降低血清甘油三酯的浓度，清除氧自由基，发挥抗氧化作用，从而预防动脉粥样硬化。王锋等研究发现藁本内酯能明显缓解组胺及乙酰胆碱等引起的平滑肌痉挛。当归能明显促进机体的造血功能，当归多糖能促进骨髓造血祖细胞的增殖，促进红细胞生成。另外，当归能增强机体的免疫功能，促进神经修复，发挥中枢抑制、镇痛、抗惊厥等作用。

5. 酸枣仁

酸枣仁的主要有效成分为皂苷类、黄酮类，有研究报道酸枣仁水提物可减慢心率、对抗心律失常，并且具有降压、降血脂作用；酸枣仁总黄酮和酸枣仁总皂苷可对抗心肌缺血，改善缺血性心电图变化，减少缺氧导致的乳酸脱氢酶的释放，保护心肌细胞，对心血管系统具有多重保护作用。另外，酸枣仁提取物还能抗惊厥、镇静催眠、增强免疫等。

6. 远志

远志益智安神的作用由来已久，远志提取物能改善学习记忆能力，治疗老年痴呆症。郭氏等实验研究发现远志皂苷可以减轻再灌注造成的心肌损伤，此外研究报道远志提取物有祛痰止咳、催眠镇静、抗惊厥、抗抑郁、抑菌等多种作用，具有广泛的临床应用价值。

7. 茯神

茯神的主要有效成分有茯苓素、茯苓多糖。研究表明茯神有增强机体免疫功能、抗肿瘤的作用；能延长睡眠时间、增强中枢抑制，有良好的镇静作用；茯苓素通过影响钠离子在肾小管的重吸收，可以起到利水消肿的作用；对损伤的肝细胞有明显的保护作用，还能加速肝细胞再生，达到保肝降酶的效果；可降低 2 型糖尿病患者空腹及餐后血糖；茯神提取物还能抗炎抑菌、抗衰老。

8. 木香

木香的有效成分能抑制炎性因子，发挥抗炎作用，促进胃动力，解痉镇痛，广泛用于治疗食管炎、胃炎、消化性溃疡、风湿及类风湿关节炎等炎症疾病；木香提取物能降低胆固醇和甘油三酯水平，扩张血管，增强纤维蛋白溶解，抑制腺苷二磷酸诱导的血小板聚集，发挥降压和抗凝作用，对心血管系统起到保护作用。

9. 麦冬

山麦冬注射液可以显著增加小鼠心肌血流量，且随剂量增大作用增强，山麦冬总皂苷可防止心肌细胞脂质过氧化及改善脂肪酸代谢，降低血清肌酸激酶水平，改善心电图ST段变化，保护缺血心肌。何平等亦认为麦冬总皂苷对心肌细胞缺氧再灌注损伤具有保护作用。麦冬总皂苷能降低右心房肌自律性和左心房肌兴奋性，明显延长左心房肌功能不应期，且呈现一定的量效关系，说明麦冬总皂苷可以影响心肌的电生理特性。麦冬提取液可显著降低血小板的聚集率，显著改变小鼠微动、静脉的管径，改善其血液流态，加快血流速度，说明麦冬有明显的活血化瘀作用。

10. 丹参

现代药理研究已证明丹参对心脏具有多重保护作用，可扩张冠状动脉，预防心肌缺血和心肌梗死的发生；有效改善微循环，降低心肌耗氧量。孙可青等研究发现，丹参素能清除氧自由基，减少再灌注性损伤导致的心律失常，并能减少外源性自由基导致的心律失常。丹参水溶性成分丹参素，通过钙拮抗作用降低受损心肌细胞内钙离子水平，保护心肌细胞。龚丽娅等研究认为，丹参酮ⅡA阻断血管紧张素Ⅱ与G蛋白偶联受体结合，从而抑制血管紧张素Ⅱ诱导的心肌肥大，预防高血压并发的左心室肥厚。

11. 甘松

现代药理研究证明，甘松乙醇提取物能对抗药物所诱发的心律失常，甘松注射剂可有效减慢心率，对急性心肌缺血起到保护作用，亦能对抗垂体后叶素导致的心动过缓；甘松的镇静作用与缬草相似，与其他药配伍可增强抗癫痫、抗惊厥作用；甘松具有广谱抗菌作用，可对抗多种感染性疾病；且能促神经生长、改善认知能力，有抗抑郁作用。甘松提取物能恢复抗氧化物酶活性，降低脂质过氧化物水平，对受损心肌细胞有保护作用。甘松新酮和缬草酮有降低血压的作用。

12. 甘草

甘草的药用成分主要包括甘草黄酮、甘草酸、甘草多糖、甘草次酸等，有抗病毒、抗炎、抗肿瘤、调节免疫、保护心血管等多种作用。胡小鹰等研究证明甘草总黄酮可对抗乌头碱、毒毛花苷诱发的小鼠心律失常。甘草有效成分有多种抗血小板作用，甘草黄酮可抑制胶原蛋白和腺苷二磷酸诱导的血小板聚集，甘草次酸同甘草黄酮能够明显降低动脉粥样硬化的发生率。甘草中的3－芳基香豆素衍生物体外抗血小板聚集强度相当于阿司匹林。甘草酸有较好的抗炎、抗肿瘤作用，目前甘草在各类急、慢性肝炎的临床治疗中得到广泛的应用。

（五）临床疗效分析

1. 室性期前收缩疗效分析

（1）室性期前收缩次数分析：治疗后24小时动态心电图期前收缩次数试验组和对照组均比治疗前减少，治疗前组间分析，经 t 检验，$P>0.05$（$P=0.115$），两组无差异；治疗后组间分析，$P<0.01$（$P=0.002$），有显著差异，说明试验组优于对照组。

（2）室性期前收缩疗效分析：治疗后两组期前收缩疗效分析，试验组总有效率为90%，对照组总有效率为70%，经秩和检验，$P<0.05$（$P=0.020$），有统计学差异，说明试验组优于对照组。

2. 心电图疗效分析

治疗后冠心病心电图疗效的总有效率，试验组为83.3%，对照组为50.0%，治疗后组间经秩和检验，$P<0.05$（$P=0.013$），有差异，试验组心电图疗效优于对照组；治疗前后组内ST段下移变化经过 t 检验，均为 $P<0.01$，有显著差异，说明两种治疗均能使下移的ST段得到有效改善，治疗前后组间分析均为 $P>0.05$，两种治疗方法无明显差异。

3. 中医证候疗效分析

（1）中医证候疗效比较：治疗后中医证候疗效比较，试验组总有效率为93.3%，对照组为83.3%，经秩和检验后，$P<0.01$（$P=0.004$），有统计学差异，试验组优于对照组。

（2）中医症状积分比较：经 t 检验，治疗前后组内比较，均为 $P<0.05$，说明两种治疗都有效；治疗前组间比较，$P>0.05$，治疗后组间比较，$P<0.05$，说明在症状改善方面试验组优于对照组。

（3）中医单项症状计分比较：经 t 检验，治疗前后组内比较除面色外，气短症状改善，试验组、对照组均为 $P<0.01$；其他症状改善试验组 $P<0.01$，对照组 $P<0.05$，试验组效果比对照组更明显。治疗后组间比较，除食少便溏外，试验组症状改善优于对照组，尤其是胸闷、气短症状的改善有

显著差异（$P<0.01$），试验组明显优于对照组。

（4）中医症状积分比较：经 t 检验，治疗前后组内比较，两组患者面色治疗前后无差异（$P>0.05$），其余症状有差异（$P<0.05$），说明两组患者面色未得到改善，其余症状均有改善，且试验组胸闷、气短比对照组有显著改善（$P<0.01$）。头晕眼花试验组治疗后组内比较，$P<0.05$，对照组治疗后组内有差异（$P<0.01$）；食少便溏试验组治疗前后比较 $P<0.05$，对照组治疗前后比较 $P>0.05$，治疗后组间比较 $P>0.05$，说明试验组优于对照组；其余症状治疗后组间比较均有差异（$P<0.05$），且胸闷、气短有明显差异（$P<0.01$），说明在症状改善方面试验组优于对照组。

（5）舌象、脉象比较：治疗后两组舌象经 χ^2 检验，$P<0.05$（$P=0.004$），说明有差异；脉象经 χ^2 检验，$P>0.05$（$P=0.584$），无差异。

4. 血脂、血糖的变化

经 t 检验，治疗前后组内比较，试验组、对照组的 TC、TG 为 $P<0.01$，有显著差异，LDL-C、HDL-C 为 $P>0.05$，说明治疗后试验组、对照组的 TC、TG 较治疗前有改善；组间比较治疗前均为 $P>0.05$，治疗后均为 $P>0.05$。血糖经 t 检验，治疗前后组内比较 $P>0.05$，治疗前组间比较 $P>0.05$，治疗后组间比较 $P>0.05$，无统计学差异。

5. 安全性指标观测

治疗前后试验组和对照组的血常规、肝功能、肾功能、血清钾及尿常规、便常规检查经 χ^2 检验，均为 $P>0.05$，无差异，均未见异常。临床研究过程中未见与中药有关的不良反应，提示归脾汤加味治疗室性期前收缩安全有效。

第三十二章　基于中医传承辅助平台的中药自拟方治疗室性期前收缩的用药规律分析

室性期前收缩又称室性早搏，是临床上常见的心律失常，易反复发作，频发室性期前收缩和可逆性心肌病、心功能减退之间存在相关性，与心血管风险、卒中风险和死亡率增加有关。目前室性期前收缩已成为评估重大心血管疾病患者猝死风险的指标之一，受到科研人员及临床医师的密切关注。近年来，中医药治疗室性期前收缩成为研究热点，其安全性较高，可改变患者易发室性期前收缩的病理状态，明显改善症状，但目前尚无一定的规范及指南，且中药处方灵活、个体化强，用药规律难以把握。因此，本研究通过收集近年来现代中医自拟复方治疗室性期前收缩的相关文献，利用中医传承辅助平台对用药特点和规律进行分析总结，并挖掘新药处方，以期为中医临床及新药开发提供参考和数据支持。

一、资料与方法

（一）处方来源

以 CNKI 为检索源，检索时限为 2003 年 1 月 1 日—2018 年 10 月 18 日，选择高级搜索，检索策略：室性早搏（全文）or 室性期前收缩（全文）and 中医（全文）or 中药（全文）。检索结果共有文献 1976 篇，以此进行筛选。

（二）文献筛选

纳入标准：①以室性期前收缩（室性早搏）为主要诊断，有相关诊断标准和疗效评价标准，治疗方法为口服中药自拟复方或结合其他治法，有效率达 80% 以上的临床研究文献；②名家医案、学术思想、经验总结等含有治疗室性期前收缩（室性早搏）的有效自拟复方的文献。

排除标准：①综述、描述性研究及动物实验等文献；②治疗方式在口服中药基础上配合其他方式治疗，而结果不能排除其他治疗方式影响的文献；

③无明确完整药物组成、处方保密、缺少药物剂量的文献，用药完全相同的文献仅保留1篇。

（三）数据整理与规范

按上述标准共筛选出文献312篇，处方326条。参照《中华人民共和国药典》对中药名称进行规范：对同一药物的不同别名进行统一规范，如玄胡、元胡、延胡索统一为延胡索；对于因炮制方法不同而作用有明显差异的药物统一命名并分开计入，如甘草分为甘草（生甘草）、炙甘草，龙骨分为龙骨（生龙骨）、煅龙骨等；为防止药物频次降低而影响药物间关联性，对部分炮制方法不同的药物进行统一命名，如姜半夏、法半夏、清半夏等统一命名为半夏。

二、数据分析

（一）数据分析软件

中国中医科学院中药研究所研发的“中医传承辅助平台（V2.5.0）”软件。

（二）数据录入

由专人将筛选出的326条方剂录入中医传承辅助平台的“方剂管理”模块，为确保数据准确及挖掘结果可靠，完成录入后，由双人对录入数据进行审核。

（三）分析方法

选择中医传承辅助平台中的“统计报表”“数据分析”系统，提取西医疾病为“室性期前收缩”的处方，利用归经、频次统计及组方规律、新方分析等功能进行数据分析。

三、结果

（一）归经分析

利用“方剂统计”功能对处方的归经情况进行统计分析，总用药频次为3437次，见表32-1。

表 32-1 归经分布

归经	频次/次	频率/%	归经	频次/次	频率/%
心	1988	57.8	胆	523	15.2
肝	1643	47.8	大肠	432	12.6
脾	1362	39.6	膀胱	254	7.4
肺	1238	36.0	心包	203	5.9
胃	1059	30.8	三焦	30	0.9
肾	892	26.0	小肠	25	0.7

（二）用药频次

利用“频次统计”功能可得到共208种药物的使用频率统计表，其中使用频次高于20的中药有41味。具体情况见表32-2、表32-3。

表 32-2 药物频次统计（>20次）

序号	名称	频次/次	序号	名称	频次/次	序号	名称	频次/次
1	炙甘草	205	15	远志	75	29	白术	35
2	丹参	194	16	桂枝	74	30	红花	35
3	麦冬	162	17	龙骨	72	31	陈皮	35
4	酸枣仁	143	18	太子参	61	32	葛根	34
5	黄芪	129	19	人参	59	33	瓜蒌	32
6	苦参	113	20	牡蛎	55	34	茯神	30
7	五味子	113	21	半夏	53	35	阿胶	28
8	当归	110	22	赤芍	50	36	枳壳	28
9	党参	105	23	柏子仁	48	37	香附	26
10	黄连	103	24	石菖蒲	45	38	延胡索	25
11	生地黄	93	25	白芍	44	39	琥珀	24
12	川芎	91	26	郁金	44	40	大枣	22
13	甘松	91	27	三七	41	41	珍珠母	21
14	茯苓	76	28	柴胡	38			

表 32-3　按功效分类药物频次统计

分类	频次/次	高频药物（>20 次）
补虚药	960	
补气药	616	炙甘草（205），黄芪（129），党参（105） 太子参（61），人参（59） 白术（35），大枣（22）
补血、补阴药	344	麦冬（162），当归（110），白芍（44），阿胶（28）
活血化瘀药	430	丹参（194），川芎（91），郁金（44），三七（41） 红花（35），延胡索（25）
安神药	362	酸枣仁（143），远志（75），龙骨（72） 柏子仁（48），琥珀（24）
清热药	359	苦参（113），黄连（103），生地黄（93），赤芍（50）
理气药	180	甘松（91），陈皮（35），枳壳（28），香附（26）
解表药	146	桂枝（74），柴胡（38），葛根（34）
收涩药	113	五味子（113）
利水渗湿药	106	茯苓（76），茯神（30）
化痰止咳平喘药	85	半夏（53），瓜蒌（32）
平肝息风药	76	牡蛎（55），珍珠母（21）

（三）基于关联规则的组方规律分析

利用“方剂分析”功能，在“组方规律”中设定支持度个数为49（整体数据的15%），置信度为0.8。

1. 常用药对

得到常用药对55个，包含中药17味，其中频次大于60次的药对具体情况见表32-4。

2. 药物组合关联规则

导出药物组合关联规则9个，置信度表示当“－>”左侧的药物出现时右侧药物出现的概率，保留小数点后2位，见表32-5。

表 32-4 常用药对（频次 >60）

序号	药物模式	频次/次	序号	药物模式	频次/次
1	炙甘草，丹参	128	15	炙甘草，当归	75
2	麦冬，丹参	110	16	炙甘草，麦冬，丹参	74
3	炙甘草，麦冬	109	17	炙甘草，党参	73
4	麦冬，五味子	101	18	炙甘草，麦冬，五味子	72
5	炙甘草，酸枣仁	95	19	炙甘草，生地黄	70
6	丹参，黄芪	86	20	麦冬，酸枣仁	70
7	丹参，五味子	84	21	黄芪，当归	70
8	丹参，酸枣仁	82	22	麦冬，生地黄	67
9	炙甘草，黄芪	81	23	麦冬，苦参	66
10	苦参，丹参	81	24	麦冬，黄芪	65
11	炙甘草，五味子	79	25	炙甘草，桂枝	64
12	丹参，党参	76	26	丹参，当归	64
13	麦冬，丹参，五味子	76	27	酸枣仁，五味子	62
14	炙甘草，苦参	75	28	黄芪，酸枣仁	61

表 32-5 药物组合关联规则（支持度 15%，置信度 0.8）

序号	规则	置信度
1	炙甘草，丹参，五味子 - >麦冬	0.91
2	炙甘草，五味子 - >麦冬	0.91
3	丹参，五味子 - >麦冬	0.90
4	五味子 - >麦冬	0.89
5	桂枝 - >炙甘草	0.86
6	麦冬，生地黄 - >炙甘草	0.85
7	黄芪，五味子 - >麦冬	0.84
8	酸枣仁，五味子 - >麦冬	0.84
9	炙甘草，生地黄 - >麦冬	0.81

3. 核心药物

利用“网络展示”功能得到核心药物网络展示图（图 32-1），共 17 种药物，分别为炙甘草、丹参、麦冬、酸枣仁、黄芪、苦参、五味子、当归、党参、生地黄、黄连、川芎、甘松、茯苓、远志、桂枝、龙骨。

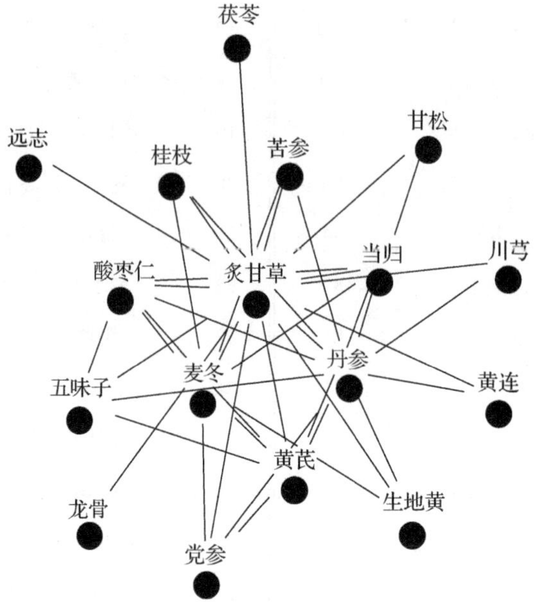

图 32-1　核心药物网络展示（支持度 15%）

（四）基于熵聚类的新方分析

选择“新方分析”，根据方剂数量和经验，结合不同参数提取数据的结果，设置相关度为 9，惩罚度为 4。

1. 新方聚类的核心组合

点击“聚类”按钮，通过无监督的熵层次聚类算法，提取用于新方聚类的核心组合共 36 个，见表 32-6。

表 32-6　新方聚类的核心组合

序号	核心组合 1	核心组合 2
1	白芍—当归—苦参	白芍—苦参—栀子
2	白芍—柴胡—郁金	白芍—柴胡—香附—栀子

续表

序号	核心组合1	核心组合2
3	陈皮—茯苓—白术	陈皮—半夏—枳实—石菖蒲—茯苓
4	麦冬—生地黄—半夏	麦冬—生地黄—阿胶—火麻仁
5	龙眼肉—山茱萸—乳香	熟地黄—山茱萸—枸杞子
6	全蝎—炙甘草—僵蚕	甘草—炙甘草—蝉蜕
7	大枣—黄连—桂枝	大枣—生姜—阿胶—桂枝
8	琥珀—甘松—人参	琥珀—甘松—三七—黄精
9	黄芪—磁石—合欢皮	黄芪—合欢皮—栀子
10	黄芪—五味子—厚朴	竹茹—当归—黄芪—枳实
11	磁石—干姜—肉桂	干姜—肉桂—鹿角胶
12	磁石—合欢皮—枸杞子	合欢皮—首乌藤—枸杞子
13	胆南星—佛手—益母草	胆南星—佛手—浙贝母
14	五味子—知母—丹参	五味子—丹参—首乌藤
15	川芎—桃仁—赤芍	川芎—赤芍—牡丹皮
16	川芎—牡丹皮—香附	川芎—香附—红花
17	远志—葛根—茯苓	远志—石菖蒲—首乌藤—茯苓
18	三七—牡蛎—黄精	牡蛎—酸枣仁—龙骨

2. 新方组合

点击“提取组合”，进而演化出18个新方组合见表32-7，新方组合网络展示见图32-2。

四、讨论

室性期前收缩按其症状可属中医“心悸”范畴，早在《黄帝内经》中就有关于心悸症状及脉象的描述及病因病机的记载。朱丹溪认为心悸病机属血虚，并强调“痰”和“火”的作用，《丹溪心法》：“时作时止者，痰因火动。”张介宾认为“此证惟阴虚劳损之人乃有之”“凡治怔忡惊恐者，虽有心脾肝肾之分，然阳统乎阴，心本乎肾”。历代医家对心悸的认识不断发展，其病因病机复杂多样，然不外乎心神失养及邪扰心神两类，王肯堂在《证治准绳》中总结了前人对心悸病因病机的认识：“然证状不齐，总不外

表 32-7　新方组合

序号	新方组合	序号	新方组合
1	白芍—当归—苦参—栀子	10	黄芪—五味子—厚朴—竹茹—当归—枳实
2	白芍—柴胡—郁金—香附—栀子	11	磁石—干姜—肉桂—鹿角胶
3	陈皮—茯苓—白术—半夏—枳实—石菖蒲	12	磁石—合欢皮—枸杞子—首乌藤
4	麦冬—生地黄—半夏—阿胶—火麻仁	13	胆南星—佛手—益母草—浙贝母
5	龙眼肉—山茱萸—乳香—熟地黄—枸杞子	14	五味子—知母—丹参—首乌藤
6	全蝎—炙甘草—僵蚕—甘草—蝉蜕	15	川芎—桃仁—赤芍—牡丹皮
7	大枣—黄连—桂枝—生姜—阿胶	16	川芎—牡丹皮—香附—红花
8	琥珀—甘松—人参—三七—黄精	17	远志—葛根—茯苓—石菖蒲—首乌藤
9	黄芪—磁石—合欢皮—栀子	18	三七—牡蛎—黄精—酸枣仁—龙骨

于心伤而火动、火郁而生涎也。若夫虚实之分，气血之辨，痰与饮，寒与热，外伤天邪，内伤情志，是在临证者详之。”现代医家通过现代科学技术对室性期前收缩和中药药理有了更深入而多角度的认识，处方用药上继承前人经验并有了进一步的完善与创新。

（一）归经、频次、药对分析

药物的归经分布结果显示，现代中医治疗室性期前收缩的中药归经以心经最多，肝、脾经次之，肺、胃、肾、胆经亦不在少数，可以看出除从心论治外，从肝、脾等论治室性期前收缩的治法也不在少数。常用药物种类为补虚药、活血化瘀药、安神药、清热药、理气药、解表药、收涩药、利水渗湿药、化痰止咳平喘药、平肝息风药，可以看出室性期前收缩的中医治法丰富多样，以健脾益气、补血养阴、活血化瘀、疏肝清热、理气化痰、宁心安神等治法为主，但总以补虚为重心。药对以甘温之炙甘草及苦寒之丹参为核心，炙甘草补益心脾、益气复脉，丹参活血通脉、清心除烦，寒热并用、通

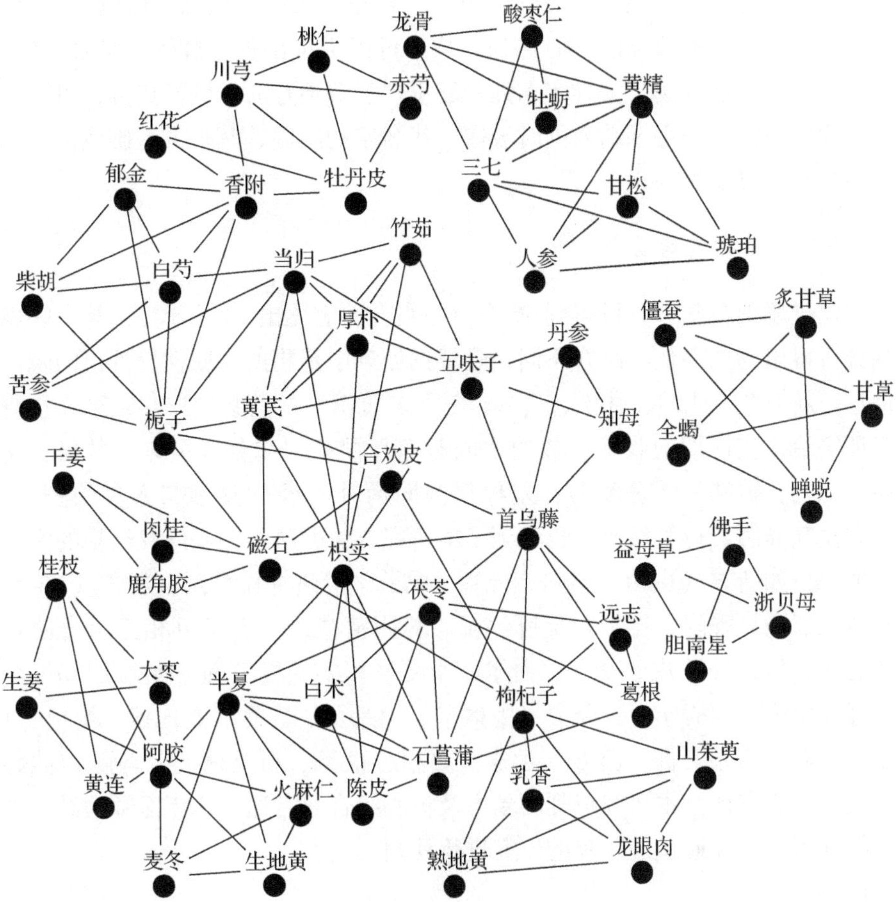

图 32–2 新方组合网络展示

补兼施，也反映了室性期前收缩虚实夹杂、寒热错杂的病机。常用药物如苦参、当归、三七、甘松、红花、葛根、延胡索等，大多经现代药理研究证实具有明确的抗室性期前收缩作用，也体现了现代中医在选择用药上衷中参西的特点，本研究结果也为某些药理作用尚未明确的药物的研究方向提供了参考。

（二）用药核心组合分析

药物核心组合网络图中的 17 种药物与用药频次中的前 17 味一致，基本可以将这 17 味中药（炙甘草、丹参、麦冬、酸枣仁、黄芪、苦参、五味子、当归、党参、生地黄、黄连、川芎、甘松、茯苓、远志、桂枝、龙骨）视为治疗室性期前收缩的核心药物，从中可以提炼出如生脉散、炙甘草汤、桂枝甘草龙骨牡蛎汤、安神定志丸、酸枣仁汤等治疗心悸的经典方，可以看出现代中医治疗室性期前收缩时吸取古代名家的经验，其拟方基础或治疗思路多从经典方发展而来。

（三）新方组合分析

通过熵聚类新方分析得到36个核心组合并演化出18首新方，与关联规则分析得出的用药核心组合不同，是根据处方中药物的关联性挖掘出的隐性信息。新方8（琥珀、甘松、人参、三七、黄精）的药物组成与经过大量研究证实治疗室性期前收缩有效的中成药稳心颗粒的成分（琥珀、甘松、党参、三七、黄精）十分相似，差异仅为同为补气药的党参与人参的替换，全方益气养阴、行气活血，也验证了本研究方法的科学性和研究结果的实用价值。另如新方（白芍、当归、苦参、栀子）清热补血养阴，新方（白芍、柴胡、郁金、香附、栀子）疏肝解郁、养阴清热，二者又可相互组合使疗效更佳；新方（陈皮、茯苓、白术、半夏、枳实、石菖蒲）类温胆汤，全方理气化痰、利胆宁心；新方（龙眼肉、山茱萸、乳香、熟地黄、枸杞子）益肾补血、养心安神；新方（远志、葛根、茯苓、石菖蒲、首乌藤）健脾祛痰、宁心安神。本研究得到的新方及核心组合尚需通过临床医师的经验进行筛选组合，并通过进一步的研究进行评判。

（四）小结

本研究采用数据统计、关联规则、复杂网络、熵聚类等方法分析并深度挖掘中药自拟方治疗室性期前收缩的用药规律，揭示了核心用药及组方规律，并演化出新处方，为临床用药及新药研发提供了新的线索，具有重要的指导意义。但本研究尚有不足之处，如核心药物在处方中的配伍比例无法确定、仅通过数据分析具有局限性等，仍需进一步通过专家经验及基础实验进行分析。

第三十三章　芪丹保心颗粒治疗气虚痰瘀型老年慢性心力衰竭的临床研究

一、病例选择

（一）病例来源

病例源于2019年10月—2020年12月在济南市中医医院心血管病科门诊和病房治疗的老年慢性心衰患者66例。按1：1的比例随机分为试验组和对照组，各32例。

（二）西医诊断标准

1. 慢性心衰诊断标准

根据Framingham慢性心衰诊断标准而制定，见表33-1。

表33-1　慢性心衰诊断标准

主要标准	次要标准
阵发性呼吸困难或端坐呼吸 颈静脉怒张 肺部闻及啰音 心脏扩大 急性肺水肿 第三心音奔马律 静脉压增高＞1.57 kPa（16 cmH_2O） 循环时间＞25秒 肝颈静脉回流征阳性	脚踝浮肿 夜间咳嗽 活动后呼吸困难 肝大 胸腔积液 肺活量减低到最大值的1/3 心动过速（心率≥120次/分） 治疗后5天内体重下降＞4.5 kg

同时存在2个主要标准或1个主要标准加2个次要标准，即可诊断为心衰（除外明确肺源性或其他原因所致的右心衰竭及急性心力衰竭或急性心肌梗死后心力衰竭）。

2. NYHA心功能分级标准

以美国纽约心脏病协会分级标准为依据。

Ⅰ级：心脏病患者日常活动量不受限制，一般活动不引起乏力、呼吸困难等心衰症状。

Ⅱ级：心脏病患者体力活动轻度受限，休息时无自觉症状，一般活动下可出现心衰症状。

Ⅲ级：心脏病患者体力活动明显受限，低于平时一般活动即可引起心衰症状。

Ⅳ级：心脏病患者不能从事任何体力活动，休息状态下也存在心衰症状，活动后加重。

（三）中医诊断标准

参照《中医内科学》及2002年版《中药新药临床研究指导原则》拟定气虚痰瘀证的辨证标准。

主症：气短、胸闷、胸痛固定不移。

次症：①心悸；②少气乏力；③呕恶痰涎；④肢体沉重；⑤面色紫暗/唇绀。

舌、脉象：舌质紫暗，有瘀斑、瘀点，舌苔浊腻或白腻。脉细涩或滑。

具备主症1项，同时次症至少具备2项，结合舌脉，整体判定。

以2002年版《中药新药临床研究指导原则》为参考，制定中医单项证候评分标准，见表33-2。

表33-2 中医单项证候评分标准

症状	评分方法
气短	0分：无； 2分：气短不耐劳力，可坚持正常活动； 4分：气短动则益甚，勉强坚持日常活动； 6分：低于日常活动量即致气短、气促，甚则不能进行任何体力活动，静息不动即感气短

续表

症状	评分方法
胸闷	0 分：无； 2 分：偶有胸闷，自行缓解； 4 分：胸闷频发，偶伴叹息； 6 分：胸闷如窒，持续不解
胸痛	0 分：无； 2 分：轻微胸痛； 4 分：胸痛时发时止； 6 分：胸部刺痛难忍
心悸	0 分：无； 1 分：发作较少，片刻即止； 2 分：时发时止，勉强维持正常活动； 3 分：持续难忍，无法维持正常活动
身疲乏力	0 分：无； 1 分：偶有乏力，片刻即止； 2 分：疲倦乏力，休息即止； 3 分：乏力明显，难以减轻
呕恶痰涎	0 分：无； 1 分：时有恶心，或伴清稀痰涎； 2 分：恶心欲呕伴痰涎较多； 3 分：呕吐大量痰涎
肢体沉重	0 分：无； 1 分：爬梯时下肢沉重； 2 分：行于平地即感下肢沉重； 3 分：抬腿即感下肢明显沉重
面色紫暗或唇绀	0 分：无； 1 分：面色、唇色略暗，面有光泽； 2 分：面色、唇色较暗，唇色偏紫； 3 分：面目紫暗无光，唇部明显发绀

续表

症状	评分方法
舌象	0分：正常； 1分：舌质紫暗，有瘀斑、瘀点，舌苔浊腻或白腻
脉象	0分：正常； 1分：脉细涩或滑

（1）轻度：中医证候积分≤13分。

（2）中度：中医证候积分为14~24分。

（3）重度：中医证候积分≥25分。

（四）病例纳入标准

（1）符合西医慢性心力衰竭诊断标准及有心衰症状（NYHA Ⅱ～Ⅲ级）。

（2）中医辨证属气虚痰瘀证。

（3）60岁≤年龄≤80岁，性别不限。

（4）自愿参加试验，接受研究并签署知情同意书。

（五）病例排除标准

（1）不符合诊断标准及NYHA分级Ⅰ级、Ⅳ级者。

（2）中医辨证不属气虚痰瘀证者。

（3）肝肾原发性损害严重，或患脑血管危重症及消化、内分泌、造血系统等严重原发性疾病和恶性肿瘤，或患心室颤动、病态窦房结综合征、高度房室传导阻滞等严重心律失常疾病者。

（4）年龄不在规定范围内者。

（5）妊娠期及哺乳期女性、过敏体质及对本试验所用药物过敏者。

（6）无法收集试验所需数据或不配合相关试验操作者。

（7）正在参加其他试验的受试者。

（六）病例剔除、脱落、中止标准

（1）最终诊断不符合纳入标准者。

（2）患者配合不佳，未按医嘱服药。

（3）研究过程中出现严重不良反应和并发症者。

（4）自主申请退出试验者。

（5）试验期间死亡。

二、研究方法

（一）治疗方案

1. 生活管理

对两组患者同时进行生活方式管理，如保持良好的情绪，合理规划膳食摄入、保证营养均衡，适度锻炼身体、定期监测体重，保证充足的睡眠，以及限烟限酒等。

2. 对照组治疗

以《中国心力衰竭诊断和治疗指南 2014》为依据，根据患者情况合理选药。

利尿剂：呋塞米片 20 mg，1 次/日，口服；螺内酯片 20 mg，1 次/日，口服。

ACEI：马来酸依那普利片 5 mg，1 次/日，口服（若患者不能耐受则改用缬沙坦片 80 mg，1 次/日，口服）。

β－受体阻滞剂：酒石酸美托洛尔片，从每次 6.25 mg 开始口服，1 次/日，逐渐加量至负荷量。

洋地黄类强心剂：地高辛片，从每日 0.0625 mg 开始口服，1 次/日，根据患者病情随时调整用量。

其他如抗凝药、抗血小板药、降脂药等根据患者情况灵活选用。

3. 试验组治疗

在上述药物治疗基础上，加服芪丹保心颗粒。

组成：黄芪 24 g，丹参 18 g，瓜蒌 12 g，薤白 12 g，半夏 9 g，地龙 12 g，桃仁 12 g，红花 12 g，桂枝 12 g，延胡索 12 g，炙甘草 6 g。以上中药颗粒均来源于济南市中医医院免煎颗粒药房。早晚两次以热水（温度 > 90 ℃）100 mL 冲服。

（二）指标观察

试验前后分别对安全性指标与疗效性指标进行观察，观察结束后进行随访。

1. 安全性指标观察

（1）一般体格检查：生命体征（血压、体温、心率等）。

（2）实验室检查：血、尿、便常规，肝功能、肾功能。

（3）心电图。

（4）随时记录疗程中出现的不良反应（如胃肠道反应、过敏反应）及体征变化。

2. 疗效观察指标

①中医证候积分。②NYHA 心功能分级。③血浆 NT-proBNP 含量。④左心室射血分数。⑤6 分钟步行试验。

（三）疗效判定

1. 中医证候疗效标准

以 2002 年版《中药新药临床研究指导原则》为参照，以疗效指数为依据。疗效指数 =［（治疗前症状积分 - 治疗后症状积分）/治疗前症状积分］× 100%。

显效：症状、体征显著改善，疗效指数≥70%。

有效：症状、体征改善，30%≤疗效指数<70%。

无效：症状、体征改善不著，疗效指数<30%。

2. Lee 氏心衰积分疗效评价

Lee 氏心衰积分统计情况见表 33-3。

表 33-3 心衰积分统计

分值	呼吸	肺部啰音	浮肿	肝大	颈静脉	胸片异常
1	轻或中等劳力性呼吸困难	一侧肺底啰音	下肢浮肿（+）	右肋下≤1.5 cm	颈静脉充盈，肝颈静脉回流征（+）	肺淤血
2	阵发性夜间呼吸困难或劳力性呼吸困难	双侧肺底啰音	下肢浮肿（++~+++）	右肋下 1.5~3 cm	颈静脉零度水平 3 cm 以上	间质性肺水肿

续表

分值	呼吸	肺部啰音	浮肿	肝大	颈静脉	胸片异常
3	端坐呼吸或夜间咳嗽	啰音范围不限于双肺底	全身性浮肿	右肋下 > 3 cm		肺水肿并胸腔积液
4	休息时呼吸困难并有上述表现					

显效：治疗后积分减少超过 75%。

有效：治疗后积分减少在 50%~75%。

无效：治疗后积分减少小于 50%。

加重：治疗后积分大于治疗前积分。

3. 心功能疗效

以 2002 年版《中药新药临床研究指导原则》中关于心力衰竭心功能疗效的判断标准，分为无效、有效及显效 3 级。

显效：心功能改善在 2 级及以上。

有效：心功能改善在 1 级以上及 2 级以下。

无效：心功能改善不足 1 级。

4. 6 分钟步行试验判定

向患者阐述试验目的与方法后，让其在周围安静、地面平稳的场地行走，鼓励患者尽力走完，无法继续时可稍事休息，缓解后继续进行。试验前后分别测量心率、血压、呼吸、血氧饱和度，过程中观察心电图的变化。若试验中出现大汗淋漓、严重呼吸困难、晕厥等危急情况，应立即停止试验。具体分度见表 33-4。

表 33-4　心功能不全分度表

分度	距离/m
轻度	420~550
中度	150~419
重度	<150

显效：行走距离超过 450 米，或较前提高 2 级。

有效：行走距离提高1级。

无效：行走距离改善不明显。

（四）统计学方法

所有资料均进行统计学处理，采用SPSS 26.0统计软件，根据观察指标和数据的不同，分别采用t检验、卡方检验、秩和检验。所有统计资料均以均数±标准差（$\bar{x}\pm s$）表示。以$P<0.05$为差异有统计学意义，$P>0.05$为差异没有统计学意义。

三、临床资料

本研究最终共收集符合标准的患者63例，其中试验组32例，对照组31例，治疗过程中脱落3例（试验组2例、对照组1例，患者因私人问题未能坚持治疗），最终入选患者62例，两组各31例。

（一）年龄比较

两组患者的年龄经独立t检验示$P>0.05$，无统计学意义，具有可比性，见表33-5。

表33-5　两组年龄比较

组别	例数	平均年龄/岁	t	P
试验组	31	71.19±6.279	0.527	0.600
对照组	31	70.35±6.243		

（二）性别比较

两组患者性别经χ^2检验示$P>0.05$，无统计学意义，具有可比性，见表33-6。

表33-6　两组性别比较　　单位：例

组别	例数	女	男	χ^2	P
试验组	31	16	15	0.583	0.445
对照组	31	13	18		

（三）病程比较

两组患者病程经 t 检验示 $P>0.05$，无统计学意义，有可比性，见表 33–7。

表 33–7 两组病程比较

组别	例数	平均病程/年（$\bar{x}\pm s$）	t	P
试验组	31	8.10±3.562	−0.309	0.759
对照组	31	8.39±3.836		

（四）原发病比较

两组患者原发病经 χ^2 检验示 $P>0.05$，无统计学意义，有可比性，见表 33–8。

表 33–8 两组原发病比较 单位：例

组别	冠心病	高血压	心肌病	房颤	χ^2	P
试验组	11	9	5	6	0.472	0.925
对照组	10	9	7	5		

（五）心功能分级比较

两组患者治疗前心功能分级经秩和检验示 $P>0.05$，无统计学意义，有可比性，见表 33–9。

表 33–9 两组治疗前心功能分级比较 单位：例

组别	例数	Ⅱ级	Ⅲ级	Z	P
试验组	31	13	18	−0.506	0.613
对照组	31	21	10		

（六）中医证候积分比较

两组患者治疗前中医证候积分经独立样本 t 检验示 $P>0.05$，无统计学意义，具有可比性，见表 33–10。

表 33-10 两组治疗前中医证候积分比较

组别	例数	积分（$\bar{x} \pm s$）	t	P
试验组	31	15.13 ± 5.932	-0.403	0.688
对照组	31	15.71 ± 5.386		

四、研究结果

（一）疗效性比较

1. 中医证候疗效比较

经治疗，两组治疗后中医证候有效率分别为 87.10% 和 61.29%，差异有显著统计学意义（$P<0.01$）。由此可见试验组疗效较对照组更显著。见表 33-11 和图 33-1。

表 33-11 治疗后中医证候疗效比较 单位：例

组别	例数	显效	有效	无效	总有效率	Z	P
试验组	31	11	16	4	87.10%	-3.127	0.002
对照组	31	2	17	12	61.29%		

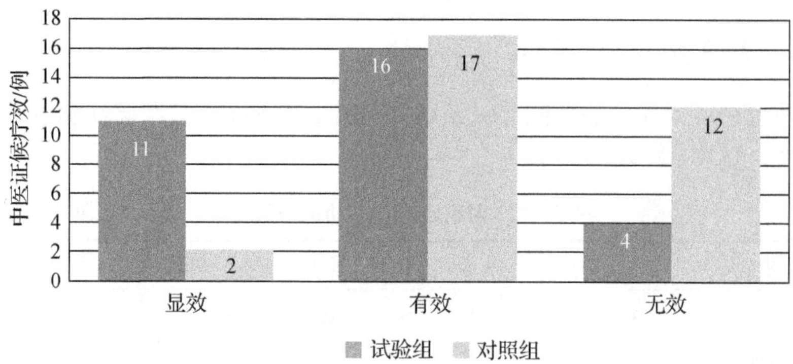

图 33-1 治疗后中医证候疗效比较

2. 心功能疗效比较

经治疗，试验组和对照组的总有效率分别为 83.87% 和 54.84%。经秩和检验，两组疗效比较有统计学意义（$P=0.005$，$P<0.05$），说明试验组

对改善患者心功能疗效更显著，见表 33-12 和图 33-2。

表 33-12　治疗后心功能疗效比较　　单位：例

组别	例数	显效	有效	无效	总有效率	*Z*	*P*
试验组	31	10	16	5	83.87%	-2.834	0.005
对照组	31	3	14	14	54.84%		

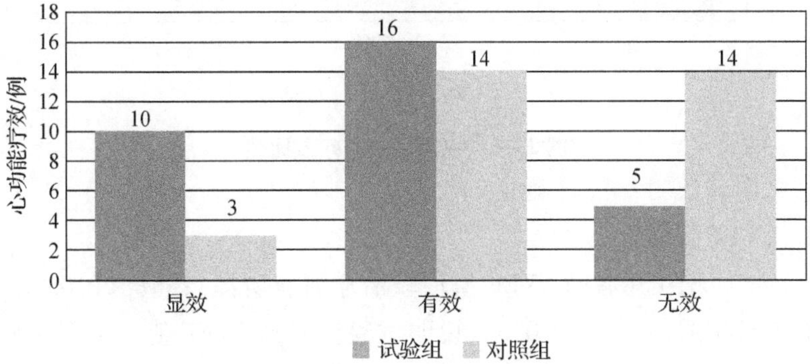

图 33-2　治疗后心功能疗效比较

3. 心衰疗效比较

经治疗，两组心衰积分均下降，经 t 检验，两组对比差异具有统计学意义（$P<0.05$），见表 33-13。

表 33-13　治疗前后心衰积分对比

组别	例数	治疗前	治疗后	差值	*t*	*P*
试验组	31	11.19 ± 1.94	4.68 ± 1.70	6.52 ± 2.89	2.215	0.031
对照组	31	11.61 ± 1.86	6.29 ± 1.83	4.94 ± 2.73		

心衰疗效的总有效率分别为 70.97% 和 41.94%。经秩和检验，两组疗效比较 $P=0.02$，$P<0.05$，有统计学意义，说明试验组对心衰症状的改善较对照组更显著，见表 33-14 和图 33-3。

表 33-14　治疗后心衰疗效比较　　单位：例

组别	例数	显效	有效	无效	总有效率	*Z*	*P*
试验组	31	7	15	9	70.97%	-2.324	0.02
对照组	31	3	10	18	41.94%		

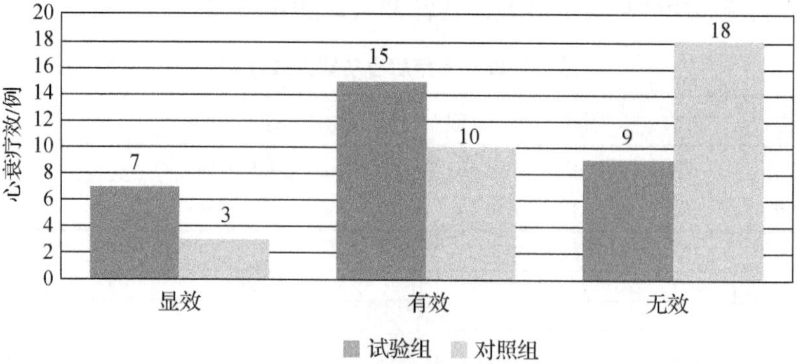

图 33-3　治疗后心衰疗效比较

4. LVEF 比较

经治疗，两组患者的 LVEF 值均较治疗前有所提高（$P<0.05$），两组对比有统计学意义（$P<0.05$），说明试验组提高 LVEF 值效果更明显，见表 33-15。

表 33-15　治疗前后 LVEF 数值比较

组别	例数	治疗前/%	治疗后/%	治疗前后差值/%	t	P
试验组	31	46.06 ± 3.49	52.26 ± 3.45	6.19 ± 2.37	4.340	0.000
对照组	31	46.23 ± 4.02	49.97 ± 3.09	3.74 ± 2.07		

5. 6 分钟步行试验比较

经治疗，两组患者 6 分钟步行距离均较治疗前增加（$P<0.05$），经对比两组差值具有统计学意义（$P=0.000$，$P<0.05$），说明试验组更能增加患者步行距离，见表 33-16。

表 33-16　治疗前后 6 分钟步行距离比较　　单位：m

组别	例数	治疗前	治疗后	治疗前后距离差值	t	P
试验组	31	312.97 ± 7.07	347.91 ± 17.62	34.94 ± 16.56	5.855	0.000
对照组	31	315.53 ± 6.90	330.46 ± 12.22	14.93 ± 9.37		

6. NT-proBNP 比较

经治疗，两组患者 NT-proBNP 均较前降低（$P<0.04$），经独立样本 t

检验，两组治疗后具有统计学意义，说明试验组降低 NT-proBNP 疗效更显著，见表 33-17。

表 33-17 治疗前后 NT-proBNP 比较

组别	例数	治疗前	治疗后	t	P
试验组	31	2128.79 ± 58.94	723.95 ± 56.75	-4.762	0.000
对照组	31	2159.68 ± 92.20	971.30 ± 283.58		

7. 中医单项症状疗效比较

经秩和检验，试验组对气短、呕恶痰涎、身疲乏力及面色紫暗或唇绀的治疗效果明显优于对照组，存在显著统计学意义（$P<0.01$）；试验组对胸痛、肢体沉重的改善较对照组更明显，有统计学意义（$P<0.05$）；试验组对心悸、胸闷的改善效果比对照组略优，但无统计学意义（$P>0.05$），见表 33-18 和图 33-4。

表 33-18 治疗后中医单项症状疗效比较 单位：例

症状	组别	例数	显效	有效	无效	总有效率	Z	P
气短	试验组	31	21	3	7	77.42%	-3.091	0.002
	对照组	31	2	11	18	41.94%		
胸闷	试验组	29	14	3	12	58.62%	-1.545	0.122
	对照组	29	6	6	17	41.38%		
胸痛	试验组	28	18	3	7	75.00%	-2.150	0.032
	对照组	23	8	3	12	47.83%		
心悸	试验组	27	9	11	7	74.07%	-0.845	0.398
	对照组	25	5	12	8	68.00%		
身疲乏力	试验组	31	14	10	7	77.42%	-2.984	0.003
	对照组	31	9	7	15	51.61%		
呕恶痰涎	试验组	21	5	10	6	71.43%	-2.695	0.007
	对照组	20	0	7	13	35.00%		
肢体沉重	试验组	23	6	10	7	69.57%	-2.148	0.032
	对照组	19	0	9	10	47.37%		

续表

症状	组别	例数	显效	有效	无效	总有效率	Z	P
面色紫暗或唇绀	试验组	18	6	9	3	83.33%	-3.275	0.001
	对照组	18	1	8	9	50.00%		

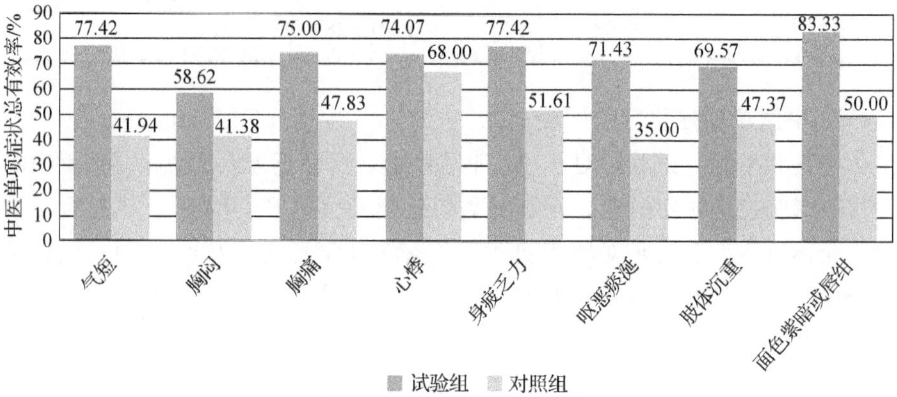

图 33-4　治疗后中医单项症状总有效率比较

（二）安全性比较

本试验共包含62例患者，均在治疗前后进行安全性指标检测，未出现异常情况。患者接受治疗过程中各项生命体征稳定，并未出现对药物过敏的现象及头痛、头晕、恶心等不良反应。治疗结束后对患者血常规、尿常规、便常规及肝功能、肾功能进行检测，并未发现药物相关异常变化。因此，芪丹保心颗粒具有较高的安全性。

五、讨论

（一）古医家对慢性心衰的认识

1. 病名沿革

寻遍中医古籍，虽未查到"慢性心衰"之名，但与其相关论述并非罕见。如《素问·痹论》云："心痹者，脉不通，烦则心下鼓，暴上气而喘。"《素问·咳论》曰："心咳之状，咳则心痛，喉中介介如梗状……"《中藏经》云："心胀，则心烦短气，夜卧不宁，心腹痛，懊侬，肿……"如此可见，"心痹""心咳""心胀"等与心衰类似。而后，张仲景提出"心水者，其身重而少气，不得卧，烦而躁，其人阴肿"。《小品方》云："肿从胸中起，名为赤水，其根在心，葶苈主之……先从手足肿，名曰心水……巴豆主之。""心水"则被当代医家视为与现今慢性心力衰竭相同的疾病。

2. 证候表现

心力衰竭的证候描述最早可追溯至《内经》时期。如《素问·痹论》说："心痹者，脉不通，烦则心下鼓，暴上气而喘。"《灵枢·胀论》说："夫心胀者，烦心短气，卧不安。"以上论述，病名虽异，但其所论症状相似，表现为心烦、难以平卧、气喘等。至东汉，《金匮要略·痰饮咳嗽病脉证并治》有言"水在心，心下坚筑，短气，恶水不欲饮""夫病人饮水多……水停心下。甚者则悸，微者短气"；该书《水气病脉证并治》又言"心水者，其身重而少气，不得卧，烦而躁"。明确指出心水的临床症状，并将其与它脏水肿进行区分。明代张介宾在《景岳全书》中提到："虚喘者，慌张气怯，声低息短……劳动则甚，而惟急促似喘，但得引长一息为快也。"该论述与劳力性呼吸困难的表现几乎相同。《外台秘要》中"心咳，咳而唾血"的论述则与左心衰咳吐粉红色泡沫样痰的症状不谋而合。综上，古医家虽未明确提出心衰的临床表现，但其许多论述与心衰典型表现有异曲同工之妙，实为研究该病的可靠依据。

（二）气虚痰瘀型慢性心衰的病机研究

（1）心气亏虚为本：人体之气来源有三：一为肾精化生之精气，二为脾胃运化之谷气，三为肺司呼吸之清气。此三脏腑功能正常则人体之气充沛，反之气生成无源而气虚。《难经·六十六难》云："脐下肾间动气者……故名曰原。"元气源于肾，赖于肾中精气化生，为人体生命活动之原动力。若禀赋不足抑或年老体弱，肾气亏虚则元气无以化生，则心气不足，精血渐衰，脏腑失调。宗气源于肺吸入之清气与脾胃运化之谷气。《灵枢·邪客》曰："宗气积于胸中……以贯心脉，而行呼吸焉。"宗气盛衰直接影响心搏强弱。若肺、脾胃受损，宗气生成不足，贯心脉失职，则心气亏虚、心搏无力。因此，元气、宗气不足，直接影响心的正常生理功能。《四圣心源》载："心气盛则脉络疏通而条达。"若心气亏虚，无力推动血液运行，使血停滞脉中而成瘀，可见心悸、气短、唇甲紫暗、舌有瘀斑瘀点等症；

“血不利则为水”，瘀血留于脉内影响津液代谢则水停，可见肢体浮肿、尿少甚至无尿等现象。如此心气亏虚致瘀生、瘀留脉中致水停、水停亦加重心衰，三者循环反复，互为因果。有学者研究发现，心气虚衰程度与左心室收缩功能、心脏舒张功能的减退幅度有明显关系，从现代医学方面证明心气亏虚之于心衰的重要性。因此心气亏虚贯穿心衰始终，为心衰的始动机制。

（2）痰、瘀实邪为标：慢性心衰多见于老年人，痰、瘀为老年人体内常见病理产物。痰，为滞留体内的痰浊之邪；瘀，为无以消散之离经之血，或积于脏腑、经脉呈凝滞状态。“人年四十而阴气自半……”“人年五十以上，阳气日衰……”人年过半百，元阴元阳日渐衰弱。阴津不足，一则脉道失于柔润而僵化成瘀，二则虚热内生灼津为痰；阳气亏虚，一则脉道失于温通而滞涩成瘀，二则水液无以蒸化从而化生痰饮。《灵枢·营卫生会》指出：“老者之气血衰……”人进老年，脏腑功能日渐衰退，气血化源减少致气血亏虚。气虚运血无力滞涩成瘀，输布营养物质不能积滞成痰，行津化液失职聚而为饮。如此，阴、阳、气血不足则痰饮、瘀血由内而生。《素问·脉要精微论》云“夫脉者，血之府也……涩则心痛”，指出瘀血致心痛。又李用粹云：“痰迷于心，为心痛惊悸……”痰瘀既成，痹阻心脉，心失所养亦可发为心悸。如此，痰、瘀可引发胸痹、心悸等心病，日久遂得心衰。“瘀血化水，亦发水肿”，瘀血日久亦可导致水肿形成而加重心衰。痰、瘀虽不同，但津化痰、血生瘀，津血同源，故痰、瘀相关。赵献可有言：“痰也，水也，血也，一物也”。故痰留日久则瘀生，瘀滞日久则痰成，二者相互转化，共同致病。因此，痰、瘀为心衰的主要致病因素。

（三）药物选择

1. 立方依据

气虚痰瘀型慢性心衰以心气亏虚为本，痰瘀实邪为标，属本虚标实之病，故治疗需在益气固本之上酌加祛邪之品。唐容川有言“痰水之壅，由瘀血使然”“血积既久，亦能化为痰水”；巢元方亦言“诸痰者，此由血脉壅塞，饮水结聚而不消散，故成痰也”，均明确提示痰浊、瘀血两者可相互转化。因此，痰、瘀二者既可独立致病，亦可互相转化、相互搏结而致病，致使病情复杂，缠绵难愈。《医宗粹言》载：“痰与血相聚，名曰瘀血夹痰，治宜导痰消血……血随蓄滞，与痰相聚，名曰痰挟瘀血。治宜破血消痰”，强调痰瘀胶结难解应痰瘀并治。冯晓敬教授在总结前人经验的同时，结合临床实践，以益气固本、涤痰化瘀之芪丹保心颗粒治疗老年慢性心衰。“保心”意义有二：一为补心气，心气得充，正气得固，脉络得通；二为通心脉，痰瘀得除，心脉得利，病邪得祛。其组成如下：黄芪 24 g，党参 24 g，丹参 12 g，地龙 12 g，瓜蒌 12 g，薤白 12 g，半夏 9 g，麦冬 6 g，柴胡 9 g，桂枝 12 g，炙甘草 6 g。

2. 单药分析

黄芪：入肺、脾二经，味甘，性微温，长于补气升阳、固表托毒、利尿消肿。《本草经解》言：“黄芪气味甘温，温之以气，所以补形不足也；补之以味，所以益精不足也。”《本草纲目》称其为“补气之长”。研究发现，黄芪注射液能够通过降低心衰大鼠的左心室质量与体重指数之比增强其心肌收缩功能。陈颖丽等通过对两组不同药物所诱发的急性心衰犬的研究发现，黄芪皂苷注射液能够明显提高心衰犬的左室收缩压。

党参：入肺、脾经，味甘，性平，功擅补中健脾、养血生津。《本草正义》有言党参“鼓舞清阳，振动中气，而无刚燥之弊……补助中州而润泽四隅”。药理研究表明，党参对心衰大鼠心气虚症状及其心室收缩、舒张功能有显著改善效果。此外，其乙醇提取物及其有效成分具有调节血脂、改善微循环、抗凝等作用。

丹参：入心、肝二经，味苦，性微寒，以活血祛瘀、通经止痛、清心除烦、凉血消痈见长。《日华子本草》称其：“养神定志，通利关脉，治冷热劳，骨节疼痛，四肢不遂，排脓止痛。”药理研究证实，丹参对血管紧张素Ⅱ有拮抗作用，不仅能够扩张血管、抗血小板、改善心功能，其丹酚酸类成分还可以改善微循环。

地龙：入肝、脾、膀胱经，味咸，性寒，尤擅通络平喘、清热定惊、利尿、平肝息风。陈士铎称其“善泻阳明之火，而又能定心中之乱”。地龙为血肉有情之品，尤擅通络，可直击病处，动其病本。据研究，地龙中的某些蛋白质具有抗凝功效，有研究进一步发现其抗凝作用是通过游离氨基酸实现的。此外，它还具有抗血栓、降压、抗癌、增强免疫力等功能。

瓜蒌：入肺、胃、大肠经，味甘、微苦，性微寒，功擅清心润肺、润燥滑肠、宽胸散结。黄元御称其“洗垢除烦，开胸膈之痹结，涤涎沫之胶黏，最洗瘀浊，善解懊侬”。《本草新编》载其“最能下气涤秽，尤消郁开胃……祛痰”。谭斌等通过研究瓜蒌皮对血管内皮损伤大鼠模型的保护机制发现，瓜蒌皮提取物是通过减少血浆非对称性二甲基精氨酸含量、增加一氧化氮含量来保护血管内皮的。同时，它还可以抗炎、抗氧化、稳定动脉粥样硬化斑块、抑制血栓形成等。

薤白：入肺、胃、大肠经，味辛、苦，性温，善通阳散结、行气导滞。叶天士言其“气温达肝，肝气条畅，则气血日生，所以轻身……味辛润血，血华所以耐老也”。《长沙药解》云其“开胸痹而降逆，除后重而升陷”。药理研究发现薤白具有降血脂、抗肿瘤、抑菌、抗血小板凝集及抗血栓等作用。

半夏：入脾、胃、肺经，味辛，性温，有毒，具有燥湿化痰、降逆止呕、消痞散结之效。李中梓称其“下气止呕吐，开郁散表邪，除湿化痰涎，大和脾胃”，《长沙药解》言其“善调反胃，妙安惊悸”。半夏包含的化学成分品类繁多，诸如有机酸类、生物碱类、黄酮类、糖类及蛋白质类等，从而使半夏具有抗炎、抗肿瘤等功效。

麦冬：入心、肺、胃经。味甘，性寒，功擅润燥清热、益胃生津、清心除烦安神。唐代陈藏器称麦冬“去心热，止烦渴，治寒热体劳，下痰饮”。在明代，药物学家对麦冬有了更加全面的认知。《本草汇言》曰：“麦门冬，清心润肺之药也。主心气不足，惊悸怔忡……味苦性寒，能降心火。”经研究，麦冬包含多种有效成分，其中麦冬多糖被证实有显著对抗心肌缺血的功用。辛丽等经实验证明，麦冬注射液可以迅速将过快的心率降至正常。

柴胡：归肝、胆、肺经，味苦，性微寒。其气升阳，可提在下之清气上行；其味苦寒，擅泻三焦之火下行，尤擅疏肝解郁。《长沙药解》言其“泻心家之烦热……降胆胃之逆，升肝脾之陷”。孙秀平等以小鼠为模型进行实验后得出，柴胡中的总皂苷具有抗焦虑和抑郁的作用。柴胡还具有保肝、抗肿瘤等作用。

桂枝：行于心、肺、膀胱经，味辛、甘，性温，功擅发汗解表、温经通阳。黄元御言其“入肝家而行血分，走经络而达营郁……能止奔豚，更安惊悸。”由于桂枝包含的化学成分具有抗菌、抗过敏、扩血管、抗凝血等多种功效，因此，临床将其广泛地用于心血管疾病、妇科疾病、高血压等多种疾病的治疗当中。

炙甘草：入心、肺、脾、胃经，味甘，性平，可补脾益气、润肺止咳、缓急止痛、调和诸药。《雷公炮制药性解》载：“炙则健脾胃而和中。解百毒、和诸药，甘能缓急，尊称国老。”黄元御则称其为“交媾精神之妙药，调济气血之灵丹”。张硕峰等实验得出，甘草苷与乌头碱联用时具有明显的抗心衰作用，且心肌收缩力与药物剂量呈正相关。

3. 组方分析

本方以黄芪、党参为君药。黄芪甘温，入脾、肺经，乃“补药之长”也，丹溪称其“功专补气”，可见其补气之力强，既补诸脏气虚，又擅达表益卫；党参甘平，补中益气、补而不腻，《本草从新》曰其“主补中益气，和脾胃，除烦渴，中气微弱，用以调补，甚为平妥”，二者相伍，脾肺之气大补，气血生化得源，宗气贯心脉有力，气得血行。丹参“专入血分，其功在于活血行血，内之达脏腑而化瘀滞”，行血祛瘀之时亦防耗气伤血之弊，为行血之良品也；地龙之体修长而滑利，喜钻土走窜其中，观其象动知其功用，故地龙以通为用，功擅通经活络，其纵横钻行、钻土饮泉之性使其破瘀通络而免伤血耗阴，与丹参相合，血流得通而正气不伤，尤宜气虚血瘀之证。瓜蒌、薤白、半夏取经方瓜蒌薤白半夏汤之义。瓜蒌功擅“开胸膈之痹结，涤涎沫之胶黏”，清肺化痰、宽胸利气，力在导痰下行；薤白“开胸痹而降逆”，其辛能散寒、其苦擅降泻、其温可通阳；半夏辛平，功擅消痰祛湿，既“开胸膈胀塞”又“泻心下痞满”，三物合用，专解胸膈闷塞，胸阳由此得展。又臣一味甘润之麦冬，以防胸中痰瘀胶结日久而化热伤阴。上六味共为臣药。柴胡功擅疏通肝木，“故心腹肠胃中，凡有结气，皆能散之也”，取“善治痰者，不治痰而治气”之义，其行气之功共助臣药化痰、行血之效；桂枝辛温通阳，一则助心阳、复心脉，二则制约丹参、地龙、瓜蒌等药之寒凉，以防阳气被伤，共为佐药。炙甘草既补脾益气，又缓和药性，为使药。全方一则标本同治，亏虚之气得补之时痰瘀得化，即补中寓通、通中寓补、通补兼施；二则遵未病先防，予甘润之麦冬，防止痰瘀化热；三则寒不伤阳、温不耗气，寒温并用，恰使气补、痰消、瘀除。

（四）疗效分析

1. 心功能疗效分析

在心功能疗效方面，试验组和对照组的总有效率分别为 83.87% 和 54.84% 。两组经治疗后心功能均有所提高，试验组比对照组在提高心功能方面效果更明显，说明芪丹保心颗粒能够在一定程度上提高患者心功能。

2. 心衰疗效分析

在心衰疗效方面，试验组和对照组的有效率分别为 70.97% 和 41.94% 。虽然两组心衰积分均下降，但试验组对心衰症状的改善效果更明显（P <

0.05）。说明芪丹保心颗粒有助于改善心衰患者症状，降低心衰积分。

3. LVEF 分析

在 LVEF 值方面，试验组治疗前后差值为（6.19 ± 2.37）%，对照组治疗前后差值为（3.74 ± 2.07）%，试验组 LVEF 改善比对照组更显著（$P<0.05$）。说明芪丹保心颗粒对提高心衰患者左室射血分数有确切疗效。

4. 6 分钟步行试验

在 6 分钟步行试验方面，试验组治疗前后距离差值为（34.94 ± 16.56）米，对照组治疗前后距离差值为（14.93 ± 9.37）米。两组治疗后步行距离均较治疗前有所提高，但试验组效果更显著（$P<0.05$）。说明芪丹保心颗粒对增强患者运动耐量颇有裨益。

5. NT-proBNP 分析

在 NT-proBNP 方面，试验组治疗前为 2128.79 ± 58.94，治疗后为 723.95 ± 56.75，对照组治疗前为 2159.68 ± 92.20，治疗后为 971.30 ± 283.58，两组 NT-proBNP 均较治疗前有所下降，但试验组降低更显著（$P<0.05$）。说明芪丹保心颗粒可以有效降低 NT-proBNP 值，以降低心衰程度。

6. 中医证候疗效分析

在中医证候疗效方面，试验组和对照组的有效率分别为 87.10% 和 61.29%，两组中医证候较治疗前均明显改善，但试验组疗效更显著（$P<0.01$）。由此可见，芪丹保心颗粒对改善中医证候有显著疗效。

试验组对气短、呕恶痰涎、身疲乏力及面色紫暗或唇绀的治疗效果明显优于对照组，存在显著统计学意义（$P<0.01$）；试验组对胸痛、肢体沉重的改善较对照组更明显，有统计学意义（$P<0.05$）；试验组对心悸、胸闷的改善效果比对照组略优，但无统计学意义（$P>0.05$）。由此说明，患者服用西药的同时加服中药，比单纯服用西药对中医症状的改善效果更好。

（五）安全性分析

经密切观察，两组患者在治疗前后血常规、尿常规、便常规、肝功能、肾功能无明显异常，且无明显药物不良反应，可知芪丹保心颗粒较为安全。

第三十四章　补肾定眩汤治疗老年单纯收缩期高血压的临床观察

高血压在老年人群中是一种非常常见的慢性疾病，其中它的并发症（如脑卒中、心肌梗死等）不但可以导致身体残疾或死亡，还给国家、社会及家庭带来了严重的经济负担。

在古医籍中并没有发现该病在现代医学中的名称，不过其发病特点及临床表现，跟中医学中的“眩晕”“头痛”非常相似。人到老年以后，各个脏腑的功能开始逐渐衰减，肾脏尤为明显，“五脏之伤，穷必及肾”。老年人肾气衰减，就会引起肾脏的阴阳平衡失调。肾阳温煦脏腑功能减弱，不足以蒸腾气化水液，又因脾肾之间有着密切联系，导致脾阳不足则无以温化，水谷精微得不到输布，日久就会出现津液积聚形成痰浊，阻滞于脉中，影响气机的运行，出现清阳不升，脑髓得不到濡养而引起本病。气虚就没有足够的能量保证血液在血管中的正常流动，久而久之，就会出现血液聚集阻滞于血管之中。综上所述，老年单纯收缩期高血压以肾气亏虚、痰阻血瘀为主要病机特点。

冯晓敬教授根据古代医学文献及其多年临床经验总结出补肾定眩汤这一中药方剂并在临床上运用，令属于本病肾气亏虚、痰瘀阻络型的患者获益颇多。为了进一步验证其临床疗效，故做此临床试验研究，希望在治疗该病上能有更进一步的突破，不仅要帮助患者减少疾病所带来的痛苦，还要提高患者的生活质量。

一、病例选择标准

（一）西医诊断标准

参照《中国高血压防治指南（2010 年修订版）》老年单纯收缩期高血压的定义：年龄在 65 岁及 65 岁以上，非同日 3 次测量血压，收缩压（SBP）≥140 mmHg，舒张压＜90 mmHg。

（二）中医诊断标准

根据2002年版《中药新药临床研究指导原则》有关高血压证候诊断标准及《中医内科学》定出肾气亏虚、痰瘀阻络的辨证参考标准如下。

主症：头晕、头痛、腰膝酸软、耳鸣。

次症：神疲乏力、胸闷、呕吐痰涎、健忘、夜尿频等。

舌象：舌淡或暗，或有瘀斑，苔白腻。

脉象：脉沉细。

必备主症和次症中的2项及以上症状者，同时参考舌象、脉象，并通过对患者的综合分析，判定为肾气亏虚、痰瘀阻络者，即可诊断。

（三）证候评分方法及中医病情轻重分级

1. 中医单项症状评分标准

（1）头晕。0分：无；轻度（2分）：头晕眼花，时作时止；中度（4分）：视物旋转，不能行走；重度（6分）：眩晕欲仆，不能站立。

（2）头痛。0分：无；轻度（2分）：轻微头痛，时作时止；中度（4分）：头痛可忍，持续不止；重度（6分）：头痛难忍，上冲额顶。

（3）耳鸣。0分：无；轻度（2分）：耳鸣轻微；中度（4分）：耳鸣重听，时作时止；重度（6分）：耳鸣不止，听力减退。

（4）腰酸膝软。0分：无；轻度（2分）：晨起腰酸，捶打可止，稍觉膝软无力；中度（4分）：持续腰酸，劳作加重，膝软难以任重物；重度（6分）：腰酸如折，休息不止，膝软举步维艰。

（5）呕吐痰涎。0分：无；轻度（2分）：恶心偶见痰涎清稀；中度（4分）：干呕时吐痰涎如唾；重度（6分）：呕吐痰涎量多。

（6）夜尿频。0分：无；轻度（2分）：夜尿1次；中度（4分）：夜尿2～3次；重度（6分）：夜尿3次以上。

（7）胸闷。0分：无；轻度（2分）：偶尔发生，轻微胸闷；中度（4分）：经常发生，时见太息；重度（6分）：经常发生，胸闷如窒。

（8）神疲乏力。0分：无；轻度（2分）：稍感神疲乏力，但生活尚能自理；中度（4分）：感神疲乏力，伴困倦嗜睡，生活勉强自理；重度（6分）：面色㿠白，神疲乏力，昏昏欲睡，生活难以自理。

（9）健忘。0分：无；轻度（2分）：偶见忘事，经提醒尚可想起；中度（4 分）：时见忘事，不易想起；重度（6 分）：转瞬即见遗忘，不能想起。

2. 中医证候病情分级标准

根据中医证候积分将病情分为 3 级。

（1）轻度：中医证候积分≤12 分。

（2）中度：中医证候积分为 13～29 分。

（3）重度：中医证候积分≥30 分。

（四）试验病例标准

1. 纳入病例标准

（1）有原发性高血压病史，年龄为 65～90 岁，性别不限，门诊或住院受试者。

（2）符合肾气亏虚、痰瘀阻络证的诊断标准。

（3）未治疗或治疗未达标的老年单纯收缩期 1 级或 2 级高血压患者。

（4）符合老年单纯收缩期高血压的西医诊断标准。

（5）知情同意，自愿参加试验，签署书面知情同意书。

必须全部符合上述条件者，才可被纳入试验。

2. 排除病例标准

（1）年龄 <65 岁或 >90 岁者。

（2）属于单纯舒张期高血压或双期高血压患者。

（3）有明确的继发性高血压、恶性高血压，或 3 级高血压患者。

（4）近 6 个月患过脑血管、急性心肌梗死，肝、肾及造血系统等严重原发性疾病，或精神疾病患者。

（5）属于过敏体质或对试验药物有过敏史的患者。

（五）病例剔除标准

（1）原来不符合纳入标准而被错误纳入者。

（2）不坚持服药者。

（3）合用其他药物而影响疗效者。

（4）没有任何检验结果及记录者。

（六）病例脱落标准

（1）由于不遵从医师的医嘱，导致试验结果无效者。

（2）由于严重不良反应、并发症等不适宜继续观察者。

（3）自己要求退出者。

（4）疗程未结束就失去联系者。

（5）个人信息不完整，导致试验结果无效者。

二、临床观察方法

（一）病例分组及治疗方法

1. 病例分组

将入选的66例济南市中医医院门诊及住院患者随机分为试验组（33例）和对照组（33例）。

2. 研究方案

（1）非药物治疗：戒烟，减轻体重，运动，限盐，低脂饮食等。

（2）药物治疗：对照组用苯磺酸氨氯地平片5 mg，1次/日。试验组用苯磺酸氨氯地平片5 mg，1次/日，同时予补肾定眩汤治疗。组方：黄芪30 g，淫羊藿18 g，仙茅18 g，杜仲18 g，泽泻12 g，茯苓12 g，牛膝12 g，地龙12 g，川芎9 g。口服，每次250 mL，早晚分服。

（3）治疗期间，不得随意使用其他抗高血压的药物，若出现恶性高血压事件，则随时做急诊处理。

（4）疗程：均为8周。

（二）观察指标

1. 安全性指标观察

（1）一般体检项目：身高、体重、发育、营养等。

（2）实验室检查：试验前后各做1次血常规、尿常规、便常规、肝功能、肾功能检查。

（3）不良反应：察看患者服用试验用药后是否出现异常感，并结合实验室安全性指标观察试验用药有无不良反应。

2. 疗效性指标观察

（1）中医症状的变化及舌象、脉象的变化治疗前后均记录1次。

（2）诊室血压、24小时动态血压、血脂、尿微量白蛋白、β2微球蛋白情况治疗前后各做1次。

（三）降压疗效评定标准

（1）显效：收缩压下降 20 mmHg 或 20 mmHg 以上，并达到正常范围；收缩压虽未降至正常，但已下降 30 mmHg 或 30 mmHg 以上。具备其中任何一项。

（2）有效：收缩压下降不及 20 mmHg，但达到正常范围；收缩压较治疗前下降 20～29 mmHg，但未达到正常范围；收缩压较治疗前下降 29 mmHg 以上。具备其中任何一项。

（3）无效：未达以上标准者。

（四）中医证候疗效评定标准

显效：临床症状、体征明显改善，疗效指数≥70%。

有效：临床症状、体征均有好转，疗效指数≥30%。

无效：临床症状、体征均无明显改善，甚或加重，疗效指数＜30%。

（五）中医单项症状疗效评定标准

显效：症状明显好转，单项症状评分递减 2 级。

有效：症状好转，单项症状评分递减 1 级。

无效：症状无改变，或减轻不明显。

（六）中止临床试验标准

在本试验过程中发生严重不良反应或病情迅速恶化等情况应中止试验，并进行对症治疗，详细记录中止试验原因和过程，分析是否与服用的药物有关。

（七）安全性标准

1 级：安全，没有任何不良反应，安全性指标检查正常。

2 级：比较安全，有轻度的不良反应，不需要处理可继续给药，安全性指标检查正常。

3 级：有安全性问题，有中等程度的不良反应，或者是安全性指标检查有轻度异常，经过处理后仍可继续给药。

4 级：有严重不良反应，并中止试验，或者安全性指标检查有明显异常。

三、数据处理及统计方法

本试验数据处理采用 SPSS 17.0 统计软件分析，当计量资料满足正态分布时采用 t 检验，不满足正态分布时采用秩和检验，计数资料采用 χ^2 检验。当 $P<0.05$ 时表示有统计学意义上的显著性差异。

四、临床资料

（一）一般资料

选取 2014 年 12 月—2015 年 12 月来自济南市中医医院门诊及住院（年龄 >65 周岁），且根据中医辨证属于老年单纯收缩期高血压肾气亏虚、痰瘀阻络证的患者 66 例，随机分为试验组（33 例，给予补肾定眩汤联合苯磺酸氨氯地平）和对照组（33 例，给予苯磺酸氨氯地平）。

1. 两组病例性别比较

两组病例性别比较见表 34-1。

表 34-1　两组病例性别比较　　单位：例

组别	例数	男性	女性
试验组	33	16（48.48%）	17（51.52%）
对照组	33	14（42.42%）	19（57.58%）

经 χ^2 检验，$\chi^2=0.24$，$P=0.403$，$P>0.05$，差异无统计学意义，说明在性别构成上具有可比性。

2. 两组病例年龄分布比较

两组病例年龄分布比较见表 34-2。

表 34-2　两组病例年龄分布比较　　单位：例

组别	例数	65~69 岁	70~74 岁	75~79 岁	80~89 岁
试验组	33	8	8	7	10
对照组	33	10	6	5	12

经秩和检验，$Z=-0.013$，$P=0.989$，$P>0.05$，差异无统计学意义，

说明在年龄分布上具有可比性。

3. 两组病例平均年龄比较

两组病例平均年龄比较见表 34-3。

表 34-3 两组病例平均年龄比较

组别	例数	平均年龄/岁
试验组	33	75.63 ±6.05
对照组	33	75.76 ±7.10

经 t 检验，$P=0.503$，$P>0.05$，差异无统计学意义，说明在年龄上具有可比性。

（二）病情资料

1. 两组病例试验前中医单项症状比较

两组病例试验前中医单项症状比较见表 34-4。

表 34-4 两组病例试验前中医单项症状比较 单位：例

症状	试验组				对照组				Z	P
	例数	轻	中	重	例数	轻	中	重		
头晕	33	9	22	2	33	12	20	1	-0.890	0.373
头痛	31	7	20	4	30	7	19	4	-0.025	0.980
耳鸣	26	8	17	1	24	7	16	1	-0.129	0.897
神疲乏力	22	6	14	2	23	8	14	1	-0.691	0.489
腰膝酸软	25	6	18	1	23	8	14	1	-0.433	0.665
胸闷	23	7	15	1	20	6	13	1	-0.058	0.953
呕吐痰涎	20	5	14	1	21	6	14	1	-0.240	0.810
健忘	20	4	15	1	22	5	16	1	-0.213	0.831
夜尿频	24	6	16	2	21	5	14	2	-0.137	0.891

从表 34-4 中可以看出：经秩和检验，两组患者在头晕、头痛、耳鸣、神疲乏力、腰膝酸软、胸闷、呕吐痰涎、健忘、夜尿频这 9 个主、次症中 P 值均超过 0.05，差异无统计学意义，说明试验前在中医单项症状上具有可比性。

2. 两组病例试验前舌苔及脉象比较

两组病例试验前舌苔及脉象比较见表34–5。

表34–5 两组病例试验前舌苔及脉象比较 单位：例

项目	试验组			对照组			P
	例数	典型	不典型	例数	典型	不典型	
舌苔	33	26	7	33	23	10	0.574
脉象	33	29	4	33	27	6	0.733

从表34–5可以看出：经χ^2检验，两组舌苔及脉象方面的P值均大于0.05，没有统计学意义，说明在舌苔及脉象方面具有可比性。

3. 两组病例病程分布比较

两组病例病程分布比较见表34–6。

表34–6 两组病例病程分布比较 单位：例

组别	例数	a≤10年	10年<a≤20年	a>20年	P
试验组	33	8	17	8	0.600
对照组	33	10	16	7	

注：a，指代病程。

经秩和检验，$P>0.05$，差异无统计学意义，说明在病程分布上具有可比性。

4. 两组病例平均病程比较

两组病例平均病程比较见表34–7。

表34–7 两组病例平均病程比较

组别	例数	平均病程/年	P
试验组	33	16.78±5.58	0.170
对照组	33	16.30±5.13	

经t检验，$P>0.05$，差异无统计学意义，两组在病程上具有可比性。

5. 两组病例试验前诊室血压比较

两组病例试验前诊室血压比较见表34–8。

表 34-8 两组病例试验前诊室血压比较

项目/mmHg	例数	试验组	对照组
收缩压（SBP）	33	160.45±7.91□	160.06±7.33
舒张压（DBP）	33	78.36±3.36△	78.42±2.89

经 t 检验，与对照组比较，□$P=0.834$，$P>0.05$，△$P=0.983$，$P>0.05$，差异无统计学意义，说明在收缩压及舒张压方面具有可比性。

五、研究结果

（一）中医症状疗效

1. 两组试验前后中医证候积分比较

两组病例试验前后中医证候积分比较见表 34-9。

表 34-9 两组试验前后中医证候积分比较

组别	例数	试验前	试验后
试验组	33	24.55±3.36	11.17±3.56
对照组	33	23.33±2.04	15.21±2.78

经 t 检验，组间比较，试验前 $P=0.082$，$P>0.05$，试验后 $P=0.000$，$P<0.01$；组内比较，试验组和对照组 P 值均为 0。可以看出，试验之前两组之间没有差异性，试验之后两组均较试验前有显著性差异，并且试验组积分小于对照组。

2. 两组试验后中医单项症状疗效比较

两组试验后中医单项症状疗效比较见表 34-10。

表 34-10 两组试验后中医单项症状疗效比较 单位：例

症状	试验组				对照组				Z	P
	例数	显效	有效	无效	例数	显效	有效	无效		
头晕	33	9	17	7	33	4	14	15	-2.237	0.025
头痛	31	8	17	6	30	4	13	13	-2.034	0.042
耳鸣	26	6	12	8	24	3	9	12	-1.448	0.148

续表

症状	试验组				对照组				Z	P
	例数	显效	有效	无效	例数	显效	有效	无效		
神疲乏力	22	7	10	5	23	3	8	12	-2.128	0.033
腰膝酸软	25	10	11	4	23	5	8	10	-2.010	0.044
胸闷	23	5	11	7	20	2	8	10	-1.428	0.153
呕吐痰涎	20	7	9	4	21	3	6	12	-2.380	0.017
健忘	20	6	10	4	22	3	9	10	-1.846	0.065
夜尿频	25	8	12	5	21	4	6	11	-1.997	0.046

通过表34-10可以发现，经秩和检验，试验组在改善头晕、头痛、神疲乏力、腰膝酸软、呕吐痰涎、夜尿频等症状方面优于对照组（$P<0.05$），而在耳鸣、胸闷及健忘方面与对照组比较无明显的差异（$P>0.05$）。

3. 两组中医证候总疗效比较

两组中医证候总疗效比较见表34-11。

表34-11　两组中医证候总疗效比较　　单位：例

组别	例数	显效	有效	无效	总有效率
试验组	33	6（18.18%）	22（66.67%）	5（15.15%）	84.85%
对照组	33	0（0.00）	20（60.61%）	13（39.39%）	60.61%

经秩和检验分析，$Z=-2.899$，$P=0.004$。通过P值可以看出，中药试验组在改善中医证候总疗效方面具有显著优势（$P<0.01$）。

（二）降压疗效

1. 两组试验前后降压效果比较

两组试验前后降压效果比较见表34-12。

表34-12　两组试验前后降压效果比较　　单位：例

组别	例数	显效	有效	无效	总有效率
试验组	33	16（48.48%）	11（33.33%）	6（18.18%）	81.82%
对照组	33	8（24.24%）	13（39.39%）	12（36.36%）	63.64%

经秩和检验分析，$Z=-2.169$，$P=0.030$，中药试验组在降压效果上优于对照组（$P<0.05$）。

2. 两组试验前后门诊血压比较

两组试验前后门诊血压比较见表34-13。

表34-13　两组试验前后门诊血压比较

项目/mmHg	组别	例数	试验前	试验后	组内 P	组间 P
收缩压	试验组	33	160.45±7.91	127.06±3.66	0.000	0.001
(SBP)	对照组	33	160.06±7.33	130.03±3.60	0.000	
舒张压	试验组	33	78.36±3.36	76.42±3.16	0.019	0.409
(DBP)	对照组	33	78.42±2.89	77.15±2.74	0.049	

经 t 检验，治疗前两组之间SBP、DBP的 P 值分别为0.834、0.938，差异无统计学意义，说明两组之间在SBP、DBP上具有可比性。从表34-13可以看出，经过试验后，两组的SBP、DBP较治疗前均有所下降（$P<0.05$）；试验组的SBP低于对照组，但是两组的DBP之间没有差异（$P>0.05$）。

3. 两组试验前后24小时动态血压比较

两组试验前后24小时动态血压比较见表34-14。

表34-14　两组试验前后24小时动态血压比较

项目/mmHg	组别	例数	试验前	试验后	组内 P	组间 P
24小时	试验组	33	156.85±2.40	129.55±5.80	0.000	0.001
SBP	对照组	33	156.79±5.18	134.06±4.82	0.000	
日间	试验组	33	162.00±5.40	134.09±5.76	0.000	0.001
SBP	对照组	33	161.91±5.29	138.76±4.71	0.000	
夜间	试验组	33	151.67±5.32	122.45±5.71	0.000	0.000
SBP	对照组	33	151.40±5.19	127.64±4.64	0.000	
24小时	试验组	33	73.94±2.05	71.15±1.79	0.000	0.359
DBP	对照组	33	74.09±2.01	71.58±1.94	0.000	
日间	试验组	33	78.42±2.22	74.70±1.84	0.000	0.159
DBP	对照组	33	78.79±2.00	75.36±1.95	0.000	

续表

项目/mmHg	组别	例数	试验前	试验后	组内 P	组间 P
夜间DBP	试验组	33	69.91 ±2.02	66.67 ±1.98	0.000	0.226
	对照组	33	69.94 ±2.00	67.27 ±2.05	0.000	

经 t 检验分析，治疗前两组 24 小时 SBP、日间 SBP、夜间 SBP、24 小时 DBP、日间 DBP、夜间 DBP 的 P 值分别为 0.963、0.945、0.834、0.762、0.487、0.951，均无统计学差异，说明两组在 24 小时 SBP、日间 SBP、夜间 SBP、24 小时 DBP、日间 DBP、夜间 DBP 上均具有可比性。从表 34-14 可以看出，治疗后两组的 24 小时 SBP、日间 SBP、夜间 SBP、24 小时 DBP、日间 DBP、夜间 DBP 较治疗前均有明显的下降（$P<0.01$）；组间比较显示，试验组在降低 24 小时 SBP、日间 SBP、夜间 SBP 上较对照组有明显的优势（$P<0.01$），但在改善 24 小时 DBP、日间 DBP、夜间 DBP 上与对照组比较没有明显的差异（$P>0.05$）。

（三）两组试验前后尿微量白蛋白、β2 微球蛋白比较

两组试验前后尿微量白蛋白、β2 微球蛋白比较见表 34-15。

表 34-15　两组试验前后尿微量白蛋白、β2 微球蛋白比较

项目/(mg/L)	组别	例数	试验前	试验后	组内 P	组间 P
尿微量白蛋白	试验组	33	21.71 ±3.79	16.82 ±2.89	0.000	0.000
	对照组	33	21.82 ±3.78	21.26 ±3.76	0.544	
β2 微球蛋白	试验组	33	2.76 ±0.36	2.27 ±0.31	0.000	0.000
	对照组	33	2.77 ±0.34	2.71 ±0.33	0.454	

经 t 检验，试验前两组尿微量白蛋白、β2 微球蛋白的 P 值分别为 0.902、0.924，差异无统计学意义，说明两组在尿微量白蛋白、β2 微球蛋白上具有可比性。从表 34-15 可以看出，治疗后试验组的尿微量白蛋白、β2 微球蛋白都有明显的降低（$P<0.01$），但对照组变化不大（$P>0.05$）；组间比较可以看出试验组均明显优于对照组（$P<0.01$）。

（四）两组试验前后血脂比较

两组试验前后血脂比较见表 34-16。

表 34-16　两组试验前后血脂比较

项目/(mmol/L)	组别	例数	试验前	试验后	组内 P	组间 P
TC	试验组	33	5.60 ±0.45	4.83 ±0.45	0.000	0.000
	对照组	33	5.59 ±0.41	5.52 ±0.40	0.448	
TG	试验组	33	2.42 ±0.47	2.03 ±0.26	0.000	0.001
	对照组	33	2.41 ±0.44	2.34 ±0.44	0.509	
LDL-C	试验组	33	4.37 ±0.47	3.39 ±0.45	0.000	0.000
	对照组	33	4.38 ±0.41	4.30 ±0.41	0.491	
HDL-C	试验组	33	1.10 ±0.16	1.38 ±0.26	0.000	0.000
	对照组	33	1.10 ±0.14	1.16 ±0.15	0.156	

经 t 检验，试验前两组 TC、TG、LDL-C、HDL-C 的 P 值分别为 0.963、0.951、0.936、0.891，差异无统计学意义，说明在 TC、TG、LDL-C、HDL-C 上具有可比性。从表 34-16 可以看出，经过试验后，试验组在 TC、TG、LDL-C、HDL-C 上均有显著性变化（$P<0.01$），但对照组没有明显的变化（$P>0.05$）；组间比较显示，试验组均明显优于对照组，有显著性差异（$P<0.01$）。

（五）安全性指标检测

1. 实验室检查

在本临床试验过程中，对 66 例患者用药前后进行了安全性指标检查，都没有出现异常的结果。

两组试验前后安全性指标比较见表 34-17。

表 34-17　两组试验前后安全性指标比较　　单位：例

项目	试验组					对照组				
	例数	试验前		试验后		例数	试验前		试验后	
		正常	异常	正常	异常		正常	异常	正常	异常
血常规	33	33	0	33	0	33	33	0	33	0
尿常规	33	33	0	33	0	33	33	0	33	0

续表

项目	试验组					对照组				
	例数	试验前		试验后		例数	试验前		试验后	
		正常	异常	正常	异常		正常	异常	正常	异常
便常规	33	33	0	33	0	33	33	0	33	0
ALT	33	33	0	33	0	33	33	0	33	0
AST	33	33	0	33	0	33	33	0	33	0
BUN	33	33	0	33	0	33	33	0	33	0
Cr	33	33	0	33	0	33	33	0	33	0

2. 安全性分析

在本临床试验观察过程中，纳入试验的66例患者未发现服用药物后的异常情况。同时，实验室检查的安全性指标未见异常改变，说明补肾定眩丸在常规使用时对整个人体是比较安全的。

六、讨论

随着我国社会经济的快速发展、人民生活水平的不断提高、人口老龄化和城镇化进程的不断加速，我国高血压的患病人数正逐年上升。伴随着人们年龄的增长，其收缩压越来越高、舒张压逐渐降低，2006年一项横断面研究显示，1002名年龄超过80岁的老年人发病率为67.2%，而该病占患病人数的45.4%。单纯收缩期高血压发病率高，与双期高血压相比较，心、脑、肾并发症重，致死、致残率居高不下，故当今临床研究更加关注收缩期血压达标。其重要性在2007年欧洲高血压指南、2013年美国高血压协会/国际高血压协会指南中得到认同。由于西药降压治疗的难度和由此带来的J曲线现象，老年单纯收缩期高血压的防治成为目前心血管疾病中亟待解决的难题。近年来，中医药在以中医理论为指导的前提下进行综合调理，使得老年单纯收缩期高血压患者的临床表现得到好转。

（一）中医对老年单纯收缩期高血压的认识

在古医籍中并没有发现该病在现代医学中的名称，不过其发病特点及临床表现，跟中医学中的“眩晕”“头痛”非常相似。早在春秋战国时期对本病就有初步的认识，《内经》中认为该病与肝脏有关系。《灵枢·口问》曰“上气不足……目为之眩”，阐述了该病主要是由气虚导致脑窍失于濡养而引起的。总之，《内经》中指出了该病的病位在肝，而病因主要有外邪侵袭、气虚等。东汉时期张仲景指出该病是由痰饮导致的。唐代孙思邈继承《黄帝内经》《伤寒杂病论》的思想及总结自己的临床经验，提出“风”“痰”“热”三因致眩。金元时期朱丹溪则提出了自己对该病的认识，认为“头眩……无痰则不作眩，痰因火动”，强调痰可以诱发该病。明代张景岳提出该病是由“虚”导致的。明代虞抟提出了瘀血可以导致该病的观点。同时，清代的王清任也使用通窍活血汤治疗该病。

在病因病机方面，不同的医家对于该病都有着不一样的观点，总结来看，病因主要有风、火、痰、虚、瘀等几个方面。五脏六腑之间有着密切的联系，能够相互影响，只有其功能正常才能维持身体的健康状态。我们的前辈们洞幽烛微，都有着自己独到的见解，不仅详细阐述了本病的发病机制、治疗方法等，还为我们以后能够有进一步的研究奠定了坚实的理论基础。

（二）现代医家对老年单纯收缩期高血压的认识

近代医家在继承前人学术思想基础上，开拓进取，见仁见智，在对于本病的病因病机、治疗学等方面有了进一步的发展。不同的医家对于本病的认识并不完全相同，分别有自己独到的见解。

李文华认为该病在老年高血压患者中占有的比例较大，其主要病因有肝阳上亢、心火上炎、冲任失调等，故分为肝阳上亢、肝肾阴虚、痰湿内阻、瘀血内停 4 个证型。陈立群等认为肾虚血瘀是该病的主要原因。肾为先天之本，人到老年之后，肾精逐渐减少，又因肾精可以化生血液，这样就导致化血无源。气是可以推动血液在脉中正常循环的动力，肾气亏虚就缺乏动力源泉，出现脉中的血液无法正常循环，久而久之就会瘀积在脉中，临床上主张采取补肾化瘀法。顾雄华提出该病主要是由肝阳上亢、瘀血内阻导致，阴虚可引起血液内停，聚在脉中，形成瘀血，出现气血失和。在临床上采用补肾活血法取得不错的降压效果。丁书文教授认为老年高血压主要是由于肝阴不足、痰瘀互阻及肾阳不足等引起的，主张采用平肝阳、活血化瘀、化痰等方法治疗该病，取得了很好的降压效果。吴立文教授认为痰、瘀与该病的发生与发展都有着密切的关系，主张用化痰活血法治疗该病。陶根鱼教授认为该病在临床上的主要特点是本虚标实，虚证主要表现在肝脏和肾脏的亏损，而实证主要是痰浊等，并指出该病是由于老年人大多体质虚弱、脏腑功能衰减，病程较长者多虚证与实证同时存在。

（三）肾气亏虚、痰阻血瘀是老年单纯收缩期高血压的重要病机

1. 肾气亏虚是老年单纯收缩期高血压的病理基础

肾为先天之本，人到老年之后，各脏腑功能逐渐衰减，肾脏尤为明显，先表现出肾气虚弱，进而出现肾阴虚、肾阳虚等不同的情况。正气逐渐衰退，尤其是以肾气虚损最为明显。本病在临床上经常会出现眩晕、耳鸣、腰膝酸软、神疲乏力等症状，这都说明肾气亏虚与本病有着重要关系。老年人肾气衰减就会在机体上有气力不足的表现，如神疲乏力等；老年人的肾阴虚就会出现津液不足、精亏髓减，导致髓海不足以充盈、清窍不能得到濡养，在临床上表现出头晕、耳鸣等症状。肾气是由肾阳蒸化肾阴而形成的，其中既包括肾阳，也包括肾阴，在调节肾脏阴阳平衡方面起着重要的作用。老年人一旦出现肾气的虚损，那么肾脏的阴阳就会出现失调，又因为全身的脏腑之间是相互关联、相互作用的，这样就很容易引起全身各个脏腑之间不协调，其功能不能正常发挥，从而出现机体的紊乱及一系列的病理变化，这就使该病的病情变化比较复杂、血压难以控制。《内经》中有关于肾脏虚损导致眩晕这种说法的记载，如“精虚则眩”；《素问·上古天真论》中也分别从男子、女子两方面指出，随着年龄的逐渐增长就会出现天癸竭、肾脏衰等症状。近代医家认为，肾气虚衰是导致本病发生的根本病机。也有人认为，肾气亏虚在该病的发生与发展中都起着重要的作用，是其中的基本环节和基本特点。

2. 痰浊瘀血是主要病理产物

本病的发生除与肾气亏虚有关外，与痰饮、血瘀也是密不可分的。痰饮是由我们机体阴阳的失调、津液的紊乱等原因产生的，主要还是与机体脏腑功能的失调有关，其中与脾、肾的关系是非常密切的。年老体虚之人，大多肾气开始衰减，肾阳不足则温煦脏腑功能减弱，不足以蒸腾气化津液，又因脾肾之间有着密切联系，导致脾阳不足则无以温化，水谷精微得不到输布，日久就会出现津液积聚形成痰浊，阻滞于脉中，影响气机的运行，出现清阳不升、脑髓得不到濡养而引起本病。朱丹溪在其著作中阐述眩晕多由于痰、虚等共同作用而造成，在治疗上应以化痰为主，同时也要注意补气降火。瘀血不仅是临床上常见的一种致病因素，还在整个疾病的发生发展过程中起着

至关重要的作用。老年人大多元气亏虚，气虚就没有足够的能量保证血液在血管中的正常流动，久而久之，就会出现血液聚集阻滞于血管之中；如若情志郁结，气机不畅，就会造成血液运行不畅，日久便产生瘀血，清窍蒙蔽，脑失所养，发为眩晕。王清任也认为假若出现元气的亏损，那么我们的脉管中就失去原有动力，进而会出现血液阻滞于脉管中这一病理现象。因而血瘀在该病的整个病程中常常伴随存在。

冯晓敬教授参阅大量古代医学文献及结合自己多年的临床经验，认为老年单纯收缩期高血压患者年老体虚，脏腑功能逐渐虚弱，“五脏之伤，穷必及肾”，病程过久就会迁延引起肾脏虚损。肾气是由肾脏阴阳之间相互作用而生成的，只有两者之间相互平衡和稳定，才能保证机体的健康。假若出现肾气的衰减，就会导致机体阴阳的不协调，那么肾阴肾阳两方面的虚损随之而来。肾阳不足以蒸腾气化水液出现水液停留，脾阳健运失职，日久聚集化为痰湿；肾气衰减，血液在血管中的输布就缺乏动力，外加上痰浊这一有形实邪可以积聚于血管之中，阻碍气血的运行，进而导致瘀血的发生。所以在临床上多出现头晕、头痛、耳鸣、神疲乏力、腰膝酸软、胸闷、呕吐痰涎、健忘、夜尿频等肾气虚弱、痰阻血瘀之症。遵循“治病求本，调整阴阳”的原则，冯晓敬教授在治疗上以补益肾气、祛痰通络为治疗大法，应用补肾定眩丸治疗该病，效如桴鼓。

（四）治法方药探析

1. 补益肾气、祛痰通络为治疗大法

辨证是决定治疗的前提和依据，经过仔细的辨证分析认为本病的主要病机是肾气亏虚、痰瘀阻络，所以在治疗上以补益肾气、祛痰通络为主要治疗大法。肾气亏虚则气血运行不畅、津液输布失常，肾阳不足则无以蒸腾气化水液导致水液内停，长期如此就会出现聚湿生痰，痰浊阻滞于血管之中，发为此病。冯晓敬教授根据多年临床经验，采用补益肾气、祛痰通络的方法取得很好的成效，不仅改善患者的临床症状，还能够达到降低血压的目的。

2. 药物功效溯源和现代药理研究

黄芪，性微温，味甘。归脾、肺经。其功用主要有以下几个方面：①补气，《本经逢原》中记载该药可以补肾脏元气；②升阳举陷，《医学衷中参西录》中记载黄芪善治宗气下陷；③益卫固表，《本草汇言》中记载其可以实卫敛汗；④利尿消肿。现代药理研究显示黄芪能促进新陈代谢、抗疲劳、

调节和增强机体免疫功能，还能增强心肌收缩力、增加血流量、降低血压等。陈治奎等研究发现黄芪不仅可以使实验动物的血压下降，而且能够改善实验动物的左心室肥厚，他们认为其机制可能是降低细胞内的 Ca^{2+} 浓度。

淫羊藿，性温，味辛、甘。归肾、肝经。其功用主要有以下几个方面：①补肾壮阳，《日华子本草》中记载其可以补益肝肾，壮阳强心；②祛风除湿。现代药理研究认为淫羊藿煎剂及水煎乙醇浸出液均有降压作用。付立波等通过实验研究证实该药中所含有的总黄酮可以降低实验鼠的平均血压。也有研究报道，该药可以把由于多种原因引起的血压上升逐渐地恢复正常。

仙茅，性热，味辛。归肾、肝经。其功用主要有以下几个方面：①温肾壮阳，《本草求真》中记载该药可以助阳，对于肾阳虚衰的治疗有效；②祛寒除湿，《开宝本草》中记载该药可以治疗冷风挛痹。现代药理研究认为仙茅醇可以提高机体的免疫力，在镇静和抗惊厥方面也很有疗效。

杜仲，性温，味甘。归肝、肾经。其功用主要有以下几个方面：①补益肝肾，《神农本草经》中记载该药可以治疗腰脊疼痛，补益肾精；②强筋健骨，《玉楸药解》中记载其可以祛除关节湿邪，治疗腰膝酸软；③安胎，《本草正》记载该药可以暖子宫、安胎气。李中梓曾经说过，杜仲虽然是一种温性药物，但是服用之后并不会在体内生火。现代药理研究显示杜仲皮具有调节细胞免疫平衡的功能，生杜仲、炒杜仲和砂烫杜仲的水煎剂都有明显的降压作用，其中后两者降压的绝对值相当于前者的两倍。潘龙等认为杜仲能降低由于肾脏原因引起的血压上升与血液循环中血管内皮素浓度的增高，并指出其中的有效成分主要是杜仲糖苷。

泽泻，性寒，味甘。归肾、膀胱经。具有利水渗湿、泄热的功效。《本草汇言》记载泽泻不仅可以利尿，还可以祛除体内各个脏腑的湿邪。《药性论》中记载其可以治疗各种淋证，还可以用于由肾虚导致的遗精等情况。《药品化义》中记载该药不仅可以祛除湿邪、健脾，还可以祛除三焦的湿热，被称为利水第一良品。现代药理研究显示该药不仅具有通利小便的作用，而且在保护心血管系统、降脂等方面也是有效果的。有研究发现泽泻可以使实验动物的血管逐渐扩张，并阐述了它的主要原理就是提高血液中前列环素和一氧化氮的浓度，因为前列环素和一氧化氮都可以使血管扩张。

茯苓，性平，味甘、淡。归心、脾、肾经。其可以利水渗湿、健脾，《世补斋医书》中记载其不仅可以行水，而且可以行湿，这样可以使湿邪祛除，则脾气自健。另外，其还有宁心的功用。《神农本草经》中记载其可以治疗胸中气机逆乱、心下结痛等，长期服用还可以养神、安魄、延长寿命。现代药理研究显示该药的各种剂型分别具有通利小便、抗惊厥、控制血糖水平、改善心肌供血等作用，该药药物成分中的茯苓多糖可以提高机体的免疫力。李森等通过实验验证该药有较显著的通利小便作用，不仅药效持久，而且对整个机体各种物质之间的平衡几乎是没有影响的，由此可见，该药的安全性还是比较高的。

牛膝，性平，味苦、甘、酸。归肝、肾经。其功用主要有以下几个方面：①补益肝肾、强筋健骨，《本草纲目》中记载该药与酒合用可以补益肝肾，单用还可以治疗腰膝疼痛等疾病；②活血通经，《药性论》中记载该药可以祛除由于血瘀所产生的血块，使经络运行通畅；③利水通淋，《本草纲目》中记载其可以治疗五淋尿血，通过利小便的方法治疗疾病；④引火（血）下行，朱丹溪曾说过，牛膝可以引诸药下行，尤其适用于筋骨痛风在下的患者。现代药理研究显示该药可以防止血液凝固、消炎、降脂、扶助正气等。王丽君认为该药可以降低合并有心脑血管疾病动物恢复期的血压，而且通过实验验证了这一有效物质是三萜皂苷。

地龙，性寒，味咸。归肝、脾、膀胱经。其功用主要有以下几个方面：①清热息风，《本草纲目》中阐述其属于寒性药物，故可以治疗各种热疾；②通络，因本品性走窜，所以擅长通行经络；③平喘，因本品性寒降泻，舒张支气管，所以在治疗哮喘等方面具有显著优势；④利尿，《本草纲目》记载其下行可以通利小便。现代药理研究显示该药不仅可以缓慢、持久地降低血压，还具有防止血栓形成、提高身体抗病能力、治疗癌症、通利小便等作用。李承德等通过实验证实该药中所含有的一种蛋白质能够使实验动物的血压下降，并阐述其作用机制可能是升高了血液中血管内皮素的浓度、降低了醛固酮的浓度。

川芎，性温，味辛。归肝、胆、心包经。其功用主要有以下几个方面：①活血行气，《本草汇言》记载该药为血中之气药，虽然入血分，但是可以祛风、调气；②祛风止痛，《神农本草经》记载该药可以治疗由于中风所引起的头痛，还可以治疗寒痹等。现代药理研究显示川芎嗪能扩张冠状动脉及脑血管，降低血管阻力，预防血栓形成，水煎剂有明显而持久的降压作用。王迎超等通过实验证实该药具有抗动脉硬化和保护血管的作用。

3. 组方配伍特点

补肾定眩汤由黄芪、淫羊藿、仙茅、杜仲、泽泻、茯苓、牛膝、地龙、川芎9味药组成。黄芪微温味甘，其可以补充肾脏元气，改善本病中患者的肾气虚衰，故为君药。淫羊藿入肾经，不仅具有补肾益阳之功，还具有祛湿之效。仙茅归肾经，由于其性味特点，不仅可以温肾壮阳，还可祛寒除湿。牛膝性平，具有滋养肾阴、通利小便、引火下行之功。针对本病肾气亏虚，痰瘀阻络的主要病机，仙茅、淫羊藿不仅温肾助阳，还能除湿；牛膝滋养肾阴，同时还可引火下行，这三味药之间相互作用，抓住了疾病本质，共为臣药。补先天之精气，生肾中之阳气，正好符合我们中医理论中的补阳时要阴中求阳、补阴时要阳中求阴，只有这样才能够使阴阳之间达到平衡，机体才会恢复正常。杜仲性温，归肾经，具有补益肝肾、强筋健骨之功。茯苓、泽泻均具有通利小便、除湿的功用，这样就可以使疾病中的痰浊得以祛除，同时还可以泄热，以此制约温燥药物化热伤津。方中配伍茯苓、泽泻正如“古人用补药，必兼泻邪，邪去则补药得力，一开一阖，此乃玄妙”。地龙具有活血通络的功用，这样就可以使疾病中的瘀血得化，四药合用不仅可以益肾，还可化痰活血，共为佐药。川芎性温味辛，不仅具有活血化瘀、通络的功用，还可以作为引经药使用，故为佐使药。

结合上述方药分析，可见本方有如下配伍特点：①补泻兼施。方中黄芪可以补益肾气；仙茅、淫羊藿均可以补肾益阳；杜仲、牛膝均可以补肝肾；而泽泻、茯苓可以利水渗湿。综合起来，本方在补益肝、脾、肾的同时，还加用利水泄热药物，防止补益药物过多导致血压升高。②标本兼治。本病以痰瘀阻络为标、肾气虚弱为本，在使用茯苓、泽泻、地龙、川芎等健脾祛湿、活血通络药物的同时，配以仙茅、淫羊藿、杜仲、牛膝等补肾气药物，从而达到标本同治的目的。

全方药味的数量虽然不多，但是药物之间相互作用，既能补益肾脏，又能化痰活血。全方以补益肾气为本，以化痰活血为标，药物之间有补有泻，补不滞腻，泻不伐正，既调脏腑功能，使肾气得补，又涤痰行滞，痰瘀得除，则诸症皆除。

（五）临床疗效分析

1. 临床症状改善疗效分析

本病主要是由老年人肾气亏虚、痰阻血瘀导致的，在临床上会出现头晕耳鸣、腰膝酸软等一系列症状。针对这一病机，我们采用补肾定眩汤来补益肾气、祛痰通络，从而达到调整机体脏腑阴阳平衡、气血运行通畅的目的。

本试验研究表明，在临床证候疗效方面，试验组的总有效率达 84.85%，对照组总有效率为 60.61%，具有统计学差异（$P<0.05$）。在证候积分改善方面，治疗后两组积分与治疗前有了较大的改变，但是试验组的下降幅度更大，说明在证候积分改善方面试验组更有优势。在中医单项症状改善方面，试验组在头晕、头痛、神疲乏力、腰膝酸软、呕吐痰涎、夜尿频等中医单项症状方面优于对照组（$P<0.05$），在耳鸣、胸闷、健忘方面两组之间差异不大。

2. 降压疗效分析

本试验研究表明，经过治疗后，在总疗效方面，试验组总有效率为 81.82%，对照组总有效率为 63.64%，两组比较差异具有统计学意义（$P<0.05$）。在诊室血压方面，试验组和对照组的血压水平较治疗前均下降，试验组的收缩压低于对照组，但是两组的舒张压之间没有差异（$P>0.05$）。说明试验组可以有效降低患者的收缩压，对舒张压影响不大，减少不良反应的发生。在 24 小时动态血压方面，试验后，两组的 24 小时 SBP、日间 SBP、夜间 SBP、24 小时 DBP、夜间 DBP、日间 DBP 较治疗前均有明显的下降（$P<0.01$）；组间比较显示，试验组在降低 24 小时 SBP、日间 SBP、夜间 SBP 上较对照组有明显的优势（$P<0.01$），但在改善 24 小时 DBP、夜间 DBP、日间 DBP 上没有明显的差异（$P>0.05$）。

3. 血脂、尿微量白蛋白、β2 微球蛋白的疗效分析

从试验结果来看，经过 8 周试验，试验组的 TC、TG、LDL-C、HDL-C 较试验前均有显著性变化（$P<0.01$），但对照组则没有明显的变化（$P>0.05$）；试验组均明显优于对照组，两组之间有统计学意义（$P<0.01$）。说明，补肾定眩汤可以降低患者的血脂水平。治疗后，试验组的尿微量白蛋白、β2 微球蛋白较试验前均有显著性的降低（$P<0.01$），但对照组变化不显著（$P>0.05$）；组间比较可以看出试验组均明显优于对照组（$P<0.01$），说明补肾定眩汤还可以降低患者的尿微量白蛋白及 β2 微球蛋白的水平。

第三十五章　参苓降脂片对高脂血症模型大鼠血脂及 SOD、MDA 的影响

高脂血症是动脉粥样硬化、心脑血管疾病的最危险因素之一，因此积极预防高脂血症对预防动脉粥样硬化、心脑血管疾病的发生具有重要意义。临床应用参苓降脂片治疗高脂血症取得较好的治疗效果，本研究对参苓降脂片对高脂血症模型大鼠的 TG、TC、LDL、HDL、SOD、MDA 等指标的影响进行研究，从而为临床治疗提供理论依据。

一、材料与方法

（一）药物和试剂

参苓降脂片：由人参、茯苓、首乌、山楂、绞股蓝、姜黄、泽泻等药物组成（济南市中医医院制剂）；脂必妥片。超氧化物歧化酶（SOD）测试盒、丙二醛（MDA）测试盒；丙硫氧嘧啶片；胆固醇。

（二）实验动物

Wistar 大鼠，180 ~ 200 g，雄性，SPF 级，由山东大学实验动物中心提供，合格证号 SCXK（鲁）2003—0004。

（三）药物配制

参苓降脂片 3 个剂量组分别按照临床等效量（0. 41 g/kg）的 3 倍、2 倍、1 倍给药，分别配制成 12. 3%、8. 2%、4. 1% 的浓度，给药容积为 10 mL/kg。脂必妥片：配制成 1. 1% 溶液后以 10 mL/kg 灌胃给药（临床等效剂量为 0. 11 g/kg）。

（四）高脂饲料配制及模型制作

基本配方为 2% 胆固醇、10% 猪油、0. 2% 丙硫氧嘧啶、79. 8% 基础饲

料。正常组给予普通饲料，其余各组每只大鼠每天给予 20 g 高脂饲料，连续 20 天造成高脂血症模型。

（五）分组及给药

大鼠适应性饲养 3 天，于禁食 12 小时后眼球采血，测定 TG、TC。按 TG、TC 和体重随机均衡分为正常组、模型组、脂必妥片组和参苓降脂片 1.23 g/kg、0.82 g/kg、0.41 g/kg 剂量组，共 6 组，每组 9 只。每天给药 1 次，连续给药 20 天。

（六）观察指标及测定

末次给药禁食 12 小时后，腹主动脉采血，全自动生化仪测定 TG、TC、HDL-C 和 LDL-C，按试剂盒说明测定 SOD、MDA。

（七）数据统计

所有数据经过 SPSS 11.0 软件处理，均以 $\bar{x} \pm s$ 表示，组间比较采用 t 检验。

二、结果

（一）各组大鼠体重的变化

各组大鼠体重变化的比较见表 35-1。

表 35-1　各组大鼠体重变化的比较（$\bar{x} \pm s$，$n=9$）

组别	剂量/(g/kg)	第 1 天体重/g	第 10 天体重/g	第 20 天体重/g
正常组	—	200.33 ± 10.63	238.11 ± 25.05*	277.38 ± 34.35**
模型组	—	205.13 ± 9.75	199.88 ± 12.26	220.63 ± 12.35
脂必妥组	0.11	205.63 ± 8.31	209.63 ± 18.48	225.00 ± 42.11
参苓降脂片组（低）	0.41	202.25 ± 8.76	202.88 ± 10.23	229.00 ± 18.91
参苓降脂片组（中）	0.82	210.25 ± 11.26	207.63 ± 20.86*	230.63 ± 20.25*

续表

组别	剂量/(g/kg)	第1天体重/g	第10天体重/g	第20天体重/g
参苓降脂片组（高）	1.23	208.25±11.63	220.43±13.55**	248.86±18.44**

注：与模型组比较*$P<0.05$，**$P<0.01$。

（二）各组大鼠血脂水平的变化

各组大鼠血脂水平的变化见表35-2。

表35-2　各组大鼠TG、TC、LDL-C、HDL-C水平测定（$\bar{x}\pm s$，$n=9$）

组别	剂量(g/kg)	TG/(mmol/L)	TC/(mmol/L)	LDL-C/(mmol/L)	HDL-C/(mmol/L)	TC/HDL-C
正常组	—	0.40±0.12**	1.50±0.20**	0.34±0.05	0.87±0.15	1.71±0.13
模型组	—	0.87±0.29	6.06±2.02	1.74±0.54	1.25±0.15	4.84±1.40
脂必妥组	0.11	0.34±0.21**	4.31±1.71*	1.36±0.49	1.26±0.19	3.43±1.29*
参苓降脂片组（低）	0.41	0.23±0.08**	5.04±1.41	1.51±0.41	1.27±0.16	3.96±1.00
参苓降脂片组（中）	0.82	0.26±0.05**	6.40±1.97	1.55±0.68	1.22±0.20	3.45±1.0**
参苓降脂片组（高）	1.23	0.31±0.11**	4.30±0.89*	1.61±0.40	1.38±0.11*	3.57±0.53*

注：与模型组比较*$P<0.05$，**$P<0.01$。

（三）各组大鼠血SOD活性和MDA含量的变化

各组大鼠血SOD活性和MDA含量的变化见表35-3。

表 35-3　各组大鼠血 SOD、MDA 的测定（$\bar{x} \pm s$，$n=9$）

组别	剂量/(g/kg)	SOD/(U/mL)	MDA/(mmol/L)
正常组	—	189.46 ± 18.78**	7.86 ± 0.94**
模型组	—	157.35 ± 16.12	12.35 ± 2.77
脂必妥组	0.11	172.54 ± 15.17*	4.36 ± 2.91**
参苓降脂片组（低）	0.41	163.17 ± 15.77	7.58 ± 2.36**
参苓降脂片组（中）	0.82	174.19 ± 12.56**	7.72 ± 2.24**
参苓降脂片组（高）	1.23	169.82 ± 10.33*	6.00 ± 1.96**

注：与模型组比较 $^{*}P<0.05$，$^{**}P<0.01$。

三、结论

高脂血症可以引起多种疾病，如糖尿病、高血压、冠心病，甚至发生心肌梗死等，直至威胁人类生命。降低血脂除低脂饮食外，采用降脂药物达到降脂的作用是药物学领域的研究目标之一，作为中草药降脂药物具有自身的优点，相对毒性低、不良反应少等特点使得其在临床上被大量应用。

本实验研究结果证实，参苓降脂片对高脂血症模型大鼠的血脂水平具有明显的干预作用，可降低血中 TC 和 TG，具有明显的升高 HDL-C 的作用，能明显降低模型大鼠 TC/HDL-C 比值，参苓降脂片高剂量组与脂必妥片组比较无显著性差异。在对模型大鼠血清 SOD 和 MDA 检测中发现，本制剂对模型大鼠 SOD 活性和 MDA 含量亦具有显著的干预作用，可增强 SOD 活性，降低 MDA 含量，其作用反馈到整体水平表现为对一般状况的改善和对体重的影响。

第三十六章　中医食疗干预痰湿体质高血压的临床疗效观察

高血压是一种以动脉血压持续升高为特征的进行性心血管损害性疾病，是全球最常见的慢性病之一。我国高血压发病率高，但知晓率和控制率低，严重威胁大众健康。中医食疗运用中医理论，通过食物的营养成分和药效成分作用于机体，达到调和气血、平衡阴阳、防治疾病的目的。中医食疗针对不同类型偏颇体质用特定性味的食物进行调理，改善患者体质。研究显示，痰湿体质是高血压患者主要偏颇体质之一，改善痰湿体质可有效降压，减少高血压并发症的发生。本研究观察中医食疗干预痰湿体质高血压患者的临床疗效，现报道如下。

一、资料与方法

1. 一般资料

2018 年 3 月—2019 年 9 月在济南市中医医院高血压科门诊就诊的高血压痰湿体质患者共 80 例。采用随机数字表法将患者分为对照组和试验组，各 40 例。试验组脱落 6 例，纳入 34 例，男女各 17 例，年龄（53.59 ± 6.83）岁，收缩压（159.94 ± 11.06）mmHg（1 mmHg≈0.133 kPa，下同），舒张压（93.65 ± 10.52）mmHg；对照组脱落 5 例，纳入 35 例，男 17 例，女 18 例，年龄（51.23 ± 8.09）岁，收缩压（158.86 ± 10.06）mmHg，舒张压（92.46 ± 10.99）mmHg。两组性别、年龄、血压比较，差异无统计学意义，具有可比性。

2. 诊断标准

高血压及分级诊断标准依据《中国高血压防治指南（2010 年修订版）》；痰湿体质诊断依据中华中医药学会 2009 年颁布的《中医体质分类与判定》。

3. 纳入标准

①符合原发性高血压 1、2 级诊断者；②中医体质属痰湿体质者；③年

龄30～65岁，性别不限；④签署知情同意书者。

4. 排除标准

①合并心、脑、肾等重要脏器严重疾病和精神病的患者；②妊娠期、哺乳期女性；③过敏体质或多种药物过敏者；④入组前1个月内参加过其他临床试验者。

5. 脱落标准

①依从性差，不能按要求定期复诊者；②治疗过程中病情变化，可能引起危险事件或出现不良反应，经评估需改变治疗方案者；③患者要求中止或自行退出本研究者。

6. 干预方法

（1）基础治疗：给予血管紧张素Ⅱ受体拮抗剂（ARB）口服，若血压控制欠佳，可联合应用钙离子通道阻滞剂（CCB）。

（2）对照组：仅接受基础治疗，连续干预12周。

（3）试验组：基础治疗联合中医食疗干预，执行方案如下：①早餐：从食疗方案4款粥品（薏苡仁八宝粥、白茯苓粥、山药芡实薏仁粥、萝卜籽粥）中任选1款，每人每天保证食用250 mL；②午餐：从6款菜品［党参白术茯苓鲫鱼汤、茯苓鸡肉水饺、海蜇炒银芽、拌三丝（芹菜、白菜、黄瓜）、薏苡仁冬瓜排骨汤、香菇炒芹菜］中任选1款，每人每天保证食用200 g（或汤300 mL）；③晚餐：从6款菜品（同“②”）中任选1款，每人每天保证食用200 g（或汤300 mL）；④从2款饮品（黄芪薏仁饮、陈皮茶）中任选1款，每人每天保证饮用500 mL及以上；⑤每周每位患者需轮换食用，以保证饮食均衡；⑥每位患者记录自己每天的饮食情况，医师每周与患者沟通，解疑答惑。连续干预12周。

7. 疗效评定

（1）降压效果：干预12周后，根据2002年版《中药新药临床研究指导原则》评价降压效果。①显效：舒张压下降10 mmHg或10 mmHg以上，并达到正常范围；或舒张压虽未降至正常，但已下降20 mmHg或20 mmHg以上。②有效：舒张压下降不及10 mmHg，但已达到正常范围；或舒张压较治疗前下降10～19 mmHg，但未达到正常范围；或收缩压较治疗前下降30 mmHg以上，须具备其中1项。③无效：未达到以上标准者。总有效率（%）=（显效例数+有效例数）/总例数×100%。

（2）痰湿体质转化分及痰湿体质症状积分：干预前和干预12周后，根据《中医体质分类与判定》，让患者根据近1年的体验和感觉回答“痰湿质判定量表”的8项条目（胸闷或腹部胀满、身体沉重、腹部肥满松软、额部油脂分泌多、上眼睑易肿、口黏、痰多、舌苔厚腻）。每一条目按5级评分，计算原始分及转化分。原始分 = 各个条目的分数相加。转化分 = [(原始分 - 条目数)/(条目数 ×4)] ×100。

（3）体重指数、腹围、血脂及同型半胱氨酸：干预前和干预12周后，测量腹围，根据身高、体重计算BMI，检测TG、TC、LDL-C和同型半胱氨酸。

（4）不良反应：治疗期间统计不良反应情况，如血常规、尿常规、便常规和肝功能、肾功能异常。

8. 统计学方法

采用SPSS 19.0软件分析，计量资料以 $\bar{x} \pm s$ 表示。符合正态分布、方差齐者，组内、组间比较采用 t 检验；不符合正态分布或方差齐者，采用秩和检验。计数资料采用百分比表示，组间比较用 χ^2 检验或秩和检验（等级资料）。以 $P<0.05$ 为差异有统计学意义。

二、结果

1. 两组降压效果比较

干预后，试验组平均收缩压（136.41 ±6.22）mmHg，平均舒张压（82.71 ±8.45）mmHg；对照组平均收缩压（138.06 ±7.12）mmHg，平均舒张压（84.17 ±8.42）mmHg。试验组降压总有效率（97.06%）高于对照组（91.43%），但差异无统计学意义，见表36-1。

表36-1　两组患者降压效果比较　　单位：例

组别	例数	显效	有效	无效	总有效率
对照组	35	10	22	3	91.43%
试验组	34	17	16	1	97.06%

2. 两组干预前后痰湿体质转化分及痰湿体质症状积分比较

干预前两组痰湿体质转化分及痰湿体质症状积分比较，差异均无统计学意义。干预后，试验组痰湿体质转化分及胸闷或腹部胀满、身体沉重、腹部肥满松软、口黏、痰多、舌苔厚腻6条目积分较本组干预前显著下降（$P<$

0.01，$P<0.05$），其中腹部肥满松软、口黏、痰多、舌苔厚腻 4 条目积分及痰湿体质转化分较同期对照组显著下降（$P<0.01$，$P<0.05$）。具体见表 36–2。

表 36–2 两组患者干预前后痰湿体质转化分及痰湿体质症状积分变化比较（$\bar{x}\pm s$）

项目	对照组（35 例）		试验组（34 例）	
	干预前	干预后	干预前	干预后
痰湿体质转化分	52.95±6.65	52.68±6.79	53.04±6.94	43.85±7.03$^{**\triangle\triangle}$
胸闷或腹部胀满	3.09±1.12	3.03±0.82	3.21±1.07	2.79±0.81**
身体沉重	3.03±1.01	2.94±0.91	2.91±0.97	2.74±0.79*
腹部肥满松软	3.11±0.93	3.14±0.91	3.03±0.90	2.53±0.61$^{**\triangle\triangle}$
额部油脂分泌多	2.91±0.78	2.91±0.74	2.79±0.81	2.82±0.72
上眼睑易肿	3.34±1.03	3.40±0.77	3.32±1.12	3.06±0.81
口黏	3.09±0.82	3.03±0.66	3.12±1.09	2.59±0.82$^{**\triangle}$
痰多	3.11±0.72	3.17±0.66	3.38±0.78	2.79±0.69$^{**\triangle}$
舌苔厚腻	3.26±1.07	3.23±0.94	3.21±1.17	2.71±0.72$^{**\triangle}$

注：与本组干预前比较，$^{*}P<0.05$，$^{**}P<0.01$；与对照组同期比较，$^{\triangle}P<0.05$，$^{\triangle\triangle}P<0.01$。

3. 两组干预前后 BMI、腹围、血脂及 Hcy 比较

干预前两组 BMI、腹围、血脂（TG、TC、LDL-C）及 Hcy 比较，差异无统计学意义。干预后，试验组 BMI、腹围、血脂（TG、TC、LDL-C）及 Hcy 水平较干预前显著下降（$P<0.01$），且较同期对照组显著下降（$P<0.05$，$P<0.01$）。具体见表 36–3。

表 36–3 两组患者干预前后 BMI、腹围、血脂及 Hcy 比较（$\bar{x}\pm s$）

指标	对照组（35 例）		试验组（34 例）	
	干预前	干预后	干预前	干预后
BMI/（kg/m^2）	25.52±1.27	25.58±1.27	25.31±1.58	24.76±1.59$^{**\triangle}$
腹围/cm	87.83±4.61	87.97±4.66	87.68±5.92	85.00±5.72$^{**\triangle}$
TG/（mmol/L）	2.41±0.53	2.42±0.64	2.47±0.39	2.11±0.33$^{**\triangle}$

续表

指标	对照组（35例）		试验组（34例）	
	干预前	干预后	干预前	干预后
TC/(mmol/L)	5.21 ±0.77	5.27 ±0.89	5.30 ±0.91	4.41 ±0.78**△△
LDL-C/(mmol/L)	3.42 ±0.62	3.43 ±0.55	3.43 ±0.83	3.10 ±0.74**△
Hcy/(μmol/L)	10.48 ±3.15	10.61 ±2.98	10.73 ±3.07	9.33 ±2.25**△

注：与本组干预前比较，* $P<0.05$，** $P<0.01$；与对照组同期比较，△$P<0.05$，△△$P<0.01$。

4. 不良反应

两组治疗期间均未出现明显不良反应。

三、讨论

高血压是临床常见慢性病，发病率逐年升高，但控制率和达标率较低，目前高血压的治疗主要以口服西药为主，降压效果显著，但对于临床症状的改善效果不佳。鉴于西医治疗高血压的局限性，应利用中医优势防治高血压。中医药治疗高血压更具全面性和系统性，在提高疗效及生活质量、减少并发症等方面优势突出。中医食疗属非药物疗法，本研究从体质调理入手，可改善高血压患者体质，明显减轻不适症状。与药物疗法相比，既减轻患者经济负担，又提高依从性，具有独特的优势。

高血压在中医上多归属于“头痛”“眩晕”等范畴，病变脏腑与肝、脾、肾相关，主要致病因素为“风、火、痰、瘀、虚”。中医食疗应辨体施膳。研究表明，痰湿体质是高血压患者的易患体质。痰湿体质典型表现为体形肥胖、腹部肥满、胸闷、痰多、容易困倦、身重不爽、喜食肥甘醇酒、舌体胖大、舌苔白腻，这些表现与高血压的危险因素相符。痰湿体质高血压患者血糖血脂水平、血液黏度、Hcy含量较其他偏颇体质更高，心电图出现异常的概率也较高，而这些因素均会引起血压的进一步升高。可见高血压与痰湿体质关系密切。因此，在西药治疗的基础上，联合中医食疗干预调理体质，效果显著。中医食疗在中医辨证施食理论指导下，根据各种食疗原料的性能、功效及禁忌，依法组方，采用一定的制作方法制成食物，从而达到防治疾病和强身益寿的目的。研究表明，中医食疗配合中医药治疗多种证型高血压疗效显著。中医食疗可改善高血压患者痰湿体质、改善不适症状、降压降脂，并可控制高血压的危险因素，有利于防治高血压，有效提高患者生活质量。可见，中医食疗在高血压的防治方面优势明显。

肥胖者尤其是腹型肥胖者更易患高血压，且高血压发病率与 BMI 呈正相关。腹围增大与动态血压的昼夜节律减弱和血压负荷增高有关。随着腹围增大，血压将进一步升高，甚至发展为难治性高血压。因此，减重和减小腹围有利于降压。高血压患者多存在血脂代谢紊乱，血脂异常人群的高血压检出率高于正常人群。血脂代谢紊乱可使血脂水平升高，损害血管内皮，引起动脉粥样硬化，造成血压升高。血脂、Hcy 升高是高血压的主要危险因素，且高血压的严重程度与 Hcy 水平的高低呈正相关。因此，高血压患者要重点关注血脂、Hcy 代谢。本研究结果显示，干预后，试验组降压总有效率高于对照组，但差异无统计学意义，可能与样本量小、干预时间较短有关。干预后试验组痰湿体质转化分、部分症状积分、BMI、腹围、血脂、Hcy 均低于干预前，同时也低于对照组。而对照组干预前后上述指标比较均无统计学意义。提示中医食疗在高血压患者体质调理和血脂、Hcy 代谢方面具有重要意义，而单纯西药治疗对高血压患者的体质和血脂、Hcy 代谢无明显调节作用。

综上所述，中医食疗干预痰湿体质高血压安全有效，在降压和减轻肥胖、痰湿症状的基础上，对血脂、Hcy 代谢调节有促进作用，作用优于单纯西药，值得临床推广。

第三十七章　健脾祛湿颗粒辅助治疗痰湿质原发性高血压40例临床观察

原发性高血压是临床常见的慢性病，其病因和发病机制尚不完全清楚。原发性高血压以动脉血压升高为主要临床表现，若血压得不到有效控制，可引起心、脑、肾等靶器官损害，从而导致各种并发症。目前，原发性高血压尚不能根治，其治疗手段有非药物治疗和药物治疗两种，治疗目的是控制血压和减少高血压造成的靶器官损害。对非药物治疗无效的高血压患者应积极给予合理药物治疗。临床常用的西药降压效果显著，但长期应用可能会引起肝肾功能损伤和耐药性，且对高血压引起的眩晕、头痛、心悸等症状改善效果欠佳。高血压是现代医学名词，中医古籍并无此病名，根据其症状特征归属为中医的“眩晕”“头痛”范畴。先天禀赋异常，饮食失宜，特别是嗜食肥甘厚味，以及情志失调等，是导致其发病的主要因素。有研究认为，高血压的发生与中医体质关系密切，高血压患者多为偏颇体质，以痰湿质较为多见。痰湿质是人体气血津液运化失调，水湿停聚，聚湿成痰，痰湿内蕴的一种体质状态，典型表现为体形肥胖、腹部肥满、胸闷、痰多、容易困倦、身重不爽、喜食肥甘醇酒、舌体胖大、舌苔白腻。研究表明，痰湿质是高血压的易感体质，并且痰湿质高血压患者相对非痰湿质高血压患者更容易出现靶器官损害。健脾祛湿颗粒以著名中医专家陈家骅先生研制的保健治疗药物为基础，由白术、干姜、苍术、厚朴、陈皮、砂仁、清半夏、薏苡仁、茯苓、山楂、麦芽、甘草等组成，经现代制剂工艺研制成颗粒剂型。健脾祛湿颗粒全方共奏健脾利湿、行气化痰之功效，能够起到调理痰湿质的作用。本研究观察了健脾祛湿颗粒辅助治疗痰湿质原发性高血压患者 40 例的临床效果，现报道如下。

一、资料与方法

（一）临床资料

选择2018年1月—2019年8月济南市中医医院收治的痰湿质原发性高血压患者80例。原发性高血压诊断依据《中国高血压防治指南（2010年修订版）》，痰湿质诊断依据中华中医药学会2009年颁布的《中医体质分类与判定》。纳入标准：①符合原发性高血压诊断；②中医体质属痰湿质，未兼夹其他体质；③年龄18～65岁，性别不限。排除标准：①合并心、脑、肾等重要脏器严重疾病者；②治疗依从性差者；③过敏体质或对本研究药物过敏者；④入组前1个月内参加过其他临床试验者；⑤妊娠期或哺乳期女性。采用随机数字表法将患者分为观察组和对照组，每组各40例。其中，观察组男20例、女20例，年龄（53.05±8.38）岁，收缩压（159.70±11.06）mmHg、舒张压（93.05±11.31）mmHg；对照组男18例、女22例，年龄（50.80±8.09）岁，收缩压（158.35±10.69）mmHg、舒张压（91.70±11.15）mmHg。两组性别、年龄、血压均具有可比性。本研究经济南市中医医院医学伦理委员会批准，患者或其家属知情同意。

（二）治疗方法

对照组入组后予血管紧张素Ⅱ受体拮抗剂（ARB）口服，将血压控制在130/80 mmHg以下，若血压控制欠佳，可联合应用钙离子通道阻滞剂（CCB）。观察组在对照组基础上予健脾祛湿颗粒（济南市中医医院院内制剂）冲服，每次1包，2次/天，连续冲服8周。

（三）观察指标

1. 降压效果

治疗8周结束，根据2002年版《中药新药临床研究指导原则》评价降压效果。显效：舒张压下降10 mmHg或10 mmHg以上并达到正常范围，或舒张压虽未降至正常，但已下降20 mmHg或20 mmHg以上。有效：舒张压下降不及10 mmHg，但已达到正常范围；舒张压较治疗前下降10～19 mmHg，但未达到正常范围；收缩压较治疗前下降30 mmHg以上，须具备其中1项。无效：未达到以上标准者。总有效率（%）=（显效例数+有效例数）/总例数×100%。

2. 痰湿质转化分

治疗前和治疗8周后，计算痰湿质转化分。根据2009年颁布的《中医体质分类与判定》附录中“中医体质分类与判定表”，让患者根据近1年的体验和感觉，回答“中医体质分类与判定自测表（痰湿质）”中8个条目的问题，每一条目按5级评分，计算原始分及转化分。原始分=各个条目分值相加。转化分=[(原始分-条目数)/(条目数×4)]×100。

3. BMI、腰围

治疗前和治疗8周后，测量腰围，根据身高、体重，计算BMI。

4. 血脂、糖化血红蛋白

治疗前和治疗8周后，采集外周静脉血，由济南市中医医院检验科采用全自动生化分析仪检测血脂（TG、TC、LDL-C、HDL-C）和糖化血红蛋白(glycosylated hemoglobin，HbA1c)。

5. 不良反应

治疗期间，统计不良反应情况，如血常规、尿常规、便常规和肝功能、肾功能异常。

（四）统计学方法

采用SPSS 19.0统计软件。计量资料以 $\bar{x} \pm s$ 表示，结果比较采用独立样本 t 检验或配对 t 检验。计数资料比较采用 χ^2 检验。$P<0.05$ 为差异有统计学意义。

二、结果

（一）两组降压效果比较

观察组显效17例、有效21例、无效2例，总有效率为95.00%（38/40）；对照组显效12例、有效24例、无效4例，总有效率为90.00%（36/40）。观察组总有效率虽高于对照组，但差异无统计学意义（$\chi^2=1.729$，$P>0.05$）。

（二）两组治疗前后痰湿质转化分比较

观察组治疗前后痰湿质转化分分别为（52.97±6.64）分、（43.75±

7.04）分，对照组分别为（53.13 ±6.33）分、（52.58 ±7.14）分。两组治疗前痰湿质转化分比较差异无统计学意义（t =0.108，P >0.05）；观察组治疗后痰湿质转化分较治疗前明显下降（t =13.551，P <0.01），而对照组治疗前后痰湿质转化分比较差异无统计学意义（t =0.794，P >0.05）；观察组治疗后痰湿质转化分低于对照组治疗后（t =5.567，P <0.01）。

（三）两组治疗前后 BMI、腰围比较

两组治疗前后 BMI、腰围比较见表 37-1。

表 37-1　两组治疗前后 BMI、腰围比较（$\bar{x} \pm s$）

组别		BMI/(kg/m²)	腰围/cm
观察组（40 例）	治疗前	25.25 ±1.56	86.58 ±6.71
	治疗后	24.70 ±1.55*#	83.76 ±6.41*#
对照组（40 例）	治疗前	25.27 ±1.20	86.08 ±4.03
	治疗后	25.64 ±1.20	86.20 ±4.03

注：与同组治疗前比较，*P <0.05；与对照组治疗后比较，#P <0.05。

（四）两组治疗前后血脂、HbA1c 比较

两组治疗前后血脂、HbA1c 比较见表 37-2。

表 37-2　两组治疗前后血脂、HbA1c 比较（$\bar{x} \pm s$）

组别		TG/(mmol/L)	TC/(mmol/L)	LDL-C/(mmol/L)	HDL-C/(mmol/L)	HbA1c/%
观察组（40 例）	治疗前	1.88 ±0.45	4.82 ±0.94	3.30 ±0.85	1.08 ±0.15	5.64 ±0.32
	治疗后	1.82 ±0.39	4.38 ±0.85*#	2.92 ±0.77*#	1.09 ±0.13	5.55 ±0.28*
对照组（40 例）	治疗前	1.85 ±0.41	4.83 ±0.90	3.29 ±0.79	1.07 ±0.15	5.59 ±0.38
	治疗后	1.82 ±0.40	4.80 ±0.89	3.27 ±0.77	1.08 ±0.13	5.57 ±0.36

注：与同组治疗前比较，*P <0.05；与对照组治疗后比较，#P <0.05。

（五）两组不良反应情况

两组治疗期间均未出现明显不良反应。

三、讨论

原发性高血压是临床上的一种常见病、多发病，其发病率居高不下，并且病程较长，并发症较多，极易造成严重后果。目前，原发性高血压的治疗手段有非药物治疗和药物治疗两种，治疗目的是控制血压和减少高血压造成的靶器官损害。控制饮食、戒烟限酒、适当运动等非药物治疗手段对高血压的防治效果有限。药物治疗以口服西药为主，常用的有利尿剂、β受体阻滞剂、血管紧张素转化酶抑制剂、CCB和ARB五大类，各自有相应的适应证和禁忌证。虽然这些西药降压效果显著，但长期应用不良反应较多，且在改善高血压引起的不适症状方面效果欠佳。近年来，中医药在高血压治疗中的地位日趋显著。中医药辅助治疗不仅能够增强降压效果、提高血压达标率、减少并发症，还能很好地改善高血压引起的不适症状，降低西药治疗引起的不良反应。因此，中医药辅助治疗高血压成为近年来研究的热点。

中医古籍并无“高血压”这一病名，根据原发性高血压的症状应将其归属于“眩晕”“头痛”范畴。《医学正传·眩晕》云：“大抵人肥白而作眩者，治宜清痰降火为先，而兼补气之药。人黑瘦而作眩者，治宜滋阴降火为要，而带抑肝之剂。”说明治疗眩晕应根据体质辨证施治。痰湿质是高血压患者的主要偏颇体质之一。有研究表明，痰湿质与高血压前期的相关性最强。痰湿质人群具有嗜食肥甘厚腻、体形肥胖等特点，具有高血压发生的多种危险因素。痰湿质人群常存在糖脂代谢紊乱。痰湿质人群在物质代谢方面的特征，可能是高血压易感的病理基础。痰湿质高血压人群的血液黏度、血脂水平、动脉硬化指数等多高于其他体质人群，这些变化均会加重高血压病情，影响血压控制率。因此，针对痰湿质高血压人群，在西药治疗的基础上，联合中医药来调理其偏颇体质，可能起到事半功倍的效果。

健脾祛湿颗粒以著名中医专家陈家骅先生研制的保健治疗药物为基础，由白术、干姜、苍术、厚朴、陈皮、砂仁、清半夏、薏苡仁、茯苓、山楂、麦芽、甘草等组成，经现代制剂工艺研制成颗粒剂型。方中白术健脾益气、燥湿利水，干姜温脾胃而化水饮、温肺脏而调水道，共为君药。苍术、陈皮、厚朴、砂仁燥湿健脾、行气散寒，助白术、干姜加强燥湿运脾之功效，共为臣药。清半夏、茯苓、薏苡仁健脾化湿，山楂、麦芽行气消食，共为佐药。甘草与白术、茯苓、陈皮合用可增强健脾化湿之功，与干姜、厚朴合用助其温化水饮，兼为佐使药。整方君臣佐使配伍，共奏健脾化湿、行气化痰之功效。现代药理研究表明，白术、干姜、陈皮、厚朴、砂仁、茯苓、薏苡仁、山楂均具有降糖、调脂作用，而高血糖、高脂血症是诱发和加重高血压的危险因素。白术中的白术内酯可减少炎症因子产生，厚朴可降低炎症因子水平，干姜、砂仁、清半夏、茯苓、薏苡仁、山楂、甘草亦具有抗炎作用。炎症反应可导致血管内皮损伤，加重动脉粥样硬化，而这些正是高血压发生、发展的病理基础。白术、苍术、厚朴、清半夏均具有降压作用，其中白术、清半夏通过扩张血管降压，苍术通过利尿作用降压，厚朴则可通过肾素-血管紧张素-醛固酮系统改善内皮功能发挥降压作用。这些研究为健脾祛湿颗粒降压、降糖、调脂等作用提供了理论依据。

肥胖，尤其是中心性肥胖，是高血压的重要危险因素。BMI 是衡量整体肥胖的指标，腰围是衡量中心性肥胖的指标。研究发现，BMI 和腰围与高血压的患病率呈正相关，减轻体重有利于降低血压。高血压患者常伴有高脂血症、高血糖等糖脂代谢紊乱。血脂异常可引起动脉粥样硬化，增加血流阻力，使血压升高。血糖升高可增加血容量，提高血液黏稠度，引起血压升高。因此，加强高血压患者的糖脂代谢管理至关重要。本研究结果显示，治疗 8 周后，观察组降压总有效率高于对照组，但差异无统计学意义，这可能与治疗时间较短有关。本研究结果还显示，观察组治疗后痰湿质转化分、BMI、腰围、TC、LDL-C 均低于治疗前，而对照组治疗前后上述指标比较差异均无统计学意义；观察组治疗后痰湿质转化分、BMI、腰围、TC、LDL-C 均低于对照组治疗后；观察组治疗后 HbA1c 低于治疗前，而对照组治疗前后及两组治疗后 HbA1c 比较差异均无统计学意义。提示健脾祛湿颗粒可在原发性高血压患者体质调理和糖脂代谢调节方面发挥重要作用，而单纯西药治疗对原发性高血压患者体质调理和糖脂代谢调节无明显作用。本研究还发现，两组治疗期间均未出现明显不良反应，说明健脾祛湿颗粒安全性较好。

综上所述，健脾祛湿颗粒辅助治疗痰湿质原发性高血压安全有效，值得临床推广应用。但本研究样本量较小，观察时间较短，研究结果可能存在偏差，还需要进一步研究加以验证。

第三十八章　保心康对阿霉素心脏毒性减毒作用的临床研究

阿霉素（ADR）是20世纪60年代末发现并应用于临床的抗癌药，是高效、价廉的广谱抗癌抗生素，特别是对乳腺癌、恶性淋巴瘤、胃癌、非小细胞肺癌等，疗效确切。但其独特的心脏毒性问题，一直困扰着肿瘤化疗界，目前尚无很好的解决方法。我们于2002年3月—2006年3月，采用随机方法，系统观察ADR所致心脏毒性患者90例，其中治疗组（保心康）60例，对照组（维生素C、辅酶 Q_{10}）30例，疾病总有效率治疗组为86.67%，对照组为60.00%；中医症状总有效率两组分别为90.00%和56.67%，经统计学处理（$P<0.01$），均有显著差异。现将临床研究结果报道如下。

一、诊断标准

（一）西医诊断标准

（1）经组织病理学明确诊断为恶性肿瘤的患者，主要病种为淋巴瘤、乳腺癌、胃癌、非小细胞肺癌4种类型，并按规范使用以ADR为主的化疗方案进行全身化疗。

淋巴瘤用CHOP方案：环磷酰胺（cyclophosphamide，CTX）750 mg/m^2 静脉注射，第1天；ADR 40 mg/m^2 静脉注射，第1天；长春新碱（vincristine，VCR）1.4 mg/m^2 静脉注射，第1、第8天；泼尼松（prednisone，PDN）100 mg/m^2 口服，第1～5天；21天为1个周期。

乳腺癌用CAF方案：CTX 500 mg/m^2 静脉注射，第1、第8天；ADR 40 mg/m^2 静脉注射，第1天；5－氟尿嘧啶（5-fluorouracil，5-FU）500 mg/m^2 静脉注射，第2、第9天；21天为1个周期。

胃癌用MAF方案：丝裂霉素（mitomycin，MMC）10 mg/m^2 静脉注射，第1天；ADR 20 mg/m^2 静脉注射，第1、第8天；5-FU 300 mg/m^2 静脉注

射，第2～6天，28天为1个周期。

非小细胞肺癌用CAV方案：CTX 1000 mg/m^2，静脉注射，第1天；ADR 40 mg/m^2，静脉注射，第1天；VCR 2 mg/m^2，静脉注射，第1天，21天为1个周期。

观察记录于化疗过程中或化疗之后出现的急性心脏毒性反应（出现毒性反应之后，立即停止用ADR化疗），每位患者使用的ADR累积量<550 mg/m^2，如合用CTX或纵隔放疗［有纵隔放疗史和（或）合用CTX，则加重ADR心脏毒性］，则ADR累积量<400 mg/m^2。

（2）ADR心脏毒性诊断标准（分度）：参照WHO 1979年公布的《抗癌药急性及亚急性毒性反应分度标准》中的有关心脏毒性分度标准。

0度：心率、心律正常，心功能正常。

Ⅰ度：窦性心动过速，休息时心率>100次/分，无心功能不全症状，但有异常心脏体征。

Ⅱ度：单灶性期前收缩，房性心律不齐，短暂的心功能不全，但不需治疗。

Ⅲ度：多灶性期前收缩，有症状的心功能不全，治疗有效。

Ⅳ度：室性心律失常，有心功能不全症状，治疗无效。

其中的单灶性期前收缩指单源性期前收缩，多灶性期前收缩指多发或多源性期前收缩，包括房性期前收缩与室性期前收缩，主要指室性期前收缩，多发性期前收缩指每分钟>6次者。

以上分度标准中可以伴有ST-T异常改变。

其中窦性心动过速与期前收缩诊断标准参照《诊断学》有关内容。

1）窦性心动过速：窦性心律的频率在成人超过100次/分。

2）房性期前收缩：提前出现一个变异的P′波，QRS波一般不变形，P′-R>0.12 s，代偿间歇常不完全。部分人期前收缩的P′之后无QRS，且与前面的T波相结合而不易辨认，称为房早未下传，P′-R可以延长，P′所引起的QRS波有时呈差异性传导而变形。

3）室性期前收缩：提早出现一个增宽变形的QRS波群，QRS时限>0.12 s，T波方向多与主波相反，有完全性代偿间歇，QRS波之前无P波。

4）ST-T异常：ST-T异常诊断标准参照《中药新药治疗病毒性心肌炎的临床研究指导原则》中的内容。①两个以上导联S-T段呈水平型或下斜型下移≥0.05 mV，或多个导联S-T段异常抬高或有异常Q波。②两个以上以

R 波为主波的导联 T 波平坦、倒置或降低 $<1/10$R 波。

（3）病程早期可有 CK、CK-MB、LDH、CTnI 升高，其中 CTnI 升高较心肌酶更具特异性和敏感性。

（二）中医诊断标准

参照《中药新药治疗心悸的临床研究指导原则》。

气阴两虚、心血瘀阻证：心悸、胸闷、气短、乏力、失眠、口干咽燥；舌体瘀斑瘀点、舌质紫暗少津，少苔或无苔；脉沉细数，或促、结、代，或涩。

二、试验病例标准

（一）纳入病例标准

（1）符合以上中医、西医诊断标准，病因为化疗药 ADR 所致心脏毒性，病程在 2～13 天的急性心脏毒性患者。

（2）中医辨证属于气阴两虚、心血瘀阻者。

（3）18 岁≤年龄≤70 岁的患者。

（二）排除病例标准

（1）年龄 <18 岁或 >70 岁，妊娠期、哺乳期女性，对本药过敏者。

（2）由 ADR 引起的心脏毒性之外的其他各种原因的心脏病、心肌损害及心电图异常者，如甲状腺功能亢进、β 受体功能亢进，以及影响心脏的其他疾病，如风湿性心肌炎/病毒性心肌炎、冠心病、结缔组织病、代谢性疾病等；既往有心脏病史和心电图异常者。

（3）合并糖尿病。

（4）WHO 1979 年 ADR 心脏毒性分度标准中的 0 度和Ⅳ度，病程超过 3 个月的亚急性、慢性心脏毒性患者。

（5）中医辨证有明显的合并、兼夹证（原发肿瘤除外）。

（6）不符合纳入标准，或者虽然符合纳入标准，但治疗依从性差，未按规定用药或治疗时间 <4 周者。

三、观察方法

（一）随机分组

全部病例共 90 例，根据门诊或住院顺序按 2：1 的比例随机分为治疗组 60 例和对照组 30 例。

（二）给药方法

（1）治疗组：口服保心康片（由济南市中医医院制剂室提供）每次 8 片，每日 3 次（为半浸膏片，每片 0.25 g，含生药 1 g）。

（2）对照组：①维生素 C 2 g 加入生理盐水 250 mL 中，静脉滴注，每日 1 次。②辅酶 Q_{10} 口服，每次 10 mg，每日 3 次。

在使用上述两种药物期间，除基础用药（10% 葡萄糖注射液 250 mL、胰岛素 6 U、10% 氯化钾 5 mL、腺苷三磷酸 40 mg、辅酶 A 100 U 静脉滴注，每日 1 次）外，停用其他药物。

（三）疗程

两组均用药 4 周为 1 个疗程，共观察 1 个疗程。

四、观察指标

（一）安全性指标

（1）常规体格检查项目。

（2）血常规、尿常规、便常规，试验前后各查 1 次。

（3）肝功能、肾功能检查，试验前后各查 1 次。

（4）随时监测不良反应。

（二）疗效性指标

（1）中医证候学的观察。

（2）24 小时动态心电图，治疗前后各检查 1 次。

（3）实验室检查：①心肌酶学检查（CK-MB、LDH、AST）试验前后各查 1 次。②cTnI 试验前后各查 1 次。③抗氧化指标：超氧化物歧化酶

(SOD)、谷胱甘肽过氧化物酶（GSH-PX）、丙二醛（MDA），试验前后各查1次。

（4）观察记录与心功能有关的症状与体征。

五、疗效评定标准

（一）ADR心脏毒性综合疗效评定

参照《中药新药治疗病毒性心肌炎的临床研究指导原则》。

（1）临床治愈：治疗后症状消失；24小时动态心电图期前收缩完全消失或仅为偶发；休息及活动时ST-T恢复正常；心肌酶、cTnI恢复正常。

（2）显效：治疗后症状基本消失；24小时动态心电图期前收缩减少≥80%，ST-T活动后“大致正常”或“轻度异常”；心肌酶、cTnI基本恢复正常。

（3）有效：治疗后症状大部分消失；24小时动态心电图期前收缩减少≥50%，但<80%；ST段于休息时在治疗后能回升0.05 mV以上，但未恢复正常，主要导联倒置T波变浅达50%以上，或T波由平坦转为直立；心肌酶及cTnI有改善。

（4）无效：治疗后症状无改善；24小时动态心电图期前收缩减少<50%，ST-T与治疗前相同，或虽有改善，但未达到“有效”标准；心肌酶及cTnI检查均无改善。

（二）心电图ST-T异常改变疗效评定

参照1979年中西医治疗冠心病心绞痛及心律失常座谈会《冠心病心绞痛及心电图疗效评定标准》中有关心电图疗效的评定标准。

（1）临床治愈：休息及活动时心电图均恢复到正常或大致正常。

（2）显效：休息时心电图正常，活动后“大致正常”或轻度异常。

（3）有效：休息时心电图ST段下移在治疗后能回升0.05 mV以上，但未恢复正常，主要导联倒置T波变浅（达50%以上）或T波由平坦转变为直立。

（4）无效：休息时心电图与治疗前基本相同，或虽有改善但未达到“有效”的规定。

（三）期前收缩疗效评定标准

参照《中药新药治疗病毒性心肌炎的临床研究指导原则》。

（1）临床治愈：24 小时期前收缩为偶发或完全消失。

（2）显效：期前收缩减少≥80%。

（3）有效：期前收缩减少≥50%，但<80%。

（4）无效：期前收缩减少<50%。

（四）临床证候疗效评定标准

参照《中药新药研究指导原则》第二辑。

（五）中医症状总疗效判定标准

（1）临床治愈：治疗后原有症状完全或基本消失，或症状总积分下降 90% 以上。症状积分值减少率即（治疗前积分 - 治疗后积分）/治疗前积分×100%，以下同。

（2）显效：治疗后症状明显缓解，症状总积分减少 70%~89%。

（3）有效：治疗后症状好转，积分值减少≥30%，但<69%。

（4）无效：治疗后症状无变化，积分值减少<30%。

（六）中医主要症状疗效判定标准

（1）临床治愈：原有症状完全消失或症状改善在 3 级以上。

（2）显效：原有症状基本消失或症状改善在 2 级以上。

（3）有效：症状改善 1 级而未消失。

（4）无效：症状无变化。

（七）中医症状计分标准

（1）心悸：0 分——无症状；3 分——偶尔发生，不影响工作；6 分——经常发生，尚能坚持工作；9 分——频繁发生，症状明显，影响工作及生活。

（2）胸闷：0 分——无症状；2 分——偶尔发生，症状轻微，不需服药；4 分——经常发生，症状明显，有时需用药；6 分——频繁发生，胸闷如窒，需用药方能缓解。

（3）气短：0 分——无症状；1 分——症状轻，不影响活动及工作；

2 分——症状较明显，勉强坚持工作，影响活动；3 分——症状明显，难以坚持日常活动，休息时亦有症状。

（4）乏力：0 分——无症状；1 分——偶有发生，症状较轻，可坚持工作；2 分——时有发生，症状明显，勉强坚持工作；3 分——经常发生，症状明显，难以坚持工作。

（5）失眠：0 分——无症状；1 分——睡眠时常觉醒或睡而不稳，晨醒过早，但不影响工作；2 分——睡眠不足 4 小时，但尚能坚持工作；3 分——彻夜不眠，难以坚持工作。

（6）口干咽燥：0 分——无症状；1 分——症状轻微；2 分——症状明显，饮水可暂解；3 分——症状严重，欲饮水，饮而不解。

（7）舌质紫暗，舌体瘀斑：0 分——无症状；1 分——舌暗红，有瘀斑；2 分——舌紫暗，有瘀斑；3 分——舌青紫。

六、统计学处理

采用 SPSS 10.0 统计分析软件进行统计学处理。计数资料用χ^2 检验；计量资料用 $\bar{x} \pm s$ 表示，采用 t 检验，P 值取双侧。

七、病例一般资料

2002 年 3 月—2006 年 3 月，共选择病例 90 例，治疗组 60 例，对照组 30 例，均来源于济南市中医医院、济南市中心医院及山东省肿瘤医院门诊及住院患者，其中男 56 例，女 34 例，年龄 35 ~ 70 岁，平均（55.68 ± 4.73）岁，各组病例来源、性别、年龄、肿瘤病程、分期、病种、ADR 心脏毒性病程、程度（分度）、ADR 累积中毒剂量、使用化疗方案、纵隔放疗史、中医症状积分等资料比较，见表 38-1 ~ 表 38-12。

（一）病例来源

病例来源分析见表 38-1。

表 38-1　两组病例来源分析　　单位：例

组别	例数	门诊	住院	χ^2	P
治疗组	60	35	25	0.02	>0.05
对照组	30	17	13		

结论：经 χ^2 检验，两组病例来源比较无显著性差异。

(二) 性别分析

性别分析见表38-2。

表38-2　两组性别分析　　单位：例

组别	例数	男	女	男：女	χ^2	P
治疗组	60	37	23	1.61：1	0.02	>0.05
对照组	30	19	11	1.73：1		

结论：经 χ^2 检验，两组在性别方面无显著性差异。

(三) 年龄分析

年龄分析见表38-3。

表38-3　两组年龄分析　　单位：例

组别	例数	18～30岁	31～40岁	41～50岁	51～60岁	61～70岁	最小年龄/岁	最大年龄/岁	平均年龄/岁	t	P
治疗组	60	0	6	11	31	12	36	69	56.02±4.98	1.60	>0.05
对照组	30	0	3	5	15	7	35	70	54.32±5.13		

结论：经 t 检验，两组年龄比较无显著性差异。

(四) 肿瘤病程分析

肿瘤病程分析见表38-4。

表38-4　两组肿瘤病程分析　　单位：例

组别	例数	≤1	1～6个月	7～11个月	12～24个月	25～36个月	≥37个月	最短病程/月	最长病程/月	平均病程/月	t	P
治疗组	60	7	26	13	7	4	3	0.2	50	8.16±4.63	0.17	>0.05
对照组	30	3	14	6	4	2	1	0.25	48	7.98±5.13		

结论：经 t 检验，两组肿瘤病程比较无显著性差异。

（五）肿瘤临床分期比较

临床分期比较见表 38–5。

表 38–5　两组肿瘤临床分期分析　　单位：例

组别	例数	Ⅰ	Ⅱ	Ⅲa	Ⅲb	Ⅳ	χ^2	P
治疗组	60	0	2	5	32	21	0.12	>0.05
对照组	30	0	1	3	15	11		

结论：经 χ^2 检验，两组肿瘤临床分期比较无显著性差异。

（六）肿瘤病种分析

肿瘤病种分析见表 38–6。

表 38–6　两组肿瘤病种分析　　单位：例

组别	例数	淋巴瘤	乳腺癌	非小细胞肺癌	胃癌	χ^2	P
治疗组	60	21	19	11	9	0.10	>0.05
对照组	30	10	9	6	5		

结论：经 χ^2 检验，两组无显著性差异。

（七）ADR 心脏毒性病程比较

ADR 心脏毒性病程比较见表 38–7。

表 38–7　两组 ADR 心脏毒性病程分析　　单位：例

组别	例数	最短病程/天	最长病程/天	平均病程/天	t	P
治疗组	60	2	13	3.23 ± 2.36	0.07	>0.05
对照组	30	3	12	3.19 ± 2.48		

结论：两组病程比较，经 t 检验，无显著性差异。

（八）ADR 心脏毒性程度比较

ADR 心脏毒性程度比较见表 38-8。

表 38-8　两组 ADR 心脏毒性程度比较　　单位：例

组别	例数	Ⅰ度	Ⅱ度	Ⅲ度	χ^2	P
治疗组	60	6	15	39	0.03	>0.05
对照组	30	3	7	20		

结论：两组病情程度比较，经 χ^2 检验，无显著性差异。

（九）ADR 累积中毒量比较

ADR 累积中毒量比较见表 38-9。

表 38-9　两组 ADR 累积中毒剂量比较　　单位：例

组别	例数	120～360 mg	361～600 mg	601～840 mg	最小剂量/mg	最大剂量/mg	平均中毒剂量/mg	t	P
治疗组	60	6	15	29	120	840	483.15±10.23	1.42	>0.05
对照组	30	3	7	20	150	810	486.37±9.86		

结论：经 t 检验，两组 ADR 累积中毒量比较无显著性差异。

（十）化疗方案比较

两组化疗方案比较见表 38-10。

表 38-10　两组化疗方案比较　　单位：例

组别	例数	CHOP	CAF	CAV	MAF	χ^2	P
治疗组	60	21	19	11	9	0.10	>0.05
对照组	30	10	9	6	5		

结论：经 χ^2 检验，两组使用化疗方案比较无显著性差异。

（十一）纵隔放疗史比较

纵隔放疗史比较见表 38-11。

表 38-11　两组纵隔放疗史比较　　单位：例

组别	例数	≤25 天	26～45 天	最短时间/天	最长时间/天	平均时间/天	t	P
治疗组	31	9	22	15	42	28.32±7.68	0.25	>0.05
对照组	16	4	12	13	45	27.96±3.21		

结论：经 t 检验，两组纵隔放疗史比较无显著性差异。

（十二）中医症状积分比较

中医症状积分比较见表 38-12。

表 38-12　两组中医症状积分比较

组别	例数	（$\bar{x}\pm s$）	t	P
治疗组	60	23.89±6.13	0.48	>0.05
对照组	30	24.53±5.69		

结论：经 t 检验，两组中医症状积分比较无显著性差异。

以上结果表明，两组患者在病例来源、性别、年龄、肿瘤病种、肿瘤分期、ADR 心脏毒性程度、病程、中毒累积量、使用化疗方案、纵隔放疗史、中医症状积分诸方面比较，均无显著性差异（$P>0.05$），具有可比性。

八、治疗结果

（一）ADR 心脏毒性综合疗效

ADR 心脏毒性综合疗效比较见表 38-13。

表 38-13　两组 ADR 心脏毒性综合疗效比较　　单位：例

组别	例数	治愈	显效	有效	无效	总有效率	χ^2	P
治疗组	60	12（20.00%）	18（30.00%）	22（36.67%）	8（13.33%）	86.67%	8.23	<0.01
对照组	30	3（10.00%）	5（16.67%）	10（33.33%）	12（40.00%）	60.00%		

结论：经χ^2检验（$P<0.01$），表明两组综合疗效有非常显著差异，说明保心康疗效明显优于对照组。

（二）临床证候疗效

1. 中医症状总疗效

中医症状总疗效见表38-14。

表38-14　两组中医症状总疗效比较　　单位：例

组别	例数	治愈	显效	有效	无效	总有效率	χ^2	P
治疗组	60	13（21.67%）	19（31.67%）	22（36.67%）	6（10.00%）	90.00%	13.34	<0.01
对照组	30	3（10.00%）	5（16.67%）	9（30.00%）	13（43.33%）	56.67%		

结果：经χ^2检验（$P<0.01$），说明治疗组疗效明显优于对照组。

2. 主要症状疗效

主要症状疗效见表38-15。

表38-15　两组主要症状疗效分析　　单位：例

症状	组别	例数	治愈	显效	有效	无效	总有效率	χ^2	P
心悸	治疗组	60	13（21.67%）	19（31.67%）	22（36.67%）	6（10.00%）	90.00%	13.34	<0.01
	对照组	30	3（10.00%	5（16.67%）	9（30.00%）	13（43.33%）	56.67%		
胸闷	治疗组	49	10（20.41%）	13（26.53%）	19（38.78%）	7（14.29%）	85.71%	9.86	<0.01
	对照组	25	2（8.00%）	4（16.00%）	7（28.00%）	12（48.00%）	52%		
气短	治疗组	55	7（12.73%）	16（29.09%）	27（49.09%）	5（9.09%）	90.91%	16.12	<0.01
	对照组	27	2（7.41%）	5（18.52%）	7（25.93%）	13（48.15%）	51.85%		

续表

症状	组别	例数	治愈	显效	有效	无效	总有效率	χ^2	P
乏力	治疗组	52	7 (13.46%)	13 (25.00%)	22 (42.31%)	10 (19.23%)	80.77%	5.22	<0.05
	对照组	25	2 (8.00%)	5 (20.00%)	7 (28.00%)	11 (44.00%)	56.00%		
失眠	治疗组	42	5 (11.90%)	9 (21.43%)	15 (35.71%)	13 (30.95%)	69.05%	4.05	<0.05
	对照组	23	2 (8.70%)	3 (13.04%)	5 (21.74%)	13 (56.52%)	43.48%		
口干咽燥	治疗组	41	7 (17.07%)	11 (26.83%)	15 (36.59%)	8 (19.51%)	80.49%	5.32	<0.05
	对照组	21	2 (9.52%)	3 (14.29%)	6 (28.57%)	10 (47.62%)	52.38%		
舌质紫暗、舌体瘀斑	治疗组	37	7 (18.92%)	11 (29.73%)	15 (40.54%)	4 (10.81%)	89.19%	9.41	<0.01
	对照组	19	2 (10.53%)	3 (15.79%)	5 (26.32%)	9 (47.37%)	52.63%		

结果：χ^2 检验表明，治疗组对心悸、胸闷、气短及舌质紫暗、舌体瘀斑症状的改善疗效明显优于对照组（$P<0.01$）；对乏力、失眠、口干咽燥症状的疗效优于对照组（$P<0.05$）。

（三）期前收缩类型与疗效比较

期前收缩类型与疗效比较见表38-16。

表38-16　两组期前收缩类型与疗效比较　　单位：例

组别	类型	例数	治愈	显效	有效	无效	总有效率	χ^2	P
治疗组	房性期前收缩	15	2 (13.33%)	3 (20.00%)	8 (53.33%)	2 (13.33%)	86.66%	4.62	<0.05

续表

组别	类型	例数	治愈	显效	有效	无效	总有效率	χ^2	P
对照组	室性期前收缩	7	0 (0.00)	1 (14.29%)	2 (28.57%)	4 (57.14%)	42.86%	4.62	<0.05
治疗组	室性期前收缩	39	6 (15.38%)	9 (23.08%)	15 (38.46%)	9 (23.08%)	76.92%	4.39	<0.05
对照组	室性期前收缩	20	2 (10.00%)	3 (15.00%)	5 (25.00%)	10 (50.00%)	50.00%		

结果：经 χ^2 检验（$P<0.05$），治疗组明显优于对照组。治疗组对房性期前收缩的有效率高于室性期前收缩，但无统计学意义。

（四）心电图 ST-T 异常改变疗效

心电图 ST-T 异常改变疗效比较见表 38-17。

表 38-17　两组心电图 ST-T 异常改变疗效比较　　单位：例

组别	例数	临床治愈	显效	有效	无效	总有效率	χ^2	P
治疗组	36	6 (16.67%)	10 (27.78%)	14 (38.89%)	6 (16.67%)	83.33%	4.82	<0.05
对照组	18	2 (11.11%)	3 (16.67%)	5 (27.78%)	8 (44.44%)	55.56%		

结果：经 χ^2 检验（$P<0.05$），治疗组明显优于对照组。

（五）心肌酶与肌钙蛋白变化分析

心肌酶与肌钙蛋白变化分析见表 38-18。

表 38-18　两组治疗前后心肌酶及肌钙蛋白变化比较（$\bar{x}\pm s$）

观察指标	治疗组（$n=60$）		对照组（$n=30$）	
	治疗前	治疗后	治疗前	治疗后
CK-MB/(U/L)	$29.36\pm2.32^{\times}$	$13.41\pm2.34^{*\triangle\triangle}$	28.91 ± 2.67	$14.62\pm1.87^{\triangle\triangle}$
LDH/(U/L)	$261.67\pm6.81^{\times}$	$147.42\pm6.02^{**\triangle\triangle}$	259.32 ± 6.21	$168.74\pm6.39^{\triangle\triangle}$

续表

观察指标	治疗组（$n=60$）		对照组（$n=30$）	
	治疗前	治疗后	治疗前	治疗后
AST/(U/L)	97.73 ± 3.42$^{\times}$	45.69 ± 3.18$^{**\triangle\triangle}$	96.91 ± 2.39	49.23 ± 4.02$^{\triangle\triangle}$
cTnI/(ng/mL)	2.93 ± 0.18$^{\times}$	1.37 ± 0.12$^{**\triangle\triangle}$	2.91 ± 0.19	1.62 ± 0.08$^{\triangle\triangle}$

注：经 t 检验，治疗组与对照组治疗前比较：$^{\times}P>0.05$，治疗组与对照组治疗后比较：$^{*}P<0.05$，$^{**}P<0.01$；各组治疗前后比较：$^{\triangle\triangle}P<0.01$。

结果：两组均有明显降低 CK-MB、LDH、AST、cTnI 的作用，与用药前比较，均有显著性差异（$P<0.01$），而治疗组疗效明显优于对照组（$P<0.01$ 或 $P<0.05$）。

（六）SOD、GSH-PX、MDA 变化

SOD、GSH-PX、MDA 变化比较见表 38-19。

表 38-19　两组治疗前后 SOD、GSH-PX、MDA 变化比较（$\bar{x} \pm s$）

观察指标	治疗组（$n=60$）		对照组（$n=30$）	
	治疗前	治疗后	治疗前	治疗后
SOD/(U/mL)	50.03 ± 10.67$^{\times}$	59.51 ± 7.28$^{*\triangle\triangle}$	50.01 ± 9.78	56.98 ± 9.67$^{\triangle}$
GSH-PX/(nmol/mL)	46.67 ± 8.21$^{\times}$	51.18 ± 4.21$^{\triangle\triangle}$	45.79 ± 9.12	50.23 ± 1.67$^{\triangle}$
MDA/(nmol/mL)	18.10 ± 2.08$^{\times}$	14.32 ± 2.03$^{*\triangle\triangle}$	17.99 ± 2.10	15.41 ± 2.05$^{\triangle\triangle}$

注：经 t 检验，治疗组与对照组治疗前比较：$^{\times}P>0.05$；治疗组与对照组治疗后比较：$^{*}P<0.05$；各组治疗前后比较：$^{\triangle}P<0.05$，$^{\triangle\triangle}P<0.01$。

结果：两组均有明显提高 SOD、GSH-PX 活性和降低 MDA 含量的作用（$P<0.05$ 或 $P<0.01$），而治疗组对 SOD、MDA 的改善优于对照组（$P<0.05$）。

（七）治疗组 ADR 中毒剂量、毒性程度与疗效的关系

治疗组 ADR 中毒剂量、毒性程度与疗效的关系见表 38-20。

表 38-20　治疗组 ADR 中毒剂量、毒性程度（分度）与疗效的关系

ADR 中毒剂量/mg	120～240	241～360	361～480	481～600	601～720	721～840
出现毒性例数/例	2	4	6	9	16	23
毒性程度/分度	Ⅰ度	Ⅰ度	Ⅱ度	Ⅱ度	Ⅲ度	Ⅲ度
综合疗效/%	100.00	100.00	83.33	77.78	75.00	65.22

结果：随着 ADR 累积量的增加，其心脏毒性发生率随着用药量增大，毒性程度不断加重，疗效越来越差。

（八）治疗组用药前后体重变化结果

治疗组用药前后体重变化见表 38-21。

表 38-21　治疗组用药前后体重变化

时间	例数	平均体重/kg	t	P
治疗前	60	69.86±0.78	1.13	>0.05
治疗后	60	70.01±0.67		

结果：经 t 检验（$P>0.05$），说明保心康对体重变化影响无统计学意义。

（九）安全性指标检测

1. 实验室检查

临床试验中对治疗组用药前后进行了血常规、尿常规、便常规和肝功能、肾功能检查，均未见异常改变。其中部分实验室检查结果见表 38-22。

表 38-22　治疗组用药前后实验室检查结果比较　　单位：例

时间	例数	WBC		RBC		HGB		ALT/(U/L)		Cr/(μmol/L)	
		正常	异常	正常	异常	正常	异常	正常	异常	正常	异常
治疗前	60	60	0	60	0	60	0	60	0	60	0
治疗后	60	60	0	60	0	60	0	60	0	60	0

结果：经 χ^2 检验，$\chi^2=0$，$P>0.05$，说明保心康是安全的。

2. 不良反应

治疗组有 3 例患者服用保心康，每次 8 片、3 次/日，7 天后出现轻度上

腹部不适，考虑可能由空腹服药导致，改为餐后服用，症状消失。没有因不良反应而中止治疗的患者。

九、讨论

（一）现代医学对ADR心脏毒性的认识

1. 对病因及发病机制的认识

ADR属蒽环类抗癌抗生素，与心肌的亲和力明显高于其他组织，其原因目前不十分清楚。

其心脏毒性机制仍不十分清楚，多数学者认为，自由基介导的氧化反应是导致心肌损害的主要机制。ADR在心肌细胞中产生大量活泼的自由基，它与心肌损伤有关，心肌对自由基损伤特别敏感，从而引起线粒体膜和内质网的脂质过氧化，心肌组织中抗脂质过氧化酶偏低，导致MDA增高，致心肌损伤。病理改变为心肌细胞线粒体变性、心肌纤维变性、心肌呈局灶性坏死，严重者出现中毒性心肌炎、心肌病。心电图常表现为窦性心动过速、各种期前收缩、ST-T异常。

2. 防治方法

目前对ADR心脏毒性的防治，尚缺乏十分有效的方法，大致可包括以下几个方面。

（1）限量与停药：由于ADR心脏毒性与其终生累积量有关，所以临床规定将其终生累积量限制在550 mg/m^2 之内，即使如此，也有约40%的患者发生不同程度的心脏毒性。因此，使用ADR前应常规查心电图，对患心脏病及心电图有心肌损害、年龄>70岁、纵隔放疗者，尽量不用ADR。

（2）换用对心脏毒性小的药物：目前临床有表柔比星、吡柔比星等，其心脏毒性均比ADR低，但由于其价格贵，且疗效不突出，目前难被普遍应用。

（3）使用抗氧化剂保护心脏：维生素C每天2～5 g静脉滴注；维生素E 0.1 g，每日2次，内服；辅酶 Q_{10} 10 mg，每日3次，内服。上述诸药均有一定的疗效，但不十分满意。

（4）对症处理：窦性心动过速及出现期前收缩时使用β受体阻滞剂等药，出现心力衰竭时适当使用强心、利尿、血管扩张药，但疗效差，特别是洋地黄类，容易中毒。

（5）其他疗法：有报道用钙拮抗剂等药治疗有效，但均属探索性治疗，无公认的疗效标准。

（二）中医对本病的认识

ADR心脏毒性是西医诊断，我们中医认为本病属中医“心悸”范畴。《内经》中有“心惕惕如人将捕之”的论述，还认识到心悸之病“病本于心”“惊则心无所倚、神无所归、虑无所定，故气乱矣”。《伤寒论》称“脉结代、心动悸，炙甘草汤主之”。《金匮要略》称：“寸口脉动而弱，动即为惊，弱则为悸”。明代张景岳在《景岳全书》中称“惟阴虚劳损之人乃有之”，治宜“养气养精、滋培根本”。

总之，病因病机无外乎虚、实两个方面，虚者为气血阴阳亏损、心神失养而致；实者多由瘀血阻脉、痰火扰心、气血运行不畅而引起。属本虚标实，且虚实相兼。

ADR产生并临床使用是在20世纪60年代末，我们研究认为其诱发的心脏毒性所致之“心悸”，除具有上述之共同病因病机之外，主要特点为气阴两虚、心血瘀阻。因化疗药多具有“火热毒性”，最易耗气伤阴，使气阴双亏。而ADR除具有上述化疗药之共同特点外，还主要损害人的心脏，即火热邪毒由血脉而内舍于心，损伤心气，耗伤心阴。

无论是气虚还是阴虚，均可导致瘀血内阻，血脉运行不畅，痹阻于心而影响其主血脉及神志的功能，使心失所养，导致心悸。气与血密切相关，气为血之帅，血为气之母，二者在人体生命活动中，构成了互相联系、依存的矛盾对立统一，矛盾的动态平衡，构成了生命活动。气能行血，即血液的正常循行，依赖于气的推动；反过来，血为气之母，指血亦能载气并不断为气的功能活动提供水谷精微，使其持续得到补充。在气血这一对矛盾中，起主要作用的是“气”，是矛盾的主要方面，气的盛衰与否，直接决定着血液能否正常运行。

心主血脉，全赖心气推动血液在脉管中正常运行。故心气亏虚则鼓动无力，血行不畅，最终导致瘀血内阻。

血和阴津，均为液体有形物质，均以营养滋润为主要功能，二者合称为阴血，同属于阴。在生理上，血液是阴津的主要组成部分。在病理上，若阴津大量损耗时，必然导致血脉空虚，脉道滞涩，发生瘀血，心失所养，发生心悸。

总之，该病病位在心脏，ADR具有的“火热毒性”导致心之气阴双亏是病因病机，心血瘀阻是本病的病理演变结果，心悸、脉律失常是其临床主要表现。

（三）中医治则与方法的探索

以补心气、养心阴为主，但补养不宜壅滞；以活血化瘀为辅，但疏通不宜太过。

由于ADR心脏毒性的根本问题是ADR对心脏的直接损害，使气阴两虚，故治疗应当以补气养阴为主要治法，使心气充盛，心阴得复，则心悸可除。在本病演变过程中，始终存在着心气阴虚与心血瘀阻这种基本矛盾，以气阴双亏为本、瘀血为标是其结果。故治疗原则应当以补气养阴为主，同时兼顾活血化瘀。

（四）保心康之组成、配伍及治则治法特点

1. 保心康方药组成及其来源

保心康是冯晓敬教授在总结现代医家治疗ADR心脏毒性临床经验的基础上，结合自己多年临床经验和《伤寒论》中的经方炙甘草汤，经过多年潜心研究，多次精心筛选，针对本病气阴两虚、心血瘀阻及ADR的“火热毒性”易耗伤心气、心阴的特点拟定的经验方。保心康药物组成：西洋参、炙黄芪、炙甘草、麦冬、三七、丹参、甘松。

2. 保心康的组方法度及药物之配伍特色

保心康以西洋参为君，西洋参味甘、微苦，性寒，味甘能补气养阴，性寒能清热。主入心经，以补气养阴为主，兼可清火生津。《医学衷中参西录》谓其“能补助气分，兼能补益血分，为其性凉而补，凡欲用人参而不受人参之温补者，皆可以此代之”。本品既能补气，又能养阴生津，还能清火，故可治气阴两虚证。西洋参对化疗药具有减毒增效作用，尤其是对化疗导致的气阴两虚具有较好的治疗作用；对心肌细胞具有保护作用，可抗氧化损伤，降低自由基含量，减轻氧自由基对心肌脂质膜的损伤；有抗心律失常作用，对房早和室早均有治疗作用。

炙黄芪、炙甘草、麦冬为臣。其中炙黄芪味甘性温，功专补气，蜜炙后补气之力更强，专用于补气，且黄芪补气可以生血，此所谓“阳生阴长”之妙，《本草备要》谓：“炙用补中、益元气、温三焦、壮脾胃、生血生肌”。黄芪具有抗心肌缺血、抗心律失常及保护心肌的作用，能通过多种途

径提高心肌细胞对损伤性刺激的耐受力；能抗氧化、提高 SOD 活性、降低 MDA 含量；黄芪对于因中毒或疲劳而陷于衰竭的心脏，其强心作用更加显著。炙甘草甘平，入脾、胃、心、肺四经，炙用功专补中益气，并善补益心气，治疗心悸。《景岳全书》谓甘草“味至甘，得中和之性，有调补之功，故毒药得之解其毒……助参芪成气虚之功”。《伤寒论》谓：“伤寒，脉结代，心动悸，炙甘草汤主之”，现代用于治疗心律不齐、期前收缩，并有类固醇样作用及抗炎作用。以上二药共助西洋参补气之力。麦冬味甘、微苦，性微寒，入心、肺、胃经，功能养阴生津，《本草汇言》谓：“麦门冬，清心润肺之药。主心气不足、惊悸怔忡。”麦冬助西洋参滋阴清热之力，二者配伍使用，对 ADR 之“火热毒性”及对心脏毒性导致的心气阴亏尤为合适。

丹参、三七活血化瘀，凉血解毒，共为佐药，其中丹参味苦，性微寒，入心、肝二经，功能活血祛瘀、清心凉血、养血安神。《本草纲目》谓丹参“按《妇人明理论》云……惟一味丹参散，主治与之相同。盖丹参能破宿血、补新血”。丹参善降而行血，血热而滞者相宜，丹参能清血中之毒，故能安神定志，神志安定，则心得其益。丹参通过抗氧化、清除自由基、提高 SOD 活性、降低 MDA 含量，有保护心肌细胞、抗心肌缺血等作用。丹参除活血化瘀之外，又可助西洋参清热凉血，解 ADR 之“火热毒性”，兼可养血。三七味甘、微苦，性温，入肝、胃、心经，功能活血化瘀，《医学衷中参西录》谓：“善化瘀血……病愈后不至瘀血留于经络……化瘀血而不伤新血，允为理血妙品……是三七一味即可代《金匮》之下瘀血汤，且较下瘀血汤更稳妥也。”三七含有的主要有效成分三七皂苷，具有抗心律失常、减慢心率、抗心肌缺血、改善微循环等作用，有较强的抗氧化、清除自由基作用，可显著保护心肌中 SOD 的活性，减少 MDA 的生成。我们体会到，三七对因 ADR 心脏毒性出现的胸闷、舌暗、舌有瘀斑瘀点有突出的疗效。

甘松味甘、辛，性温，入脾、胃二经，能行气开胃醒脾，使补益药补而不滞。《本草纲目》：“甘松，芳香能开脾郁，少加入脾胃药中，甚醒脾气。”我们认为，多数患者于化疗后出现纳差、恶心呕吐等消化道反应，加之多味补益药合用，更怕有碍纳食及消化，故用甘松为使。但本方中的补益药“静中有动”，无碍胃肠之消化吸收功能，而且行气又可以活血。

以上诸药合用，共奏益气养阴、活血复脉之力，对以 ADR 为主之化疗药因“火热毒性”损伤心气、耗伤心阴及化疗药“热毒”深入血分、内侵于心之心肌损害，并以此导致的心悸，尤为合适。本方标本兼治，通补兼施，寒热并用，通调阴阳气血，以达脏腑安和、复脉定悸之功。

（五）保心康现代药理学作用机制探讨

1. 临床客观指标与中医证候疗效

从临床疗效看，两组综合疗效比较，治疗组为 86.67%，对照组为 60.00%；中医症状总疗效比较，治疗组为 90.00%，对照组为 56.67%；两组在主要症状方面如心悸、胸闷、气短、乏力、失眠、口干咽燥和舌质紫暗、舌体瘀斑，以及对临床心电图期前收缩、ST-T 异常改变疗效方面，两组疗效均有显著差别，说明保心康注重整体调整，重点在于补气养阴、活血化瘀，并可凉血解毒，切中 ADR 心脏毒性的病因病机，从而疗效显著。

2. 抗氧化、清除自由基、保护心肌细胞作用

保心康经临床及动物实验研究均证实具有明显的提高 SOD、GSH-PX 活性和降低 MDA 含量的作用。CK-MB、LDH、AST 是反映心肌损害、坏死的酶系指标，本资料临床观察发现约 69.00% 的 ADR 心脏毒性患者 CK-MB、AST 及 LDH 活性升高，经临床及动物实验证明，保心康有显著降低 CK-MB、AST 及 LDH 的作用，说明保心康有明显的保护心肌作用。cTnI 是目前实验室检查心肌损伤、坏死的最敏感指标之一，本资料研究发现，约 87% 患者 cTnI 升高，经保心康治疗后下降显著，进一步表明保心康对心肌细胞有肯定的保护作用。保心康中的西洋参、丹参、三七等药有抗氧化、清除自由基、保护心肌的作用。60.00% 以上 ADR 心脏毒性患者中有心电图的 ST-T 异常，经治疗后总有效率达到 80.00% 以上，这可以从另一角度证实其保护心肌作用是比较可靠的。

3. 抗心律失常作用

ADR 心脏毒性发生心律失常，主要是 ADR 对心肌组织的损伤所致。本资料研究表明，多数患者临床有心律失常表现，以室早、房早及窦性心动过速为多见。经临床及动物实验证明，保心康在保护心肌的同时，有较好的抗快速型心律失常作用，如方中的西洋参、三七、丹参、炙甘草、甘松、麦冬均有较好的抗心律失常作用，因而临床应用对房性期前收缩、室性期前收缩均有较好的治疗作用。

单味中药的药理作用与复方中药的药理作用并不一定完全相等，这可能也是中药配伍特点及灵活性之要点所在，其保护心肌、抗心律失常或许是综合作用的结果。

参考文献

［1］葛均波，徐永健．内科学［M］．北京：人民卫生出版社，2015：197－198.

［2］倪伟．内科学［M］．北京：中国中医药出版社，2012：139－152.

［3］王辰，王建安．内科学［M］．3 版．北京：人民卫生出版社，2016：209－224.

［4］周仲瑛．中医内科学［M］．北京：中国中医药出版社，2012：126－134.

［5］王琦．中医藏象学［M］．2 版．北京：人民卫生出版社，2004：744.

［6］陈灏珠，钟南山，陆再英，等．内科学［M］．9 版．北京：人民卫生出版社，2018：188－190.

［7］陈新．黄宛临床心电图学［M］．6 版．北京：人民卫生出版社，2012：277－303.

［8］华克勤，丰有吉．实用妇产科学［M］．3 版．北京：人民卫生出版社，2013：445－453.

［9］孙燕，周际昌．临床肿瘤内科手册［M］．3 版．北京：人民卫生出版社，1998：151－153，168－170，195－196.

［10］戚仁铎．诊断学［M］．4 版．北京：人民卫生出版社，1994：202－210.

［11］郭继鸿，王志鹏，张海澄．临床实用心血管病学［M］．北京：北京大学医学出版社，2015：293.

［12］陆再奕，钟南山．内科学［M］．7 版．北京：人民卫生出版社，2008：195.

［13］张伯礼，薛博瑜．中医内科学［M］．2 版．北京：人民卫生出版社，2012：88－94.

［14］吴勉华．中医内科学［M］．北京：中国中医药出版社，2012：134－143.

［15］国家中医药管理局．中医病证诊断疗效标准［M］．北京：中国中医药出版社，2017：31－32.

［16］王永炎，严世芸．实用中医内科学［M］．上海：上海科学技术出版社，2015：215－222.

［17］郑筱萸．中药新药临床研究指导原则（试行）［M］．北京：中国医药科技出版社，2002：72，855.

［18］中华中医药学会．中医内科常见病诊疗指南［M］．北京：中国中医药出版社，2008：46－47.

［19］国家药典委员会．中华人民共和国药典（2010 版）［M］．北京：中国医药科技出

版社，2010：1055.

[20] 国家卫生计生委合理用药专家委员会，中国药师协会．心力衰竭合理用药指南（第2版）[J]. 中国医学前沿杂志（电子版），2019，11（7）：1－78.

[21] 中国医疗保健国际交流促进会急诊医学分会，中华医学会急诊医学分会，中国医师协会急诊医师分会，等．急性心力衰竭中国急诊管理指南（2022）[J]. 中国急救医学，2022，42（8）：648－670.

[22] 中华医学会心血管病学分会，中华心血管病杂志编辑委员会．急性心力衰竭诊断和治疗指南（一）[J]. 全科医学临床与教育，2010，8（5）：484－489.

[23] 彭玉霞，卢桂林，张斌霞．中医药治疗慢性心力衰竭的研究进展 [J]. 中国中医急症，2020，29（2）：373－376.

[24] 黄从新，张澍，黄德嘉，等．心房颤动：目前的认识和治疗的建议－2018 [J]. 中国心脏起搏与心电生理杂志，2018，32（4）：315－368.

[25] 陈可冀，李连达，翁维良，等．血瘀证与活血化瘀研究 [J]. 中西医结合心脑血管病杂志，2005，3（1）：1－2.

[26] 史大卓．陈可冀院士冠心病病证结合治疗方法学的创新和发展 [J]. 中国中西医结合杂志，2011，31（8）：1017－1020.

[27] 闫军堂，刘晓倩，梁永宣，等．刘渡舟教授治疗心悸九法探析 [J]. 中华中医药学刊，2012，30（5）：1066－1069.

[28] 李秀和，李淑贤．陈学忠教授治疗顽固性失眠经验 [J]. 四川中医，2017，35（1）：15－16.

[29] 廖江铨，史载祥，杜金行．中医药防治冠心病现代研究进展及思考 [J]. 中华中医药杂志，2018，33（11）：4813－4815.

[30] 毕颖斐，王贤良，毛静远，等．基于临床流行病学调查的冠心病心绞痛中医证候诊断建议 [J]. 中医杂志，2018，59（22）：1977－1980.

[31] 贺璐，王国鹏，彭哲，等．耳鸣临床应用指南 [J]. 听力学及言语疾病杂志，2015，23（2）：116－139.

[32] 李维文，庞帅，代长青，等．耳鸣从心论治浅谈 [J]. 新中医，2014，46（6）：242－243.

[33] 王椿野，郭蓉娟．肝郁化火证的研究进展 [J]. 环球中医药，2012，5（2）：138－142.

[34] 章莹，刘志彬，任青，等．中医阴虚体质研究进展 [J]. 北京中医药，2015，34（8）：676－679.

[35] 敖锋，张自力，宋健．绝经期妇女激素替代治疗对心血管保护效应的研究进展 [J]. 中西医结合心脑血管病杂志，2016，14（19）：2262－2266.

[36] 刘签兴，刘如秀．浅论对《金匮要略》胸痹与冠状动脉粥样硬化性心脏病的认识

[J]. 环球中医药, 2018, 11 (9): 1404 - 1405.

[37] 王俊岩, 郑思成, 张林, 等. 巢元方在《诸病源候论》中对胸痹心痛的认识 [J]. 中华中医药学刊, 2017, 35 (1): 85 - 87.

[38] 任宇科, 陈晓虎. 围绝经期高血压中西医研究进展 [J]. 中西医结合心脑血管病杂志, 2011, 9 (04): 477 - 478.

[39] 李小可. 国医大师路志正调理脾胃法试验胸痹经验发挥 [J]. 中华中医药杂志, 2012, 27 (1): 123 - 125.

[40] 2016ESC 房颤管理指南精要 (106) [J]. 临床心电学杂志, 2016, 25 (3): 35.

[41] 崔小数, 曹珊, 陈芳, 等. 高脂血症的中医研究概述 [J]. 中国中医药现代远程教育, 2020, 18 (3): 139 - 142.

[42] 叶良策, 万瑾, 康骏, 等. 从"浊"探析高脂血症的中医病机及治疗 [J]. 江西中医药, 2022, 53 (8): 14 - 16, 20.

[43] 张伟宝, 田相同, 冯玲, 等. 玄府理论在高脂血症辨治中的运用 [J]. 中医药信息, 2023, 40 (1): 57 - 60, 67.

[44] 邢峰丽, 封若雨, 封小强, 等. 浅议高脂血症的中医辨证分型 [J]. 环球中医药, 2016, 9 (9): 1073 - 1074.

[45] 赵杼沛, 刘谦, 朱婷钰, 等. 中医特色疗法治疗高脂血症的研究进展 [J]. 世界中西医结合杂志, 2022, 17 (9): 1904 - 1908.

[46] 诸骏仁, 高润霖, 赵水平, 等. 中国成人血脂异常防治指南 (2016 年修订版) [J]. 中国循环杂志, 2016, 31 (10): 937 - 953.

[47] 殷琳, 李刚. 血脂异常的流行病学及预防措施 [J]. 中国临床保健杂志, 2021, 24 (6): 733 - 736.

[48] 任园园, 程功, 冯盼盼, 等. 血脂异常治疗进展: 新型药物及新观点 [J]. 实用心脑肺血管病杂志, 2022, 30 (4): 1 - 7.

[49] 周文斌, 尹克春, 蒋丽媛. 邓铁涛调脾护心法治疗心悸的经验 [J]. 辽宁中医杂志, 2005, 32 (8): 758 - 760.

[50] 田景平, 温泽淮, 郭新峰, 等. 脂必泰与阿托伐他汀比较治疗高脂血症疗效及安全性的系统评价 [J]. 中国循证医学杂志, 2013, 13 (9): 1116 - 1122.

[51] 闻莉, 刘松林, 梅国强. 高脂血症的中医临床证型分布及辨证规律研究 [J]. 中国中医基础医学杂志, 2008, 14 (3): 220 - 221.

[52] 刘俊田. 动脉粥样硬化发病的炎症机制的研究进展 [J]. 西安交通大学学报 (医学版), 2015 (2): 141 - 152.

[53] 周翔, 熊秀林, 顾宁. 中西医诊治 H 型高血压的研究进展 [J]. 中国中医急症, 2016, 25 (7): 1357 - 1360.

[54] 李贵海, 孙敬勇, 张希林, 等. 山楂降血脂有效成分的实验研究 [J]. 中草药,

2002，33（1）：50－52.

[55] 马可，张文艳，李远梯，等．刘永家主任医师治疗心悸经验［J］. 中国中医急症，2008，17（1）：67－68.

[56] 宋永刚．《本经》人参功效释义［J］. 中国中医药报，2011，(4)：1－2.

[57] 黄光辉，孙连娜．麦冬多糖的研究进展［J］. 现代药物与临床，2012，27（5）：523－529.

[58] 刘桂剑，程宽，朱文青，等．高血压的药物治疗进展［J］. 中国临床药理学与治疗学，2022，27（4）：446－449.

[59] 谷万里，史载祥，余云旭，等．原发性高血压的中医证型特征［J］. 中西医结合学报 2010，8（9）：842－847

[60] 魏利琴，邢金平．心力衰竭治疗的研究进展［J］. 中西医结合心脑血管病杂志，2023，21（3）：457－460.

[61] 连妍洁，李明轩，刘红旭，等．基于"玄府－气液－络脉"探讨心力衰竭的中医证治［J］. 中医杂志，2023，64（6）：641－645.

[62] 王振涛，韩丽华．中医辨治快速型心律失常的思路与方法［J］. 中医杂志，2005，46（10）：783－784.

[63] HU X，JIANG H，XU C，et al. Relationship between hormones and idiopathic outflow tract ventricular arrhythmias in adult nude patients［J］. Transl Res，2009，154（5）：265－268.

[64] KELLY B B，NARULA J，FUSTER V. Recognizing global burden of car-diovascular disease and related chronic diseases［J］. Mt Sinai JMed，2012，79（6）：632.

[65] Clinical practive guidelines for the management of hypertension in the community. A statement by the American Society of Hypertension and the International Society of Hypertension［J］. J Clin Hypertens（Greenwich），2014，16（1）：14－26.

[66] LI X D，WANG J S. Panax notoginseng saponins promotes pro-liferation and osteogenic differentiation of rat bone marrow stromal cells［J］. J Eth-nopharmacol，2011，134（2）：268－274.

[67] XU D Y，SHU J，HUANG Q Y，et al. Evaluation of the lipid lowering ability，anti-inflammatory effects and clinical safety of intensive therapy with Zhibitai，a Chinese traditional medicine［J］. Atherosclerosis，2010，211（1）：237－241.

[68] BAYS H，COHEN D E，CHALASANI N，et al. An assessment by the Statin Liver Safety Task Force：2014update［J］. Journal of Clinical Lipidology，2014，8（3）：S47－S57.

[69] PISTERS R，LANE D A，NIEUWLAAT R，et al. A novel user-friendly score（HAS-BLED）to assess 1-year risk of major bleeding in patients with atrial fibrillation：the Euro Heart Survey［J］. Chest，2010，138（5）：1093－1100.

[70] HART R G, PEARCE L A, AGUILAR M I. Meta-analysis: antithrombotic therapy to prevent stroke in patients who have nonvalvular atrial fibrillation [J]. Ann Intern Med, 2007, 146 (12): 857 - 867.

[71] GARNOCK-JONES K P. Dabigatran etexilate: a review of its use in the prevention of stroke and systemic embolism in patients with atrial fibrillation [J]. Am J Cardiovasc Drugs, 2011, 11 (1): 57 - 72.

[72] JANUARY C T, WANN L S, ALPERT J S, et al. 2019 AHA/ACC/HRS guideline for the management of patientswith atrial fibrillation: a report of the American College of Cardiology/American Heart Association Task Force on practice guidelines and the Heart Rhythm Society [J]. Circulation, 2014, 130 (23): e199.

[73] 战晓慧，王昱琪，李娟，等. 以肾为本燮理阴阳辨治老年高血压病伴失眠摭拾 [J]. 中医临床研究，2025，17 (3): 54 - 57.

[74] 李娟，王昱琪，战晓慧，等. 辨治慢性心力衰竭经验摭拾 [J]. 中医临床研究，2023，15 (36): 56 - 60.

[75] 刘宁，陈思娟，徐攀高，等. 益气养阴疏肝活血法治疗女性围绝经期稳定型心绞痛经验 [J]. 中西医结合心脑血管病杂志，2022，20 (11): 2109 - 2110.

[76] 于兆欣，刘颖，徐攀高，等. 基于中医传承辅助平台的中医治疗心房颤动用药规律分析 [J]. 中西医结合心脑血管病杂志，2022，20 (3): 394 - 398.

[77] 罗斌玉，于兆欣，冯晓敬. 养心通脉法治疗慢性心衰 [J]. 长春中医药大学学报，2021，37 (1): 43 - 45.

[78] 徐攀高，刘佳丽，王昱琪，等. 调肝定悸颗粒治疗肝郁化火型室性期前收缩的临床观察 [J]. 中西医结合心脑血管病杂志，2021，19 (15): 2608 - 2610.

[79] 罗斌玉，于兆欣，冯晓敬. 肥厚型心肌病中医辨证论治 [J]. 中西医结合心脑血管病杂志，2020，18 (20): 3499 - 3501.

[80] 于兆欣，罗斌玉，冯晓敬. 从痰瘀互结论治房颤 [J]. 环球中医药，2020，13 (4): 666 - 668.

[81] 马文欣，郭玉，王昱琪，等. 基于中医传承辅助平台的中药自拟方治疗室性早搏的用药规律分析 [J]. 中医临床研究，2019，11 (11): 1 - 4.

[82] 郭玉，刘佳，王昱琪，等. 扶正祛邪法治疗冠心病验案 3 则 [J]. 中国民间疗法，2019，27 (18): 96 - 98.

[83] 马文欣，冯晓敬. 脂必泰治疗痰瘀互结型高脂血症临床疗效观察 [J]. 中西医结合心脑血管病杂志，2018，16 (22): 3341 - 3343.

[84] 牟园园，马文欣，冯晓敬. 生柴汤治疗稳定型心绞痛（肝郁气滞证）32 例临床观察 [J]. 湖南中医杂志，2018，34 (12): 43 - 45.

[85] 冯晓敬，陈思娟，常健. 血塞通软胶囊治疗老年不稳定型心绞痛 32 例 [J]. 中国

中医药科技，2009，16（4）：320.

[86] 冯晓敬，华愫．灯盏细辛注射液治疗老年不稳定型心绞痛疗效观察［J］. 中国中医急症，2005，（3）：204－205.

[87] 华愫，徐慧，冯晓敬．疏肝健脾通脉法治疗肝郁痰浊瘀阻型高脂血症 35 例［J］. 陕西中医，2009，30（2）：172－173.

[88] 冯晓敬，王月娥，徐慧．温阳益气活血法治疗缓慢性心律失常 46 例临床观察［J］. 江苏中医药，2003（9）：23－24.

[89] 王昱琪，刘佳丽，徐攀高，等．通脉养心丸治疗心房颤动临床观察［J］. 中国循证心血管医学杂志，2020，12（8）：988－990，995.

[90] 冯晓敬，董桂英．黄芪注射液治疗气虚血滞型中风后遗症半身不遂 78 例疗效观察［J］. 上海医药，1997，（12）：18－19.

[91] 冯晓敬，董桂英．自制药枕治疗颈椎病 64 例小结［J］. 甘肃中医，1997（6）：25.

[92] 隋道敬，冯晓敬，徐慧．保心康预防阿霉素为主化疗方案导致心脏毒性 60 例临床研究［J］. 中医杂志，2004（4）：272－273.

[93] 郭玉．益气豁痰化瘀汤治疗气虚痰瘀型老年稳定型心绞痛的临床研究［D］. 济南：山东中医药大学，2020.

[94] 徐攀高．生柴调更汤治疗女性围绝经期稳定型心绞痛的临床观察［D］. 济南：山东中医药大学，2022.

[95] 于兆欣．桃红半蒌汤治疗痰瘀互结型老年房颤的临床研究［D］. 济南：山东中医药大学，2021.

[96] 窦新宇．桂蒌定心汤治疗快速性心房颤动的临床研究［D］. 济南：山东中医药大学，2018.

[97] 窦新宇，冯晓敬．注射用益气复脉（冻干）治疗房颤气阴两虚证的临床观察［J］. 中西医结合心脑血管病杂志，2017，15（5）：582－584.

[98] 董文秀．归脾汤加味治疗心脾气血两虚型冠心病室性早搏的临床研究［D］. 济南：山东中医药大学，2016.

[99] 罗斌玉．芪丹保心颗粒治疗气虚痰瘀型老年慢性心衰的临床研究［D］. 济南：山东中医药大学，2021.

[100] 朱泓杰．补肾定眩汤治疗老年单纯收缩期高血压的临床观察［D］. 济南：山东中医药大学，2016.